Pediatria
Instituto da Criança
Hospital das Clínicas

Editores da Coleção
Benita G. Soares Schvartsman
Paulo Taufi Maluf Jr.

A Promoção da Saúde na Infância

2ª edição

Ana Maria de Ulhôa Escobar
Maria Helena Valente
Filumena Maria da Silva Gomes
Sandra J. F. E. Grisi

EDITORES DA COLEÇÃO

Benita G. Soares Schvartsman
Doutora em Pediatria pela FMUSP. Médica Assistente da Unidade de Nefrologia do Instituto da Criança do HC-FMUSP.

Paulo Taufi Maluf Jr.
Professor Livre-Docente em Pediatria pela FMUSP. Médico Assistente da Unidade de Onco-Hematologia do Instituto da Criança do HC-FMUSP. Responsável pelo Serviço de Pediatria do Hospital Nove de Julho, São Paulo, SP.

A Promoção da Saúde na Infância

2ª edição

COORDENADORAS

Ana Maria de Ulhôa Escobar
Professora Associada do Departamento de Pediatria da FMUSP.

Maria Helena Valente
Mestre em Pediatria pela FMUSP. Doutoranda do Departamento de Pediatria da FMUSP. Pediatra e Médica Assistente do Departamento de Pediatria da FMUSP.

Filumena Maria da Silva Gomes
Doutora em Pediatria pela FMUSP. Pediatra e Médica Assistente do Departamento de Pediatria da FMUSP.

Sandra J. F. E. Grisi
Professora Titular do Departamento de Pediatria da FMUSP.

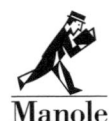

Manole

Copyright © Editora Manole Ltda., 2013, por meio de contrato com a Fundação Faculdade de Medicina da Universidade de São Paulo (HC-FMUSP).

Logotipos: *Copyright* © Hospital das Clínicas – FMUSP
Copyright © Faculdade de Medicina da Universidade de São Paulo
Copyright © Instituto da Criança – FMUSP

Este livro contempla as regras do Acordo Ortográfico da Língua Portuguesa de 1990, que entrou em vigor no Brasil.

Capa: Hélio de Almeida
Projeto gráfico: Departamento Editorial da Editora Manole
Editoração eletrônica: Claudia Barros
Ilustrações: Mary Yamazaki Yorado

Dados Internacionais de Catalogação na Publicação (CIP)
(Câmara Brasileira do Livro, SP, Brasil)

A Promoção da Saúde na Infância / coordenadoras Ana Maria de Ulhôa Escobar...[et al.]. – 2. ed. – Barueri, SP : Manole, 2013. – (Coleção Pediatria. Instituto da Criança HC-FMUSP / editores Benita G. Soares Schvartsman, Paulo Taufi Maluf Jr.)
Outras coordenadoras: Maria Helena Valente, Filumena Maria da Silva Gomes, Sandra J. F. E. Grisi.

Bibliografia.
ISBN 978-85-204-3224-2

1. Crianças - Criação 2. Crianças - Desenvolvimento 3. Crianças - Doenças - Prevenção 4. Crianças - Saúde e higiene 5. Pais e filhos 6. Psicologia infantil 7. Puericultura 8. Saúde - Promoção I. Escobar, Ana Maria de Ulhôa. II. Valente, Maria Helena. III. Gomes, Filumena Maria da Silva. IV. Grisi, Sandra J. F. E. V. Schvartsman, Benita G. Soares. VI. Maluf Junior, Paulo Taufi.

12-13156 CDD-613.0432

Índices para catálogo sistemático:
1. Crianças : Promoção da saúde : Ciências médicas 613.0432

Todos os direitos reservados.
Nenhuma parte deste livro poderá ser reproduzida, por qualquer processo, sem a permissão expressa dos editores.
É proibida a reprodução por xerox.

A Editora Manole é filiada à ABDR – Associação Brasileira de Direitos Reprográficos.

1ª edição – 2009
2ª edição – 2013

Direitos adquiridos pela:
Editora Manole Ltda.
Avenida Ceci, 672 – Tamboré
06460-120 – Barueri – SP – Brasil
Tel.: (11) 4196-6000 – Fax: (11) 4196-6021
www.manole.com.br
info@manole.com.br

Impresso no Brasil
Printed in Brazil

Autores

Adolfo Wenjaw Liao
Professor Associado do Departamento de Obstetrícia e Ginecologia da FMUSP.

Alexandra Brentani
Doutora em Oncologia pela FMUSP. Professora Doutora do Departamento de Pediatria da FMUSP.

Alexandre Funcia de Azeredo Silva
Especialista em Pediatria pela Sociedade Brasileira de Pediatria (SBP). Especialista em Terapia Intensiva Pediátrica pela Associação Brasileira de Medicina Intensiva (AMIB). Homeopata formado pela Associação Paulista de Homeopatia (APH). Médico Assistente do Centro de Saúde Escola Prof. Samuel Barnsley Pessoa da FMUSP. Médico do Centro de Assistência Toxicológica (CEATOX) do Instituto da Criança do HC-FMUSP e do Centro de Controle de Intoxicação da Prefeitura de São Paulo.

Ana Lucia de Sá Pinto
Doutora em Medicina pela FMUSP. Médica Assistente da Disciplina de Reumatologia da FMUSP.

Ana Maria de Ulhôa Escobar
Professora Associada do Departamento de Pediatria da FMUSP.

Ângelo Raphael Tolentino de Rezende
Neurologista Infantil. Colaborador do Ambulatório de Distúrbios de Aprendizagem do Instituto da Criança do HC-FMUSP. Colaborador do Ambulatório do Déficit de Atenção do HC-UFMG. Doutorando em Neurologia pela USP.

Benito Lourenço
Médico Hebiatra. Chefe da Unidade de Adolescentes do Instituto da Criança do HC-FMUSP. Médico Hebiatra Assistente da Clínica de Adolescência do Departamento de Pediatria da Santa Casa de São Paulo. Membro do Departamento de Adolescência da SPSP.

Caio Robledo D'Angioli Costa Quaio
Residência Médica em Genética Médica pelo HC-FMUSP.

Camila Maria Bertáglia Luizetto de Lima
Médica Pediatra pelo HC-FMUSP. Especialista em Alergia e Imunologia pelo HC-FMUSP e ASBAI.

Chong Ae Kim
Livre-Docente. Chefe da Unidade de Genética do Instituto da Criança do HC-FMUSP.

Claudio Schvartsman
Doutor em Pediatria pela FMUSP. Médico Chefe do Pronto-Socorro do Instituto da Criança do HC-FMUSP. Vice-Presidente de Ensino e Pesquisa do Hospital Israelita Albert Einstein.

Cristina Salata Gasparini Fernandes Cunha
Cirurgiã-Dentista do Centro de Saúde Escola Prof. Samuel Barnsley Pessoa da FMUSP. Graduação em Odontologia pela PUC-Campinas. Especialização em Odontopediatria pela Faculdade de Odontologia de Piracicaba da UNICAMP. Especialização em Saúde Pública – área temática: Odontologia Preventiva e Saúde Pública pela FSPUSP.

Débora Romeo Bertola
Doutora pela FMUSP. Médica Assistente da Unidade de Genética do Instituto da Criança do HC-FMUSP. Geneticista Médica do Centro de Estudos do Genoma Humano da USP.

Erasmo Barbante Casella
Graduado em Medicina pela FMUSP. Doutor em Neurologia pela FMUSP. Coordenador do Ambulatório de Distúrbios de Aprendizado do HC-FMUSP.

Filumena Maria da Silva Gomes
Doutora em Pediatria pela FMUSP. Pediatra e Médica Assistente do Departamento de Pediatria da FMUSP.

Flavia Balbo Piazzon
Doutoranda do Departamento de Patologia da FMUSP. Médica Pediatra e Geneticista pela UNIFESP. Consultora da Espectrometria de Massas em Tandem da APAE (São Paulo). Médica Coordenadora da Genética Molecular do Grupo Fleury.

Heloisa Helena de Sousa Marques
Doutora em Pediatria pela FMUSP. Chefe da Unidade de Infectologia do Instituto da Criança do HC-FMUSP.

Hugo Issler
Doutor e Mestre em Pediatria pelo Departamento de Pediatria da FMUSP.

Israel Gomy
Mestre pela FMRP-USP. Médico Geneticista.

Jaqueline Christiane Lanaro Sgroi
Mestre em Pediatria pela FMUSP. Médica Pediatra do Centro de Saúde Escola Prof. Samuel Barnsley Pessoa da FMUSP.

Leide Irislayne Macena da Costa e Silva
Mestranda em Ciências pela FMUSP. Enfermeira do Centro de Referência da Saúde da Criança de São Paulo.

Luciana Harumi Miranda Omori
Médica Assistente do Setor de Atenção à Criança do Centro de Saúde Escola Prof. Samuel Barnsley Pessoa da FMUSP.

Maria Aparecida Figueiredo Aranha
Mestre em Ciências pela FMUSP. Coordenadora do Estágio Pediatria Comunitária – Residência Médica Ano 1 do Instituto da Criança do HC-FMUSP.

Maria Beatriz Moliterno Perondi
Médica Pediatra e do Esporte. Médica Assistente do Pronto-Socorro do Instituto da Criança do HC-FMUSP. Médica do Pronto-Atendimento do Hospital Israelita Albert Einstein.

Maria Cristina Machado Kupfer
Professora Titular do Departamento de Psicologia Escolar e do Desenvolvimento Humano do IPUSP. Presidente do Conselho de Administração do Lugar de Vida – Centro de Educação Terapêutica.

Maria Esther Jurfest Rivero Ceccon
Livre-Docente do Departamento de Pediatria da FMUSP. Chefe da Unidade de Cuidados Intensivos Neonatal do Instituto da Criança do HC-FMUSP.

Maria Eugênia Pesaro
Doutora em Psicologia Escolar e do Desenvolvimento Humano pelo IPUSP. Coordenadora de Projetos do Centro de Referência do Instituto da Criança do HC-FMUSP. Sócia do Lugar de Vida – Centro de Educação Terapêutica.

Maria Helena Valente
Mestre em Pediatria pela FMUSP. Doutoranda do Departamento de Pediatria da FMUSP. Pediatra e Médica Assistente do Departamento de Pediatria da FMUSP.

Mário Roberto Hirschheimer
Coordenador da Seção Técnica de Pediatria do Hospital do Servidor Público Municipal de São Paulo. Responsável pelo Serviço de Pronto-Atendimento Pediátrico do Hospital São Cristóvão. 1° Vice-Presidente da SPSP. Presidente do Departamento de Bioética da SPSP. Membro do Núcleo de Estudos da Violência contra Crianças e Adolescentes da SPSP. Membro do Departamento de Bioética da SBP.

Marlene Mieko Yamanaka Ikeda
Cirurgiã-Dentista do Centro de Saúde Escola Prof. Samuel Barnsley Pessoa da FMUSP. Especialista em Saúde Coletiva.

Marta Miranda Leal
Mestre em Pediatria pela FMUSP. Médica Assistente da Unidade de Adolescentes do Instituto da Criança do HC-FMUSP.

Natalia Cymrot
Mestre em Dermatologia pela FMUSP. Especialista em Dermatologia pela Sociedade Brasileira de Dermatologia. Membro Efetivo da Sociedade Brasileira de Dermatologia.

Paulette Cherez Douek
Mestre em Medicina pela FMUSP. Médica Assistente do Setor de Atenção à Criança do Centro de Saúde Escola Prof. Samuel Barnsley Pessoa da FMUSP.

Rafael Rodrigues de Moraes
Médico Pediatra formado pelo Instituto da Criança do HC-FMUSP. Ex-preceptor da Disciplina de Pediatria Preventiva e Social do Departamento de Pediatria da FMUSP (2011).

Raquel Diaz Degenszajn
Mestre em Saúde Pública pela FSPUSP. Psicanalista. Psicóloga do Centro de Saúde Escola Prof. Samuel Barnsley Pessoa da FMUSP.

Raquel Quiles
Especialista em Pediatria pela SBP. Médica Pediatra. Médica Plantonista do Hospital Santa Catarina e Médica Assistente da Enfermaria do Hospital 9 de Julho.

Renata Dejtiar Waksman
Doutora em Pediatria pela FMUSP. Pediatra do Departamento Materno-infantil do Hospital Israelita Albert Einstein. Membro do DC de Segurança da SBP. Coordenadora do Núcleo de Estudos da Violência contra Crianças e Adolescentes da SPSP.

Reneide Rodrigues Ramos
Mestre em Enfermagem pela EEUSP. Especializações em Enfermagem em Saúde Coletiva, Educação Profissionalizante e Enfermagem do Trabalho. Habilitação em Enfermagem Médico-cirúrgica.

Sandra J. F. E. Grisi
Professora Titular do Departamento de Pediatria da FMUSP.

Sérgio Antonio Bastos Sarrubbo
Médico Pediatra do Centro de Saúde Escola Prof. Samuel Barnsley Pessoa e do Instituto da Criança do HC-FMUSP – Disciplina de Pediatria Preventiva e Social do Departamento de Pediatria da FMUSP. Diretor Técnico do Departamento de Saúde do Hospital Infantil Darcy Vargas da Secretaria de Saúde do Estado de São Paulo. Membro do Conselho Estadual dos Direitos da Criança e do Adolescente (CONDECA), representando a Secretaria de Saúde do Estado de São Paulo.

Sonia Hadachi
Pós-graduada em Farmácia-bioquímica e formada em Pesquisa Clínica (Monitoria). Coordenadora do Laboratório do Serviço de Referência em Triagem Neonatal da APAE (São Paulo). Responsável Técnica pela Implantação da Metodologia por Espectrometria de Massas em Tandem.

Talita Poli Biason
Médica Especialista em Pediatria com habilitação em Medicina do Adolescente pela SBP. Mestre pelo Programa de Pós-graduação em Ginecologia, Obstetrícia e Mastologia da Faculdade de Medicina de Botucatu da Universidade Estadual Paulista "Júlio de Mesquita Filho"– UNESP. Médica Assistente da Clínica de Adolescência do Departamento de Pediatria da Irmandade da Santa Casa de Misericórdia de São Paulo.

Tânia Maria Russo Zamataro
Médica do Corpo Clínico do Hospital Israelita Albert Einstein. Membro do Departamento de Segurança da SPSP. Membro do Departamento de Emergências da SPSP.

Vera Hermina Kalika Koch
Livre-Docente do Departamento de Pediatria da FMUSP. Unidade de Nefrologia Pediátrica do Instituto da Criança do HC-FMUSP.

Vera Regina Ciorlia D'Ávila
Médica Assistente do Setor de Atenção à Criança do Centro de Saúde Escola Prof. Samuel Barnsley Pessoa da FMUSP.

Viviane Mandarino Terra
Médica Pediatra Assistente do Setor de Atenção à Criança do Centro de Saúde Escola Prof. Samuel Barnsley Pessoa da FMUSP. Coordenadora do Programa de Atenção à Saúde da Criança no Centro de Saúde Escola Prof. Samuel Barnsley Pessoa da FMUSP.

Sumário

Prefácio à 2ª edição XV
Prefácio da 1ª edição XVII
Introdução XXI

Seção I – Ciclo pré-concepcional e da gestação

1 Atenção à mulher que deseja engravidar 3
   Adolfo Wenjaw Liao
   Ana Maria de Ulhôa Escobar
   Sandra J. F. E. Grisi

2 Prevenção do nascimento de recém-nascidos grandes e pequenos para a idade gestacional e prematuros; e a morbidade de recém-nascidos com muito baixo peso 9
   Maria Esther Jurfest Rivero Ceccon
   Maria Helena Valente
   Vera Regina Ciorlia D'Ávila

Seção II – Ciclo perinatal

3 Atenção ao recém-nascido na primeira semana de vida 31
   Ana Maria de Ulhôa Escobar
   Maria Helena Valente
   Filumena Maria da Silva Gomes
   Leide Irislayne Macena da Costa e Silva
   Sandra J. F. E. Grisi

4 Atenção à criança sob risco biopsicossocial 48
Alexandra Brentani
Maria Helena Valente
Filumena Maria da Silva Gomes
Ana Maria de Ulhôa Escobar
Sandra J. F. E. Grisi

5 Aleitamento materno 64
Paulette Cherez Douek
Hugo Issler

6 Triagem metabólica neonatal 82
Flavia Balbo Piazzon
Israel Gomy
Sonia Hadachi

7 Prevenção da síndrome da morte súbita do lactente 92
Maria Helena Valente
Luciana Harumi Miranda Omori
Ana Maria de Ulhôa Escobar

8 Abordagem genético-clínica na síndrome de Down 108
Caio Robledo D'Angioli Costa Quaio
Chong Ae Kim
Débora Romeo Bertola

Seção III – Ciclo do lactente, do pré-escolar e do escolar

9 Crescimento: influências fetais, a importância do *catch-up* do crescimento
e a prevenção da obesidade 133
Filumena Maria da Silva Gomes
Maria Helena Valente
Ana Maria de Ulhôa Escobar
Alexandra Brentani
Sandra J. F. E. Grisi

10 Desenvolvimento psíquico infantil 147
Maria Cristina Machado Kupfer
Maria Eugênia Pesaro
Maria Helena Valente
Raquel Diaz Degenszajn
Filumena Maria da Silva Gomes

11 Vacinas rotineiras e em grupo de risco 162
    Filumena Maria da Silva Gomes
    Maria Helena Valente
    Camila Maria Bertáglia Luizetto de Lima

12 A alimentação nos primeiros anos de vida 181
    Filumena Maria da Silva Gomes
    Rafael Rodrigues de Moraes
    Sérgio Antonio Bastos Sarrubbo

13 Triagem das principais deficiências de micronutrientes na infância 195
    Maria Helena Valente
    Filumena Maria da Silva Gomes
    Alexandra Brentani

14 Promoção da saúde bucal e dentária na infância 226
    Viviane Mandarino Terra
    Cristina Salata Gasparini Fernandes Cunha
    Marlene Mieko Yamanaka Ikeda
    Ana Maria de Ulhôa Escobar

15 Fotoproteção na infância 250
    Natalia Cymrot
    Jaqueline Christiane Lanaro Sgroi

16 Prevenção da doença cardiovascular aterosclerótica na infância 264
    Maria Helena Valente
    Filumena Maria da Silva Gomes
    Ana Maria de Ulhôa Escobar
    Sandra J. F. E. Grisi

17 Tuberculose na criança e no adolescente 306
    Heloisa Helena de Sousa Marques
    Maria Aparecida Figueiredo Aranha

18 Triagem geniturinária 322
    Vera Hermina Kalika Koch

19 Transtorno do déficit de atenção e hiperatividade 336
    Ângelo Raphael Tolentino de Rezende
    Erasmo Barbante Casella

20 Recomendações das atividades físicas e esportivas 362
Ana Lucia de Sá Pinto
Maria Beatriz Moliterno Perondi

Seção IV – Ciclo do adolescente

21 Triagem do comportamento seguro 379
Filumena Maria da Silva Gomes
Ana Maria de Ulhôa Escobar
Renata Dejtiar Waksman
Alexandra Brentani
Alexandre Funcia de Azeredo Silva

22 Prevenção do álcool, do tabaco e da drogadição 398
Renata Dejtiar Waksman
Claudio Schvartsman
Tânia Maria Russo Zamataro
Raquel Quiles

23 Triagem do comportamento violento 422
Renata Dejtiar Waksman
Mário Roberto Hirschheimer

24 Doenças sexualmente transmissíveis 441
Marta Miranda Leal
Talita Poli Biason

25 Contracepção na adolescência 465
Benito Lourenço
Marta Miranda Leal

26 A família contemporânea 485
Leide Irislayne Macena da Costa e Silva
Maria Eugênia Pesaro
Raquel Diaz Degenszajn
Reneide Rodrigues Ramos

Índice remissivo 499

Prefácio à 2ª edição

Prefaciar a segunda edição do livro *A Promoção da Saúde na Infância* é, para mim, motivo de grande satisfação e, desde já, agradeço, sensibilizado, o convite.

Acompanhei e participei do desenvolvimento do Departamento de Pediatria da FMUSP, desde os anos 60 (até 1978, Disciplina do Departamento de Clínica Médica). Dos anos 90 até final de 2007, conduzi, na qualidade de Professor Titular, juntamente de outros professores e com a participação e colaboração de todos, os rumos do Departamento de Pediatria da FMUSP. Presumo, portanto, que este convite reflete um reconhecimento pela parcela de contribuição efetiva que empreendi, ao longo dos anos, em prol do crescimento e desenvolvimento de nossa instituição.

No decurso dessa trajetória, convivi com os coordenadores e com a maioria dos autores dos diferentes capítulos deste livro. Eu os vi crescer como profissionais de saúde, angariando grande competência técnico-científica e humana. Cumprimento a Disciplina de Pediatria Preventiva e Social do Departamento de Pediatria da FMUSP, por este importante lançamento centrado na Promoção da Saúde e Prevenção de doenças e acidentes e explico por quê.

A formação médica, de modo geral, inscreve-se em um modelo de atenção à saúde – o modelo biomédico – o qual, longe de considerar o ser humano como unidade biopsicossocial indissolúvel, opta por fragmentá-lo, elegendo o corpo e suas partes como objeto da atenção médica, principalmente nos hospitais. Adere, predominantemente, à atenção curativa e reabilitadora, friso, absolutamente necessárias, mas, no entanto, esquece e relega o sujeito e sua singularidade e os determinantes psicológicos, socioculturais e ambientais para um segundo plano. Ora, a saúde do ser humano é determinada pela sua biologia e, principalmente, pela qualidade dos ambientes psicológico, sociocultural e físico em que vivem as pessoas. Na deficiência dessa qualidade, emergem doenças que podem ser orgânicas, mentais ou sociais. É por este motivo que a cura da doença física não restitui, obrigatoriamente, a saúde, que pode estar comprometida por distúrbios mentais e/ou sociais. Constata-se isso, claramente, em nossa sociedade atual. Deste modo, é importante que governos, profissionais de saúde, ONGs e a própria comunidade dirijam seus esforços para produzir o bem-estar físico e mental das pessoas, ou seja, uma sociedade que produza saúde e não doenças. Para isto, são necessárias políticas públicas mais gerais que visem à distribuição mais justa da renda, à melhoria da educação, do emprego, da habitação, da alimentação, do saneamento básico e do lazer, para garantir saúde individual, social e ecológica, todas interdependentes. A opção da Disciplina de Pediatria Preventiva e Social pelos temas relacionados à Promoção da Saúde e Prevenção de Doenças e Acidentes, sem desconsiderar a atenção curativa, vem ao encontro do que descrevi anteriormente e é um acontecimento muito auspicioso e que se fazia necessário. O alcance das políticas públicas mais gerais se complementa com as ações mais específicas empreendidas pelos profissionais de saúde para gerar saúde e não doença.

O livro abrange quatro ciclos – o pré-concepcional e da gestação; o ciclo perinatal; o ciclo do lactente, do pré-escolar e do escolar e, finalmente, o ciclo do adolescente, abarcando, portanto, toda a ampla faixa de atuação da Pediatria e do pediatra, ao longo de 26 capítulos. Elege, basicamente, duas estratégias desenvolvidas em profundidade: a Promoção da Saúde e a Prevenção de Doenças e Acidentes, atendendo ao antigo ditado: "prevenir é melhor que remediar" e os autores o seguiram com competência técnico-científica e humana invejáveis, associadas a espírito crítico e sistematizado. Trata-se, portanto, de um livro necessário, porque a literatura médica pediátrica mostrava-se carente desses enfoques.

Caro leitor, atente para os conteúdos e reflita, criticamente, sobre os temas apresentados. Você vai se surpreender, favoravelmente.

Yassuhiko Okay
Professor Emérito da FMUSP
Vice-Diretor Geral da FFM

Prefácio da 1ª edição

A área da saúde vem passando por intensas transformações e progressos técnicos. Os recentes avanços nos diversos campos científicos e tecnológicos que dão suporte à medicina e à atenção à saúde, de modo geral, têm transformado rapidamente as feições de nossos serviços e ações. De um lado, temos recursos cada vez mais sofisticados para produzir e processar informações sobre saúde em escala coletiva, com estudos apoiados nos saberes de numerosas disciplinas biomédicas e humanas, no manejo de novas técnicas quantitativas e qualitativas de pesquisa e no uso de tecnologias computacionais e de geoprocessamento de última geração. Dessa forma, nosso conhecimento sobre os determinantes dos processos saúde-doença, sua distribuição populacional e suas possibilidades de curso e manejo clínicos têm sofrido mudanças notáveis. De outro lado, é também impressionante o progresso da pesquisa e da intervenção no plano micro dos fenômenos de saúde, com os avanços da identificação e do manuseio das bases genéticas e moleculares dos seres vivos. A prevenção e o controle de importantes problemas de saúde, de grande transcendência para a saúde individual e coletiva, como diabetes, câncer, doenças autoimunes, etc., já dispõem de promissoras perspectivas preventivas e terapêuticas.

Contudo, tão relevante quanto essas mudanças, e talvez como uma necessidade reclamada pelas contradições encontradas nessa vertiginosa trajetória de progresso científico e tecnológico, é o recente fortalecimento de uma postura frente ao sentido concreto de nossas ações de saúde a que podemos chamar genericamente de uma atitude cuidadora. Trata-se de uma atitude prática – com implicações técnicas, científicas, filosóficas, éticas e políticas – que nos posiciona diante desse "arsenal" de saberes e técnicas com uma preocupação primordial e urgente: colocar todo esse instrumental a serviço da construção justa e compartilhada de uma vida feliz. Isto é, busca-se resgatar nas finalidades das ações de saúde a importância de vincular prevenção, correção ou recuperação de transtornos morfofuncionais do organismo, assim como medidas potencializadoras de atributos e capacidades humanas, a uma ativa busca de favorecimento de estados ou condições físicas, mentais e relacionais positivamente valorizadas em face dos anseios e experiências concretamente vividos por indivíduos, famílias e comunidades.

Tal atitude vem se configurando com feições e denominações diversas, segundo os diferentes espaços e tempos em que foram surgindo e os problemas e desafios específicos de que partiram. Qualidade de vida, promoção da saúde, atenção integral, humanização, redução de vulnerabilidades, saúde, direitos humanos etc., todas essas expressões apontam para diversos ângulos e preocupações com as ações de saúde que acabam convergindo para a percepção comum de que os progressos científicos e técnicos por si só não garantem o alcance de seus mais altos ideais. Amplia-se a convicção de que é preciso, com esses avanços, e para além deles, pensar e construir ações de saúde capazes de integrar e adequar os recursos disponíveis e seus potenciais desdobramentos às necessidades e aos interesses concretos das pessoas, em seus diversos níveis de particularização – populacional, comunitário, familiar e pessoal.

Cuidar da saúde requer, com efeito, um deliberado esforço de todos nós, mas especialmente dos profissionais de saúde, gestores de serviços e formuladores de política, para fazer um uso sábio e produtivo de conhecimentos e tecnologias que temos à mão, ampliando e articulando seu uso com outros, situados além das esferas tradicionais da medicina, mas estreitamente relacionados à construção da saúde nesse sentido ampliado – em especial com os saberes cotidianos daqueles de quem cuidamos. É a esse fecundo movimento que vem se somar o trabalho que o leitor tem em mãos.

Trazendo na bagagem a sólida experiência de mais de 30 anos dedicados à pesquisa, à assistência e ao ensino de Pediatria em instituições que se tornaram referência em seus respectivos níveis de atenção, como o Instituto da Criança, o Hospital Universitário e o Centro de Saúde-Escola Samuel Pessoa, os autores deste livro nos fornecem um rico material que é, ao mesmo tempo, um testemunho da importância da atitude cuidadora para uma prática pediátrica bem-sucedida e um guia para todos que desejam atualização e instrução sobre como realizá-la em seus próprios espaços de prática, seja em serviços, consultórios ou programas de saúde. Promoção da saúde é a consigna que move e fundamenta este trabalho. Os leitores logo perceberão que a promoção da saúde aqui tratada não se restringe ao plano das ações gerais de prevenção do célebre modelo de História Natural da Doença, de Leavell e Clark. Já na Introdução, as organizadoras desta obra nos remetem claramente ao movimento mais amplo anteriormente referido:

> A promoção da saúde refere-se a uma concepção ampliada de saúde que, mais do que ausência de doença, é aqui entendida como um processo que pretende garantir e preservar a expressão integral do indivíduo, determinado pelo acesso à saúde, à alimentação de qualidade, às condições de moradia, à educação, ao trabalho, ao lazer etc., tendo reflexo nas atitudes e nas escolhas cotidianas.
>
> A partir deste reconhecimento, as atividades de assistência e ensino em atenção primária em pediatria devem ser dirigidas no sentido da intersetorialidade, entendida como um processo compartilhado, com diversos atores envolvendo vários saberes, linguagens e modos de fazer, permeada pelo diálogo e por vínculos de corresponsabilidade pela melhoria da qualidade de vida da população.
>
> Segundo as recentes transformações que ocorreram no âmbito das ciências da saúde, as novas demandas apontam para o reconhecimento da necessidade de profissionais com sólida formação generalista, humanista, crítica e reflexiva; capacitados a atuar segundo princípios éticos, no processo saúde-doença nos seus diferentes níveis de atenção, por meio de ações de promoção, prevenção, recuperação e reabilitação da saúde, na perspectiva da integralidade da assistência, com senso de responsabilidade social e compromisso com a cidadania, como promotor da saúde integral do ser humano e de seu entorno.

O leitor não terá dificuldade em reconhecer nas linhas anteriores todos os cinco planos de desafios – técnicos, científicos, filosóficos, éticos e políticos – característicos da promoção da saúde como atitude cuidadora. Não por acaso, encontrará também ao longo do texto referências a outros termos relacionados, como qualidade de vida, atenção integral, humanização etc.

É, portanto, extremamente bem-vindo esse trabalho. Com certeza, todos tiveram a intenção de construir uma atenção integral e humanizada à saúde de nossas crianças no espaço privilegiado da atenção primária, como também na prática pediátrica especializada – que a atitude cuidadora pressupõe integrada à atenção primária – e vamos encontrar aqui preciosos subsídios. Resta-nos, então, saudar as organizadoras e os autores deste livro pela valiosa contribuição e buscar extrair de sua leitura não apenas conhecimentos científicos e técnicos eficazes, mas também aprendizados inspiradores para tornar-nos mais sábios na imprescindível tarefa cotidiana de tornar nossas crianças mais saudáveis em um mundo sempre mais livre, criativo e solidário.

José Ricardo de Carvalho Mesquita Ayres
Professor Titular do Departamento de Medicina Preventiva da FMUSP

Introdução

O estado da arte da Pediatria atual enfatiza que os períodos de vida pré-natal e pós-natal precoce são fundamentais na determinação do fenótipo do indivíduo, uma vez que se caracterizam pela alta plasticidade, diferenciação celular e formação de tecidos específicos.

Outros períodos do ciclo de vida: lactente, pré-escolar, escolar e adolescência são também fases plásticas que se relacionam com a adaptação do indivíduo ao meio ambiente em que está se desenvolvendo.

O indivíduo não é tão somente o resultado de sua expressão gênica. Determinantes externos como nutrição, exposição a drogas, poluição, medicamentos ou quaisquer outros estressores podem redundar em efeitos de ordem epigenética que estruturam fenótipos adaptados (ou não) ao meio em que se desenvolvem.

Isso explica, pelo menos em parte, a ligação entre as fases precoces do ciclo de vida, periconceptual, fetal e fases iniciais da vida, e as doenças crônicas, não transmissíveis, na fase tardia da vida. Cada vez mais se considera que eventos perinatais têm impacto na saúde individual a médio e a longo prazo.

A epidemia vertiginosa de obesidade e síndrome metabólica, com consequências na saúde pública e implicações econômicas, é o exemplo de influências ambientais e comportamentais, mais que as genéticas. O baixo peso ao nascer é associado à redução da massa magra e ao aumento da gordura abdominal na vida adulta. O peso elevado ao nascer, causado pelo diabetes gestacional ou obesidade materna na gestação, é ligado ao aumento da massa de gordura total do indivíduo na vida adulta. O hábito tabágico durante a gestação é vinculado à obesidade infantil.

Dessa forma, este livro, dividido nas fases do ciclo vital, propõe-se a definir como os expositores fetais e a intervenção com sucesso nos períodos de alta plasticidade se relacionam com a promoção da saúde e prevenção de doenças na vida adulta.

Para controle dos problemas de saúde pública precisamos agir na infância, começando no estilo de vida das crianças e de suas famílias. Medidas preventivas durante a gravidez, a infância e a adolescência levarão a melhorias na saúde individual e coletiva a longo prazo, o que implica, diretamente, em mais saúde com bem-estar e qualidade de vida para todos, em todos os ciclos vitais.

Ana Maria de Ulhôa Escobar
Maria Helena Valente
Filumena Maria da Silva Gomes
Sandra J. F. E. Grisi

Seção I

Ciclo pré-concepcional
e da gestação

Atenção à mulher que deseja engravidar

1

Adolfo Wenjaw Liao
Ana Maria de Ulhôa Escobar
Sandra J. F. E. Grisi

Após ler este capítulo, você estará apto a:
1. Reconhecer a importância dos cuidados à mulher que deseja engravidar.
2. Identificar os principais fatores maternos associados a maior ocorrência de complicações na gravidez.
3. Orientar a suplementação vitamínica na gravidez.
4. Orientar as imunizações necessárias à gestante.

INTRODUÇÃO

Diante da perspectiva de uma gravidez planejada, abre-se uma janela de oportunidades para diversas medidas que podem contribuir, de forma positiva, para o sucesso de uma futura gestação. São ações que têm por objetivo promover a saúde da mulher e, assim, reduzir o risco de complicações durante a gestação, além de proporcionar as melhores condições para o desenvolvimento do produto conceptual e do resultado perinatal.

A atenção pré-concepcional é centrada em três estratégias fundamentais: identificação de riscos, orientação e intervenção, quando apropriada[1]. Dessa forma, constitui estratégia essencial de atuação preventiva na assistência à saúde, abrangendo todos os profissionais envolvidos no atendimento à saúde da mulher.

A avaliação pré-concepcional deve abordar não somente os aspectos técnicos e biológicos, relacionados neste capítulo, mas também é fundamental a compreensão mais ampla das circunstâncias psicológicas e sociais envolvidas. Afinal, a falta de apoio social e a presença de fatores estressores, além de distúrbios da saúde mental e problemas financeiros, contribuem para o insucesso do futuro acompanhamento pré-natal.

A identificação de riscos tem como ponto de partida a realização de anamnese detalhada. A partir do diagnóstico das situações de risco, são fornecidas orientações apropriadas e, em alguns casos, é possível instituir intervenções efetivas[2].

IDADE MATERNA

Gestações nos extremos da vida reprodutiva feminina estão associadas à maior ocorrência de complicações. A gravidez na adolescência ocorre, muitas vezes, em um momento inadequado da vida da mulher, além de acarretar riscos aumentados, tanto para a sua saúde como para o produto conceptual que se desenvolve. Ocorrem com maior frequência pré-eclâmpsia, eclâmpsia, anemia e complicações infecciosas. Quanto aos indicadores neonatais, aumentam as taxas de prematuridade e baixo peso ao nascer[3].

Por outro lado, a gestação na idade materna avançada, cujo início tem definição arbitrária e variável (a partir de 35 a 45 anos) na literatura, está associada a maior frequência de complicações, como aborto espontâneo, trissomias fetais, anomalias da placenta, diabetes gestacional, pré-eclâmpsia, cesárea e óbito fetal[4]. Além disso, nesse grupo são observadas mais frequentemente doenças prévias à gestação, como hipertensão arterial crônica e diabetes, as quais influenciam de maneira decisiva o acompanhamento e o manejo pré-natais[5].

ANTECEDENTES OBSTÉTRICOS E GINECOLÓGICOS

Anomalias congênitas uterinas e presença de leiomiomas uterinos, principalmente quando sintomáticos e associados à distorção da cavidade uterina, podem contribuir para infertilidade conjugal e risco aumentado de perda gestacional e parto pré-termo[6].

Do ponto de vista dos antecedentes obstétricos, mulheres com desfechos como gestação ectópica anterior, aborto habitual, restrição do crescimento fetal, prematuridade, pré-eclâmpsia e óbito fetal apresentam risco aumentado de recorrência.

DOENÇAS PREEXISTENTES

Nas mulheres com doenças preexistentes, planejamento e preparo pré-concepcionais adequados são fundamentais para o bom resultado gestacional. Naquelas com cardiopatias associadas a prejuízo funcional, doenças com componente autoimune (p.ex., lúpus eritematoso sistêmico), além das portadoras de doença renal crônica, é importante discutir como o curso de algumas afecções clínicas pode ser influenciado, de maneira substancial, pela gestação e vice-versa[7]. Essas doenças citadas são exemplos clássicos de quadros maternos que podem se agravar ao longo da gestação. Assim, é fundamental que a gravidez, desde a concepção, seja planejada em momento de controle ideal da doença, e o acompanhamento pré-natal ocorra em serviços especializados afeitos a essas doenças na gestação.

O efeito contrário também é válido. Assim, quadros de hipertensão arterial mal controlada em fase precoce da gestação podem acarretar subsequente prejuízo do desenvolvimento e do crescimento fetais durante a gestação.

Mulheres com trombofilias hereditárias devem ser precocemente encaminhadas para um especialista para discutir alternativas de prevenção aos fenômenos tromboembólicos, cujo risco aumenta durante o ciclo gravídico puerperal.

Uma vez que o diagnóstico de gravidez, às vezes, é tardio e que o período de maior suscetibilidade da organogênese se estende até a décima semana de gestação, é fundamental que, frente a doenças como diabetes e fenilcetonúria, a concepção ocorra em circunstâncias metabólicas propícias[8,9]. O controle adequado nos períodos pré e periconcepcionais reduz significativamente a frequência de anomalias congênitas nesses casos.

FATORES EXÓGENOS

Além das doenças preexistentes, deve-se identificar o uso de substâncias com potencial teratogênico. Elas podem ser medicações utilizadas para controle clínico materno ou substâncias de uso lícito (como álcool e tabaco), além das drogas ilícitas[10].

Nessa oportunidade, pode-se discutir a substituição de algumas medicações (como o ácido valproico e a varfarina) por outras de menor risco teratogênico ou até recomendar a interrupção do uso de medicações, como o ácido retinoico e os inibidores da enzima de conversão da angiotensina, por causa de seu elevado risco teratogênico[11].

Vale ressaltar que o objetivo não é a suspensão total de eventuais medicações necessárias para o controle da doença materna, mas sim o uso das doses mínimas necessárias para o adequado controle clínico ou a substituição das mesmas por outras de maior segurança na gestação.

Riscos ocupacionais podem ser identificados entre mulheres que trabalham em indústria química, expostas a solventes orgânicos, além das que são suscetíveis à citomegalovirose e que trabalham em creches, com íntimo contato com crianças em idade pré-escolar.

ASPECTOS NUTRICIONAIS E SUPLEMENTAÇÃO VITAMÍNICA

A obesidade é endêmica nos dias atuais e constitui fator de risco para complicações na gestação, como diabetes e pré-eclâmpsia. Sobretudo, constitui um dos fatores de risco passíveis de modificação por meio de orientações nutricionais e dietéticas, além de atividade física.

Estudos prospectivos populacionais demonstram a eficácia da suplementação de ácido fólico na redução da primeira ocorrência de defeitos de fechamento do tubo neural, bem como da sua recorrência em outras gestações[12]. Portanto, recomenda-se suplementação diária (dose entre 400 e 800 mcg/dia) em todas as mulheres que planejam engravidar. Vale ressaltar a importância de que essa suplementação seja iniciada antes da concepção, pois o desenvolvimento embriológico do sistema nervoso ocorre em fase precoce da gestação, de maneira que o fechamento do canal neural ocorre até o 26º dia do desenvolvimento embrionário[13].

Mulheres que utilizam anticonvulsivantes e outros antagonistas do metabolismo do ácido fólico também devem receber suplementação concomitante de ácido fólico.

Quanto à vitamina A, doses diárias superiores a 10.000 UI estão associadas a aumento de anomalias congênitas[14]. Dessa forma, o uso indiscriminado e não supervisionado de suplementos alimentares e polivitamínicos deve ser investigado.

Outro fator passível de intervenção está relacionado à saúde bucal, sendo oportuno o diagnóstico e o tratamento de cáries e doenças periodontais antes de engravidar, em razão dos relatos de sua associação com aumento de risco para prematuridade[15].

IMUNIZAÇÃO

A infecção pelo vírus da rubéola é, de maneira geral, benigna e autolimitada. Todavia, quando contraída durante a gestação, principalmente no primeiro trimestre, aumenta o risco de abortamento e tem efeito teratogênico desastroso, caracterizado pela síndrome da rubéola congênita.

A partir de 1992, a vacinação contra rubéola passou a fazer parte do Calendário Nacional de Imunizações no Brasil, sendo aplicada em todas as crianças com 12 meses de idade. Com o intuito de eliminar a síndrome da rubéola congênita, campanhas de vacinação em mulheres jovens também foram promovidas. Entretanto, uma parcela das mulheres em idade fértil ainda pode ser suscetível. Portanto, recomenda-se que toda mulher em idade fértil suscetível a essa infecção seja vacinada antes da gestação. Apesar de não existir evidência da associação da síndrome da rubéola congênita com as recentes campanhas de vacinação, recomenda-se contracepção por pelo menos um mês após a imunização ativa[16].

Gestantes também caracterizam grupo de risco para complicações diante da infecção pelo vírus da influenza. Portanto, mulheres em idade fértil e que planejam engravidar são estimuladas a participar das campanhas de vacinação promovidas anualmente.

DOENÇAS GÊNICAS E HEREDITÁRIAS

Casais que referem consanguinidade ou antecedente de doenças de caráter gênico e hereditário, como fibrose cística, hemofilia, hemoglobinopatias e distrofias musculares, devem ser encaminhados para orientação genética especializada. Naqueles que forem portadores da doença, é possível realizar o diagnóstico pré-natal durante o acompanhamento pré-natal de suas gestações.

Para que o diagnóstico dessas doenças seja possível, algumas premissas são fundamentais: a doença ou a condição a ser pesquisada deve ser bem definida, os mecanismos de herança genética envolvidos devem ser conhecidos, a sequência gênica ou a mutação responsável pela doença deve ter sido previamente identificada e, finalmente, deve haver disponibilidade de recursos técnicos e laboratoriais necessários.

Algumas anomalias congênitas, como trissomias autossômicas, defeitos de fechamento do tubo neural, anomalias cardíacas e fendas labiopalatinas, também apresentam risco maior de recorrência.

CONCLUSÕES

A avaliação pré-concepcional de mulheres em idade reprodutiva e que desejam engravidar permite identificar e orientar quanto à presença de fatores de risco para complicações gestacionais, tanto maternas como fetais. Além disso, em determinadas situações, permite instituir intervenções apropriadas para a redução do risco identificado.

REFERÊNCIAS BIBLIOGRÁFICAS

1. ACOG technical bulletin. Preconceptional care. Number 205--May 1995. American College of Obstetricians and Gynecologists. Int J Gynaecol Obstet. 1995;50(2):201-7.
2. Johnson K, Posner SF, Biermann J, Cordero JF, Atrash HK, Parker CS, et al. Recommendations to improve preconception health and health care--United States. A report of the CDC/ATSDR Preconception Care Work Group and the Select Panel on Preconception Care. MMWR Recomm Rep. 2006;55(RR-6):1-23.
3. Galletta MAK, Lippi A, Giribola A, Miguelez J, Zugaib M. Resultados obstétricos e perinatais em gestantes adolescentes atendidas em pré-natal especializado. Rev Ginecol Obstet. 1997;8(1):10-9.
4. Schupp TR. Gravidez após os 40 anos de idade: análise dos fatores prognósticos para resultados maternos e perinatais adversos. [Tese]. São Paulo: Faculdade de Medicina da Universidade de São Paulo; 2006.

5. Glasser S, Segev-Zahav A, Fortinsky P, Gedal-Beer D, Schiff E, Lerner-Geva L. Primiparity at very advanced maternal age (≥ 45 years). Fertil Steril. 2011;95(8):2548-51.
6. Klatsky PC, Tran ND, Caughey AB, Fujimoto VY. Fibroids and reproductive outcomes: a systematic literature review from conception to delivery. Am J Obstet Gynecol. 2008;198(4):357-66.
7. Dunlop AL, Jack BW, Bottalico JN, Lu MC, James A, Shellhaas CS, et al. The clinical content of preconception care: women with chronic medical conditions. Am J Obstet Gynecol. 2008;199(6 Suppl 2):S310-27.
8. Ray JG, O'Brien TE, Chan WS. Preconception care and the risk of congenital anomalies in the offspring of women with diabetes mellitus: a meta-analysis. QJM. 2001;94(8):435-44.
9. Platt LD, Koch R, Hanley WB, Levy HL, Matalon R, Rouse B, et al. The international study of pregnancy outcome in women with maternal phenylketonuria: report of a 12-year study. Am J Obstet Gynecol. 2000;182(2):326-33.
10. Floyd RL, Jack BW, Cefalo R, Atrash H, Mahoney J, Herron A, et al. The clinical content of preconception care: alcohol, tobacco, and illicit drug exposures. Am J Obstet Gynecol. 2008;199(6 Suppl 2):S333-9.
11. Cooper WO, Hernandez-Diaz S, Arbogast PG, Dudley JA, Dyer S, Gideon PS, et al. Major congenital malformations after first-trimester exposure to ACE inhibitors. N Engl J Med. 2006;354(23):2443-51.
12. Czeizel AE, Dudas I. Prevention of the first occurrence of neural-tube defects by periconceptional vitamin supplementation. N Engl J Med. 1992;327(26):1832-5.
13. Moore K, Persaud T. Embriologia clínica. 7ª ed. Rio de Janeiro: Elsevier; 2004.
14. Rothman KJ, Moore LL, Singer MR, Nguyen US, Mannino S, Milunsky A. Teratogenicity of high vitamin A intake. N Engl J Med. 1995;333(21):1369-73.
15. George A, Shamim S, Johnson M, Ajwani S, Bhole S, Blinkhorn A, et al. Periodontal treatment during pregnancy and birth outcomes: a meta-analysis of randomised trials. Int J Evid Based Health. 2011;9(2):122-47.
16. Sato HK, Sanajotta AT, Moraes JC, Andrade JQ, Duarte G, Cervi MC, et al. Rubella vaccination of unknowingly pregnant women: the Sao Paulo experience. J Infect Dis. 2001;204 Suppl 2:S737-44.
17. Zugaib M. Medicina fetal. 3ª ed. São Paulo: Atheneu; 2012.

Prevenção do nascimento de recém-nascidos grandes e pequenos para a idade gestacional e prematuros; e a morbidade de recém-nascidos com muito baixo peso

2

Maria Esther Jurfest Rivero Ceccon
Maria Helena Valente
Vera Regina Ciorlia D'Ávila

Após ler este capítulo, você estará apto a:
1. Descrever a classificação dos recém-nascidos de acordo com o peso e a idade gestacional.
2. Identificar os fatores de risco maternos para o nascimento de recém-nascidos grandes, pequenos e prematuros para preveni-los ou tratá-los.
3. Identificar as principais alterações que ocorrem no período neonatal e orientar o acompanhamento ambulatorial.

INTRODUÇÃO

Os recém-nascidos (RN) podem ser classificados de acordo com a idade gestacional (IG) em RN de termo, quando apresentam entre 37 e 41 semanas e seis dias de gestação ao nascimento; RN prematuro ou pré-termo, quando a IG é inferior a 37 semanas; e RN pós-termo, quando a IG for de 42 semanas ou mais[1].

A IG pode ser calculada de várias formas, pela regra de Naegele, que leva em conta a data do primeiro dia da última menstruação (DUM)[1]. Para esse cálculo, adiciona-se sete dias aos dias e se diminui três meses ao mês da data da última menstruação. Quando essa data não for conhecida, o exame ultrassonográfico fetal pode ser utilizado, desde que realizado nas primeiras 20 semanas de gestação.

Após o nascimento, são utilizados métodos que avaliam parâmetros físicos e neurológicos do RN e que podem confirmar ou não a IG fornecida pela gestante. Entre eles, destacam-se o de Capurro[2], o de Dubowitz[3] e o mais utilizado em todos os serviços atualmente, o New Ballard[4], que permite avaliar a IG de RN a partir de 20 semanas e leva em conta seis parâmetros físicos e seis neurológicos. A sua correlação com a IG calculada pela DUM é de 0,97; para o RN com menos de 26 semanas, a correlação é mantida nesse valor se o método for aplicado nas primeiras 12 horas de vida.

Os RN podem ser classificados ainda, de acordo com o peso ao nascer, em RN com excesso de peso ($\geq$ 4.000 g), com peso adequado (3.000 a 3.999 g), com peso insuficiente (2.500 a 2.999 g), com baixo peso (< 2.500 g), com muito baixo peso (< 1.500 g) ou com extremo baixo peso (< 1.000 g)[1].

Para verificar se o peso ao nascimento está adequado para a IG do RN, são utilizadas as curvas de crescimento intrauterino. Battaglia e Lubchenco[5], em 1967, definiram que os RN de termo ou prematuros são considerados:

- Adequados para a idade gestacional (AIG), quando seu peso ao nascer está entre o percentil 10 e 90 da curva de crescimento intrauterino.
- Pequenos para a idade gestacional (PIG), quando seu peso ao nascer encontra-se abaixo do percentil 10.
- Grandes para a idade gestacional (GIG), quando seu peso ao nascer está acima do percentil 90.

Ramos[6], em 1983 no Brasil, confeccionou uma curva de crescimento intrauterino, que está representada na Figura 2.1 e ainda é utilizada em vários serviços de neonatologia. A classificação é baseada também nos percentis citados acima.

Nas duas últimas décadas, com o aumento da sobrevida de RN com IG e peso cada vez menores, fez-se necessária a utilização de outras curvas que possam classificar também esses RN, e a mais utilizada é a de Alexander et al.[7], confeccionada nos Estados Unidos em 1996 (Figura 2.2). As críticas para as diversas curvas são pertinentes, uma vez que a população que a utiliza nem sempre é a do local geográfico onde foi confeccionada, além de diferenças sociais e econômicas dentro e entre os países. No entanto, as curvas de crescimento intrauterino são úteis, uma vez que refletem o risco que cada grupo de RN pode apresentar em relação à morbidade e à mortalidade a curto e longo prazo[8,9].

Os RN que costumam apresentar boa evolução durante o período neonatal são os classificados como de termo e com peso adequado. Em geral, são filhos de mães saudáveis que realizaram pré-natal adequado e não apresentaram nenhuma intercorrência durante a gestação. Neste capítulo, serão abordadas as causas de desvios da curva de crescimento intrauterino, assim como da prematuridade.

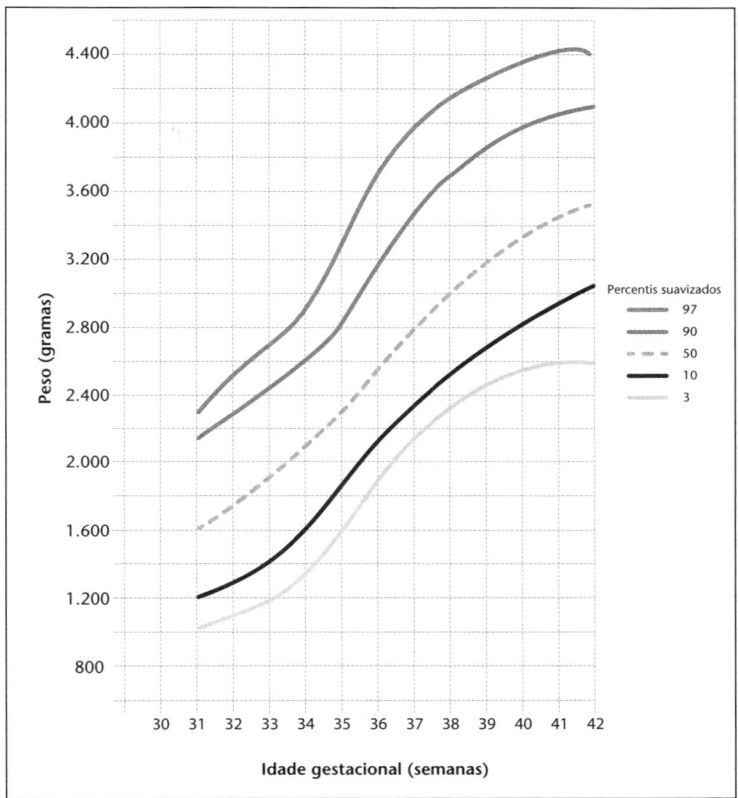

Figura 2.1 Curva de crescimento intrauterino de Ramos[6].

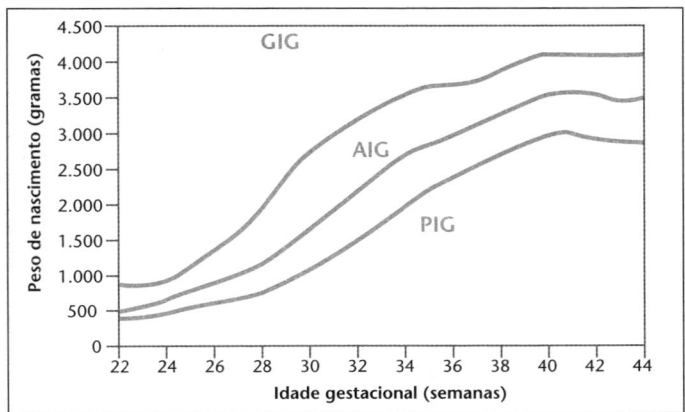

Figura 2.2 Curva de crescimento fetal de Alexander[7]. GIG: grande para a idade gestacional; AIG: adequado para a idade gestacional; PIG: pequeno para a idade gestacional.

ETIOPATOGENIA

Os RN GIG podem ser de termo ou prematuros e, quando de termo, costumam ter um peso ≥ 4.000 g. São filhos de mães com diabetes gestacional (38,7:1.000 NV) ou diagnosticadas antes da gestação (6,8:1.000 NV)[10]. Mães não diabéticas, porém obesas ou com sobrepeso, também podem ter filhos GIG; nas várias regiões nas quais o pré-natal é adequado e o diabetes materno controlado, são as que geram mais filhos GIG[11]. A presença de hiperglicemia materna causa hiperglicemia fetal e esse fato provoca aumento da produção de insulina pelo feto. Como esse hormônio é o principal responsável pelo crescimento fetal, este ocorre de forma exagerada. Entre as doenças fetais, vale citar a síndrome de Beckwith-Wiedemann, cujas características são macrossomia fetal, macroglossia, hepatomegalia, cardiomegalia e hipoglicemia neonatal grave[12].

Os RN PIG também podem ser de termo ou prematuros. Na literatura, é citado que de 33 a 75% dos recém-nascidos de baixo peso (RNBP – menores de 2.500g) são recém-nascidos de termo e pequenos para a idade gestacional (RNTPIG) e esse dado está correlacionado com o grau de desenvolvimento de um país. Quanto mais desenvolvido o país, menor será o número de PIG, tanto de termo como prematuros, e, neste caso, refere-se aos PIG que não alcançaram seu potencial de crescimento intrauterino e, portanto, apresentam um crescimento intrauterino restrito (CIUR)[13].

Dependendo da causa e da época da gestação, a alteração do crescimento pode modificar o perímetro cefálico, o comprimento e o peso do feto. Lin e Evans[14] classificaram o CIUR em três tipos:

- Tipo I ou simétrico: quando o agravo que provoca o CIUR ocorre durante a embriogênese, ou seja, na fase de multiplicação celular. Os fatores mais frequentemente envolvidos são as infecções congênitas, causadas por vírus, protozoários ou bactérias, e as doenças genéticas.
- Tipo II ou assimétrico: quando o agravo ocorre no terceiro trimestre da gestação, ou seja, na fase de hipertrofia celular. Nesse tipo, o perímetro cefálico e os ossos são pouco comprometidos. Essa é a forma mais frequente de CIUR, e a causa é alteração do fluxo uteroplacentário.
- Tipo III ou intermediário: quando o agravo ocorre no segundo trimestre da gestação, ou seja, nas fases de hiperplasia e hipertrofia celulares, afetando todos os parâmetros antropométricos. No entanto, as alterações do perímetro cefálico e dos ossos longos são menores que no tipo I. Nesse tipo, estão incluídas causas como a desnutrição materna, o fumo e o uso de drogas lícitas e ilícitas durante a gestação.

Entre as doenças maternas, destacam-se as síndromes hipertensivas (tanto as agudas como as crônicas), as cardiopatias descompensadas, o diabetes (classificado segundo Priscila White em D, F e R) e as anemias em geral (principalmente a falciforme, pois, além da diminuição da hemoglobina e da baixa oxigenação dos tecidos fetais, podem ocorrer trombose e infartos placentários por causa da hiperviscosidade sanguínea). Entre as doenças autoimunes, destaca-se o lúpus eritematoso sistêmico com presença de complexos autoimunes na placenta e na circulação deficiente desta para o feto[13].

Prevenir o nascimento de RN com desvios da curva de crescimento fetal, tanto GIG como PIG, não é uma tarefa fácil, mas é possível na maioria dos casos. Essa prevenção compete a todo o sistema de saúde e já vem sendo feita desde a implantação da atenção primária à saúde, do médico de saúde da família, pois mesmo antes da gestação é possível prevenir, diagnosticar e compensar doenças antes que prejudiquem o crescimento fetal com todas suas consequências.

A seguir, serão abordados os RN prematuros e os recém-nascidos de muito baixo peso (RNMBP) que na sua maioria são PIG.

O nascimento de um RN prematuro está relacionado com fatores obstétricos, como malformações uterinas, placenta prévia, descolamento prematuro de placenta, ruptura prematura de membranas e corioamnionite. Entre os fatores maternos, destaca-se o baixo nível socioeconômico, quantificado pela renda familiar, pelo nível de escolaridade, pela moradia e pela ocupação. Em relação à etnia, as mulheres negras apresentam uma taxa de parto prematuro duas vezes maior que as brancas, assim como gestantes com idade inferior a 16 anos ou maiores de 35 anos também têm maior número de partos prematuros, sendo o fator idade mais significativo nas mulheres brancas que nas negras. Gestantes que trabalham longos períodos em pé e/ou com elevado grau de estresse físico apresentam maior número de RNMBP e com CIUR. Na gestação múltipla, o parto prematuro está presente em cerca de metade dos casos, e as altas taxas de mortalidade estão relacionadas com a prematuridade. História de parto prematuro anterior é indicador prognóstico de outro nascimento prematuro. Os fatores fetais mais encontrados são o sofrimento fetal e o CIUR[12-15].

Na Figura 2.3, observam-se três RN de termo, sendo o do lado esquerdo PIG, o do meio AIG e o outro GIG.

INCIDÊNCIA

A incidência de prematuridade e de RNMBP é variável em cada país e dentro dele, em cada cidade ou local analisado, pois mesmo que esse evento esteja associado com a presença de vários fatores, o principal é a qualidade de assistência pré--natal. É citada aqui a incidência de prematuridade nos Estados Unidos no ano de 2000, que foi de aproximadamente 11% entre todos os nascidos vivos e, destes, 2% foram RNMBP. No Brasil, foi observado em trabalho realizado em um hospital público da cidade de São Paulo, no período de dois anos, que, de 6.292 nascidos

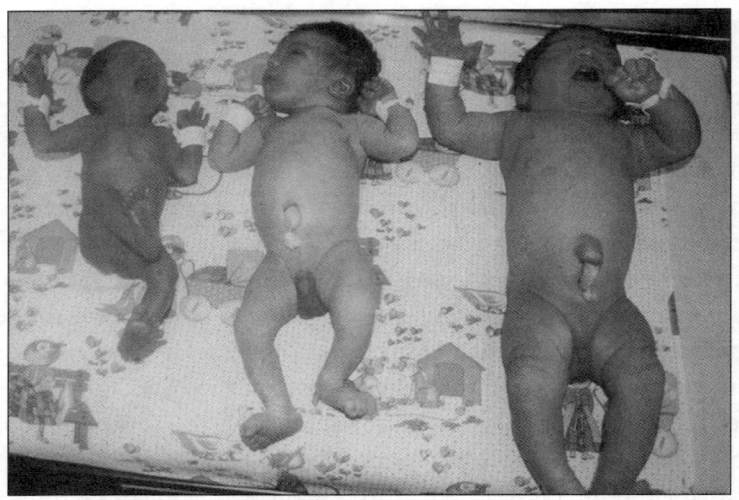

Figura 2.3 Recém-nascidos de termo. Da esquerda para a direita: pequeno, adequado e grande para a idade gestacional.
Fonte: arquivo da autora.

vivos, 511 foram prematuros (8,1%) e, destes, 81 (15%) eram RNMBP[5]. Apesar de o número de prematuros nessa casuística não ser elevado, a quantidade de RNMBP é muito superior à observada nos países desenvolvidos, e isso é o que se observa no momento nos países em desenvolvimento[15-17].

Em relação à mortalidade, observou-se que a taxa entre os RN com peso ao nascer de 1.001 a 1.500 g caiu de mais de 50% em 1961 para menos de 10% em 2000, nos Estados Unidos[16]. Esse progresso também foi importante no Brasil, embora não tenha sido na mesma proporção.

MORBIDADE

Nascer antes do tempo tem várias desvantagens, incluindo a ansiedade dos pais e dos familiares, a hospitalização prolongada e o custo elevado. Quanto menor a IG, maior a mortalidade que esses RN apresentam, decorrente da dificuldade de adaptação à vida extrauterina e à imaturidade dos seus sistemas orgânicos.

Os RN com menos de 1.500 g apresentam, durante a evolução na unidade de terapia intensiva neonatal (UTIN), as seguintes condições clínicas[18-22]:

- A síndrome do desconforto respiratório (SDR) é a causa mais frequente de insuficiência respiratória nos RNMBP, uma vez que reflete a deficiência da produção de surfactante por causa da imaturidade pulmonar. Atualmente, essa doença apresenta evolução favorável em razão do tratamento com surfactante exógeno.

- A hiperbilirrubinemia nesse grupo de RNMBP é elevada, assim como o risco de sua toxicidade, pois quase sempre existe associação com outros fatores de risco, como asfixia perinatal, hipotermia, hipoglicemia e outros.
- Entre os distúrbios metabólicos, a hipoglicemia e a hipocalcemia devem ser investigadas, principalmente nas primeiras 48 horas de vida, uma vez que podem cursar de forma assintomática ou até levar ao aparecimento de episódios de apneia, cianose e convulsões. A hipoglicemia decorre do baixo estoque de glicogênio hepático e imaturidade da neoglicogênese. A hipocalcemia deve-se à falta do transporte de cálcio, que é mais intenso no último trimestre de gestação, associada a uma oferta pós-natal insuficiente.
- As crises de apneia representam um risco muito importante para esses RN, pois podem ocasionar lesões hipóxicas importantes. Elas devem ser monitoradas rigorosamente e tratadas quando necessário.
- Em relação ao sistema nervoso central, a hemorragia intraventricular (HIV), a hemorragia grau III/V e a leucomalácia periventricular (LPV) são eventos frequentes.
- A persistência de canal arterial (PCA) constitui uma doença própria da prematuridade. As infecções graves, como sepse e enterocolite necrosante, costumam acometer esse grupo de RN durante a internação na UTIN por causa da imaturidade do sistema imunológico, enquanto a retinopatia da prematuridade (ROP) e a displasia broncopulmonar (DBP) constituem as principais sequelas.

A seguir, serão abordadas algumas das doenças citadas e que se relacionam com a evolução e a qualidade de vida dos RNMBP, o que faz deles um grupo especial para acompanhamento.

Hemorragia Intracraniana e Leucomalácia Periventricular

A hemorragia intracraniana (HIC) e a LPV são as causas que mais comumente levam à lesão cerebral adquirida no RNMBP[23-30].

A incidência desses distúrbios é inversamente proporcional ao peso e à idade gestacional (Tabela 2.1).

Tabela 2.1 – Incidência de hemorragia intracraniana e leucomalácia periventricular em recém-nascidos de muito baixo peso (< 1.500 g)[31]

Peso de nascimento (g)	HIC	LPV
501 a 750	46%	5%
751 a 1.000	32%	4%
1.001 a 1.250	21%	3%
1.251 a 1.500	16%	2%

HIC: hemorragia intracraniana; LPV: leucomalácia periventricular.

Fatores de risco para hemorragia intracraniana e leucomalácia periventricular

Entre os fatores de risco para HIC e LPV, são citados os pré-natais: prematuridade, CIUR, hipóxia, isquemia, corioamnionite e transfusão gêmeo a gêmeo; e os pós-natais: prematuridade, SDR, instabilidade cardiovascular, pneumotórax, administração rápida de volume, hipocarbia, acidose e choque.

Fisiopatologia

A presença de fatores de risco, associados com a imaturidade da rede de capilares sanguíneos da matriz germinal e a ocorrência de alterações do fluxo sanguíneo cerebral decorrente de flutuações da pressão sistêmica, ocasiona os quadros de HIC.

Da mesma maneira, a presença de fatores de risco, associados com diminuição da perfusão da substância branca periventricular e com a produção de citocinas que lesam os oligodendrócitos e ocasionam perda de mielina, leva à LPV.

A HIC ocorre em 25 a 30% dos RNMBP e pode acometer desde a rede de capilares imaturos que rodeiam a cabeça do núcleo caudado, denominada de matriz germinal, estender-se dentro dos ventrículos ou mesmo penetrar no parênquima cerebral. Esse evento ocorre geralmente quando o RN está com 72 horas de vida[23-30]. Como a matriz germinal desaparece com 32 semanas de gestação, a hemorragia nessa área é rara após essa IG (Quadro 2.1).

Quadro 2.1 – Classificação das lesões hemorrágicas segundo achados da ultrassonografia de crânio[23-30]

Grau I: hemorragia isolada da matriz germinal
Grau II: hemorragia intraventricular sem dilatação ventricular
Grau III: hemorragia intraventricular com dilatação ventricular
Grau IV: hemorragia parenquimatosa

A LPV é decorrente de episódios de hipóxia e isquemia. Esses episódios que levam à lesão podem ocorrer antes do nascimento, durante ou após o parto. No entanto, a lesão só é evidenciada por meio da ultrassonografia (USG) três semanas ou mais após o evento hipóxico isquêmico. A LPV é observada em 3% dos RNMBP (Quadro 2.2)[23-30].

Quadro 2.2 – Classificação das lesões de leucomalácia periventricular segundo achados da ultrassonografia de crânio[23-30]

- Lesões císticas: cistos pequenos localizados ou disseminados
- Cisto porencefálico: cisto grande e único
- Dilatação ventricular: aumento dos ventrículos laterais

Quadro clínico

A maioria dos RN com HIC e LPV são assintomáticos. No entanto, podem apresentar palidez súbita, episódios de apneia e bradicardia, aumento da necessidade de oxigenação e crises convulsivas.

Exames complementares

Não são específicos, mas podem ser observados níveis baixos de hemoglobina e hematócrito, hiperglicemia, acidose metabólica, distúrbios eletrolíticos e alterações da coagulação sanguínea.

O diagnóstico radiológico é realizado por meio da USG de crânio. Em RNMBP, esse exame deve ser realizado logo após o nascimento, para identificar as lesões antenatais; durante a primeira semana de vida, para identificar hemorragias; e periodicamente, para identificar e monitorar a hidrocefalia e o aparecimento de LPV.

Tratamento

Nos cuidados ao RN, deve-se evitar manipulação desnecessária, tratar as convulsões (se presentes), oferecer boa oxigenação e ventilação (evitando assim hipoxemia e hipo ou hipercarbia), oferecer volume intravascular adequado para manter a pressão sanguínea normal, além de corrigir distúrbios de coagulação, se presentes.

Prognóstico

Quando a HIC é de pequenas dimensões e está localizada na matriz germinal (classificada como grau I), costuma ser reabsorvida sem evoluir para outros graus e, nessa situação, os RN podem ter um desenvolvimento neuropsicomotor (DNPM) normal para a idade. Se a hemorragia for mais extensa a ponto de acometer o parênquima cerebral ou se houver presença de porencefalia e hidrocefalia, a mortalidade é elevada e, quando ocorre a sobrevida, os RN apresentam alto risco de lesão cerebral e dificuldade de aprendizagem.

Os RN com cistos localizados podem vir a ter uma evolução desde normal até apresentar diplegia espástica moderada. Os RN com cistos disseminados evoluem na maior parte dos casos com paralisia cerebral, usualmente diplegia espástica ou quadriplegia, com ou sem dificuldades de aprendizagem[23-30].

Prevenção

Evitar, quando possível, parto com IG ≤ 32 semanas, ministrar corticosteroide antenatal à gestante, evitar hipóxia perinatal e isquemia e realizar reanimação neonatal eficiente na sala de parto. Após o nascimento, oferecer todos os cuidados que a criança e a família necessitam dentro da UTIN.

Displasia Broncopulmonar

A DBP é a maior causa de morbidade e mortalidade nos RN prematuros (RNPT)[32,33], já que está presente em cerca de 37% dos RNMBP. A Conferência de Consenso (NICHD/NHLI/ORD), em 2004, recomendou as seguintes definições para a DBP, as quais foram baseadas na gravidade da doença: dependência de oxigênio (O_2) aos 28 dias de vida, com fatores de risco e sinais clínicos de insuficiência respiratória; dependência de oxigênio aos 28 dias de vida, sinais clínicos de insuficiência respiratória e lesões características na radiografia de tórax; e dependência de oxigênio com IG corrigida ≥ 36 semanas.

Essas definições aumentaram a identificação dos RN que teriam complicações a longo prazo. Nesse mesmo Consenso, foi recomendado o uso do termo displasia broncopulmonar no lugar de doença pulmonar crônica[32,33].

Etiopatogenia

É uma doença multifatorial que incide com maior frequência em RNPT que apresentam deficiência de surfactante e/ou imaturidade pulmonar e que necessariamente recebem, durante seu tratamento, altas concentrações de O_2 e utilizam ventilação mecânica com parâmetros elevados e por tempo prolongado.

Esses fatores fazem com que o RN evolua com DBP. No entanto, alguns prematuros extremos com doença pulmonar leve nos primeiros dias de vida também desenvolvem um aumento da necessidade de O_2. Nestes, é citada uma possível predisposição genética e é comum que eles venham de famílias em que incide uma maior vasorreatividade das vias aéreas. Outros fatores de risco para DBP são a persistência do canal arterial (PCA), a coriamnionite, a sepse e a desnutrição (Figura 2.4)[32,33].

Quadro clínico

O RN com DBP apresenta-se magro, pálido, edemaciado por retenção de líquidos e taquidispneico, com labilidade de saturação à movimentação. Observa-se ao exame físico um tórax hiperexpandido com retrações intercostais e, na ausculta pulmonar, ouvem-se sibilos e estertores subcrepitantes. O RN com DBP grave evolui com insuficiência cardíaca, e quadros de pneumonia são recorrentes[32,33].

Quadro radiológico

Na radiografia de tórax, observam-se colapso alveolar, fibrose, lesões císticas e hiperdistensão dos pulmões.

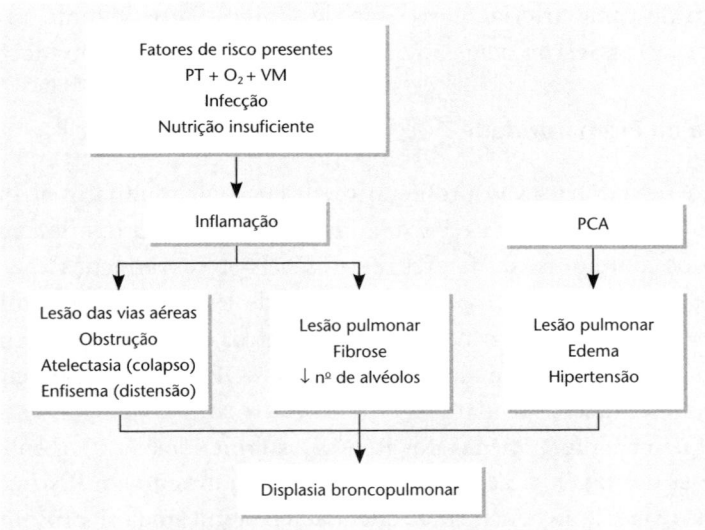

Figura 2.4 Etiopatogenia da displasia broncopulmonar[33]. O_2: necessidade de altas concentrações de oxigênio; PCA: persistência do canal arterial; PT: prematuridade; VM: ventilação mecânica.

Tratamento

Oxigênio adicional e suporte ventilatório são necessários (ventilação mecânica/ pressão positiva contínua nas vias aéreas – CPAP – nasal/cateter nasal) para manter uma oxigenação satisfatória. Muitos desses RN vão para casa com oxigênio suplementar.

Em relação ao tratamento farmacológico, é necessário na maior parte dos RN a utilização de diuréticos, tanto na fase aguda como na fase crônica da doença. Os broncodilatores inalatórios também são muito utilizados e, em casos crônicos nos quais a sibilância é importante, é utilizada a aminofilina por via oral[32,33].

Nutrição

No RN com DBP, deve-se levar em conta que o aumento do trabalho respiratório eleva a necessidade de calorias e, se estas não são oferecidas de maneira adequada, a criança não ganha peso (130 a 150 kcal/kg). Deve-se também estar atento para prevenir a doença metabólica óssea por meio da triagem para essa doença e a suplementação mineral quando necessária[32,33].

Prevenção da doença broncopulmonar

A prevenção dessa grave doença inclui a utilização de corticosteroide antenatal pela gestante, administração de surfactante para o RN, fechamento farmacológico ou cirúrgico do canal arterial, prevenção de sobrecarga de volume, prevenção de exposição desnecessária ao oxigênio e uso cuidadoso da ventilação mecânica[32,33].

Retinopatia da Prematuridade

A ROP é uma doença vasoproliferativa, de etiologia multifatorial, que acomete a retina dos prematuros. O peso baixo ao nascimento e a IG inferior a 32 semanas são apontados como possíveis fatores responsáveis por essa doença[34].

A sobrevida de RNMBP a partir da década de 1980 aumentou muito e, atualmente, 81% deles sobrevivem nos melhores centros. Esse fato contribuiu de maneira significativa com uma maior frequência de ROP, aproximadamente um terço desses RN apresenta lesão ocular[35,36].

A ROP não acontece apenas nos RNMBP submetidos a tratamento com altas concentrações de oxigênio. Essa doença é observada mesmo em RN que permanecem em uma oxigenação considerada adequada e monitorada rigorosamente (PaO_2 entre 50 e 70 mmHg e saturação de O_2 entre 88 e 93%) em cerca de 40%[37].

Outros fatores de risco também citados como causadores de ROP são asfixia perinatal, vírus da imunodeficiência humana (HIV), anemia, persistência de canal arterial, crises de apneia, dias de ventilação mecânica e transfusões de sangue. Os RN que apresentam asfixia perinatal e persistência de canal arterial têm, respectivamente, 3 e 3,5 vezes mais risco de desenvolver ROP[36,37].

As diretrizes para fazer a pesquisa de ROP no Brasil foram estabelecidas em 2002 e recomendou-se que os RNPT com peso de nascimento < 1.500 g e/ou com IG inferior a 32 semanas deveriam realizar oftalmoscopia indireta entre a 4ª e a 6ª semana de vida. A partir dessa avaliação, outras são realizadas dependendo do grau de ROP encontrado e da presença de fatores de risco[38].

O diagnóstico tardio dos RN comprometidos é responsável pela deficiência visual, sendo a ROP no Brasil a segunda causa de cegueira infantil, ficando o glaucoma congênito em primeiro lugar[38].

Classificação da retinopatia da prematuridade

Baseia-se na localização, na extensão e na fase de desenvolvimento das lesões. A localização é feita dividindo-se a retina em zonas (zonas I, II e III)[39].

A fase do desenvolvimento das lesões pode ser dividida em cinco estágios, conforme progride o comprometimento da retina, numerados de I a V, sendo que neste último observa-se o descolamento total de retina: o prognóstico visual não é bom.

Além dessa classificação, reconhece-se também a forma "de regressão" da ROP, que é a forma de evolução mais comum, denominada *plus* e que se caracteriza por aumento da dilatação e tortuosidade dos vasos da retina, ingurgitamento dos vasos da íris, rigidez pupilar e turvação ou hemorragia do vítreo[37-39].

Existe também a forma *rush*, caracterizada pela forma *plus* mais o estágio I (doença ativa progressiva). Os pacientes que possuem essa forma de ROP apresentam as alterações retinianas de forma mais rápida; e estas, que normalmente levam semanas para ocorrer, aparecem em questões de dias[38,39].

O tratamento da ROP poderia já ser indicado em momento de doença pré-limiar definida como doença zona I; qualquer estágio com doença *plus*; doença zona I, estágio 3 e sem doença *plus*; e doença em zona II, estágios 2 ou 3 com doença *plus*[38,39].

PROGNÓSTICO DOS RECÉM-NASCIDOS DE MUITO BAIXO PESO

O peso de nascimento de um RN e sua IG relacionam-se inversamente com os índices de mortalidade neonatal e com a magnitude de sequelas permanentes[40-45]. Dessa maneira, os RNMBP que sobrevivem devem entrar em programas de seguimento em que possam ser acompanhados[40-45].

É frequente que no acompanhamento eles estejam ainda utilizando oxigênio domiciliar desde a alta hospitalar e tenham que utilizá-lo durante muitos meses por causa da DBP[40-45].

Entre os RN que tiveram DBP, alguns se tornam lactentes chiadores e, mais tarde, crianças asmáticas. As internações hospitalares são frequentes, especialmente nos meses de outono e inverno, quando se infectam por vírus, especialmente pelo vírus sincicial respiratório (VSR), constituindo atualmente um grupo de risco no qual é possível o uso de palavizumab (anticorpo monoclonal que evita a infecção pelo VSR) nos meses de abril a agosto[40-45].

A ocorrência de refluxo gastroesofágico é outra doença frequente durante o seguimento ambulatorial, principalmente nos primeiros meses de vida, assim como problemas intestinais com dificuldade para aceitar os alimentos, por causa de sequelas de uma possível enterocolite necrosante ou uma cirurgia gastrointestinal ocorrida no começo da vida[40-45].

O aparecimento de hérnia inguinal decorrente de fraqueza da musculatura do RNPT não é um evento raro e necessita de correção cirúrgica. Essa cirurgia pode ser realizada antes da alta do RN da UTIN.

Apesar de a maioria dos prematuros não mostrarem deficiências, quando comparados com a população geral eles apresentam maior incidência de paralisia cerebral (5 a 15% dos prematuros com peso de nascimento < 1.500 g, sendo de 10 a 30% nos com peso < 750 g). As sequelas neurológicas podem estar presentes antes da alta ou aparecerem durante o seguimento desses RN. Dessa forma, mesmo que não exista evidência de sequela na alta hospitalar, deve-se continuar o seguimento.

As sequelas neurológicas mais frequentes são distúrbios de comportamento, de atenção e de linguagem, dificuldades de concentração e de raciocínio e rendimento escolar pobre. Esse fato é mais evidenciado quando essas crianças são comparadas com seus pares na creche, no berçário ou na escola. No Quadro 2.3, observa-se a classificação da paralisia cerebral[40-45].

Quadro 2.3 – Classificação da paralisia cerebral segundo os tipos de apresentação	
Tipos	Distúrbios associados
Hemiplegia	Perda visual e convulsões parciais
Diplegia	Estrabismo, aprendizado e comunicação deficientes
Quadriplegia	Convulsão, problemas visuais e intelectuais

Na idade escolar, um estudo realizado com uma coorte regional de crianças de 7 anos de idade que tinham nascido com muito baixo peso (< 750 g e entre 750 e 1.499 g) mostrou que elas, quando comparadas com RN de termo, possuíam maior deficiência de peso e estatura, distúrbios de visão e audição, problemas de comportamento e necessidade de educação especial, principalmente o grupo menor de 750 g. Os RN entre 750 e 1.499 g apresentaram menos complicações[40-45].

Seguimento Ambulatorial

Entre os objetivos de incluir essas crianças em um programa de seguimento especial, estão os de identificar precocemente as sequelas sobre o desenvolvimento, aconselhar os pais e os familiares no sentido de reconhecer sinais importantes de alterações do comportamento e oferecer ajuda para a família lidar com os problemas da criança.

Esse programa de seguimento deve contar com médico pediatra, fisioterapeuta, terapeuta ocupacional, fonoaudiólogo, nutricionista e psicólogo, pois quase sempre o tratamento da criança será multidisciplinar. Nesse programa, deve haver também a possibilidade de consulta com neuropediatra, oftalmologista, pneumologista pediátrico, otorrinolaringologista e outros especialistas, como endocrinologista, ortopedista ou cirurgião pediátrico, se houver necessidade.

As consultas periódicas são programadas da seguinte maneira: uma semana após a alta; mensal até os 6 meses de vida; bimensal até 1 ano; trimestral até os 18 meses; semestral até os 3 anos; e anual até os 10 anos.

Durante o seguimento, deve-se dar atenção ao crescimento dessas crianças, e suas tendências devem ser monitoradas a cada consulta médica. Os parâmetros que devem ser avaliados incluem peso, comprimento e perímetro cefálico (PC).

O uso da idade corrigida para se avaliar o crescimento e o desenvolvimento do RNPT é o mais indicado. A idade corrigida é a pós-natal subtraída do número de semanas que faltou para completar as 40 semanas. A idade corrigida para o PC é usada até 1 ano e meio, para o peso até 2 anos e para a estatura até os 3 anos e meio de idade.

As medidas antropométricas seriadas devem ser comparadas com as curvas mais utilizadas no Brasil, isto é, as curvas adotadas pela Organização Mundial de Saúde (OMS) e pelo *National Center for Health Statistics* (NCHS) dos Estados Unidos. A utilização dessas curvas permite acompanhar o processo de crescimento e a detecção precoce de seus desvios. O mais importante para a confirmação de um crescimento adequado é a verificação da continuidade de determinada velocidade de crescimento.

A medida do PC está relacionada com o peso do encéfalo na vida fetal e na neonatal. O PC cresce mais rapidamente nos RNPT com menor idade gestacional, tendendo a apresentar medidas maiores nos três primeiros meses de vida, porém, sabe-se que muitas variações no tamanho e na forma do crânio podem ter característica familiar. Um crescimento lento do PC é um indicador de mau prognóstico para o desenvolvimento neurológico.

Além da avaliação clínica, deve ser realizada ultrassonografia de crânio antes da alta, com 1, 4 e 6 meses de idade. Na impossibilidade da realização da ultrassonografia de crânio, pode ser solicitada tomografia computadorizada ou ressonância magnética se houver necessidade.

Uma vez que a audição é essencial para a aquisição da linguagem, é importante fazer o diagnóstico de perdas auditivas o mais precocemente possível. Todos os RNMBP devem ser avaliados em relação à audição antes da alta da UTIN. Os exames utilizados para essa avaliação são os mesmos que os da triagem auditiva que se realiza em todos os RN: a emissão otoacústica evocada transiente (EOAT) e o potencial evocado auditivo do tronco encefálico (BERA – *brainstem evoked response audiometry*). Esses testes podem indicar os RN que apresentam alguma deficiência auditiva; no entanto, como a surdez pode se instalar mais tardiamente, a EOAT deve ser repetida durante o seguimento ambulatorial com 1, 2, 4, 6, 12, 18 e 24 meses e o BERA deve ser repetido com 1 e 6 meses.

O exame de fundo de olho deve ser realizado pelo oftalmologista mesmo após a alta da UTIN, a cada duas semanas ou a cada semana, se a ROP estiver em progressão. As crianças que tiveram ROP necessitarão de revisões oftalmológicas de rotina até que ocorra o desenvolvimento total da visão (em torno de 7 a 8 anos), pois, além da ROP, elas podem evoluir com ambliopia superposta e estrabismo, que devem ser diagnosticados e tratados. A acuidade visual deve ser medida em todos os RNMBP, mesmo nos que não tiveram ROP.

Para cada criança, a história de aquisição e de marcos da linguagem deve ser obtida e comparada com as normais para a idade. As crianças com atrasos persistentes, dissociações ou desvios da linguagem devem ser cuidadosamente avaliadas por um especialista ou por uma equipe multidisciplinar para detectar deficiências.

No exame do desenvolvimento neuropsicomotor dos RNMBP, deve-se incluir os seguintes itens:

- Postura.
- Tônus muscular das extremidades.
- Tônus muscular axial (pescoço e tronco).
- Reflexos profundos.
- Reflexos patológicos (p.ex., cutâneo plantar em extensão).
- Reflexos primitivos (p.ex., moro).
- Reações posturais (p.ex., lateralização ou reações de equilíbrio).

Muitos dos RNMBP apresentam alterações durante o primeiro ano de vida que se resolvem ao completar o primeiro ano. Mesmo que desapareçam ou não causem alterações funcionais significativas, essas anormalidades neuropsicomotoras precoces podem sinalizar disfunções tardias no comportamento ou no aprendizado, sendo que a presença de múltiplas anormalidades persistentes associadas a retardo motor sugere paralisia cerebral.

Uma vez que o agravo ao sistema nervoso central raramente é do tipo focal, as crianças com alterações motoras provavelmente apresentam outras deficiências associadas, como deficiências sensoriais que podem ser ainda mais debilitantes. As anormalidades do desenvolvimento mais frequentes durante o primeiro ano de vida são:

- Hipotonia (generalizada ou axial), particularmente comum nos RNMBP com DBP.
- Hipertonia é mais comum nas extremidades inferiores (quadris e tornozelos).
- Assimetria de funções, tônus, postura ou reflexos podem estar presentes.
- Hipertonia extensora cervical e retração dos ombros, comuns em RN com doenças como a DBP, submetidos a traqueostomia ou a períodos prolongados de intubação, que podem interferir com o controle da cabeça, o uso das mãos e os movimentos de rolar, sentar ou deitar a partir de uma posição sentada.
- Movimentos involuntários, caretas e deficiências de coordenação são indicativos de envolvimento do sistema nervoso central.
- Dificuldades de alimentação por incoordenação entre sucção e deglutição podem ocorrer.

Desenvolvimento Cognitivo

O desenvolvimento da linguagem e da atenção visual é fator preditivo precoce da inteligência e pode ajudar a diferenciar crianças com incapacidades cognitivas. A avaliação cognitiva pode ser difícil de ser realizada em crianças. Os pacientes devem se submeter a uma avaliação psicológica com 1 a 3 anos de idade e antes do início da escola, em razão do risco de distúrbios do aprendizado.

É importante durante o seguimento ambulatorial dos RNMBP a investigação laboratorial para verificar a presença de anemia da prematuridade e da doença metabólica óssea, que é frequente nesse grupo de RN e, para isso, deve-se solicitar hemograma com contagem de reticulócitos com 40 semanas, 6 e 12 meses de IG corrigida; ferro sérico e ferritina com 1 mês quando necessário; cálcio e fósforo sérico com 2 e 6 semanas e 3 e 6 meses; fosfatase alcalina com 3 e 6 meses; radiografia de ossos longos com 8 semanas; e densitometria óssea com 6 semanas de vida.

Finalmente, a avaliação multidisciplinar completa é de grande importância frente a um RN portador de uma incapacidade, a fim de identificar os pontos fortes e fracos e formular, se necessário, um programa de reabilitação. Uma visão geral e compreensiva permite uma decisão mais realista do prognóstico e um aconselhamento mais adequado pode ser dado aos pais.

CONCLUSÕES

As doenças não transmissivas crônicas, das mulheres e das gestantes, predispõem ao nascimento de recém-nascidos grandes ou pequenos para a idade gestacional, assim como de recém-nascidos prematuros.

O pré-natal adequado, em número e qualidade de consultas, é o melhor meio para se evitar agravos aos recém-nascidos.

Entre os recém-nascidos com problemas de peso ao nascer, os de muito baixo peso são os que necessitarão de maiores cuidados e seguimento frequentes, de preferência com equipe multidisciplinar.

REFERÊNCIAS BIBLIOGRÁFICAS

1. Organização Mundial da Saúde. WHO. Recommended definitions terminology and format for statistical tables related to the perinatal period and use of a new certificate for cause of perinatal deaths. Acta Obstet Gynecol Scand. 1977;56:247-53.
2. Capurro H, Korichzky S, Fonseca O, Caldeiro-Barcia R. A simplified method for diagnosis of gestational age in the newborn infant. J Pediatr. 1978;93:120.
3. Dubowitz LMS, Dubowitz V, Goldberg C. Clinical assessment of gestational age in the newborn infant. J Pediatr. 1970;771:1-10.

4. Balard JL, Khoury JC, Wedig K, Wang L, Eilers-Walsman BL, Lipp R. New Ballard score expanded to include extremely premature infants. J Pediatr. 1991;119:417-23.
5. Battaglia F, Lubchenco L. A practical classification of newborn infants by weight and gestational age. J Pediatr. 1971;71:159-63.
6. Ramos JLA. Avaliação do crescimento intra-uterino por medidas antropométrias do recém-nascido. [Tese]. São Paulo: Faculdade de Medicina da Universidade de São Paulo; 1983.
7. Alexander GR, Himes JH, Kaufman RB, Mor J, Koga M. A United States national reference for fetal growth. Obst Gynecol. 1996;87:163-8.
8. Wilcox AJ, Russell IT. Birth weight and perinatal mortality: II. on weight-specific mortality. Int J Epidemiol. 1983;12:319-25.
9. MacDorman MF, Minino AM, Strobino DM. Annual summary of vital statistics 2001. Pediatrics. 2002;110:1307-52.
10. Osterman MJ, Martin JA, Menacker F. Expanded health data from the new birth certificate, 2006. Natl Vital Star Rep. 2009;58:1-24.
11. Steer P. The management of large and small for gestational age tetuses. Semin Perinatol. 2004;28:59-66.
12. Das UG, Sysyn GD. Abnormal fetal growth: intrauterine growth retardation, small for gestational age, large for gestational age. Pediatr Clin North Am. 2004;51:639-54.
13. Ramos JLA, Vaz FAC, Calil VMLT. O recém-nascido pequeno para a idade gestacional. In: Marcondes E, Vaz FAC, Ramos JL, Okay Y. Pediatria Básica. Tomo I: Pediatria geral e neonatal. 9ª ed. São Paulo: Sarvier; 2002.
14. Lin CC, Evans MI. Intrauterine growth retardation: pathophysiology and clinical management. New York: McGraw-hill Book; 1984.
15. Arias E, MacDorman ME, Strobino DM. Annual summary of vital statistics -2202. Pediatrics. 2003;112:1215-30.
16. Bucciarelli RL. Neonatologia nos Estados Unidos: escopo e organização. In: MacDonald MG, Mullett MD, Seshi MMK (eds.). Avery neonatologia, fisiopatologia e tratamento do recém-nascido. 6ª ed. Rio de Janeiro: Guanabara Koogan; 2007. p.31-7.
17. Ceccon MEJR, Giolo CRM, Lin CNTS, Vaz FAC. Caracterização da população de recém-nascidos internados no berçário anexo à maternidade de um hospital da Zona Leste de São Paulo. In: XIX Congresso Brasileiro de Perinatologia; XVI Reunião de Enfermagem Perinatal; I Reunião Multidisciplinar Perinatal. Fortaleza; 25-28 nov 2007.
18. Bhakta KY. Respiratory distress syndrome. In: Cloherty JP, Eichenwald EC, Stark AR. Manual of neonatal care. 6th ed. Philadelphia: Lippincott Williams and Wilkins; 2008. p.483-98.
19. du Plessis AJ. Neonatal seizures. In: Cloherty JP, Eichenwald EC, Stark AR. Manual of neonatal care. 6th ed. Philadelphia: Lippincott Williams and Wilkins; 2008. p.323-30.
20. Adcock LM, Papile LA. Perinatal asphyxia. In: Cloherty JP, Eichenwald EC, Stark AR. Manual of neonatal care. 6th ed. Philadelphia: Lippincott Williams and Wilkins; 2008. p.518-27.
21. Institute of Medicine. Preventing low birthweight. Washington DC: National Academy Press; 1985.
22. Lee KG. Identifying the high-risk newborn and evaluation gestational age prematurity, postmaturity, large-for-gestational-age, and small-for gestational-age infants. In: Cloherty JP, Eichenwald EC, Stark AR. Manual of neonatal care. 6th ed. Philadelphia: Lippincott Williams and Wilkins; 2008. p.41-58.
23. Soul JS. Intracranial hemorrhage. In: Cloherty JP, Eichenwald EC, Stark AR. Manual of neonatal care. 6th ed. Philadelphia: Lippincott Williams and Wilkins; 2008. p.499-517.
24. Bozynski ME, Nelson MN, Genaze D, Rosati-Skertich C, Matalon TA, Vasan U, et al. Cranial ultrasonography and the prediction of cerebral palsy in infants weighing less than or equal to 1200 grams at birth. Dev Med Child Neurol. 1988;30(3):342-8.
25. Graziani LJ, Pasto M, Stanley C. Neonatal neurosonographic correlates of cerebral palsy in preterm infants. Pediatrics. 1986;78:88-95.

26. Shinnnar S, Molteni RA, Gammon K. Intraventricular hemorrhage in the premature infant. N Engl J Med. 1982;306:1464-68.
27. Perlaman JM, Risser R, Broyules RS. Bilateral cystic periventricular leukomalacia in the premature infant: associated risk factors. Pediatrics. 1996;97:822-7.
28. Benet FC, Chandler LS, Robinson NM. Spastic diplegia in premature infants. Etiologic and diagnostic consideration. Am J Dis Child. 1981;135:732-7.
29. Chaplin ER, Goldstein GW, Myerberg DZ. Post hemorrhagic hydrocephalus in the preterm infant. Pediatrics. 1980;65:901-9.
30. Camfieield PR, Camfield CS, Allen AC. Progressive hydrocephalus in infants with birth weights less than 1500g. Arch Neurol. 1981;38:653-5.
31. Lissauer T, Fanaroff AA. Neonatology at a glance. Massachusetts; 2006. p.78.
32. Gibson RL, Jackson JC, Twiggs GA. Bronchopulmonary dysplasia. Survival after prolonged mechanical ventilation. Am J Dis Child. 1988;142:721-5.
33. Daveis JM, Rosenfeld WN. Displasia broncopulmonar. In: MacDonald MG, Mullet MD, Sechia MMK (eds.). Avery, neonatologia, fisiopatologia e tratamento do recém nascido. 6ª ed. Rio de Janeiro: Guanabara Koogan; 2007. p.530-49.
34. Avery GB, Glass P. Retinopathy of prematurity: what causes it? Clin Perinatol. 1988;15(4):917-28.
35. Avery GB, Glass P. Retinopathy of prematurity: progress report. Pediatr Ann. 1988;17(8):528, 530, 532-3.
36. Zin A. Retinopatia da prematuridade: epidemiologia. Rev Soc Bras Retina e Vítreo. 2003;6:5-6.
37. Guidelines for screening examinations for retinopathy of prematurity. Canadian Association of Pediatric Ophthalmologist Ad Hoc Committee of Standards of Screening Examination for retinopathy of Prematurity. Can J Ophthalmol. 2000;35:251-2.
38. Grupo Retinopatia da Prematuirdade Brasil. Relatório do I Workshop Retinopatia da Prematuridade. Sociedade Brasileira de Pediatria; 2002.
39. Ho SF, Mathew MR, Wykes W, Lavy T, Marshall T. Retinopathy of prematurity: an optimum screening strategy. J AAPOS. 2005;9:584-8.
40. Drillien CM. Abnormal neurologic signs in the first year of life in low birth weigh infants: possible prognostic significance. Dev Med Child Neurol. 1972;14:575-84.
41. Hoy EA, Bill JM, Sykes DH. Very lowbrithwight: a long term developmental impartment. Int J Behav Dev. 1988;11:37-67.
42. Volpe JJ. Cognitive deficits in premature infants. N Engl J Med. 1991;325:276-8.
43. Hack M, Friedman H, Fanaroff AA. Outcomes of extremely low birth weight infants. Pediatrics. 1996;98:931-7.
44. Lemosns JA, Bauer CR, Oh W, Korones SB, Papile LA, Stoll BJ, et al. Very low birth weight outcomes of the national institute of child health and human development neonatal Research network, January 1995- through December 1996. NICHD Neonatal Research Network. Pediatrics. 2001;107(1):E1.
45. Ment LR, Vohr B, Allan W. Change in cognitive function over time in very low birth weight infants. JAMA. 2003;289:705-11.

Seção II

Ciclo perinatal

Atenção ao recém-nascido na primeira semana de vida 3

Ana Maria de Ulhôa Escobar
Maria Helena Valente
Filumena Maria da Silva Gomes
Leide Irislayne Macena da Costa e Silva
Sandra J. F. E. Grisi

> Após ler este capítulo, você estará apto a:
> 1. Reconhecer as principais determinantes da mortalidade materna e neonatal.
> 2. Compreender o processo de assistência do ciclo reprodutivo e suas repercussões na saúde materna e neonatal.
> 3. Compreender a proposta do *continuum* de cuidados na Primeira Semana de Saúde Integral.
> 4. Desenvolver as medidas antecipatórias relativas das atividades da Primeira Semana de Saúde Integral.

INTRODUÇÃO

O aumento sem precedentes da longevidade humana, como uma das principais realizações do século XX, poderia se relacionar com esperança de vida ainda maior, conforme os esforços dirigidos para a redução da mortalidade materna e neonatal.

Os estudos da mortalidade materna, perinatal e infantil, tão imbricados entre si, fornecem alguns dos melhores indicadores da qualidade de saúde de uma população[1,2]. Refletem a eficácia dos sistemas de saúde em geral e o acesso precário à ampliação do número de intervenções, como pré-natal de qualidade, disponibilidade de serviços para gestações de risco, aumento do número de partos assistidos por pessoal capacitado, garantia de acesso a cuidados obstétricos de emergência sempre que necessário, organização de atendimento hospitalar, estrutura de planejamento familiar e provimento de atendimento pós-natal para a mãe e o bebê[3].

Epidemiologia da Mortalidade Materno-infantil

No mundo todo, a cada minuto morre uma mulher em virtude de complicações da gravidez e do parto. Ao fim de um ano, somam-se 529 mil óbitos maternos, a maioria evitáveis, desde que fosse possível o acesso em tempo oportuno aos serviços qualificados de saúde e pessoal habilitado para o atendimento de mulheres e crianças[4,5]. Para cada óbito materno, outras 30 mulheres passam a sofrer sequelas ou problemas crônicos de saúde relativos ao ciclo reprodutivo[4-6].

Entre as principais determinantes das altas taxas de mortalidade materna e dos recém-nascidos, durante o processo fisiológico da reprodução, encontram-se o acesso prejudicado aos cuidados adequados de saúde pelo não reconhecimento dos sinais de perigo para a mãe, e a falta de acesso à atenção imediata de qualidade por pessoal qualificado durante a gestação, o parto e o puerpério[5,6].

No mundo desenvolvido, apesar de todo o avanço tecnológico, a principal causa de mortalidade materna é a hipertensão arterial, seguida por outras complicações, como as hemorrágicas, abortos, cardiopatias e infecções puerperais[4-6].

No Brasil, a pré-eclâmpsia e a eclâmpsia também são as principais responsáveis pelas mortes maternas, além de determinarem grande número de óbitos perinatais e de sequelas em neonatos, quando estes sobrevivem à hipóxia cerebral[4-7]. Nesse caso, tanto as mortes maternas como as de recém-nascidos poderiam ser evitadas com medidas simples, como a aferição da pressão arterial nas consultas de pré-natal, e com o estabelecimento de condutas adequadas dirigidas ao tratamento da hipertensão arterial na gestação[2,6,7].

A saúde do recém-nascido, intimamente relacionada com as condições maternas, também é outro indicador sensível na enumeração de eventuais atrasos relacionados à assistência prestada ao ciclo reprodutivo, com a maior proporção de mortes infantis ocorrendo nos primeiros 28 dias de vida, no período neonatal[6,7].

No mundo, estima-se que, a cada ano, ocorram 4 milhões de mortes no período neonatal, com 75% delas ocorrendo na primeira semana de vida[8]. Em 2007, da estimativa de 9,2 milhões de mortes de crianças menores de 5 anos de idade em todo o mundo, cerca de 40% ocorreram no período neonatal[7,8]. Em muitos países em desenvolvimento, a morte de recém-nascidos responde por mais de 50% de todas as mortes ocorridas no primeiro ano de vida, sendo que a maioria ocorre nos primeiros dias de vida[4-7].

Nos países em desenvolvimento, as taxas de mortalidade infantil, de modo geral, têm mostrado declínio[8,9]. Dados do Ministério da Saúde do Brasil expõem mudanças consistentes nas médias da mortalidade pós-neonatal entre 1997 e 2007, com valores que variaram de 6 a 40,1 para 2,9 a 14,7 entre os estados brasileiros[8,9.] Entre 1998 e 2006, a taxa nacional de mortalidade infantil diminuiu de 35 para 15,3 óbitos por mil nascidos vivos (NV), com a média mais alta por estado caindo de 39,9 para 17, com a observação de que as menores reduções ocorreram na mortalidade neonatal[10].

No Brasil, a partir da década de 1990, o componente neonatal da mortalidade perinatal passou a ser o principal elemento da mortalidade infantil[10,11]. Em uma série histórica, observou-se a redução da mortalidade neonatal precoce de 15,6, em 1997, para 10,9/1.000 NV, em 2005. Da mesma forma, observou-se a variação da mortalidade neonatal tardia de 4,2/1.000 NV para 3,3/1.000 NV no mesmo período[10,11].

A relativa ausência de progressos na redução do número de mortes de recém-nascidos deve ser entendida como a interação de diversos fatores[4,9,11]. O mais importante é que, diferentemente do que ocorre no período pós-natal, de 29 dias a 59 meses, a saúde do recém-nascido se encontra intimamente relacionada à saúde materna[4,9,11]. Dessa forma, as altas taxas de morbidade e mortalidade nas fases precoces da vida têm múltiplas causas, atribuídas à vulnerabilidade do feto e do recém-nascido, que sofre a interação de inúmeros fatores agressivos de origem metabólica, genética, social, econômica ou ambiental[4].

No mundo atual, 27% das mortes neonatais se devem à prematuridade e 36% às infecções graves, a asfixia é responsável por 23% e as malformações congênitas por 7%, com outras causas determinando os 7% restantes[4]. Esses números não incluem cerca de 3 milhões anuais de natimortos[4]. Calcula-se que de 30 a 40% desses natimortos poderiam estar relacionados a eventos ocorridos durante o trabalho de parto e no momento do nascimento, o que, por sua vez, poderiam estar relacionados a problemas intrauterinos e asfixia[4].

As afecções que acometem os recém-nascidos, ou o fato de estes nascerem prematuramente, relacionam-se, em grande parte, com fatores maternos pré-concepcionais, da gravidez ou do parto e ainda com situações vinculadas ao próprio recém-nascido, como sexo, idade gestacional e condições de nascimento[4].

O peso ao nascer e a idade gestacional se encontram diretamente vinculados à mortalidade neonatal, segundo a relação de que, quanto menor forem, tão maior será a mortalidade[4,12]. O baixo peso ao nascer, enquanto indicador associado à condição social e de saúde das mulheres, tem profundas implicações para a saúde e a sobrevivência de neonatos, sendo considerado um fator subjacente de 40 a 80% ou mais das mortes neonatais[12].

Fatores de Risco para a Mortalidade Neonatal

Segundo a abordagem desenvolvimentista de que condições de vida da mulher antes e durante o período gestacional afetam de forma imediata e a longo prazo a saúde da sua prole, o profissional da saúde deve atentar-se para situações de risco, como o excesso ou deficiência de peso da mulher no período pré-concepcional, ganho de peso materno excessivo ou insuficiente na gestação, extremos de idade reprodutiva, como nas menores de 18 anos ou naquelas com 35 anos ou mais, paridade maior que cinco, intervalo interpartal curto, complicações durante o parto e infecções maternas, como as sexualmente transmissíveis e as de vias urinárias, repercutem diretamente de forma negativa no processo de saúde e doença do recém-nascido, da criança e do próprio indivíduo na vida adulta[12].

Os principais fatores de risco relacionados às mortalidades materna e neonatal são[13,14]:

- Falta de atenção à saúde materna.
- Acesso limitado a provedores especializados.
- Condição precária do atendimento de saúde materna.
- Reconhecimento inadequado de doenças que afetam recém-nascidos.
- Repertório limitado de intervenções para distúrbios neonatais, como asfixia durante o parto e problemas causados por parto prematuro.
- Falta de consenso sobre o provimento de intervenções e estratégias nas comunidades para evitar, perceber e tratar infecções graves em recém-nascidos.
- Cuidados inadequados de saúde por parte de famílias e comunidades.
- Busca insuficiente de cuidados e tratamentos especializados quando os recém-nascidos apresentam algum sinal de perigo.

Um grande contingente dos óbitos neonatais poderia ser evitado se fossem realizadas intervenções abrangentes na gestação, no parto e no período neonatal imediato. Para melhorar os índices de morbidade e mortalidade materna e neonatal são necessárias intervenções que tratem de questões complexas, como o empoderamento da mulher, os tabus socioculturais e a eficiência dos sistemas de saúde.

Promoção da Saúde e Prevenção da Mortalidade Materno-infantil

Darmstadt et al.[12,13] descrevem 16 intervenções essenciais para a prevenção da morte materna e neonatal nos vários períodos do ciclo reprodutivo:

- Pré-concepcional: suplementação de ácido fólico.
- Pré-natal: imunização contra o tétano, rastreamento e tratamento de sífilis, prevenção da pré-eclâmpsia e da eclâmpsia, tratamento presuntivo intermitente da malária, e detecção e tratamento das infecções do trato urinário.
- Intraparto: antibiótico na rotura prematura de membranas, prevenção de parto prematuro, glicocorticosteroides no trabalho de parto prematuro, detecção e manejo da apresentação pélvica e da gravidez múltipla, trabalho de vigilância ao

parto, inclusive com partograma para o diagnóstico precoce de complicações, e práticas assépticas durante o parto.

- Pós-natal: práticas relacionadas à ressuscitação do recém-nascido, amamentação, prevenção e manejo da hipotermia, cuidados mãe-canguru para recém-nascidos prematuros com boas condições de saúde e manejo dos casos de pneumonia[13,14].

Além disso, outros autores discutem outras medidas antecipatórias eficazes relacionadas à assistência pré-natal, ao parto assistido, aos cuidados e à higiene do coto umbilical, ao aquecimento dos recém-nascidos, ao reconhecimento pelas famílias dos sinais de alerta de doenças que requerem atenção médica de urgência e às visitas domiciliares precoces de puérperas e recém-nascidos, que são simples, de baixo custo e eficazes, capazes de diminuir a mortalidade neonatal nessa faixa etária[4,7,12].

A Organização Mundial da Saúde (OMS) para o Desenvolvimento do Milênio considera que a qualidade e a eficiência do atendimento à mulher e ao recém-nascido no ciclo reprodutivo relacionado ao pré-natal, ao parto e ao puerpério podem ser expressas pelos indicadores do processo, como percentual de gestantes inscritas no programa de pré-natal, com a primeira consulta até o 4º mês de gestação, tendo realizado pelo menos seis consultas de pré-natal, com todos os exames básicos de pré-natal, incluindo o teste de anti-HIV, imunização antitetânica completa e a consulta de puerpério[12,15]. Outros indicadores podem ser agregados para a análise da atenção, como proporção de recém-nascidos vivos com baixo peso e prematuros, coeficiente da incidência de sífilis congênita, tétano neonatal, razão de mortalidade materna e coeficiente de mortalidade neonatal precoce, tardia, total e perinatal[15,16].

A assistência integrada ao ciclo reprodutivo da mulher proposta pelo Ministério da Saúde (MS) do Brasil orienta a "Agenda de Compromissos para a Saúde Integral da Criança e Redução da Mortalidade Infantil" e prioriza a prestação de cuidados contínuos ao binômio mãe-criança durante todo o ciclo reprodutivo, enfatizando a abordagem conjunta das mães e seus recém-nascidos, em vez de atenção isolada de mães e/ou crianças, com os serviços e os profissionais de saúde acolhendo a mulher e o recém-nascido com dignidade, enfocando-os como sujeitos com demandas específicas e particulares[15,16].

Na atualidade, o MS do Brasil recomenda que o sistema de saúde ofereça as seguintes ações a toda a população do país, que são medidas simples, de baixo custo e eficazes, capazes de diminuir a mortalidade materna e neonatal[16]:

- Pré-natal de acordo com protocolo do MS.
- Parto institucional e parto domiciliar seguro em alguns municípios das regiões Norte, Nordeste e Centro-Oeste.

- Atenção ao puerpério com as urgências e emergências maternas, com acesso a leitos de Unidades de Tratamento Intensivo.
- Atenção imediata ao recém-nascido na sala de parto.
- Garantia de alojamento contínuo (AC).
- Acesso do recém-nascido à Unidade de Cuidados Intermediários e a Unidades de Tratamento Intensivo, quando necessário.
- Aleitamento materno na sala de parto.
- Aleitamento materno exclusivo nos seis primeiros meses de idade.
- Cuidados e higiene do coto umbilical.
- Aquecimento dos recém-nascidos.
- Reconhecimento pelas famílias dos sinais de alerta de doenças que requerem atenção médica de urgência.
- Visitas domiciliares precoces às puérperas e as seus recém-nascidos, logo na primeira semana de vida[12,15,16].

PRIMEIRA SEMANA DE SAÚDE INTEGRAL

A proteção à saúde das mães e das crianças não é um tópico novo na esfera das políticas públicas. Tem sido uma prioridade na agenda social de muitos países, desde o século XIX, o que explica em grande parte a drástica redução na mortalidade materna e infantil observada em todo o mundo durante o século XX. A criação de programas de saúde pública voltados para melhorar a saúde das mulheres e das crianças se tornou uma prioridade após a Segunda Guerra Mundial, como visto em 1948, na Declaração Universal dos Direitos Humanos, que afirmou ser obrigação de todos os estados fornecer assistência e cuidados especiais às mães e às crianças.

A atenção à mulher e ao recém-nascido no pós-parto imediato e nas primeiras semanas após a alta da maternidade é fundamental para a saúde materna e neonatal e deve ocorrer de forma criteriosa, inicialmente no âmbito hospitalar, com a alta para casa, por meio de visita domiciliar nos primeiros dias de vida e com reavaliação posterior na Unidade Básica de Saúde (UBS) ou nos consultórios, conforme proposto no programa Primeira Semana Saúde Integral do MS do Brasil[16].

Na Primeira Semana de Saúde Integral do MS do Brasil, várias ações são desenvolvidas enquanto estratégia e oportunidade de atenção à saúde da mulher e da criança, em um momento especial de maior vulnerabilidade na vida da mulher e da criança[16].

O relatório sobre a Situação Mundial da Infância de 2009 discute com prioridade que a melhoria das condições de saúde da mãe e do recém-nascido exige a prestação de serviços essenciais em momentos críticos e em locais facilmente acessados pelas mulheres e pelas crianças por meio de um *continuum* de cuidados durante todo o ciclo reprodutivo[17,18]. O *continuum* de cuidados objetiva integrar os cuidados de saúde oferecidos à mãe, ao recém-nascido e à criança por meio dos ciclos de vida, da preconcepção, do pré-natal, do parto e do puerpério, é mais eficaz quando prestado de forma integrada, em momentos críticos do ciclo de vida das mães e das crianças e se refere a mais do que apenas intervenções de cuidados primários de saúde, com mães e crianças em um ambiente de apoio que garanta e promova seus direitos[17,18].

Os serviços essenciais para mães, recém-nascidos e crianças incluem cuidados básicos de saúde, atendimento de saúde de qualidade para a mãe, o recém-nascido e a criança, nutrição adequada e práticas de higiene, com os principais meios de prestação dos serviços sendo a família e a comunidade, os atendimentos comunitários e a atenção em unidades básicas de saúde, segundo serviços prestados em ambiente de apoio que proteja e promova os direitos da mulher e da criança[17,18].

Cuidados na Maternidade

A gestação, o parto e o puerpério são períodos de muitas mudanças, com grande exigência psíquica da mulher. Trata-se de um período permeado por sentimentos ambíguos gerados pelas transformações corporais e pela mudança da configuração familiar, necessidade de ajuste ao filho real, pelo que se deve dar atenção aos sintomas referidos, diálogo e informações dos acompanhantes, reconhecendo que a dúvida infundada pode representar uma busca legítima de apoio[18,19].

Mais da metade das mortes maternas e neonatais ocorrem durante a internação para o parto[5,6]. É necessário organizar a referência e a contrarreferência da gestante para o parto, com disponibilidade de meios seguros de transporte para a mulher e a criança, quando necessário, e a garantia da assistência imediata e de qualidade na maternidade, para que a conduta adequada seja tomada em tempo hábil para ser eficaz[5,6,16].

Os cuidados ao recém-nascido dentro da maternidade devem ser planejados e direcionados no sentido de possibilitar que a mãe compreenda as necessidades e as demandas do filho e as suas próprias, com o objetivo de permitir o desenvolvimento do papel materno e potencializar as soluções para as diversas situações que surgirão após a alta[19,20].

A percepção do processo de gestar e a parturição demandam uma atuação sensível, harmônica, contínua e integrada dos profissionais da saúde no sentido de compreender toda a singularidade desse momento. As ações devem humanizar a assistência e aproximar a mulher do seu bebê, além de estimular o desenvolvimento do seu novo papel, contribuindo desse modo para o contato precoce entre mãe e recém-nascido e o início da amamentação na primeira hora de vida, ainda na sala de parto[19].

O aleitamento materno precoce na sala de parto, com a colocação do bebê no seio materno na primeira hora de vida é fundamental para a sobrevivência no período neonatal, no qual o contato precoce pela amamentação favorece a comunicação entre o bebê e sua mãe[19,20]. No entanto, apesar de ser uma prática recomendada pela OMS, o aleitamento materno na primeira hora de vida do recém-nascido ainda é pouco frequente nas maternidades[20].

O recém-nascido normal ou de baixo risco deve permanecer em alojamento conjunto (AC) com sua mãe, com amplo suporte durante todo o período, considerando as especificidades de cada binômio mãe-criança e de cada unidade familiar[21,22]. Exceto em circunstâncias excepcionais de saúde, o recém-nascido não deve ser separado da mãe no período pós-parto, e o pessoal da saúde que trabalha nas maternidades deve incluir como objetivo prioritário no seu trabalho a diminuição do número de crianças que são separadas das suas mães[21,22].

As vantagens do AC são múltiplas, por oferecer aos pais a satisfação de ter o seu bebê ao seu lado durante todo o tempo, favorecer o vínculo afetivo mãe-filho--pai-família, e dar aos pais a oportunidade de aprender de forma adequada os princípios do cuidado da criança[21,22]. Dessa forma, as mães ficam mais tranquilas por estarem observando continuamente seus filhos, decodificando suas necessidades e aprendendo a lidar com seus bebês de forma adequada, e pela interação com o corpo de funcionários hospitalares na maior parte do tempo[22].

Os recém-nascidos devem ser alimentados no seio materno, segundo livre demanda, com a criança sendo colocada para mamar sempre que a mãe considerar essa possibilidade[20,21]. O pessoal do hospital deve observar como se estabelece o aleitamento, procurando resolver as dificuldades, tranquilizando as mães, explicando--lhes que o aleitamento nos primeiros dias é difícil para quase todas as mulheres, sendo normal que necessitem de ajuda[20-22]. Todos os técnicos envolvidos com o aleitamento materno devem ser criteriosamente selecionados, preferindo-se aqueles de fato comprometidos com o aleitamento, para evitar a ocorrência de mensagens dissociadas, nas quais a técnica caminha em uma direção e a recomendação sobre o aleitamento materno em outra, o que confunde a puérpera, ávida pela "informação-apoio"[21,22].

O AC permite a observação do tônus afetivo materno, suporte familiar, cenário em que ocorrerá a transmissão das orientações sobre cuidados de higiene com ênfase no coto umbilical, hiperbilirrubinemia, controle da temperatura, vestimentas, sono, posicionamento no berço, prevenção de infecções e imunização, com o cuidado de incluir o pai da criança e outros familiares nos cuidados do bebê[21,22].

No Brasil, o esquema de vacinação contra hepatite B deverá ser realizado nas primeiras 12 horas de vida do recém-nascido. Também deverá ser realizada na maternidade a vacinação com o BCG ID, contra a tuberculose[23].

Durante o primeiro exame do bebê, além da avaliação física geral, também deve ser realizada a avaliação específica dos olhos do recém-nascido por meio do "teste do olhinho", do reflexo vermelho ou teste do Brucknet[24]. Esse teste analisa a imagem avermelhada observada pelo examinador a partir da emissão de sinal luminoso diante do olho do recém-nascido, que atravessa as câmaras oculares atingindo a retina altamente vascularizada no fundo do olho[24]. O teste normal permite dizer que a imagem atinge a retina sendo encaminhada ao sistema nervoso central, o que garante o desenvolvimento adequado do sistema visual, com os olhos recebendo informações visuais semelhantes[24].

Pela alta prevalência da hipoacusia, todo recém-nascido normal e, em especial, aqueles com fatores de risco para hipoacusia devem ser submetidos à triagem auditiva universal, na maior parte das vezes operacionalizada por meio do exame de otoemissões acústicas[25,26].

Na maternidade, deve ser colhido o exame de triagem metabólica neonatal, também conhecido como "teste do pezinho", utilizando um dos vários programas de triagem populacional existentes, empregado tanto para o diagnóstico precoce de doenças genéticas (geralmente erros inatos do metabolismo) quanto de doenças infecciosas[27].

Além disso, os pais deverão ser informados que atualmente, na maioria das maternidades, existe um serviço de cartório que possibilita a realização do registro de nascimento na própria maternidade, impedindo o atraso na notificação do nascimento de mais um cidadão no país.

Ao nascimento, ainda na maternidade, a família deve receber o Cartão de Saúde da Criança (CSC) devidamente preenchido, com as informações sobre a gravidez, o parto, as condições de nascimento do recém-nascido e o puerpério imediato, com destaque para os recém-nascidos de risco[28]. Algumas maternidades oferecem o resumo de alta, que deve ser anexado ao CSC, que se constitui em um instrumento fundamental aos serviços de atenção primária a saúde[28]. O adequado manejo do CSC nas maternidades e nos serviços de atenção primária à saúde garante o cuidado integral e contínuo da criança, os seus direitos como cidadã, com as famílias se apropriando da história vital da sua criança, que permite um conhecimento mais amplo da criança, seja pelas próprias famílias, por unidades básicas de saúde, creches, pré-escolas e outras instituições[28].

Na alta hospitalar da díade mãe-criança, deve-se orientar para que a mãe ofereça exclusivamente o seio materno, desencorajando a oferta de outros líquidos ou alimentos ao recém-nascido[23,29]. Deve ser recomendado manter o recém-nascido aquecido, insistir nos cuidados de higiene, em especial do coto umbilical e banho, orientar sobre os principais sinais de risco que o recém-nascido pode apresentar, como dificuldade de sucção, parada de aleitamento, icterícia, e os sinais de alerta que indicam quando procurar um serviço de emergência[16,23,29].

Ainda na maternidade, deve-se agendar a primeira visita domiciliar para a mãe e o recém-nascido normal dois dias após a alta hospitalar, e a primeira consulta médica do recém-nascido no sétimo dia de vida[16,29]. No caso do recém-nascido de risco ou qualquer situação que ameace a saúde materna e infantil, deve-se antecipar essa consulta para o terceiro dia de vida da criança[16,29].

A Visita Domiciliar da Primeira Semana de Vida

Na atualidade, apesar de grande parte da população residir em extensas metrópoles, o tipo de vida moderna e a inserção da mulher no mercado de trabalho faz da maternagem um processo cada vez mais solitário, com a rede de apoio da mãe e do bebê cada vez mais restrita e com menor número de pessoas disponíveis para dividir os cuidados do recém-nascido e as incertezas maternas[27]. A visita domiciliar precoce na primeira semana de vida do recém-nascido pode reduzir significativamente a mortalidade neonatal, diferente de quando é realizada mais tardiamente[16,27,30]. Trata-se de uma ação prioritária de vigilância à saúde da mãe e do bebê, sendo de fundamental importância para o incentivo, a orientação e o apoio à amamentação e aos cuidados com a mãe e o recém-nascido[16,31].

No entanto, o impacto dessa atividade é dependente do tipo de abordagem, da possibilidade da escuta, da qualidade da orientação a ser realizada, assim como da investigação de práticas inadequadas[30-32].

Assim, na Primeira Semana de Saúde Integral, a visita domiciliar realizada pelo profissional da saúde logo após a alta da maternidade se justifica pela necessidade da vigilância da saúde materna e infantil, uma vez que a maior parte da mortalidade neonatal acontece na primeira semana de vida, o mesmo ocorrendo com a mortalidade materna[4,15-17,31].

A equipe de cuidados deve estar atenta para ouvir a mãe ou seus familiares, evitando julgar o que por acaso esteja sendo feito de errado, devendo elogiar o que estiver sendo feito certo e sugerir formas de corrigir o errado, sem ter um comportamento autoritário[4,15-17,31,32].

O profissional da saúde deve detectar eventuais dificuldades maternas no ajuste entre o bebê idealizado e o bebê real, auxiliando no desafio do estabelecimento da relação entre a mãe e seu filho, baseada em um padrão subjetivo de comunicação não verbal, e que traz implícito o reconhecimento pela mãe da demanda do bebê enquanto indivíduo[4,15,16,31,32]. A visita também pretende observar como a mulher lida com o fato de as suas necessidades serem preteridas em privilégio do recém--nascido, gerando ansiedade expressa como a idealização do melhor cuidado do bebê[4,15,16,31,32]. Vale lembrar que a experiência da convivência com o recém-nascido mobiliza um esforço adicional da mulher, principalmente quando o puerpério segue um curso anormal ou o recém-nascido é prematuro, com alguma doença ou malformação[4,15,16,31,32]. Durante a visita, podem ser observadas as condições referentes a família, situação socioeconômica, número de pessoas que residem na casa, rede de apoio da puérpera e do recém-nascido, situação do companheiro e, eventualmente, a situação dos outros filhos[27,30,32].

Na avaliação da qualidade da atenção dispensada pela mãe ao recém-nascido, preconiza-se observar como a mãe percebe a demanda do bebê, toca e acaricia o filho, além de avaliar a habilidade com que desenvolve o cuidado[17]. O profissional da saúde deve analisar o clima em que o cuidado do recém-nascido ocorre, assim como o humor materno, com instantes experienciados de leveza, presteza, compreensão e diálogo, fortalecendo o cuidado integral do bebê[16,17,30,31].

Em relação à criança, deve-se observar a atividade do recém-nascido de acordo com o choro, a movimentação, a sucção na amamentação e o tônus muscular[17,29,30,32]. Deve-se verificar ainda se apresenta movimentos anormais ou se está com pouca atividade, avaliar se o mesmo está corado ou se apresenta icterícia, analisar a presença de secreção ou hiperemia de coto umbilical, secreção ocular ou lesões de pele, observar se apresenta dificuldade respiratória, febre ou hipotermia e verificar se o bebê apresenta monilíase oral, como placas brancas em cavidade oral[17,29,30,32].

A amamentação exige muito da puérpera, pela relação com a garantia da sobrevivência da criança, que se contrapõe a sensação de incapacidade, preocupações estéticas ou sensação de dependência infinita na relação com seu filho[15,16,19]. O profissional deve avaliar e observar a mamada em todas as ocasiões de encontro com mães e bebês e reforçar as orientações dadas no pré-natal ou na maternidade, priorizando a importância do aleitamento materno exclusivo por 6 meses[30,33]. Após a semiologia da amamentação, deve perguntar sobre a presença de vômitos ou regurgitações e o hábito intestinal[30,33].

Todas as informações obtidas na visita domiciliar da primeira semana devem ser repassadas à mãe, sempre que possível, como forma de contribuir para o empoderamento da mulher, na garantia de cuidado de qualidade para o recém-nascido, com a tomada de decisão compartilhada com os profissionais da saúde que atendem os seus filhos, no sentido de efetivar a inclusão da família no processo de cuidar[30-33].

Além da detecção de problemas de saúde, a primeira semana de vida é um período crítico para se iniciar comportamentos de alto impacto na prevenção da morte neonatal[34]. Grande parte da assistência ao recém-nascido de baixo risco ocorre no domicílio com as mulheres e as famílias não sendo meros espectadores, mas sim personagens principais responsáveis pela prática de comportamentos saudáveis e solução de problemas[30-34].

Nessa perspectiva, é possível a integração dos cuidados domiciliares com os serviços de saúde e comportamentos saudáveis em casa, com a procura rápida de profissionais especializados em caso da presença de sinais de gravidade na saúde materna e do recém-nascido[29-32].

Ao término da visita domiciliar, em um processo contínuo de cuidados, deve-se agendar a primeira consulta do recém-nascido e da puérpera na UBS dentro do preconizado.

A PRIMEIRA CONSULTA DO BINÔMIO MÃE-CRIANÇA

As mães e seus bebês formam uma unidade biológica e social inseparável, na qual a saúde e a nutrição de um grupo não podem ser separadas da saúde e da nutrição do outro, pelo que o puerpério passa a ser um período de grande importância[34].

A provisão de cuidados maternos requer uma disponibilidade afetiva e efetiva que dificilmente pode existir quando existe um desequilíbrio emocional da mãe ou do pai, ou se existem conflitos na relação[31,32,34].

A gravidez tem como papel fundamental ensaiar papéis e tarefas maternas, ligar-se afetivamente à criança, iniciar o processo de restauração de relações para incluir o novo elemento, incorporar a existência do filho na sua identidade e aprender a aceitá-lo como pessoa única, com vida própria. Quando nasce um bebê, também nasce uma mãe e um pai[31,32,34]. Durante a gestação, a parturição e o puerpério, produzem-se, em todas as mulheres, modificações afetivas que têm a ver com as mudanças corporais que acontecem nesse período, assim como expectativas e fantasias associadas à formação de um ser que viveu no seu próprio corpo, situação esta que pode gerar conflitos no casal, na família e no entorno social[31,32,34].

O puerpério obriga uma situação de readaptação psicológica diante de uma nova etapa, na qual se produziu uma mudança na situação pessoal e familiar, com novos compromissos[31,32,34]. O novo bebê vai reorganizar o funcionamento familiar em geral e do casal em particular, exigindo a criação de um lugar para si na família, que deve ser construído a partir do espaço ocupado anteriormente por cada um dos indivíduos previamente existentes, desencadeando reações diferentes e potencialmente difíceis em cada um deles[31,32,34].

O amor materno não é dado, não está garantido e não é fruto de geração espontânea[31,32,34]. Como tudo em relação ao bebê, o amor é construído e se desenvolve pelo empenho, pela proximidade física e emocional e, principalmente, por meio da interação da mãe com seu recém-nascido[31,32,34]. Para que o início de vida seja saudável, espera-se pais com capacidade parental, crianças desejadas e ambiente seguro e estimulante[31,34], sendo este o cenário no qual o profissional da saúde pode reconhecer e intervir precocemente, ao perceber situações de conflito[31,32,34].

Outro aspecto a se considerar é como a mulher enfrenta a nova rotina após o nascimento do filho. Trata-se de um tempo ambíguo, de felicidade e intimidade familiar, mas também de perda de sono, surgimento de ansiedades, expectativas, frustrações e irritabilidade, em decorrência dos novos compromissos[31,32,34]. Nesse sentido, é importante observar como a mesma lida com os múltiplos cuidados com o recém-nascido, a atenção para os outros filhos, mudanças no seu ciclo de sono/despertar e a necessidade da manutenção dos afazeres domésticos[34].

Quando se produzem desajustes afetivos, o importante é detectá-los a tempo. O papel dos profissionais da atenção primária pode ser determinante na percepção e no encaminhamento desses conflitos durante a gestação e o puerpério e auxiliar na prevenção de distúrbios psicopatológicos futuros[32,34].

No puerpério, é frequente o aparecimento de dúvidas sobre os cuidados básicos com a criança e a capacidade de amamentar o bebê, e que se peça conselhos sobre a alimentação e o sono da criança, em função disso a consulta médica deverá ser marcada entre o 5º e o 7º dia de vida do bebê, na UBS ou no consultório médico[16,17].

Na anamnese materna, devem ser verificados o cartão da gestante e o resumo de alta hospitalar da mãe e do recém-nascido e/ou deve ser perguntado à mulher sobre condições da gestação, tipo de parto, se cesárea qual a indicação, se houve alguma intercorrência na gestação, no parto ou no pós-parto, como hipertensão, diabetes ou convulsões, se recebeu aconselhamento e realizou testagem para sífilis ou HIV durante a gestação e/ou parto, além de interrogar sobre o uso de ácido fólico e ferro no período gestacional[16,17,31,32,34].

O médico deve avaliar as condições psicossociais da mulher por meio de perguntas de como está se sentindo após a chegada do bebê e sobre as dificuldades encontradas[16,34], observar o estado de humor, preocupações, desânimo, fadiga, entre outros, estando alerta para quadros de depressão ou de *blues* puerperal[34], discutir sobre os medos relacionados aos cuidados do bebê[34], observar como se estabelece a maternagem[16,34], perguntar sobre a alimentação, o sono e as atividades maternas e investigar se a mãe ou a criança estão recebendo medicações.

Os aspectos relevantes a serem abordados na primeira consulta do recém-nascido se relacionam a[16-18,32,34]:

- Estado de saúde do recém-nascido e intercorrências no berçário: prematuridade, necessidade de terapia intensiva, oxigenoterapia e fototerapia.
- Atitude frente ao aleitamento materno e antecedentes prévios com os demais filhos.
- Presença de outros filhos na família e atenção recebida por eles em relação aos controles periódicos da criança sadia.
- Antecedente de maus-tratos infantis.
- Estabilidade do casal, situação do trabalho e tipo de atividade realizada.
- Antecedentes patológicos familiares até a terceira geração.

- Antecedentes psiquiátricos de qualquer natureza, em especial depressão pós-parto.
- Dependências de drogas.

Apesar do aumento das taxas de amamentação na maioria dos países nas últimas décadas, inclusive no Brasil, a tendência ao desmame precoce continua, e o número de crianças amamentadas segundo as recomendações da OMS ainda é pequeno[33]. O aleitamento materno exclusivo é o alimento ideal durante os primeiros seis meses de vida e deve ser mantido até os 2 anos de idade da criança[33]. Nessa consulta, deve-se realizar a semiologia da amamentação, com o grande desafio de incentivar a puérpera para que leve adiante a opção de amamentar, mesmo quando vivencia dificuldades e desconfortos[33]. Alguns autores discutem sobre a necessidade de mudar o paradigma de amamentação, que na atualidade prioriza aspectos biológicos, sem dar a devida ênfase aos aspectos psicológicos e culturais que condicionam essa prática[33]. Enfatiza-se a necessidade da mulher de ser assistida e amparada para que possa desempenhar a bom termo o seu novo papel social, o de mulher-mãe-nutriz, com os profissionais de saúde desempenhando papel fundamental na assistência à mulher lactante[33].

Preconiza-se evitar o uso de chupetas, pelo menos até que a amamentação esteja bem estabelecida e desencorajar a suplementação de água, chás, fórmulas ou sucos[33,34].

Além da amamentação, devem ser avaliadas as condições do umbigo e a presença de secreções, orientando para a realização de curativos com álcool a 70%, uma ou duas vezes ao dia, até uma semana após a queda do coto umbilical[29]. É importante orientar a lavagem de mãos frequente dos adultos que entram em contato com o bebê, e como perceber os sinais de alerta de quando procurar um serviço de urgência[29].

O médico deve observar se o recém-nascido está em bom estado geral, ativo, corado e ictérico[29], verificar se a respiração está normal[29], observar a presença de lesões na pele e de secreção ocular[29], sempre realizar as manobras de Ortolani e Barlow para afastar a possibilidade de displasia do desenvolvimento do quadril, verificar a presença de placas esbranquiçadas na boca ou de lesões de pele em área de fraldas[30], observar a presença de pequenas malformações somáticas[29] e receitar suplementos de vitamina D oral para todas as crianças morando em grandes metrópoles a partir dos 15 dias de vida e ferro para as crianças prematuras e aqueles com qualquer outro motivo para ter depósitos de ferro diminuídos[34].

Em relação à mãe, deve-se programar o início da contracepção[17], iniciar a discussão sobre o planejamento familiar perguntando sobre o desejo de ter mais filhos, métodos contraceptivos já utilizados e método de preferência, valorizando a contracepção oral após seis semanas do parto ou sobre o uso de dispositivo intrauterino[17,27] e analisar a situação vacinal para rubéola e, se necessário, encaminhar para a sala de imunizações na UBS ou nas clínicas particulares para a vacinação antirrubéola no puerpério imediato[17,27].

Quando houver um ginecologista ou médico da saúde da família na consulta médica na Primeira Semana de Saúde Integral deve ser realizada a avaliação clínico-ginecológica com a verificação dos dados vitais, a avaliação da pele e das mucosas e a presença de edema. Deve-se perguntar e verificar se ocorre infecção ou deiscência da ferida cirúrgica ou da episiotomia[17,27], examinar mamas, verificando a presença de ingurgitamento, sinais inflamatórios, infecciosos ou cicatrizes que dificultem a amamentação[17,27], avaliar o abdome, verificando a condição do útero e se há dor à palpação[17,27], examinar períneo e genitais externos buscando sinais de infecção, presença e características de lóquios[17,27], retirar os pontos da cicatriz cirúrgica, quando necessário, e orientar sobre os cuidados locais e verificar possíveis intercorrências, como alterações emocionais, hipertensão, dor, febre, disúria e anemia[17,27].

CONCLUSÕES

A mortalidade neonatal é o principal elemento da mortalidade infantil, e cerca de 75% dela ocorre na primeira semana de vida. O baixo peso ao nascer é um fator associado em 40 a 80% das mortes neonatais.

Mais das metade das mortes maternas e neonatais ocorrem durante a internação para o parto. É necessário haver um sistema de saúde eficaz, com adequada referência e contrarreferência da gestante para o parto, com meios seguros de transporte, e assistência imediata e de qualidade na maternidade.

A visita domiciliar precoce na primeira semana do recém-nascido pode reduzir significativamente a mortalidade neonatal. Ela é de fundamental importância para verificar o desenvolvimento adequado do recém-nascido, o incentivo ao aleitamento materno e os cuidados da mãe e do recém-nascido.

REFERÊNCIAS BIBLIOGRÁFICAS

1. Instituto Brasileiro de Geografia e Estatística. National household sampling survey. 2009. Disponível em: http://www.ibge.gov.br/english/estatistica/populacao/trabalhoerendimento/pnad2009/default.shtm.
2. Victora CG, Matijasevich A, Silveira M, Santos I, Barros AJ, Barros FC. Socio-economic and ethnic group inequities in antenatal care quality in the public and private sector in Brazil. Health Policy Plan. 2010;25(4):253-61.
3. Lawn Joy, Kate Kerber (eds.). Opportunities for Africa's newborns: practical data, policy and programmatic support for newborn care in Africa. Cape Town: The Partnership; 2006.
4. Singh GK, Kogan MD. Persistent socioeconomic disparities in infant, neonatal, and postnatal mortality rates in the United States, 1969-2001. Pediatrics. 2007;119(4):e928-39.

5. Fundo das Nações Unidas para a Infância (UNICEF). Situação Mundial da Infância. Saúde Materna e Neonatal, 2009. p, Ministry of Health, Brazil. Mortalidade maternal. Available: http://portal.saude.gov.br/portal/arquivos/pdf/comites_mortalidade_materna_M.pdf (acesso 5 jul 2010).
6. Vega CEP, Kahhale S, Zugaib M. Maternal mortality due to arterial hypertension in São Paulo city (1995-1999). Clinics (São Paulo). 2007;62(6):697-84.
7. Lawn JE, et al. 4 million neonatal deaths: when? where? why? Lancet. 2005;365(9462):891-901.
8. Brasil. Ministério da Saúde. Secretaria de Atenção à Saúde. Departamento de Atenção Básica. Rastreamento / Ministério da Saúde, Secretaria de Atenção à Saúde, Departamento de Atenção Básica. Brasília: Ministério da Saúde; 2010. 95p. (Série A. Normas e Manuais Técnicos-Cadernos de Atenção Primária; nª 29).
9. Guanais FC. Health equity in Brazil. BMJ. 2010;341:c6542.
10. Macinko J, Guanais FC, Fátima M, Souza M. Evaluation of the impact of the Family Health Program on infant mortality in Brazil, 1990-2002. J Epidemiol Community Health. 2006;60(1):13-9.
11. Robinson JS, Moore VM, Owens JA, McMillen IC. Origins of fetal growth restriction. Eur J Obstet Gynecol Reprod Biol. 2000;92(1):13-9.
12. Darmstadt GL, Lawn JE, Costello A. Advancing the state of the world's newborns. Bull World Health Organ. 2003;81(3):224-5.
13. Darmstadt GL, Bhutta ZA, Cousens S, Adam T, Walker N, Bernis L; Lancet Neonatal Survival Steering Team. Evidence-based, cost-effective interventions: how many newborn babies can we save. Lancet. 2005;365(9463):977-88.
14. World Health Organization. 20 ways the World Health Organization helps countries reach the millennium development goals. Geneva: WHO; 2010.
15. Ministério da Saúde. Secretaria de Atenção à Saúde. Departamento de Ações Programáticas Estratégicas. Agenda de compromissos para a saúde integral da criança e redução da mortalidade infantil / Ministério da Saúde, Secretaria de Atenção à Saúde, Departamento de Ações Programáticas Estratégicas. Brasília: Ministério da Saúde; 2004.
16. Organização Pan-Americana da Saúde. Saúde neonatal no contexto da saúde materna, neonatal e da criança para o cumprimento das metas de desenvolvimento do milênio das nações unidas. 47º Conselho Diretor da Organização Pan-Americana da Saúde. OPAS: Washington, D.C.: OPAS; 2006.
17. Geeta, N, Switlick K, Lule E. Accelerating Progress towards Achieving the MDG to Improve Maternal Health: A collection of promising approaches. Washington, D.C.: World Bank; 2005. p.4.
18. Anderson GC, Moore E, Hepworth J, Bergman N. Early skin to skin contact for mothers and their healthy newborn infants. Cochrane Database Sist Rev. 2007;(3):CD003519.
19. Boccolini CS, Carvalho ML, Oliveira MIC, Vasconcellos AGG. Fatores associados à amamentação na primeira hora de vida. Rev Saude Publica. 2011;45(1):69-78.
20. Segre CAM, Alcalá UM, Silva E, Ferreira H, Bertagnon JRD, Andrade AS. Alojamento conjunto na Maternidade Escola da Vila Nova Cachoeirinha. Mat Inf. 1977;36(1):29-48.
21. Anisfeld E, Curry MA, Hales DJ, Kennell JH, Klaus MH, Lipper E, et al. Maternal-infant bonding: a joint rebuttal. Pediatrics. 1983;72(4):569-72.
22. Brasil. Ministério da Saúde. Secretaria de Atenção à Saúde. Departamento de Atenção Básica. Saúde sexual e saúde reprodutiva / Ministério da Saúde, Secretaria de Atenção à Saúde, Departamento de Atenção Básica. Brasília: Ministério da Saúde; 2010. 300 p. (Série A. Normas e Manuais Técnicos -Cadernos de Atenção Básica; nª 26).
23. Committee on Practice and Ambulatory Medicine, Section on Ophthalmology. American Association of Certified Orthoptists; American Association for Pediatric Ophthalmology and Strabismus; American Academy of Ophthalmology. Eye examination in infants, children, and young adults by pediatricians. Pediatrics. 2003;111(4 Pt 1):902-7.
24. Azevedo MF. Triagem auditiva neonatal. In: Ferreira LP, Befi-Lopes DM, Limongi SCO. Tratado de fonoaudiologia. São Paulo: Roca; 2004. p.604-15.

25. Ministério da Saúde (BR). Programa Nacional de Triagem Neonatal: legislação 2002 Disponível em: http://www.saúde.gov.br. (acesso 20 jun 2006).
26. Ministério da Saúde. Secretaria de Atenção à Saúde. Departamento de Ações Programáticas Estratégicas. Área Técnica de Saúde da Mulher. Pré-natal e Puerpério: atenção qualificada e humanizada – manual técnico/Ministério da Saúde, Secretaria de Atenção à Saúde, Departamento de Ações Programáticas Estratégicas. Brasília: Ministério da Saúde; 2005. 163 p. (Série A. Normas e Manuais Técnicos- Série Direitos Sexuais e Direitos Reprodutivos – Caderno nº 5).
27. Goulart LMHF, Alves CRL, Viana MRA, Moulin ZS, Carmo GA, Costa JG. Qualidade do preenchimento da Caderneta de Saúde da Criança e fatores associados. Cad Saúde Pública. 2009;25(3):583-95.
28. Organização Pan-Americana da Saúde. AIDPI Neonatal. Manual do estudante. Washington DC: OPAS; 2007. (Serie OPS/FCH/CA/07.5.P).
29. Baqui AH, Ahmed S, El Arifeen S, Darmstadt GL, Rosecrans AM, Mannan I, et al. Projahnmo 1 Study Group Effect of timing of first postnatal care home visit on neonatal mortality in Bangladesh: a observational cohort study. BMJ. 2009;339:b2826.
30. Neves ET, Cabral IE. Empoderamento da mulher cuidadora de crianças com necessidades especiais de saúde. Texto Contexto Enferm. 2008;17(3):552-60.
31. Manning B. Transição para a Parentalidade. In: Lowdermilk DL, Perry SE. Enfermagem na maternidade. 7a ed. Loures: Lusodidacta; 2008. p.522-54.
32. Giugliani ERJ. O aleitamento materno na prática clínica. J Pediatr (Rio J). 2000;76(Supl.3):S238-52.
33. World Health Organization. The United Nations Children's Fund. Countdown to 2015: maternal, newborn and child survival. Geneva: WHO; UNICEF; 2010.
34. Ministério da Saúde. Secretaria de Atenção à Saúde. Departamento de Atenção Básica. Saúde da criança: nutrição infantil: aleitamento materno e alimentação complementar / Ministério da Saúde, Secretaria de Atenção à Saúde, Departamento de Atenção Básica. – Brasília: Editora do Ministério da Saúde; 2009. 112 p. (Série A. Normas e Manuais Técnicos-Cadernos de Atenção Básica, n. 23).

4
Atenção à criança sob risco biopsicossocial

Alexandra Brentani
Maria Helena Valente
Filumena Maria da Silva Gomes
Ana Maria de Ulhôa Escobar
Sandra J. F. E. Grisi

> Após ler este capítulo, você estará apto a:
> 1. Compreender a importância da abordagem de risco na saúde infantil.
> 2. Enumerar alguns fatores de risco na infância.
> 3. Descrever alguns fatores de proteção na criança.
> 4. Compreender a importância da resiliência.
> 5. Discutir as possibilidades de atuação e intervenção no processo de saúde-doença da criança sob risco biopsicossocial.

INTRODUÇÃO

As mudanças econômicas, políticas, sociais e culturais que ocorreram no mundo desde o século XIX e que se intensificaram no século XX produziram alterações significativas para a vida em sociedade. O século XX se destacou significativamente da história anterior do homem devido a dois aspectos fundamentais: primeiramente, pelo rápido crescimento econômico iniciado no Atlântico Norte no século XIX, que se difundiu amplamente e de forma desigual por países de todo o mundo; segundo, pelas quedas importantes das taxas de mortalidade humana em decorrência das melhorias drásticas das dimensões da saúde nas populações.

Os processos de industrialização e urbanização acelerada foram responsáveis por importantes mudanças nos padrões de vida da população, quando o crescimento econômico passou a ser considerado vital, a partir do qual o cotidiano das populações mudou completamente, com o trabalho ocupando um lugar central na vida das populações. Pelo trabalho, as pessoas ocuparam o cenário urbano de grandes metrópoles densamente povoadas, passando muitas horas do seu dia fora dos seus domicílios, com as atividades e os hábitos moldados e deformados por essa forma de trabalho, como forma de garantir sua sobrevivência[1].

Além de toda a mudança econômica e ambiental na ordem mundial, nas últimas quatro décadas, o Brasil vem passando por grandes transformações econômicas, sociais e demográficas, com significativas repercussões nas condições de vida e trabalho da população e, consequentemente, em sua situação de saúde. No entanto, apesar dos importantes avanços observados nos indicadores de saúde, tais transformações mostram uma distribuição bastante desigual na população, como consequência das grandes desigualdades entre os estratos sociais e econômicos da população brasileira, com o país ocupando o 11º lugar entre os mais desiguais do mundo em termos de distribuição da renda, superado apenas por seis países da África e quatro da América Latina[1].

Durante a década de 1960, o amplo debate realizado em várias partes do mundo realçou a determinação econômica e social da saúde e abriu caminho para a busca de uma abordagem positiva nesse campo, visando superar a orientação predominantemente centrada no controle da enfermidade. Desde então, vive-se o paradoxo em que a criação de tecnologias cada vez mais sofisticadas relacionadas com as atividades humanas se contrapõe ao aumento dos desafios e dos impasses colocados ao viver[1-3].

No Brasil, as últimas quatro décadas foram marcadas por importantes transformações econômicas, com o produto interno bruto (PIB) *per capita* passando de 2.060 dólares, em 1960, para 5.250, em 2000, e 5.720, em 2006. Nesse período, a agropecuária teve um crescimento de 209%, e a indústria cresceu 1.727%[1-3].

Entretanto, apesar do extraordinário aumento da riqueza produzida e da modernização da economia, não foram observadas melhorias na distribuição de renda, visto que cerca de 30% da população no ano 2000 tinha renda familiar *per capita* menor que meio salário mínimo e 75% menor que dois salários mínimos, contrastando com o outro extremo no qual 3% da população tinha uma renda familiar *per capita* superior a 10 salários mínimos, com consequente disparidade de emprego e distribuição de renda por região do país e por cor da pele[1-3].

No desenvolvimento social, também se observou grandes mudanças, destacando-se as ocorridas na educação, que mostraram que, em 1940, o analfabetismo era de 56%, em 1960 caiu para 40% e, em 2000, para 13,6%[1-3].

Os importantes avanços e as contradições no desenvolvimento socioeconômico nesse período também foram observados na situação de saúde. A taxa de mortalidade infantil (TMI), de 124 óbitos no primeiro ano de vida para cada mil nascidos vivos em 1960, caiu para 48,3 em 1990, 35,26 em 2000 e 25,1 em 2006[1-3].

O declínio médio anual da TMI de 1%/ano desde 1940 vai para 1,5%/ano entre 1965 e 1975, para 4,5%/ano entre 1975 e 1985 e se mantém em cerca de 2,6%/ano desde então, com ligeira queda nos últimos tempos[1-3].

A proporção de mortes dos menores de um ano de idade, sobre o total de óbitos, diminuiu de 24%, em 1980, para 5%, em 2005, variando de 11,3% a 3,4% conforme a região do país, com os índices de mortalidade infantil, embora reduzidos na última década, ainda permanecendo altos[1-3].

No entanto, apesar dos avanços alcançados, os indicadores de saúde demonstram que ainda falta um longo caminho a percorrer para garantir às crianças, aos adolescentes e às mães o direito integral à saúde, como assumido em nossas leis.

Quanto à esperança de vida ao nascer, observa-se um ganho de mais de 20 anos, entre 1960 e 2006, para o Brasil como um todo, embora observando-se importantes diferenças regionais, com uma tendência à diminuição dessas diferenças[1-3].

A transição epidemiológica vivida nas últimas décadas mostra importantes mudanças nas causas de mortalidade, com as mortes pelas doenças cardiovasculares superando as atribuídas às doenças infectocontagiosas, com os locais onde mais precocemente ocorreram as mudanças na estrutura etária, na urbanização e no desenvolvimento sendo aqueles em que as condições para o surgimento das doenças crônicas não transmissíveis surgiram mais precocemente[1-3].

A mulher se incorporou ao mercado de trabalho e passou a permanecer pouco tempo em casa, com os cuidados da criança sendo terceirizados, passando a ocorrer nas instituições e por cuidadores não parentais.

A saúde é um fenômeno complexo, permeado por determinantes de várias naturezas. Estudos como os de Dahlgren e Whitehead (1991) desenvolveram um modelo de entendimento social da saúde, no qual a distribuição dos determinantes é disposta em diferentes camadas, segundo seu nível de abrangência, desde uma camada mais próxima aos determinantes individuais até uma mais distal na qual se situam os macrodeterminantes mostrados na Figura 4.1[4].

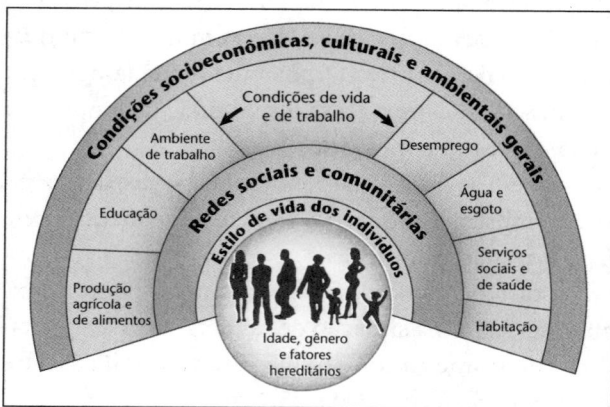

Figura 4.1 Modelo de determinação social da saúde proposto por Dahlgren e Whitehead[4].

O agrupamento e a relação dos determinantes de saúde em camadas, como mostrado na Figura 4.1, consideram os indivíduos na base do modelo, com suas características individuais de idade, gênero, etnia e fatores genéticos exercendo influência sobre seu potencial e suas condições de saúde[4]. Na camada imediatamente externa, colocam-se o comportamento e os estilos de vida individual situada no limiar entre os fatores individuais e os determinantes sociais da saúde, uma vez que os comportamentos dependem não somente das opções feitas pelo livre arbítrio das pessoas, mas também dos determinantes, como acesso a informações, propaganda, possibilidades de acesso a alimentos saudáveis e espaços de lazer, entre outros[4]. A camada a seguir indica a influência das redes sociais e de apoio, que indicam o nível de coesão social, considerado fundamental para a saúde da sociedade como um todo[4]. No plano seguinte, encontram-se contemplados os fatores relacionados às condições de vida e de trabalho e a disponibilidade de alimentos e acesso a ambientes e serviços essenciais, como saúde e educação, evidenciando que os indivíduos em desvantagem social apresentam diferenciais de exposição e de vulnerabilidade aos riscos à saúde, como consequência de condições habitacionais inadequadas, exposição a condições mais perigosas ou estressantes de trabalho e acesso menor aos serviços[4]. No nível mais externo, observam-se os macrodeterminantes sociais da saúde, como as condições econômica, cultural e ambiental da sociedade e os determinantes supranacionais relacionados com o processo de globalização, que influenciam o comportamento de todas as outras camadas[4].

Dessa forma, a análise do processo de saúde-doença exige o entendimento de que a saúde é o resultado dos modos de organização da produção, do trabalho e da sociedade em um determinado contexto histórico. Nesse contexto, o aparato biomédico por si não consegue modificar os condicionantes nem os determinantes mais amplos desse processo, acabando por operar um modelo de atenção e cuidados marcados, na maior parte das vezes, pela centralidade dos sintomas[4].

A ABORDAGEM BIOPSICOSSOCIAL

Diante de tantas transformações, em meados do século XX, o termo "biopsicossocial" passou a ser considerado pela ciência da saúde como tentativa de ampliar o entendimento e a descrição dos fatores determinantes do processo de saúde e doença, substituindo o modelo vigente, até então de caráter fisiopatológico, mecanicista e positivista. O entendimento do processo de saúde e doença passou a exigir a consideração da interação de fatores biológicos, como os genéticos, fisiológicos e infecciosos, com os psicológicos e sociais relacionados a família, cultura, ambiente e rede social.

A transição do modelo biomédico para a abordagem biopsicossocial trouxe como principal característica da ciência clínica a sua atenção explícita à humanidade, por meio da observação, da escuta, da introspecção e do diálogo enquanto metodologia básica para estudo clínico do paciente[5].

No modelo biopsicossocial, a doença ou o agravo passaram a ser entendidos como o resultado da interação de mecanismos celulares, teciduais, interpessoais e ambientais, que incluem o indivíduo, seu corpo e seu ambiente circundante como componentes essenciais de um sistema total, único e particular[5,6].

O modelo biomédico da doença do passado contrasta com o atual, que se sustenta na biologia molecular como a disciplina científica básica, mas que também se utiliza de um grande corpo de evidências sobre o papel relevante dos eventos estressantes de vida e das mudanças ambientais repetidas ou crônicas na vulnerabilidade infantil, modulando a doença[7].

Na atualidade, sintomas inexplicáveis para o médico parecem ser a regra na atenção primária à saúde, com a tendência do ser humano em experimentar e comunicar a aflição psicológica na forma de sintomas físicos, em que a busca de ajuda médica para os mesmos é um fenômeno clínico que parece envolver até 30 ou 40% dos pacientes[8].

Por sua vez, distúrbios afetivos, como depressão, ansiedade, agressividade e comportamentos de risco, são as formas por meio das quais grande parte dos indivíduos, incluindo crianças e adolescentes, experimentam, percebem, avaliam e respondem ao seu próprio estado de saúde, com a consideração de que essa forma de vivência pode interferir no curso, na evolução e na resposta terapêutica de um dado episódio de doença.

Cada vez mais estudado e enfatizado, o bem-estar psicológico desempenha um papel protetor fundamental no equilíbrio dinâmico entre a saúde e a doença[5]. Os fatores psicossociais podem operar para facilitar, manter ou modificar o curso do agravo e/ou da doença, embora o seu peso relativo possa variar de situação para situação, de um indivíduo para outro e até mesmo entre episódios diferentes da mesma doença no mesmo indivíduo, considerando o momento em que a mesma ocorre.

Os transtornos mentais acometem 10 a 15% das crianças e dos adolescentes na comunidade e estão associados a sofrimento e prejuízos no relacionamento familiar e no aprendizado, interferindo negativamente sobre o desenvolvimento emocional, social e acadêmico dos indivíduos afetados[9].

O RISCO À SAÚDE

Etimologicamente, a palavra risco deriva do latim *risicare* ou *resecare*, que significa "ousar", com o entendimento de que as situações de risco restringem os direitos e as potencialidades de crianças e adolescentes[10]. A palavra risco configura a probabilidade de um acontecimento apresentar um resultado negativo (com o sentido de perda) em um momento futuro[10]. O risco representa algo ou alguém que cria ou sugere um perigo, que pode impedir o alcance dos objetivos propostos[10].

Crianças vivendo em situação de risco fazem parte da realidade social, fenômeno que deve ser analisado segundo a conjuntura social, levando em consideração a historicidade dessa questão, movida por acontecimentos sociais, interesses políticos e econômicos.

O conteúdo da abordagem de risco na saúde é uma estratégia fundamental no desenvolvimento da atenção primária à saúde, por ser uma forma de analisar conjuntamente os serviços sociais e de saúde, entendimento este que situa as atividades de saúde no processo geral de desenvolvimento social e econômico dos grupos sociais[11].

No contexto da epidemiologia dos ciclos de vida, o entendimento das possíveis ameaças ao processo de crescimento e desenvolvimento da criança e do adolescente deve utilizar o enfoque de risco como forma de detectar precocemente e acompanhar determinados indivíduos ou grupos mais vulneráveis à morbidade e mortalidade futuras, com a perspectiva de assistir de forma diferenciada aqueles que apresentam maior risco de adoecer ou morrer[11].

Na área de saúde, o risco é um conceito que envolve conhecimento e experiência sobre o perigo de alguém ou de a coletividade ser acometida por doenças e agravos. Sendo um termo central na epidemiologia, diz respeito a situações reais ou potenciais que produzem efeitos adversos e configuram algum tipo de exposição. Definidos a partir de análises coletivas, os alertas trazidos à população pela epidemiologia se aplicam a cuidados e prevenção[11].

Dessa forma, o enfoque de risco enquanto proposição técnica que associa o conceito de vulnerabilidade à probabilidade de dano ou resultado indesejado foi definido por Sarue et al., em 1984, como "a maior possibilidade de que um indivíduo ou grupo de pessoas tem de sofrer no futuro um dano em sua saúde"[11].

A sua aplicação tem como objetivo reorganizar e concentrar os recursos de saúde disponíveis para aqueles que mais necessitam dos mesmos, implementando a assistência à saúde desses grupos populacionais, que devem ser tratados de forma diferenciada, por meio de uma escala de necessidades de atendimentos que vai do essencial para todos os indivíduos até um máximo para aqueles de maior risco[11-13].

As possíveis ameaças à saúde podem ser compreendidas a partir de estudos dos fatores de risco. O conceito de fator de risco foi definido por Puccini et al., em 1997, como as "características ou circunstâncias pessoais, ambientais ou sociais dos indivíduos ou grupos associados com um aumento dessa possibilidade"[14].

Ou seja, fator de risco designa condições ou variáveis associadas à possibilidade de ocorrência de resultados negativos para a saúde, o bem-estar e o desempenho social[15,16]. Pode também ser entendido como fatores que aumentam a vulnerabilidade de uma pessoa ou um grupo para desenvolver determinada doença ou agravo à saúde. Além disso, a remoção ou a reversão da exposição a esses fatores implica na redução da mortalidade e/ou da prevalência e/ou no atraso no surgimento das doenças estudadas.

A saúde e a doença são resultantes da interação sobre o indivíduo de vários sistemas evolutivos, como o biológico, o ecológico e o sociocultural. O risco pode ser avaliado tanto em relação aos indicadores de saúde, como quanto aos indicadores do ambiente social do entorno dos indivíduos, com a descrição das doenças e das injúrias e os fatores de risco sendo vitais para o planejamento e as decisões em saúde. Os fatores de risco fazem parte desses sistemas, e sua identificação e análise se faz segundo os princípios epidemiológicos da multifatoriabilidade e da multicausalidade da doença[12].

Alguns propuseram um índice de risco medido pela presença de características desfavoráveis e adversidades familiares, como baixo nível educacional dos pais, habitação superpovoada, problemas conjugais, história de delinquência dos pais, doença psiquiátrica dos pais, falta de rede de apoio e integração social, rejeição da gravidez, maternidade/paternidade precoce e falta de estrutura parental para lidar com adversidades[17,18]. Outros avaliaram o efeito de complicações pré e perinatais, enquanto riscos biológicos, e adversidades da família, enquanto riscos psicossociais.

Existem diferentes formas de se avaliar a relação entre fatores de risco e morbidades. O risco absoluto pode ser entendido como a incidência da morbidade na população geral. O risco relativo é uma proporcionalidade, considerada como a razão entre a incidência da morbidade nos indivíduos expostos a determinado fator de risco e aqueles não expostos ao mesmo fator de risco. O risco atribuível é a diferença de quanto a incidência da morbidade pode ser imputada ao efeito do fator de risco estudado, sendo utilizado para mostrar a proporção em que ela pode ser reduzida se o fator de risco desaparecesse da população geral[12,19].

O risco pode ser medido quanto a indicadores de saúde, assim como quanto a indicadores do ambiente social que circunda os indivíduos. Os estudos sobre a saúde da criança geralmente associam nível socioeconômico, saneamento básico, escolaridade e idade materna, peso ao nascer, idade gestacional, intervalo interpartal e outros fatores com a morbidade e a mortalidade[20].

A distribuição das doenças e dos fatores de risco na população é a expressão de uma realidade socialmente determinada, como mostrado na Tabela 4.1[21].

Tabela 4.1 – As dez causas de morte nas crianças de 0 a 9 anos, conforme a renda do país[21]

	Mundo				Países com baixa renda		
Rank	Causa	Mortes	%	Rank	Causa	Mortes	%
1	Infecções respiratórias inferiores	948	17,6	1	Infecções respiratórias inferiores	807	18,8
2	Doença diarreica	858	15,9	2	Doença diarreica	720	16,8
3	Prematuridade e baixo peso ao nascer	567	10,5	3	Infecção neonatal*	426	9,9
4	Infecção neonatal*	545	10,1	4	Prematuridade e baixo peso ao nascer	405	9,4
5	Asfixia de parto e trauma de parto	411	7,6	5	Malária	372	8,7
6	Malária	397	7,4	6	Asfixia de parto e trauma de parto	312	7,3
7	Sarampo	201	3,7	7	Sarampo	187	4,4
8	Anomalias congênitas	188	3,5	8	Pertussis	118	2,8
9	Aids	138	2,5	9	Anomalias congênitas	115	2,7
10	Pertussis	125	2,3	10	Aids	107	2,5
	Países com renda média				Países com alta renda		
Rank	Causa	Mortes	%	Rank	Causa	Mortes	%
1	Prematuridade e baixo peso ao nascer	155	14,6	1	Anomalias congênitas	9	21,7
2	Infecções respiratórias inferiores	139	13,1	2	Prematuridade e baixo peso ao nascer	7	17,3
3	Doença diarreica	137	12,9	3	Infecção neonatal*	6	14,6
4	Infecção neonatal*	113	10,7	4	Asfixia de parto e trauma de parto	3	7,6
5	Asfixia de parto e trauma de parto	96	9	5	Infecções respiratórias inferiores	2	4,2
6	Anomalias congênitas	63	6	6	Doença diarreica	1	3,4
7	Aids	30	2,8	7	Acidentes por veículos automotores	1	3,3
8	Malária	25	2,3	8	Distúrbios endócrinos	1	2,8
9	Meningite	21	2	9	Violência	1	1,6
10	Afogamentos	19	1,8	10	Afogamentos	1	1,2

* Inclui infecções neonatais graves e outras causas não infecciosas que surgem no período perinatal.

Embora a análise do risco tenha considerado os fatores como eventos estáticos, a compreensão atual sugere que o risco é um processo, em relação ao qual o número total de fatores de risco aos quais uma criança é exposta, o período de tempo, o momento da exposição ao risco e o contexto podem ser muito importantes[22]. Além disso, uma determinada doença, ou agravo, é geralmente relacionada a mais de um fator de risco, o que significa que múltiplas intervenções precisam estar disponíveis para atingir cada um desses riscos.

A abordagem do risco à saúde infantil deve considerar um modelo no qual o desenvolvimento acontece por meio de processos de interação recíproca, progressivamente mais complexos entre a criança e todos os níveis de influência do meio ambiente. Inicialmente, devem-se considerar dois níveis de interação: aquele relacionado ao microssistema, que considera as relações da criança enquanto organismo biológico com o seu meio social imediato, representado pela família e pelos cuidadores; e a interação desse sistema com o meio ambiente, no seu sentido mais amplo, que se refere ao macrossistema.

São vários os fatores de risco que podem afetar a saúde infantil, como condições de pobreza, rupturas na família, vivência de violência, experiências de doença na própria criança ou adolescente ou a família. Fatores de risco, como a situação de desfiliação, a criminalidade, o abuso de substâncias psicoativas, o fator econômico e a violência, são elementos que podem promover alteração no desenvolvimento da criança[23].

Alguns fatores que tornam um indivíduo vulnerável são prematuridade, desnutrição, baixo peso, lesões cerebrais, atraso no desenvolvimento, família desestruturada, minoria social, desemprego, pobreza e dificuldade de acesso à saúde e à educação. Aquelas crianças com desvantagens socioeconômicas cujas mães sejam também jovens, solteiras e pobres ou que tenham vindo de famílias desorganizadas (riscos psicossociais) ou ainda crianças que tenham pais com desordens afetivas, esquizofrenia, desordens antissociais, hiperatividade, déficit de atenção e isolamento (riscos genéticos) são potencialmente vulneráveis aos eventos estressores e são consideradas crianças em risco para problemas de crescimento e desenvolvimento[23]. Os principais fatores de risco relacionados com o desenvolvimento infantil foram saúde mental materna, ansiedade materna, perspectivas parentais, comportamentos interativos maternos, educação materna, situação ocupacional do provedor, situação socioeconômica, suporte social familiar, tamanho da família e eventos estressantes (Figura 4.2)[23].

Considerando-se que as experiências de vida negativas são inevitáveis, quando estas ocorrem com indivíduos com maior grau de dependência, como criança e adolescentes, sobressai-se a questão dos níveis de exposição e das limitações individuais de cada um.

A visão subjetiva de um indivíduo a determinada situação, com sua percepção, interpretação e sentido atribuídos ao evento estressor, é que o classificará ou não como condição de estresse, pois um evento pode ser enfrentado como perigo por um indivíduo e, para outro, ser apenas um desafio[24].

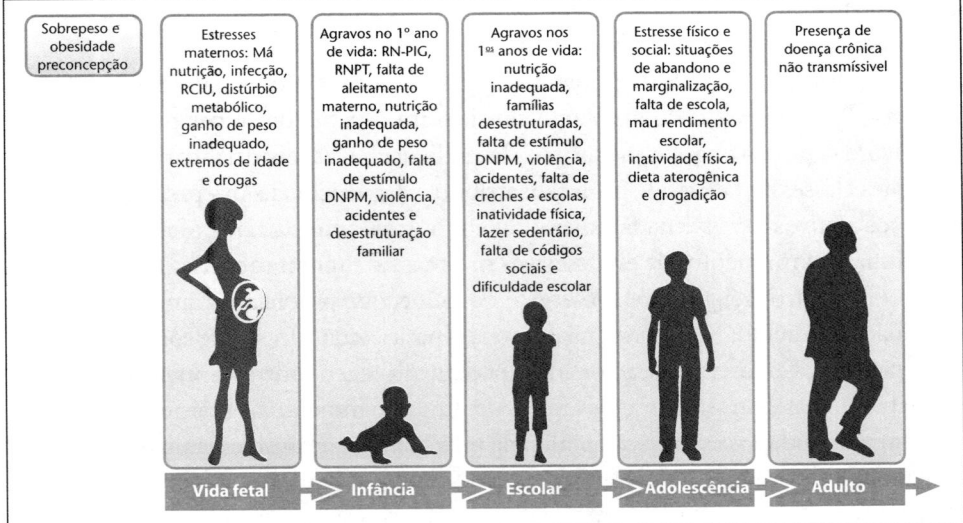

Figura 4.2 Fatores de risco associados à epidemiologia dos ciclos de vida. DNPM: desenvolvimento neuropsicomotor; RCIU: retardo do crescimento intrauterino; RN-PIG, RNPT: recém-nascido pequeno para a idade gestacional ou recém-nascido prematuro[23].

Os diferentes níveis individuais de tolerância ao estresse também oscilam conforme o período de vida em que o evento ocorre e conforme a situação enfrentada: uma pessoa é perturbada por pequenas mudanças; algumas são afetadas por eventos de maior magnitude; outras, quando a exposição ao evento é mais prolongada; ou ainda algumas podem alcançar seu limite de tolerância apenas com o acúmulo de pequenos eventos estressantes do dia a dia[25].

É a combinação entre natureza, quantidade e intensidade dos fatores de risco que define o contexto da adversidade. Rutter sugere que se utilize o termo "risco" sob a ótica de um mecanismo e não de um fator, uma vez que risco em uma determinada situação pode ser proteção em outra[26]. Alerta para o perigo de se definir de forma arbitrária eventos isolados como fatores de risco, dando importância à ideia de equilíbrio entre risco e proteção, de forma que os primeiros sejam moderados pelos segundos, proporcionando como resultado uma atitude positiva frente à adversidade da vida[26].

Independentemente de como se constitui o risco, é possível aprender formas de enfrentamento a partir da convivência com indivíduos que o vivenciaram e o ultrapassaram com sucesso. A resposta do indivíduo ao risco tem sido descrita em termos de vulnerabilidade e resiliência[26].

FATORES DE PROTEÇÃO

Fatores de proteção são descritos como "recursos pessoais ou sociais que enfraquecem ou neutralizam o impacto do risco"[27]. Dessa forma, esses fatores protetores podem atuar como "um escudo que favorece o desenvolvimento humano, exposto a intensa ou prolongada exposição a fatores de risco"[27].

Os fatores de proteção podem ser classificados em pessoais e recursos do ambiente[28]. Os recursos do ambiente consideram o papel das redes de apoio social e afetivo das pessoas para a promoção de resiliência. Dessa forma, configuram-se as seguintes classes de fatores de proteção: atributos disposicionais das pessoas no entorno; laços afetivos no sistema familiar e/ou em outros contextos que ofereçam suporte emocional em momentos de estresse; e os sistemas de suporte social, na escola, no trabalho, nos centros religiosos e no serviço de saúde, que propiciam competência e determinação individual e um sistema de crenças para a vida. O suporte social e a autoestima positiva, geralmente relacionados, podem proteger contra os efeitos deletérios das experiências estressantes[29]. Os fatores de proteção individuais mais significantes se referem aos cuidados estáveis, à habilidade para solução de problemas, à qualidade do relacionamento com pares e adultos, à competência, à eficácia e à identificação com modelos competentes, com a capacidade de proteção se estendendo às variáveis circunstanciais, envolvendo principalmente os vários níveis de suporte social[23].

Os fatores de proteção relacionados aos atributos pessoais, com apresentações diferentes para cada indivíduo, relacionam-se com autoeficácia, humor, força para responsabilizar-se por outros ou ser parte de um esforço comunitário mais amplo, capacidade intelectual (como o potencial para *insight*), nível de atividade, sociabilidade, autoestima e autonomia[30].

Os laços afetivos no sistema familiar ou em outros contextos também se estabelecem como fatores de proteção e dizem respeito às relações afetivas dentro do sistema familiar, entre amigos e a vida social em sua microestrutura[30].

A família e os amigos se constituem em expressivos fatores de proteção àqueles que precisam enfrentar algum evento estressante.

Os sistemas de suporte social, como escola, trabalho, centros religiosos ou instituições de saúde, fazem parte de um âmbito mais amplo da vida das pessoas, a fim de promoverem fatores de proteção aos indivíduos. Essas instâncias precisam propiciar a competência e a determinação individuais[30].

A IMPORTÂNCIA DO NÚCLEO FAMILIAR

A família, desde os tempos antigos, corresponde a um grupo social que exerce marcada influência sobre a vida das crianças e dos jovens, sendo encarada como um grupo com organização complexa, inserido em um contexto social mais amplo com o qual mantém constante interação[31].

O núcleo familiar tem um papel fundamental na constituição dos indivíduos, sendo importante na determinação e na organização da personalidade, além de influenciar significativamente no comportamento individual por meio de ações e medidas educativas tomadas no âmbito familiar, pelo que é a instituição responsável pelo processo de socialização primária das crianças e dos adolescentes[32].

É o primeiro grupo social do qual a criança participa, funcionando como célula inicial e principal da sociedade e estabelecendo-se como núcleo central da organização humana[31].

A família exerce um papel importante por ser referência de um padrão cultural diferenciado nas várias sociedades e que sofre transformações no decorrer do processo histórico-social.

A estruturação da família está intimamente vinculada ao momento histórico que a sociedade atravessa, no qual os diferentes tipos de composições familiares são determinados por um conjunto significativo de variáveis ambientais, sociais, econômicas, culturais, políticas, religiosas e históricas[33].

Durante a infância, a criança necessita que os adultos significativos, geralmente os pais, organizem-se para estabelecer o instituto do poder familiar, para serem protegidas, defendidas e orientadas, permitindo seu crescimento e desenvolvimento.

A instituição familiar exerce influência significativa durante todo o processo de crescimento e desenvolvimento da criança, sendo entendida como um núcleo de organização complexa inserido em um contexto social mais amplo, com o qual se relaciona de forma estreita no seu cotidiano[31,34].

O primeiro ambiente socializador de todo indivíduo é o âmbito familiar, que passa a exercer papel fundamental no decorrer da trajetória infantil, influenciando o amadurecimento e o desenvolvimento biopsicossocial, refletindo sobre os aspectos biológicos, psicológicos e sociais e auxiliando ou retardando o desenvolvimento da criança[34].

Independente da configuração da família trata-se do ambiente em que ocorre a efetivação dos direitos infantis referentes à vida, ao amor, à educação e à saúde, sendo atribuída aos adultos a tarefa de zelar pelo seu cumprimento, validando as possibilidades de acolhimento da criança pelo mundo externo[35]. Nesse ambiente, a criança aprende a administrar e resolver os conflitos, controlar os impulsos e as emoções, a expressar diferentes sentimentos que constituem as relações interpessoais e a lidar com as diversidades e as adversidades da vida.

O entendimento da influência do núcleo familiar no desenvolvimento infantil deve considerar a modificação dos papéis parentais nas últimas décadas, nas quais a flutuação na ocupação dos papéis desempenhados contribui para as situações de instabilidade[33].

Circunstâncias familiares na infância são determinantes persistentes e poderosos da saúde física e mental das crianças, que influenciam a epidemiologia dos ciclos de vida, uma vez que situações estressoras maternas na pré-concepção, na gestação e nos primeiros anos de vida podem se relacionar com a morbidade e mortalidade na vida adulta[36].

As transformações advindas do processo de urbanização e industrialização, avanço tecnológico, mudanças demográficas, maior participação da mulher no mercado de trabalho, aumento de divórcios, maior empoderamento da mulher e controle sobre a procriação por meio dos métodos contraceptivos contribuíram para o impacto direto no âmbito familiar.

Pode-se afirmar que as experiências vivenciadas pela criança, tanto no contexto familiar quanto nos outros ambientes nos quais ele está inserido, contribuem diretamente para a sua formação enquanto adulto, sendo que, no âmbito familiar, o indivíduo passará por uma série de experiências genuínas em termos de afeto, dor, medo, raiva e inúmeras outras emoções, que permitirão um aprendizado essencial para a sua atuação futura[37].

O Estatuto da Criança e do Adolescente (ECA) afirma que toda criança tem direito à vida familiar e define a família de um modo bastante amplo. A família, mais do que uma instituição legal e jurídica, é um direito subjetivo de encontrar acolhimento para as dificuldades, as dúvidas e as inseguranças que a vida vai fazendo aparecer aos que crescem. O acúmulo de eventos de vida negativos e crônicos, como os observados nas famílias monoparentais ou com discórdia entre os pais, criminalidade na família, desordem psiquiátrica da mãe e ausência de cuidados parentais, mostra uma relação direta com as chances de desordem psiquiátrica na criança[38].

A RESILIÊNCIA

Inicialmente, o estudo da resiliência foi proposto pela física e sua definição estava relacionada à capacidade de um material recobrar o seu estado anterior, depois de ter passado por alguma deformação.

O conceito de resiliência, ao ser incorporado pela área da saúde, passou a ser entendido como o conjunto de processos sociais e intrapsíquicos que possibilitam o desenvolvimento de uma vida sadia, mesmo vivendo em um ambiente não sadio, com esse processo resultando da combinação entre os atributos da criança ou do jovem e seu ambiente familiar, social e cultural.

A resiliência não apresenta uma definição consensual, sendo considerada como a capacidade do sujeito de, em determinados momentos e de acordo com as circunstâncias, lidar com adversidades e situações potencialmente traumáticas, não sucumbindo a elas[26]. A resiliência não é uma característica estática, mas um processo que não é ativado para toda e qualquer situação, como por vezes aparecia na ideia original associada à invulnerabilidade. O termo resiliência traduz conceitualmente a possibilidade de superação, o que representa não uma eliminação, mas uma ressignificação do problema[26].

Assim, a resiliência não é um atributo que nasce com o sujeito, nem que ele adquire durante seu desenvolvimento. Trata-se de um processo interativo entre o indivíduo e seu meio, considerado como uma variação individual em resposta ao risco. Os mesmos fatores causadores de estresse podem ser experimentados de formas diferentes por pessoas diferentes, com a resiliência não se constituindo como um atributo fixo do indivíduo[26,28,29].

A resiliência, a partir da compreensão da interação do indivíduo com o seu ambiente, implica no entendimento dinâmico dos chamados fatores de risco e proteção. São muitos os fatores de risco que afetam a capacidade de resiliência de crianças e adolescentes, como condições de pobreza, rupturas na família, vivência de algum tipo de violência, experiências de doença no próprio indivíduo ou na família e perdas importantes[26,28].

Apesar de existirem inúmeras definições para o termo, atualmente a resiliência envolve características desenvolvidas pelo ser humano, principalmente crianças em situação de vulnerabilidade, que possuem atributos relacionados ao manejo de recursos pessoais e contextuais que permitem a superação de dificuldades.

As crianças resilientes são geralmente aquelas que superam situações capazes de arruinar a maioria das pessoas. Geralmente, foram indivíduos negligenciados ou agredidos na infância e que conseguiram estabelecer bons relacionamentos íntimos e se tornaram bons pais e mães[39].

A criança resiliente tem forte senso de identidade, autoestima positiva e autonomia, mostrando independência e autocontrole. Geralmente, apresenta-se flexível, sensível e atenciosa, com habilidade para demonstrar suas emoções e com boa comunicação social, sendo capaz de utilizar o senso de humor quando se encontra em dificuldade[39]. Observa-se criança com crítica, competência para resolver problemas, buscar soluções e alternativas para suas necessidades, além de buscar ajuda quando necessita. É persistente, esforçada, otimista e com pretensões educacionais elevadas[39].

CONCLUSÕES

A saúde infantil é determinada por características da criança, como idade, gênero e fatores hereditários. O seu estilo de vida e de seu núcleo familiar, também, podem propiciar proteção ou risco à sua saúde. As redes sociais e comunitárias, além das condições socioeconômicas, culturais e ambientais de seu país podem favorecer, ou não, a sua saúde.

As crianças em condições desfavoráveis devem receber atenção e intervenções para minimizar os riscos e aumentar a resiliência diante das mais variadas adversidades no processo saúde-doença.

REFERÊNCIAS BIBLIOGRÁFICAS

1. World Health Organization. CSDH. Closing the gap in a generation: Health equity through action on the social determinants of health. Geneva; 2008. Disponível em: http://www.who.int/social_determinants/resources/latest_publications/en/index.html
2. Simões CCS. A urbanização brasileira e condições de vida. Rio de Janeiro: Centro de Estudos de Políticas de População e Desenvolvimento; 1985. 49 p.
3. Simões CCS. Perfis de saúde e de mortalidade no Brasil: uma análise de seus condicionantes em grupos populacionais específicos. Brasília, DF: OPAS; 2002.
4. Cannon R; Policy & Research Analyst. Sacoss (South Australian Council of Social Service). The Social Determinants of Health. Australia; 2008.
5. Engel GL. The need for a new medical model: a challenge for biomedicine. Science. 1977;196:129-36.
6. Engel GL. The biopsychosocial model and medical education: who are to be teachers? N Engl J Med. 1982;306(13):802-5.
7. McEwen BS. Protective and damaging effects of stress mediators. N Engl J Med. 1998;338:171-9.
8. Fava GA, Sonino N. The clinical domains of psychosomatic medicine. J Clin Psychiatry. 2005;66:849-58.
9. Costello EJ, Egger H, Angold A. 10-year research update review: the epidemiology of child and adolescent psychiatric disorders: I. Methods and public health burden. J Am Acad Child Adolesc Psychiatry. 2005;44(10):972-86.
10. Peltier T. Information security risk analysis. Boca Raton: Auerbach Pulications; 2001.
11. Sarue HE, Bertoni N, Diaz AG, Serrano CV. O conceito de risco e a programação dos cuidados desaúde - manual básico de aprendizagem inicial. Montevidéu. Centro Latino-Americano de Perinatologia e Desenvolvimento Humano CLAP, 1984. Publicação Científica nº 1007.
12. Ojeda ENS. El enfoque de riesgo en la atencion perinatal y materno infantil. Bol Of Sanit Panam. 1982;92:482-91.
13. Osuna J. Enfoque de riesgo en la atención maternoinfantil. In: Salud Maternoinfantil y Atención Primária en las Américas - Hechos y Tendencias. Washington, D.C.: Organización Panamericana de la Salud; 1984 (Publicación Cientifica nº 461).
14. Puccini RF, Wechsler R, Silva EMK, Resegue R. Fatores de risco para morbidade e desnutrição em crianças acompanhadas em programa de atenção à saúde da criança. Pediatr. 1997;73(4):244-51.
15. Jessor R. Risk behavior in adolescence: a psychosocial framework for understanding and action. Journal of Adolescent Health. 1991;12:597-605.
16. Jessor R, Bos JV, Vanderryn J, Costa FM, Turbin MS. Protective factors in adolescent problem behavior: moderator effects and developmental change. Developmental Psychology. 1995;31(6):923-33.
17. Rutter M, Quinton. Psychiatric disorder-ecological factors and concepts of causation. In: McGurk M (ed.). Ecological factors in human development. Amsterdan: North Holland; 1977.
18. Laucht M, Esser G, Schimidt MH. Development outcome of infants born with biological and psychosocial risks. J Child Psycol Psychiatry. 1997;38(7):843-53.
19. Fletcher RH, Fletcher SW, Wagner EH. Epidemiologia clínica: elementos essenciais. 3ª ed. Porto Alegre: Artmed; 2003.
20. Souza RKT, Gotlieb SLD. Probabilidade de morrer no primeiro ano de vida em área urbana da região sul, Brasil. Rev Saúde Publ. 1993;27:445-54.

21. WHO. Women and health: today's evidence tomorrow's agenda; 2009.
22. Engle PL, Castle S, Menon P. Child development: vulnerability and resilience. Social Science Medicine. 1996;43(5):621-35.
23. Haggerty RJ, Sherrod LR, Gamezy N, Rutter M. Stress, risk and resilience in children and adolescents: process, mechanisms and interventions. New York: Cambridge University Press; 2000.
24. Yunes MAM, Szymanski H. Resiliência: noção, conceitos afins e considerações críticas. In: Tavares J (org.). Resiliência e educação (p.13-42). São Paulo: Cortez; 2001.
25. Savoia MG. Escalas de eventos vitais e de estratégias de enfrentamento (coping). Revista de Psiquiatria Clínica. 1999;26(2):57-67.
26. Rutter M. Psychosocial resilience and protective mechanisms. American Orthopsychiatric Association. 1987;57(3):316-31.
27. Eisenstein E, Souza RP. Situações de risco à saúde de crianças e adolescentes. Petrópolis: Vozes; 1993. p.19-20.
28. Ecknrode J, Gore S. Context and process in research on risk and resilience. In: Garmezy N, Haggerty RJ, Rutter M, Sherrod L (eds.). Stress, risk and resilience in children and adolescents. Cambridge: Cambridge University Press; 1996. p.19-63.
29. Morrison GM, Robertson L, Laurie B, Kelly J. Protective factors related to antisocial behavior trajectories. Journal of clinical psychology. 2002;58(3):277-90.
30. Masten AS, Garmezy N. Risk, vulnerability and protective factors in developmental psychopathology. In: Lahey BB, Kazdin AE (eds.). Advances in clinical child psychology. New York: Plenum Press; 1985. p.1-52.
31. Biasoli-Alves ZMM. Pesquisando e intervindo com famílias de camadas diversificadas. In: Althoff CR, Elsen I, Nitschke RG (orgs.). Pesquisando a família: olhares contemporâneos. Florianópolis: Papa-livro; 2004. p.91-106.
32. Schenker M, Minayo MCS. A implicação da família no uso abusivo de drogas: uma revisão crítica. Ciência & Saúde Coletiva. 2003;8(1):707-17.
33. Singly F. O nascimento do "indivíduo individualizado" e seus efeitos na vida conjugal e familiar. In: Peixoto C, Singly F, Cicchelli V (orgs.). Família e individualização. Rio de Janeiro: FGV; 2000. p.13-9.
34. Marturano E, Elias L, Campos M. O percurso entre a meninice e a adolescência: mecanismos de vulnerabilidade e proteção. In: EM Marturano MBM, Linhares SR Loureiro (orgs.). Vulnerabilidade e proteção: indicadores na trajetória de desenvolvimento escolar. São Paulo: Casa do Psicólogo/FAPESP; 2004. p.251-88.
35. Amazonas MCL, Damasceno PR, Terto LM, Silva RR. Arranjos familiares de crianças de camadas populares. Psicologia em Estudo, 8(n°.esp.); 2004. p.201-8.
36. Lereya ST, Wolke D. Prenatal family adversity and maternal mental health and vulnerability to peer victimisation at school. J Child Psychol Psychiatry. 2012. doi: 10.1111/jcpp.12012. [Epub ahead of print].
37. Pratta EMM, Santos MA. Família e adolescência: a influência do contexto familiar no desenvolvimento psicológico de seus membros Psicol. Estud. v.12 n.2 Maringá maio/ago. 2007.
38. Garmezy N. Crianças em situação de pobreza: resiliência, apesar de risco. Psychiatry. 1993;56:127-36.
39. Masten AS, Coastworth JD. Competence, resilience and psychopathology. In: Cichetti D, Cohen DJ (orgs.). Developmental psychopathology. New York: Wiley; 1995. p.715-52.

5 Aleitamento materno

Paulette Cherez Douek
Hugo Issler

> Após ler este capítulo, você estará apto a:
> 1. Descrever a importância de promover o aleitamento materno exclusivo nos 6 primeiros meses de vida e mantê-lo até os 2 anos de idade, ao lado de alimentação complementar adequada.
> 2. Descrever a situação do aleitamento materno no Brasil.
> 3. Reconhecer a importância de acolher e apoiar a mulher no período gestacional, no parto e no pós-parto.
> 4. Avaliar a mamada durante o atendimento do recém-nascido e do lactente.
> 5. Reconhecer quando e como intervir na amamentação, utilizando a técnica de aconselhamento.
> 6. Descrever os 10 passos para o sucesso da amamentação, definidos pela Iniciativa Hospital Amigo da Criança e pela Unidade Básica Amiga da Amamentação.

INTRODUÇÃO

A nutrição e as práticas alimentares adequadas nos primeiros anos de vida são fundamentais para a saúde e o bem-estar do indivíduo no decorrer de toda a vida. A Organização Mundial da Saúde (OMS) e o Ministério da Saúde (MS) definiram como práticas indispensáveis à saúde e ao desenvolvimento da criança a amamentação exclusiva nos 6 primeiros meses e a manutenção do aleitamento materno até, pelo menos, os 2 anos de vida, acrescido de alimentos complementares adequados[1-3].

Neste capítulo, serão utilizadas as categorias de aleitamento materno sugeridas pela OMS[4]:

- Aleitamento materno exclusivo (AME): quando a criança recebe somente leite materno diretamente da mama ou extraído e mais nenhum outro líquido ou sólido, com exceção de gotas, xaropes de vitaminas e minerais ou medicamentos.
- Aleitamento materno predominante (AMP): quando o lactente recebe, além do leite materno, água ou bebidas à base de água, como sucos de frutas e chás.
- Aleitamento materno (AM): quando a criança recebe leite materno diretamente do seio ou extraído, independentemente de estar recebendo qualquer outro alimento ou líquido, incluindo leite não humano.

IMPORTÂNCIA DO ALEITAMENTO MATERNO

São muitas as vantagens da amamentação para a criança, para a nutriz, para a família e para a sociedade.

Considera-se que o crescimento ideal do lactente nos primeiros meses de vida ocorre quando ele é alimentado exclusivamente com leite materno. A introdução precoce de outros alimentos diminui o volume total de leite humano ingerido e interfere na absorção de alguns nutrientes, como ferro e zinco[5,6]. A utilização de leite materno de forma exclusiva evita, ainda, erros de diluição ou sobrecarga de proteínas, solutos e carboidratos, comuns durante o preparo de leite de vaca ou de fórmulas. Dessa forma, a amamentação exclusiva diminui o risco tanto de desnutrição quanto de obesidade[3]. Atualmente, para a monitoração do crescimento de crianças até 5 anos de idade, recomenda-se a utilização da curva padrão de crescimento da OMS, lançada em 2006[7]. Nessa curva, os dados demonstram que o ganho de peso dos lactentes, a partir do terceiro mês de vida, é menor do que sugerem as curvas tradicionais, como a do *National Center for Health Statistics* (NCHS)[8], de 1977, ou as do *Centers for Disease Control and Prevention* (CDC)[9], de 2000. Portanto, a utilização dos gráficos propostos pela OMS diminui o risco de indicações precoces e inoportunas de substitutos do leite materno por profissionais de saúde.

Além de um melhor crescimento, alguns estudos têm sugerido uma associação positiva entre o tempo de amamentação e o desenvolvimento cognitivo da criança, especialmente em prematuros[10,11]. Outros trabalhos indicam um menor risco de morte súbita nos lactentes amamentados ao peito[12].

Quando a criança suga o peito, realiza uma verdadeira ordenha. Abocanha a aréola ou parte dela, produz uma pressão negativa e, em seguida, retira o leite dos seios lactíferos, por meio de movimentos rítmicos e peristálticos da língua e da mandíbula. Esse trabalho, repetido ao longo do período da amamentação, desenvolve a arcada dentária e fortalece a musculatura perioral[13].

Durante o ato de amamentar, estabelece-se uma ligação por meio do olhar, do tato e do contato físico muito próximo entre mãe e criança. Essa relação transmite, além do alimento, calor, segurança e afeto, fortalecendo assim o vínculo entre mãe e filho.

O AM fornece também inúmeros fatores que protegem o lactente contra diversas infecções. Vários trabalhos mostram o papel protetor do leite materno em casos de infecções, como diarreia, otite média, bacteremia, meningite bacteriana, infecção urinária, infecções respiratórias e enterite necrotizante[14-18]. Em um estudo realizado em 14 municípios da Grande São Paulo, Escuder et al.[19] estimaram em 9,32% o impacto médio da amamentação na redução da mortalidade infantil. A proteção imunológica conferida pelo leite materno diminui com o tempo, mas se mantém presente e efetiva ao longo do segundo ano de vida da criança[20].

O lactente que recebe leite materno tem menor risco de desenvolver alergias[21]. Como a permeabilidade da barreira intestinal é maior nos primeiros 3 meses de vida, aumenta a possibilidade de passagem de moléculas inteiras de proteínas do leite de vaca no organismo de crianças desmamadas precocemente. Por isso, enfatiza-se a importância de os lactentes, principalmente os de famílias atópicas, não desmamarem antes dos 6 meses de idade.

Vários estudos apontam que o AM também protege contra doenças crônicas na infância, como diabetes insulinodependente, colite ulcerativa, doença de Crohn e linfoma, além de apresentar efeitos benéficos a longo prazo, diminuindo o risco de sobrepeso, obesidade, hipertensão arterial, diabetes tipo 2 e hipercolesterolemia na idade adulta[22-24].

O aleitamento ainda traz benefícios para a mulher. Diminui o risco de anemia na puérpera por aumentar a contração uterina e diminuir a hemorragia pós-parto. A amamentação também aumenta o espaçamento entre as gestações, pois, quanto maior a frequência das mamadas, menor é o risco de ocorrer a ovulação e, portanto, de engravidar. O aleitamento acelera a involução uterina, facilita o retorno ao peso anterior à gestação e melhora a remineralização óssea após o parto. A longo prazo, diminui o risco de cânceres ovariano e de mama na pré-menopausa e reduz o risco de fratura da bacia na menopausa[25-29].

Além da saúde do binômio mãe/filho, a amamentação propicia significativos benefícios sociais e econômicos ao país, por reduzir os custos com cuidados médicos e o absenteísmo dos pais ao trabalho por conta de doenças infantis. Contabilizando-se os gastos com a compra de leite e mamadeiras, o uso de gás de cozinha, assistência médica e medicamentos, a economia proporcionada pelo aleitamento materno também é significativa para a família[30].

EPIDEMIOLOGIA

Apesar de todas as vantagens comprovadas do aleitamento materno, verifica-se uma alta prevalência de desmame precoce no mundo ocidental. A industrialização e a urbanização são fatores que contribuíram para tal fenômeno. Desde o século XIX, o desenvolvimento de técnicas de pasteurização possibilitou o surgimento de alimentos que substituíram o leite materno, enquanto as mulheres se tornaram parte importante da mão de obra nas indústrias, separando-se de seus bebês. A tecnologia foi utilizada para justificar os interesses das indústrias em desenvolvimento: a alimentação infantil começou a ser prescrita pelo médico; para o trabalho de parto, iniciou-se a utilização de drogas anestésicas ou sedativas, diminuindo a atividade do recém-nascido e prejudicando a amamentação; foram instituídos os berçários, separando os recém-nascidos de suas mães e oferecendo-lhes água glicosada como rotina hospitalar, e a amamentação foi enquadrada em normas rígidas. Por sua vez, o manejo das dificuldades da amamentação não era enfatizado nos cursos de formação dos profissionais da saúde, enquanto a tônica em relação à alimentação do lactente eram as indicações das opções de leite disponíveis no mercado; brindes e amostras grátis de fórmulas lácteas eram fornecidos às puérperas na maternidade[31].

Como resultado desse processo, na segunda metade do século XX, a taxa de amamentação chegou aos seus índices mais baixos em grande parte dos países desenvolvidos e em desenvolvimento, incluindo o Brasil. As consequências foram inevitáveis: as taxas de mortalidade infantil e de desnutrição se elevaram de forma impressionante, sobretudo nos países mais pobres, sem acesso à água limpa e sem condições de arcar com o custo da alimentação industrializada. Uma das iniciativas do Brasil para enfrentar esse problema foi a distribuição gratuita de leite para as crianças carentes, o que contribuiu para agravar as taxas de desmame precoce, sem melhorar de forma significativa a saúde da população infantil[31].

Diante dessa situação mundial, no final da década de 1970, houve um esforço internacional para que a prática da amamentação fosse retomada, coibindo a propaganda de substitutos do leite materno e estimulando as pesquisas científicas, no intuito de comprovar os benefícios do AM[32].

O Brasil iniciou o Programa de Incentivo ao Aleitamento Materno em 1981, com o apoio do Fundo das Nações Unidas para a Infância (Unicef) e da OMS. Essa iniciativa incluiu intensa campanha nos veículos de comunicação de massa, que atingiu milhões de famílias em todo o país. Além disso, foram divulgadas propagandas em jornais e revistas e mensagens a favor do AM em boletos bancários, contas de água, de energia e de telefone, procurando envolver toda a sociedade e criar um ambiente favorável à amamentação. Vários órgãos, como a Igreja Católica, o Movimento Brasileiro de Alfabetização (Mobral), além de associações de classes, como a

Sociedade Brasileira de Pediatria e a Federação Brasileira de Ginecologia e de Obstetrícia, tiveram um papel importante nesse movimento[32].

Ainda na década de 1980, foi publicada a portaria sobre o alojamento conjunto, possibilitando às mães o direito de ficar com seu filho na maternidade, facilitando a amamentação. Na segunda metade dessa década, foram definidas as normas de funcionamento dos Bancos de Leite Humano e aprovada a adoção da Norma Brasileira de Comercialização de Alimentos para Lactentes. As mudanças na Constituição de 1988, as leis referentes às gestantes e às nutrizes definidas na Consolidação das Leis do Trabalho (CLT) e o Estatuto da Criança e do Adolescente (ECA) também garantiram vários benefícios às crianças e às famílias, visando proteger o AM. A introdução do tema na grade do ensino fundamental e médio e a ênfase dada ao AM no currículo de graduação das escolas da área da saúde tornaram-se obrigatórias[32].

Em 1992, o Brasil lançou a Iniciativa Hospital Amigo da Criança, que estabelece os 10 passos para o sucesso da amamentação (Quadro 5.1). O objetivo dos hospitais que adotam esse programa é mudar as rotinas das maternidades a fim de facilitar a amamentação, tornando-se, assim como os Bancos de Leite Humano, referências no apoio ao AM[33]. Em 1999, o MS iniciou a implantação do método mãe-canguru, que promove o contato pele a pele o mais precocemente possível, fortalecendo o vínculo entre mãe e filho e o envolvimento da família nos cuidados com o bebê[34].

Todo esse esforço demandou um treinamento específico e capacitação de todos os profissionais da saúde. Foram realizados cursos de aconselhamento, os quais têm por objetivo orientar quanto à importância e ao manejo clínico da amamentação, considerando suas bases fisiológicas, e treinar o profissional de saúde em algumas

Quadro 5.1 – Iniciativa Hospital Amigo da Criança: dez passos para o sucesso do aleitamento materno[33]

- Ter uma norma escrita sobre aleitamento materno, a qual deve ser rotineiramente transmitida a toda a equipe do serviço
- Treinar toda a equipe, capacitando-a para implementar essa norma
- Informar todas as gestantes atendidas sobre as vantagens e o manejo da amamentação
- Ajudar as mães a iniciar a amamentação na primeira meia hora após o parto
- Mostrar às mães como amamentar e como manter a lactação, mesmo quando separadas de seus filhos
- Não dar ao recém-nascido outro alimento ou bebida além do leite materno, a não ser que tenha indicação clínica
- Praticar o alojamento conjunto, permitindo que mães e bebês permaneçam juntos 24 horas por dia
- Encorajar a amamentação sob livre demanda
- Não dar bicos artificiais ou chupetas a crianças amamentadas
- Encorajar o estabelecimento de grupos de apoio à amamentação, para os quais as mães devem ser encaminhadas por ocasião da alta hospitalar

habilidades, a fim de facilitar a comunicação e aumentar a autoconfiança da nutriz[35,36]. Outra iniciativa importante foi a criação das Unidades Básicas Amigas da Amamentação em algumas das unidades da federação, como no Rio de Janeiro, em 2005. À semelhança do Hospital Amigo da Criança, a Unidade Básica Amiga da Amamentação recomenda 10 passos para proteção, promoção e apoio ao AM[37] (Quadro 5.2). A realização anual da Semana Mundial do Aleitamento Materno, que acontece em vários municípios com participação de diversas entidades governamentais e particulares, contribui para manter ativo o envolvimento de toda a sociedade em torno da amamentação[32].

Quadro 5.2 – Dez passos para o sucesso da amamentação nas unidades básicas de saúde[37]
- Ter uma norma escrita quanto à promoção, proteção e apoio ao aleitamento materno, que deverá ser rotineiramente transmitida a toda a equipe da unidade de saúde
- Treinar toda a equipe da unidade de saúde, capacitando-a para implementar essa norma
- Orientar as gestantes e mães sobre seus direitos e as vantagens do aleitamento materno, promovendo a amamentação exclusiva até os 6 meses e a complementada até os 2 anos de vida ou mais
- Escutar as preocupações, vivências e dúvidas das gestantes e mães sobre a prática de amamentar, apoiando-as e fortalecendo sua autoconfiança
- Orientar as gestantes sobre a importância de iniciar a amamentação na 1ª hora após o parto e de ficar com o bebê em alojamento conjunto
- Mostrar às gestantes e mães como amamentar e como manter a lactação, mesmo se vierem a ser separadas de seus filhos
- Orientar as nutrizes sobre o método da amenorreia lactacional e outros métodos contraceptivos adequados à amamentação
- Encorajar a amamentação sob livre demanda
- Orientar gestantes e mães sobre os riscos do uso de fórmulas infantis, mamadeiras e chupetas, não permitindo propaganda e doações desses produtos na unidade de saúde
- Implementar grupos de apoio à amamentação, acessíveis a todas as gestantes e mães, procurando envolver os familiares

O resultado de todo esse processo foi a elevação das taxas de amamentação no Brasil. A duração mediana do AM no Brasil passou de 2,5 meses em 1975 para 9,9 meses em 1999 e, depois, para 11,2 meses em 2008[38,39] (Tabela 5.1). É interessante notar que os dados de 1999 e 2008 referem-se apenas às capitais brasileiras. Como a população dos pequenos municípios e das áreas rurais tende a amamentar por períodos mais longos, é provável que esses dados estejam subestimados. Comparando as diferentes regiões brasileiras, a duração mediana do AM em 2008 foi maior na região Norte, 14,3 meses, e menor na região Sul, 9,9 meses (Figura 5.1). Do mesmo modo, a duração mediana do AME nas capitais brasileiras e no Distrito Federal melhorou, passando de 23,4 dias em 1999, para 54,11 dias em 2008, o que representa um aumento de 131,2% em 9 anos (Figura 5.2). Entre as diversas regiões, destacam-se a Centro-Oeste, com 66,6 dias, e a Nordeste, com apenas 34,9 dias (Figura 5.3).

Tabela 5.1 – Duração mediana da amamentação no Brasil em 1975, 1989, 1996, 1999 e 2008[38,39]

Pesquisa nacional	Ano	Duração da amamentação
Estudo Nacional de Despesa Familiar (ENDEF)	1975	2,5 meses
Pesquisa Nacional sobre Saúde e Nutrição (PNSN)	1989	5,5 meses
Pesquisa Nacional de Demografia e Saúde (PNDS)	1996	7 meses
Pesquisa de Prevalência de Aleitamento Materno nas Capitais Brasileiras e Distrito Federal (PPAM CDF)	1999	9,9 meses
II Pesquisa de Prevalência de Aleitamento Materno nas Capitais Brasileiras e Distrito Federal (PPAM CDF)	2008	11,2 meses

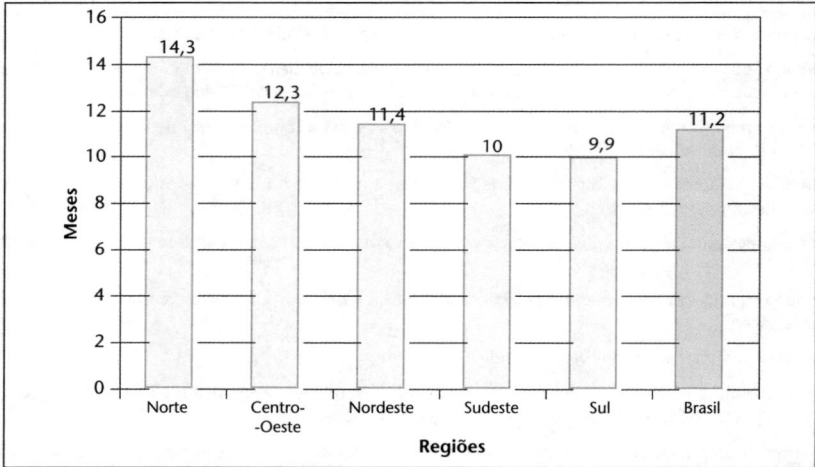

Figura 5.1 Mediana (em meses) de aleitamento materno nas regiões brasileiras em 2008[39].

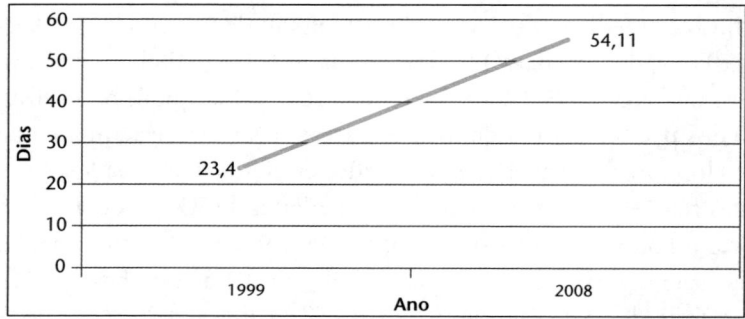

Figura 5.2 Evolução da mediana de aleitamento materno exclusivo (em dias) nas capitais brasileiras e no Distrito Federal em 1999 e 2008[38,39].

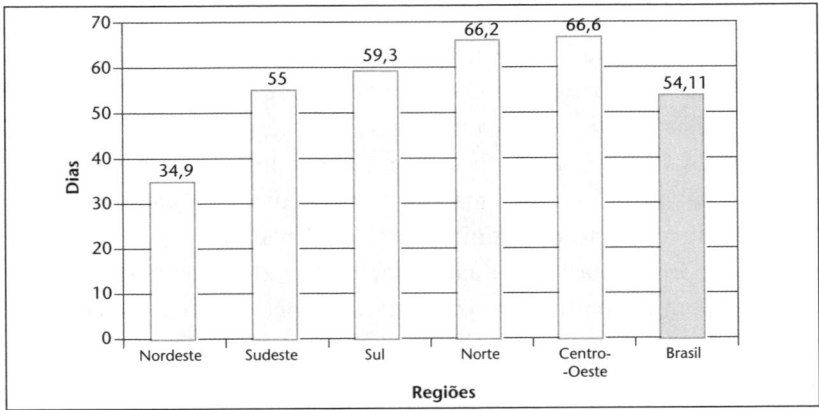

Figura 5.3 Mediana (em dias) de aleitamento materno exclusivo nas regiões brasileiras em 2008[37].

Ainda que as taxas de AME estejam muito longe do preconizado pela OMS, a quantidade de crianças de até 4 meses em AME passou de 3,6% em 1986, para 35,6% em 1999, um incremento de quase 10 vezes[36]. Em 2008, a II Pesquisa de Prevalência de Aleitamento Materno nas Capitais Brasileiras e Distrito Federal encontrou 41% de crianças menores de 6 meses em aleitamento materno exclusivo[39].

MANEJO DA AMAMENTAÇÃO

Os problemas que surgem durante o primeiro mês pós-parto são determinantes para o desmame precoce, mas podem ser minimizados com uma boa assistência. Estudos evidenciam o importante papel dos programas educacionais no período pré e pós-parto na promoção do AM. Esses programas podem ser aplicados individualmente ou em grupos, com ou sem a distribuição de material visual[40].

Também é valorizado o apoio que as famílias, em especial o companheiro, e os serviços de saúde podem oferecer à lactante. Além do entendimento biológico da questão, a literatura tem salientado a importância de se considerar os aspectos sociais, as relações familiares e a subjetividade da mulher em seu papel de mãe e nutriz e de se reconhecer a ambivalência que existe durante o processo de amamentação[41,42].

Como recomendado nos 10 passos para o sucesso da amamentação, toda a equipe de saúde deve ser treinada e capacitada no manejo da amamentação. Uma boa técnica de abordagem é o aconselhamento em amamentação, recomendado pela OMS e pelo Unicef, citado anteriormente, que orienta como atingir uma ação construtiva pela prática de habilidades em comunicação, como usar comunicação não verbal, manter a cabeça no mesmo nível que a da mulher, prestar atenção, demonstrar interesse e empatia, dedicar tempo, remover barreiras, fazer perguntas abertas, elogiar o que está sendo feito de forma adequada, evitar palavras que demonstrem julgamento, aceitar o que a mulher pensa e sente, usar linguagem simples, dar poucas e relevantes informações, dar ajuda prática e dar sugestões no lugar de ordens[35,36].

Sempre que as condições permitirem e a mulher desejar, os recém-nascidos podem ser colocados em contato direto com a mãe logo após o nascimento, sendo mantidos assim até a primeira mamada. Em seguida, é o alojamento conjunto que favorece a amamentação, permitindo ao recém-nascido permanecer junto à sua mãe no período pós-parto. As duas primeiras semanas do puerpério são fundamentais para o bom estabelecimento da lactação. É necessário o empenho de toda a equipe de saúde e uma grande disposição para atender e acolher a nutriz, inclusive com a realização de visitas domiciliares nesse período.

A sucção frequente das mamas é essencial para a manutenção do aleitamento, pois estimula o reflexo da prolactina, hormônio responsável pela produção de leite. Assim, quanto mais a criança mamar, maior será a quantidade de leite produzida pela mãe. Por isso, os recém-nascidos devem ser alimentados no seio em livre demanda. A criança deve ser colocada para mamar assim que demonstrar algum sinal de fome. Pode ser o choro, o despertar, apenas um aumento na atividade física ou agitação. Durante os primeiros dias de vida, recomendam-se cerca de 8 a 10 mamadas a cada 24 horas, alternando a primeira mama a ser oferecida. A duração das mamadas é determinada pela própria criança, que deve esvaziar uma mama antes que lhe seja oferecida a outra. Isso porque, no início da mamada, o lactente recebe o leite mais diluído, rico em anticorpos, que flui por meio de um processo de difusão passiva. Ao continuar mamando, o lactente desencadeia um segundo reflexo, o da ocitocina, que contrai as células mioepiteliais e ejeta o leite produzido nos alvéolos até os seios lactíferos. O leite do final da mamada é rico em gordura, sendo responsável por grande parte do conteúdo energético necessário para o crescimento, além de produzir a sensação de saciedade na criança[13].

Uma boa posição do lactente ao ser aleitado e a maneira adequada de sugar a mama, isto é, a "pega", podem ser determinantes no sucesso da amamentação (Quadro 5.3). A criança deve abocanhar o mamilo e boa parte da aréola para fazer uma boa ordenha dos seios lactíferos situados sob ela. O esvaziamento da mama também é necessário para a manutenção do aleitamento, uma vez que a pressão exercida pelo leite estocado inibe a liberação de prolactina. Caso o lactente não consiga esvaziar as mamas, recomenda-se realizar uma ordenha após a mamada, para manter a produção de leite. A interferência do pessoal de saúde na técnica de amamentação só se justifica em algumas situações específicas: quando o recém-nascido está em fase de aprendizagem da amamentação, quando a nutriz apresenta fissuras, abrasões ou dor nos mamilos ou ainda quando o lactente mostra sinais de pouca retirada de leite. No entanto, se a amamentação está bem estabelecida, sem apresentar

Quadro 5.3 – Sinais de que a criança mama em boa posição e tem boa "pega"[43]

Sinais de boa posição
- O corpo da criança está bem junto ao corpo da mãe
- A criança está voltada para a mãe
- A cabeça e o corpo da criança estão alinhados
- A criança está completamente sustentada

Sinais de boa "pega"
- A boca está bem aberta
- O lábio inferior está evertido
- O queixo da criança está encostado ou bem próximo à mama
- A aréola aparece mais acima do que abaixo da boca da criança

problemas para o binômio mãe-bebê, não há motivos para se interferir na técnica da mamada.

A introdução da mamadeira pode determinar o fracasso do AM em pouco tempo. Por um lado, a sucção menos frequente das mamas diminui a produção de leite e, por outro, o uso da mamadeira pode levar a criança a confundir os bicos e recusar o peito. O uso de chupetas também deve ser evitado até que o AM esteja bem estabelecido. A utilização precoce da chupeta pode interferir no aprendizado de uma boa técnica de amamentação ou indicar algum problema com o aleitamento, o que requer uma intervenção. Essa recomendação não contraindica o uso da chupeta para a sucção não nutritiva e a estimulação oral dos prematuros e outras crianças com necessidades especiais[30].

DIFICULDADES NO ALEITAMENTO

Mamilos Doloridos ou Fissurados

A dor ao amamentar é referida com frequência pelas mães, devendo ser prevenida ou tratada de forma rápida e eficaz. Além do desconforto materno, a dor pode interferir na relação entre mãe e filho, tornar o aleitamento uma experiência desagradável e contribuir para o desmame precoce. Muitas vezes, a mulher, apesar da dor, continua a amamentar, porém tensa, com medo, o que acaba por bloquear o reflexo de ejeção do leite, levando ao fracasso da amamentação. Na maioria das vezes, a dor e as lesões mamilares, como abrasões e fissuras, são consequências de uma má técnica de amamentação. Assim sendo, a orientação da "pega" e da posição ao mamar é fundamental, tanto para a prevenção quanto para o tratamento das lesões.

Para que a criança consiga fazer uma boa "pega", é necessário que a aréola esteja macia, isto é, a mama não deve estar ingurgitada e a aréola não pode estar tensa e distendida. Se necessário, indica-se a ordenha, para que o lactente seja capaz de sugar adequadamente e esvaziar a mama.

A mudança da posição em que se amamenta também ajuda a diminuir a dor. O lactente pode mamar em:

- Posição tradicional: com a cabeça apoiada no braço materno e o corpo todo sustentado e próximo ao corpo da mãe.
- Posição invertida: com o corpo da criança passando por trás do braço materno.
- Posição de cavaleiro: sentado na perna da mãe, a cabeça sustentada pela mão materna e o corpo encostado no corpo dela, na posição vertical.

A dor diminui se for oferecido primeiro o seio menos traumatizado, para que a criança sugue com menor voracidade a mama dolorida. Se necessário, pode-se ordenhar a mama no final da mamada, a fim de esvaziá-la. Analgésicos por via oral e/ou cremes tópicos à base de lanolina anídrica podem ser usados para aliviar a dor e diminuir o ressecamento das lesões, facilitando a cicatrização. Nesse sentido, deve-se evitar o uso de sabão ou álcool na aréola. As infecções locais devem ser tratadas. A *Candida albicans* é um agente comum nessas lesões e pode ser tratada com nistatina ou miconazol.

A exposição dos mamilos ao sol e o uso de lâmpadas para secar as lesões não se mostrou eficaz na recuperação dos mamilos; ao contrário, parece dificultar a cicatrização. Tampouco os protetores mamilares são recomendados, por não auxiliarem na prevenção ou no tratamento das lesões[13].

Mamas Ingurgitadas

O ingurgitamento mamário se caracteriza por mamas doloridas, edemaciadas, quentes, eritematosas e com aréola distendida e tensa, o que dificulta a "pega" correta. É comum durante a apojadura, quando a oferta é maior que a retirada de leite. A orientação deve ser para que sejam oferecidas mamadas frequentes. Se necessário, indica-se a ordenha antes das mamadas, até que a aréola esteja macia e permita uma sucção adequada. Caso haja pontos dolorosos nas mamas (o que indica ductos bloqueados), aconselha-se massagear a região com movimentos circulares durante a amamentação ou a ordenha[13].

Mastite

A mastite é a infecção de um ou mais segmentos da mama, geralmente causada pelo *Staphyloccoccus aureus*. Os fatores predisponentes são as fissuras, o ingurgitamento e a fadiga materna. Além do quadro local de dor, eritema e calor, a mulher apresenta sinais de comprometimento geral, com febre e mal-estar. O tratamento inclui o uso de analgésicos e de antibióticos (como cefalexina), repouso materno e esvaziamento mamário por meio da amamentação ou da ordenha manual. Caso a mastite evolua para um abscesso, além das medidas mencionadas, indica-se a drenagem cirúrgica[13].

Mamilos Planos ou Invertidos

Os mamilos planos ou invertidos dificultam, mas não inviabilizam a amamentação, porque a criança faz a "pega" abocanhando a aréola, e não o mamilo. No entanto, a mulher que apresenta mamilos planos ou invertidos necessita de maior atenção e apoio no pós-parto. A aréola deve estar sempre flácida para facilitar a "pega". O lactente pode mamar na posição em que melhor se adaptar (tradicional, invertida ou cavaleiro). O mamilo pode ser protraído antes de cada mamada por estimulação manual, por sucção com bomba manual ou com seringa de 20 mL adaptada e invertida, isto é, cortada em sua extremidade mais estreita e com o êmbolo inserido nessa região. A própria sucção da criança também ajuda a protrusão do mamilo[30].

Criança que Não "Pega" o Peito

Alguns dos problemas das crianças com dificuldade para pegar o peito são[13]:

- Ser prematuro, estar doente ou ter alguma doença que o torna mais hipotônico.
- Estar mais sonolento, às vezes por uso de medicamentos pela criança ou por sua mãe.
- Estar sem fome.
- Estar em posição inadequada ou fazer uma "pega" inadequada.
- Sentir alguma dor na posição em que é colocado para mamar.
- Fazer "confusão de bicos", por ter recebido bicos artificiais.
- Soltar a aréola por um reflexo de ejeção lento ou diminuído ou, ainda, por grande fluxo de leite.

Nesses casos, após observar a mamada, deve-se acalmar a mãe e a criança e aconselhar:

- A manutenção do estímulo à produção de leite por meio da ordenha frequente.
- A ordenha, se as mamas estiverem ingurgitadas ou se a aréola estiver tensa.
- A correção da posição e da "pega".
- A suspensão do uso de bicos artificiais.
- A persistência em oferecer mamadas curtas.
- A oferta do leite materno em copo e dar suporte à mulher e à família, mediante retornos frequentes ou visitas domiciliares[13,30].

Criança que Não Ganha Peso

Os sinais objetivos de que a criança está recebendo pouco leite materno é o baixo ganho de peso e a pequena quantidade de urina, isto é, menos de seis micções a cada 24 horas. O peso deve ser avaliado utilizando-se as curvas de crescimento da OMS 2006[7], para evitar a introdução precoce e inadequada de outros alimentos. Se realmente o lactente estiver recebendo pouco leite, o primeiro cuidado é avaliar a sucção e a técnica de amamentação quanto à "pega", à posição, ao esvaziamento da mama e ao número de vezes que a mãe o amamenta, inclusive à noite. Verificar se o bebê recebe água ou chá nos intervalos das mamadas e, em caso positivo, suspender a oferta desses líquidos. Outra causa de baixo ganho de peso é a grande ansiedade materna e/ou a dificuldade no estabelecimento do vínculo entre mãe e filho, o que diminui o reflexo de ejeção e acaba por diminuir a produção de leite. Nesses casos, o acolhimento, a sensibilidade da equipe de saúde e o apoio da família são essenciais. Por último, é preciso afastar a possibilidade de depressão pós-parto, doenças neurológicas, infecciosas, renais ou cardíacas do lactente ou ainda o uso, pela criança ou pela mãe, de medicamentos que levam à sonolência[30].

Criança que Chora Muito

O choro é uma manifestação normal e fisiológica, usada pelo lactente para a comunicação com seus cuidadores. Algumas crianças choram muito sem que se possa detectar algum problema orgânico. Essa situação pode levar à irritabilidade e à frustração materna, à diminuição da interação mãe-filho e ao aumento do risco de desmame, de abuso físico e de procura dos serviços de saúde. Entre as explicações para o choro inconsolável estão a dificuldade de adaptação da vida intrauterina para a extrauterina, grande ansiedade ou fadiga materna. As mães, com frequência, interpretam o choro da criança como um sinal de cólica ou de fome e oferecem fórmulas lácteas como complemento à amamentação, o que contribui para o desmame precoce do bebê. Nesses casos, o acompanhamento e o suporte oferecido pela equipe de saúde e o apoio que a mãe encontra em suas relações sociais e familiares são determinantes na manutenção do AM e do vínculo entre mãe e filho[30].

SITUAÇÕES ESPECIAIS

A Mulher que Trabalha Fora do Lar

Nos centros urbanos, o trabalho da mulher fora do seu domicílio é muitas vezes fator decisivo para o desmame. Reconhecendo a dificuldade dessa situação, algumas orientações e sugestões podem ser feitas, a fim de auxiliar as que desejam manter a amamentação. Em primeiro lugar, é direito de todas as mulheres conhecerem a legislação no que se refere à proteção do AM (Quadro 5.4).

Quadro 5.4 – Legislação Brasileira referente à proteção do aleitamento materno[44-48]

1. Licença-maternidade de 120 dias, mesmo em caso de parto antecipado. Em casos excepcionais, a licença pode ser estendida em até 14 dias, a critério médico[44]
2. A licença-maternidade de 120 dias pode ser prorrogada por mais 60 dias para as funcionárias das empresas de administração pública que requisitarem o benefício. As instituições privadas também podem conceder a licença-maternidade de 180 dias, mediante a adesão voluntária ao Programa Empresa Cidadã, que prevê, inclusive, a concessão de incentivo fiscal[45]
3. Licença-paternidade de 5 dias[46]
4. Durante a licença-maternidade, a mulher tem direito ao salário integral, o que difere dos afastamentos por problemas de saúde[44]
5. A mulher tem estabilidade no emprego desde a confirmação da gestação até 5 meses após o parto, só podendo ser dispensada por justa causa[47]
6. A mulher tem direito, durante a jornada de trabalho, a dois descansos especiais, de meia hora cada um, para amamentar seu filho, até que este complete 6 meses. Quando a saúde do filho exigir, esse período poderá ser estendido a critério da autoridade competente[44]
7. Todos os estabelecimentos em que trabalharem mais de 30 mulheres maiores de 16 anos devem ter um local apropriado, onde seja permitido às trabalhadoras deixarem os seus filhos no período de amamentação. A lei não exige que todo estabelecimento tenha creche no local de trabalho. É permitido o convênio com creches públicas ou privadas[44]
8. O Poder Público, as instituições e os empregadores devem propiciar condições adequadas ao aleitamento materno, inclusive aos filhos de mulheres submetidas à medida privativa de liberdade[48]

As recomendações para a mulher que trabalha incluem a amamentação de forma exclusiva durante o período de licença, a ordenha do leite materno e o armazenamento do leite duas semanas antes do retorno ao trabalho. Após o período de licença, recomenda-se à mãe:

- Amamentar com frequência quando estiver com a criança, incluindo o período noturno.
- Oferecer os alimentos complementares adequados para a idade, em copo ou colher.
- Em casa ou no local de trabalho, ordenhar e armazenar o leite de forma higiênica para oferecê-lo posteriormente à criança.

- Se não for possível fazer a ordenha de maneira adequada, aconselha-se o esvaziamento dos seios para evitar o ingurgitamento das mamas e manter o estímulo à produção de leite[30].

Ordenha do Leite Materno

Além da necessidade de guardar o leite, torna-se necessário realizar a ordenha das mamas quando houver excesso de produção, quando a aréola estiver distendida, plana ou endurecida (dificultando a "pega") e sempre que a mãe perceber pontos dolorosos à palpação das mamas[30].

Anticoncepção e Amamentação

Enquanto a mulher estiver em amenorreia lactacional e amamentar de forma exclusiva ou predominante, mais de 8 vezes a cada 24 horas, inclusive à noite, apresentará 98% de proteção contra uma nova gestação, até os seis meses pós-parto. Para as outras nutrizes ou para aquelas que preferem associar outros métodos, indica-se o uso de preservativos, diafragmas, dispositivos intrauterinos (DIU) ou ainda anticoncepcionais orais ou injetáveis, compostos apenas por progesterona. Os anticoncepcionais orais que contêm estrógenos em sua formulação diminuem a produção de leite materno e passam por meio da amamentação, podendo virilizar o lactente feminino[20].

Contraindicações ao Aleitamento Materno

O AM é contraindicado quando o lactente apresenta galactosemia, doença do xarope de bordo ou fenilcetonúria. Não se justifica mais a contraindicação por causa de icterícia[13].

As principais contraindicações relacionadas à mulher são[49]:

- Doenças graves ou terminais.
- Soropositividade para HIV.
- Algumas doenças mentais que geram risco no contato mãe-filho.
- Abuso de álcool.
- Uso de drogas ilícitas.
- Uso de drogas radioativas, citotóxicas ou imunossupressoras.

Em relação às outras drogas, o Ministério da Saúde publicou uma lista bastante extensa, com informações a respeito da segurança dos medicamentos durante a amamentação[50].

CONCLUSÕES

O desafio para incrementar as taxas de AM continua. Apesar de biologicamente determinada, a amamentação é uma condição sociocultural e, portanto, deve ser abordada de forma compreensiva, incorporando aos aspectos biológicos as relações familiares e os fatores sociais, econômicos, culturais e subjetivos da mulher. É necessário reconhecer e aceitar a ambivalência que caracteriza o ato de amamentar e respeitar a decisão de cada mulher em amamentar ou não, entendendo que a maternidade vai além do peito. O papel do profissional da saúde é conhecer as vantagens e a importância do AM, saber manejar as principais dificuldades, acolher e apoiar a mulher nesse período.

REFERÊNCIAS BIBLIOGRÁFICAS

1. World Health Organization. Global strategy for infant and young child feeding. Geneva: 2003. Available: http://www.paho.org/english/ad/fch/ca/GSIYCF_infantfeeding_eng.pdf (acesso 1 nov 2010).
2. World Health Organization. The optimal duration of exclusive breastfeeding: report of an expert consultation. Geneva: 2002. Available: http://www.who.int/nutrition/publications/optimal_duration_of_exc_bfeeding_report_eng.pdf (acesso 1 nov 2010).
3. Ministério da Saúde. Secretaria de Políticas de Saúde, Organização Pan-Americana da Saúde. Guia alimentar para crianças menores de dois anos. Secretaria de Políticas de Saúde, Organização Pan-Americana da Saúde. Brasília: Ministério da Saúde; 2002. 152p.: il. – (Série A. Normas e Manuais Técnicos; n. 107). Available: http://www.opas.org.br/sistema/arquivos/Guiaaliment.pdf (acesso 1 nov 2010).
4. Organización Mundial de la Salud 2009. Indicadores para evaluar las prácticas de alimentación del lactante y niño pequeño: conclusiones de la reunión de consenso llevada a cabo del 6 al 8 de noviembre de 2007 en Washington, DC, EE.UU. Available: http://whqlibdoc.who.int/publications/2009/9789243596662_spa.pdf (acesso 1 nov 2010).
5. Oski FA, Landaw AS. Inibition of iron absorption from human milk by baby food. Am J Dis Child. 1980;134:215-36.
6. Bell JG, Keen CL, Lonnerdal B. Effect of infant cereals on zinc and cooper absorption during weaning. Am J Dis Child. 1987;141(10):1128-32.
7. World Health Organization. Department of nutrition for health and development. WHO child growth standards length/height-for-age, weight-for-age, weight-for-length, weight-for-height and body mass index-for-age methods and development. 2006. Available: http://www.who.int/childgrowth/standards/Technical_report.pdf (acesso 1 nov 2010).
8. Hamill PV, Drizd TA, Johnson CL, Reed RB, Roche AF. NCHS growth curves for children birth-18 years. United States. Vital Health Stat 11. 1977;(165):i-iv, 1-74. Available: http://www.dtic.mil/dtic/tr/fulltext/u2/a433981.pdf (acesso 30 out 2012).
9. Kuczmarski RJ, Ogden CL, Guo SS, Grummer-Strawn LM, Flegal KM, Mei Z, et al. 2000 CDC Growth Charts for the United States: methods and development. Vital Health Stat 11. 2002;(246):1-190. Available: http://www.cdc.gov/growthcharts/2000growthchart-us.pdf (acesso 29 out 2012).
10. Kramer MS, Aboud F, Mironova E, Vanilovich I, Platt RW, Matush L, et al. Breastfeeding and child cognitive development. New Evidence From a Large Randomized Trial. Arch Gen Psychiatry. 2008;65(5):578-84.

11. Mortensen EL, Michaelsen KF, Sanders SA, Reinisch JM. The association between duration of breastfeeding and adult intelligence. JAMA. 2002;287(18):2365-71.
12. Findeisen M, Vennemann M, Brinkmann B, Ortmann C, Rose I, Kopcke W, et al. German study on sudden infant death (GeSID): design, epidemiological and pathological profile. Int J Legal Med. 2004;118:163-9.
13. King FS. Como ajudar as mães a amamentar. 4ª ed. Brasília: Ministério da Saúde; 2001.
14. Victora CG, Smith PG Vaughan JP, Nobre LC, Lombardi C, Teixeira AM, et al. Evidence for protection by breast-feeding against infant deaths from infectious diseases in Brazil. Lancet. 1987;2(8554):319-22.
15. Beaudry M, Dufour R, Marcoux S. Relation between infant feeding and infections during the first six months of life. J Pediatr. 1995;126(2):191-7.
16. Aniansson G, Alm B, Andersson B, Hakansson A, Larsson P, Nylén O, et al. A prospective cohort study on breast-feeding and otitis media in Swedish infants. Pediatr Infect Dis J. 1994;13(3):183-8.
17. Levy I, Comarsca J, Davidovits M, Klinger G, Sirota L, Linder N. Urinary tract infection in preterm infants: the protective role of breastfeeding. Pediatr Nephrol. 2009;24(3):527-31.
18. Lucas A, Cole TJ. Breast milk and neonatal necrotising enterocolitis. Lancet. 1990;336:1519-23.
19. Escuder MML, Venâncio SY, Pereira JCR. Estimativa de impacto da amamentação sobre a mortalidade infantil. Rev Saúde Pública. 2003;37(3):319-25.
20. WHO collaborative study team on the breastfeeding on the prevention of infant mortality. Effect of breastfeeding on infant and child mortality due to infectious diseases in less developed countries: a pooled analysis. Lancet. 2001;355(9202):451-5.
21. Saarinen UM, Kajosaari M. Breastfeeding as prophylaxis against atopic disease: prospective follow-up study until 17 years old. Lancet. 1995;346(8982):1065-9.
22. Rigas A, Rigas B, Glassman M. Breast-feeding and maternal smoking in the etiology of Crohn's disease and ulcerative colitis in childhood. Ann Epidemiol. 1993;3(4):387-92.
23. Kwan ML, Buffler PA, Abrams B, Kiley VA. Breastfeeding and the risk of childhood leukemia: a meta-analysis. Public Health Rep. 2004;119(6):521-35.
24. Horta BL, Bahl R, Martines JC, Victora CG. Evidence on the long-term effects of breastfeeding: systematic reviews and meta-analyses. World Health Organization; 2007. Available: http://whqlibdoc.who.int/publications/2007/9789241595230_eng.pdf (acesso 1 nov 2010).
25. Rea MF. Os benefícios da amamentação para a saúde da mulher. J Pediatr. 2004;80(5 Sup):S142-6.
26. Chua S, Arulkumaran S, Lim I. Influence of breastfeeding and nipple stimulation on postpartum uterine activity. Br J Obstet Gynaecol. 1994;101(9):804-5.
27. Dewey KG, Heinig MJ, Nommsen LA. Maternal weight-loss patterns during prolonged lactation. Am J Clin Nutr. 1993;58(2):162-6.
28. Melton LJ, Bryant SC, Wahner HW. Influence of breastfeeding and other reproductive factors on bone mass later in life. Osteoporos Int. 1993;3(2):76-83.
29. Newcomb PA, Storer BE, Longnecker MP. Lactation and a reduced risk of premenopausal breast cancer. N Engl J Med. 1994;330(2):81-7.
30. Giugliani ERJ. O aleitamento materno na prática clínica. J Pediat (RJ). 2000;76(Supl. 3):S238-52.
31. Issler H. Aleitamento materno. In: Issler H, Leone C, Marcondes E. Pediatria na atenção primária. São Paulo: Sarvier; 1999. p.64-76.
32. Rea MF. Reflexões sobre a amamentação no Brasil: de como passamos a 10 meses de duração. Cad. Saúde Pública. 2003;19(Supl.1):S37-45.
33. Hospital Amigo da Criança. Dez passos para o sucesso da amamentação. Available: http://www.unicef.org/brazil/pt/activities_9994.htm (acesso 2 nov 2010).
34. Ministério da Saúde. Atenção humanizada ao recém-nascido de baixo peso. Available: http://www.fiocruz.br/redeblh/media/manualcanguru.pdf (acesso 2 nov 2010).
35. World Health Organization/UNICEF. Breastfeeding counselling: a training course. Geneva: World Health Organization/UNICEF; 1993.

36. Bueno LGS, Teruya KM. Aconselhamento em amamentação e sua prática. J Pediatr (Rio J). 2004;80(Supl):S126-30.
37. Secretaria de Estado de Saúde – Rio de Janeiro. Resolução SES N° 2673 de 02 de março de 2005. Implanta a Iniciativa Unidade Básica Amiga da Amamentação no Estado do Rio de Janeiro e dá outras providências. Available: http://www.aleitamento.com/a_artigos.asp?id=1&id_artigo=1077&id_subcategoria=2 (acesso 2 nov 2010).
38. Ministério da Saúde, Secretaria de Políticas Públicas de Saúde, Área de Saúde da Criança. Pesquisa de prevalência de aleitamento materno nas capitais brasileiras e no Distrito Federal. PPAM-CDF, 1999. Available: http://www.bvsam.cict.fiocruz.br/gotadeleite/01/arqs/pesqnacprevalencia99.ppt (acesso 2 nov 2010).
39. Ministério da Saúde, Secretaria de Atenção à Saúde Departamento de Ações Programáticas e Estratégicas. II Pesquisa de prevalência de Aleitamento Materno nas Capitais e Distrito Federal. Série C. Projetos, Programas e Relatórios. Brasília- DF 2009. Available: http://portal.saude.gov.br/portal/arquivos/pdf/pesquisa_pdf.pdf. (acesso 17 out 2010).
40. Palda VA, Guise JM, Wathen, with the Canadian TaskForce on Preventive Health Care. Interventions to promote breast-feeding: applying the evidence in clinical practice. JCMAJ. 2004;170(6):976-8.
41. Almeida JAG, Novak FR. Amamentação: um híbrido natureza-cultura. J Pediatr (Rio J). 2004;80 (5 Supl):S119-25.
42. Silva IA. Reflexões sobre a prática do aleitamento materno. Rev Esc Enferm USP. 1996;30(1):58-72.
43. Ministério da Saúde. AIDPI – Atenção integrada às doenças prevalentes na infância. Curso de capacitação – atenção à criança de 1 semana a 2 meses de idade – módulo 6. 2ª ed. DF; 2003. Available: http://dtr2001.saude.gov.br/editora/produtos/livros/pdf/03_0473_M2.PDF (acesso 2 nov 2010).
44. Brasil. Consolidação das Leis do Trabalho. Presidência da República; Casa Civil; Subchefia para Assuntos Jurídicos. Aprova a Consolidação das Leis do Trabalho. Disponível em: http://www.planalto.gov.br/ccivil_03/decreto-lei/del5452.htm (acesso 31 out 2012).
45. Programa Empresa Cidadã. Lei n. 11.770, de 9 de setembro de 2008. Presidência da República; Casa Civil; Subchefia para Assuntos Jurídicos. Cria o Programa Empresa Cidadã, destinado à prorrogação da licença-maternidade mediante concessão de incentivo fiscal, e altera a Lei n. 8.212, de 24 de julho de 1991. Disponível em: http://www.planalto.gov.br/ccivil_03/_Ato2007-2010/2008/lei/l11770.htm (acesso 31 out 2012).
46. Brasil. Constituição da República Federativa do Brasil de 1988. Disponível em: http://www.planalto.gov.br/ccivil_03/constituicao/constituicao.htm (acesso 31 out 2012).
47. Ministério do Trabalho e Emprego. Ouvidoria MTE. Dúvidas trabalhistas. Licença-maternidade. Disponível em: http://www.mte.gov.br/ouvidoria/duvidas_trabalhistas.asp (acesso 31 out 2012).
48. Brasil. Estatuto da Criança e do Adolescente. Presidência da República; Casa Civil; Subchefia para Assuntos Jurídicos. Lei n. 8.069, de 13 de julho de 1990. Disponível em: http://www.planalto.gov.br/ccivil_03/leis/L8069.htm (acesso 31 out 2012).
49. Organização Mundial da Saúde. Razões médicas aceitáveis para uso de substitutos do leite materno. 2009. Disponível em: http://whqlibdoc.who.int/hq/2009/WHO_FCH_CAH_09.01_por.pdf (acesso 31 out 2012).
50. Ministério da Saúde; Secretaria de Atenção à Saúde; Departamento de Ações Programáticas e Estratégicas. Amamentação e Uso de Medicamentos e Outras Substâncias. 2ª ed. Brasília: Ministério da Saúde; 2010. Série A. Normas e manuais técnicos. Disponível em: http://www.fiocruz.br/redeblh/media/amdrog10.pdf (acesso 31 out 2012).

6 Triagem metabólica neonatal

Flavia Balbo Piazzon
Israel Gomy
Sonia Hadachi

Após ler este capítulo, você estará apto a:
1. Descrever os conceitos envolvidos na triagem metabólica neonatal.
2. Descrever os objetivos da triagem metabólica neonatal.
3. Reconhecer quais as doenças que podem ser diagnosticadas pela triagem metabólica neonatal.
4. Aplicar a metodologia envolvida no diagnóstico e seus interferentes.
5. Descrever os desafios para a análise dos resultados.
6. Reconhecer os casos urgentes para atuação do pediatra e quais as alterações que não exprimem doença.
7. Descrever as perspectivas futuras no campo da triagem neonatal.

INTRODUÇÃO

Este capítulo visa tratar de uma parte da triagem neonatal, amplamente conhecida pelos leigos como "teste do pezinho". A triagem neonatal envolve vários testes para várias doenças que vêm sendo introduzidos gradativamente. Será abordada neste capítulo a triagem metabólica neonatal, também conhecida como triagem neonatal ampliada ou expandida (dependendo da nomenclatura adotada pelo laboratório), que inclui o diagnóstico das doenças metabólicas hereditárias (DMH), mais conhecidas como erros inatos do metabolismo (EIM), pela técnica de espectrometria de massas em *tandem* (perfil *tandem* ou MS/MS do inglês)[1-3].

Os EIM são um grupo de doenças geneticamente determinadas que afetam a síntese ou a degradação de substâncias (ou substratos) por falta de uma ou mais enzimas ou alteram o transporte de proteínas, vitaminas ou metais, podendo ter como manifestações clínicas sintomas que envolvem diversos órgãos e sistemas, como cérebro, fígado, pâncreas, trato digestório, etc.[4,5].

A detecção dos EIM na fase pré-sintomática permite iniciar o tratamento precoce e auxiliar na definição do espectro clínico da doença associado a esses transtornos metabólicos[1].

HISTÓRICO

Em 1958, o médico e pesquisador americano Robert Guthrie desenvolveu um método laboratorial para o diagnóstico da fenilcetonúria em amostras de sangue seco coletado em papel filtro. A partir da década de 1970, a triagem neonatal foi introduzida em praticamente todos os países desenvolvidos. Desde então, um número cada vez maior de doenças tem sido diagnosticado pelo teste. Também tem crescido bastante o número de países que submetem seus recém-nascidos à triagem neonatal, sendo que alguns, como o Brasil, possuem leis governamentais que regulamentam sua aplicação em nível nacional. A Lei Estadual n. 3.914/1983 tornou obrigatória a realização do exame em todos os recém-nascidos do estado de São Paulo a partir da década de 1980[6]; ela prevê o diagnóstico precoce da fenilcetonúria e do hipotireoidismo congênito. A triagem neonatal foi incorporada ao Sistema Único de Saúde (SUS) por meio da Portaria GM/MS n. 22, de 15 de janeiro de 1992, que determinou a obrigatoriedade do teste em todos os recém-nascidos vivos do país[6].

A Portaria n. 822, de 6 de junho de 2001, criou o Programa Nacional de Triagem Neonatal, que estabeleceu o cronograma de implantação do teste nos estados em três fases, considerando a pesquisa de hemoglobinopatias na fase II e da fibrose cística na fase III. O estado de São Paulo foi habilitado para a fase III pelo Ministério da Saúde em 26 de julho de 2011[6].

Além das doenças detectadas pelo teste do pezinho básico, atualmente é possível detectar outras doenças por meio dos testes de triagem neonatal, como a deficiência de glicose-6-fosfato desidrogenase (G6PD), galactosemia, leucinose, deficiência de biotinidase, hiperplasia adrenal congênita, toxoplasmose congênita, outras aminoacidopatias e defeitos do ciclo de ureia, distúrbios de ácidos orgânicos e da oxidação de ácidos graxos.

No Brasil, a triagem neonatal com o uso da espectrometria de massas em *tandem* ainda não está inserida no SUS, fazendo parte somente da medicina privada e/ou da saúde suplementar.

EPIDEMIOLOGIA

A incidência dos EIM é rara e variável, se avaliados individualmente (p.ex., a deficiência da desidrogenase de acil-CoA de cadeia média – MCADD – é de 1:10.000, e a deficiência de biotinidase é de 1:110.000). Porém, a incidência cumulativa dos EIM pode chegar a 1:1.000 recém-nascidos vivos, quando se aplica a tecnologia da espectrometria de massas em *tandem*[7].

No Brasil, não há muitos dados epidemiológicos, mas, segundo a Sociedade Brasileira de Triagem Neonatal, a prevalência da fenilcetonúria foi de 1 em cada 24.310 recém-nascidos vivos no ano de 2002[6].

GENÉTICA

A maior parte dos EIM é causada por alterações no DNA nuclear. Geralmente, possuem herança autossômica recessiva, ou seja, decorrente de um evento/mutação que afeta as duas cópias de um único gene. Uma minoria dessas doenças apresenta herança ligada ao cromossomo X. Nessa situação, as mulheres portadoras da alteração genética podem ou não manifestar formas brandas da doença, mas seus filhos homens que receberam o cromossomo X com o gene alterado manifestam a doença. Poucos EIM têm herança autossômica dominante, na qual a presença do evento/mutação em apenas uma das cópias do gene é suficiente para determinar o aparecimento da doença. Outro mecanismo pode ser a alteração no DNA mitocondrial, que é transmitida mais frequentemente da mãe para a sua prole[5]. No entanto, herança paterna pode ocorrer.

MANIFESTAÇÕES CLÍNICAS

Como o enfoque deste capítulo é a triagem neonatal, espera-se que os recém-nascidos não apresentem sintomas até o resultado do exame. No entanto, alguns EIM podem apresentar formas precoces, que geralmente são graves e, às vezes, letais[8-10] (Quadro 6.1).

DIAGNÓSTICO E EXAMES COMPLEMENTARES

A espectrometria de massas é um exame que permite a identificação de compostos orgânicos puros e de misturas orgânicas por meio de uma avançada tecnologia que quebra as moléculas quando submetidas a um feixe de energia de alta intensidade. Recentemente, foi desenvolvida uma metodologia que permitiu introduzir a espectrometria de massas no universo da triagem neonatal. Essa metodologia é capaz de quantificar, em apenas um exame, os aminoácidos e as acilcarnitinas presentes em uma amostra de sangue colhida em papel-filtro[11,12] (Quadros 6.2 e 6.3).

Quadro 6.1 – Quando pensar em erros inatos do metabolismo no período neonatal[8-10]

- Hiperglicemia ou hipoglicemia
- Acidose metabólica
- Alterações hematológicas (anemia ou plaquetopenia)
- Sangramento ou trombofilia
- Sepse sem fator de risco ou agente
- Hepatomegalia e/ou esplenomegalia
- Colestase ou falência hepática
- Letargia ou coma
- Convulsões, ataxia, hipo ou hipertonia
- Estado neurológico flutuante
- Alterações oculares
- Alterações de pele e cabelos
- Odor anormal – urina ou suor
- História familiar positiva
- Consanguinidade

Quadro 6.2 – Principais doenças detectadas pela triagem neonatal – metodologia tradicional[6]

Doença	Descrição
Hipotireoidismo congênito (primário e secundário)	Doença causada pela falta ou produção deficiente da tiroxina, um importante hormônio tireoide necessário para o desenvolvimento normal de todo o organismo, principalmente do cérebro
Anemia falciforme	Doença causada por uma alteração estrutural na molécula de hemoglobina que compromete o transporte do oxigênio e causa graves prejuízos a diferentes tecidos e órgãos
Fibrose cística	Doença causada pela deficiência na síntese da proteína CFTR, que transporta sais pelas membranas epiteliais, acarretando quadros de doença pulmonar obstrutiva e a má absorção intestinal
Toxoplasmose congênita	Ocorre quando a gestante é infectada pelo protozoário *Toxoplasma gondii*. As principais manifestações clínicas são lesões de retina e calcificações intracranianas
Galactosemia (GAOS e GALT)	É um distúrbio provocado pela falta das enzimas responsáveis pelo metabolismo da galactose, um açúcar presente no leite e seus derivados, levando a alterações hepáticas, renais, gonadais e neurológicas
Deficiência de biotinidase	Impede que a vitamina biotina presente nos alimentos seja liberada. Os sintomas clínicos mais importantes são convulsões, hipotonia, ataxia, problemas respiratórios, atrofia óptica, perda auditiva e deficiência intelectual
Hiperplasia adrenal congênita	É causada pela deficiência da enzima 21 hidroxilase, que está envolvida na produção de vários hormônios da glândula suprarrenal. Os sintomas estão ligados ao desenvolvimento sexual, podendo ser graves em alguns casos
Deficiência de G6PD	Provoca a instabilidade da membrana de glóbulos vermelhos, favorecendo a sua ruptura e levando a quadros de anemia hemolítica

Doenças do teste do pezinho básico (oferecido pelo SUS) conforme a portaria GM/MS n. 822/GM de 06 de junho de 2001[18]. GALT: galactose-1-fosfato uridiltransferase; GAOS: galactose; CFTR: receptor transmembrana da fibrose cística (*cystic fibrosis transmembrane regulator*); G6PD: glicose 6-fosfato desidrogenase.

Quadro 6.3 – Principais doenças detectadas pela metodologia de espectrometria de massas em *tandem*[11,12]

Aminoacidopatias e distúrbios do ciclo da ureia	
Doença da urina de xarope de bordo ou leucinose (MSUD)	É causada pela deficiência da enzima alfacetoácida desidrogenase de cadeia ramificada, responsável pelo metabolismo da leucina. Os sintomas podem ser brandos ou graves, dependendo das três diferentes formas da doença, e podem incluir a deficiência intelectual
Fenilcetonúria (PKU e HPHE)	Doença causada pela ausência ou pela diminuição da atividade da enzima fenilalanina hidroxilase, fato que impede a metabolização adequada do aminoácido fenilalanina, levando a um quadro clínico que inclui a deficiência intelectual
Homocistinúria	A maioria dos casos ocorre por causa da deficiência enzimática de cistationina b-sintase. Os principais sintomas são tromboembolismo, luxação do cristalino, escoliose, osteoporose, deficiência intelectual, convulsões e distúrbios psiquiátricos
Tirosinemia (tipos I, II, III e transitório)	É causada pela elevação dos níveis sanguíneos de tirosina. Os principais sintomas incluem déficit ponderal, alterações hepáticas, edema e doença hemorrágica
Acidúria argininosuccínica	Causada pela deficiência da enzima argininosuccinato liase. Os sintomas são hiperamonemia, vômitos, apatia, convulsões e lesão cerebral
Argininemia	Ausência da isoenzima A-1, fundamental para a atividade da arginase hepática. Apresenta hiperamonemia, paraplegia espástica, convulsões e deficiência intelectual
Citrulinemia	Causada pela deficiência da enzima argininosuccinato b-sintase. Os principais sintomas são hiperamonemia, vômitos, apatia, convulsões e lesão cerebral
Distúrbios dos ácidos orgânicos	
Acidemia propiônica	Deficiência da enzima propionil-CoA carboxilase, responsável pelo metabolismo dos aminoácidos de cadeia ramificada. Os sintomas principais são intolerância à proteína, vômitos, letargia, acidose metabólica, alteração cerebral e convulsões
3-metilcrotonilglicinúria	Deficiência da enzima 3-metilcrotonil-CoA carboxilase, enzima responsável pelo metabolismo dos aminoácidos de cadeia ramificada. Os sintomas principais incluem hipotonia, atrofia muscular e convulsões
Acidemia glutárica tipo I	Deficiência da enzima glutaril-CoA desidrogenase, envolvida com o metabolismo da lisina e do triptofano. Os sintomas mais importantes são a hipoglicemia com distonia e discinesia secundárias
Acidemia isovalérica (IVA)	Deficiência da enzima isovaleril-CoA desidrogenase, presente na metabolização da leucina. Entre os sintomas principais estão crises de vômito, apatia, letargia, irritabilidade neuromuscular e hipotermia
Acidemia metilmalônica	Doença causada por um defeito na ação da metilmalonil-CoA mutase, enzima envolvida no metabolismo dos aminoácidos leucina, valina, isoleucina e treonina, ou então por um distúrbio de cobalamina. Os sintomas são letargia, hipotonia, convulsões, atraso no desenvolvimento neuropsicomotor, vômitos, desidratação, dificuldade respiratória e hepatomegalia

(continua)

Quadro 6.3 – Principais doenças detectadas pela metodologia de espectrometria de massas em *tandem*[11,12] (continuação)

Distúrbios dos ácidos orgânicos	
Deficiência de acetoacetil-CoA tiolase mitocondrial	Ocorre por causa de uma deficiência da enzima acetoacetil-CoA tiolase mitocondrial. Os principais sintomas são acidose metabólica, vômitos, diarreia e distúrbios neurológicos
Deficiência múltipla-CoA carboxilase	Doença causada pela deficiência da enzima holocarboxilase sintetase. Os sintomas são problemas respiratórios, letargia, hipotonia e convulsões
Deficiência de 2-metilbutiril glicinúria	Doença causada pela deficiência de 2-metilbutiril-CoA desidrogenase. Os principais sintomas são vômitos, letargia, hipotonia e convulsões
Acidúria isobutírica	Ocorre por causa da deficiência da enzima isobutiril-CoA desidrogenase. Os principais sintomas são atraso no desenvolvimento neuropsicomotor, convulsões, miocardiopatia e anemia
Deficiência de 3-metilglutaconil-CoA hidratase	Causada pela deficiência da enzima 3-metilglutaconil-CoA hidratase. Entre os sintomas principais estão o atraso no desenvolvimento neuropsicomotor e a hipotonia
Acidemia malônica	Ocorre por causa da deficiência da enzima malonil-CoA descarboxilase. Entre os sintomas principais estão hipoglicemia, miocardiopatia e insuficiência hepática
Distúrbios da oxidação dos ácidos graxos	
Deficiência da desidrogenase de 3-hidroxiacil-CoA de cadeia longa (LCHADD)	Deficiência na produção ou na utilização de energia, decorrente de erro no metabolismo da enzima 3-hidroxiacil-CoA desidrogenase de cadeia longa. Os sintomas principais são hipoglicemia, letargia, atraso no desenvolvimento neuropsicomotor, hipotonia e cardiomiopatia
Deficiência da desidrogenase de acil-CoA de cadeia média (MCADD)	Deficiência na produção ou na utilização de energia, decorrente de erro no metabolismo da enzima acil-CoA desidrogenase de cadeia média. Entre os sintomas principais estão acidose metabólica, hipoglicemia e letargia
Deficiência da desidrogenase de múltiplas acil-CoA (acidemia glutárica tipo II)	Deficiência na transferência de elétrons das desidrogenases FAD-dependentes para a cadeia respiratória. Os sintomas são hipoglicemia grave, acidose metabólica, hipotonia e hepatomegalia
Deficiência de carnitina palmitoil transferase tipo I (CPT I)	Deficiência provocada pela carência ou pelo funcionamento da enzima carnitina palmitoil transferase I, envolvida no metabolismo de betaoxidação. Entre os sintomas importantes estão os distúrbios hepáticos graves e a acidose tubular renal
Deficiência de carnitina palmitoil transferase tipo II (CPT II)	Deficiência de carnitina provocada pela carência ou pelo funcionamento inadequado da enzima carnitina palmitoil transferase II, envolvida no metabolismo de betaoxidação. Entre os sintomas importantes estão a mialgia, a fadiga e a rabdomiólise. Quando ocorre em crianças com menos de 1 ano de idade, possui forma letal com doença hepática grave
Deficiência de carnitina primária	Diminuição de carnitina intracelular em razão da deficiência de reabsorção renal. Os sintomas mais importantes são cardiomiopatia com insuficiência cardíaca, fraqueza muscular e doença hepática
Deficiência da desidrogenase de acil-CoA de cadeia muito longa (VLCAD)	Deficiência na produção ou na utilização de energia, decorrente de erro no metabolismo da enzima desidrogenase de acil-CoA de cadeia muito longa. Os sintomas são déficit ponderal, hepatomegalia, cardiomegalia, encefalopatia metabólica e hipotonia

(continua)

Quadro 6.3 – Principais doenças detectadas pela metodologia de espectrometria de massas em *tandem*[11,12] (continuação)

Distúrbios da oxidação dos ácidos graxos	
HMG CoA liase (acidemia hidroximetilglutárica)	Deficiência da enzima 3-hidroxi-3-metilglutaril-CoA liase, que participa da oxidação da leucina e da reação da cetogênese. Os sintomas principais incluem acidose metabólica, hipoglicemia hipocetótica e alteração hepática
Deficiência de carnitina/acilcarnitina translocase (CACT)	Doença causada por uma deficiência no transporte da enzima carnitina/acilcarnitina translocase. Os principais sintomas são cardiomiopatia grave, arritmias, hiperamonemia e distúrbios hepáticos
Deficiência da desidrogenase de hidroxiacil-CoA de cadeia média e curta (M/SCHAD)	Doença causada por deficiência da enzima hidroxiacil-CoA desidrogenase de cadeia média e curta. Os principais sintomas envolvem cardiomiopatia, distúrbios hepáticos e musculares
Deficiência de proteína trifuncional	Doença causada pela deficiência da enzima trifuncional mitocondrial. Os sintomas são cardiomiopatia, distúrbios neurológicos e miopatia crônica progressiva
Deficiência de 2,4 dienoil-CoA redutase	Doença causada pela deficiência da enzima 2,4 dienoil-CoA redutase. Os principais sintomas envolvem cardiomiopatia, distúrbios hepáticos e musculares

MSUD: *maple syrup urine disease* – doença da urina do xarope de bordo; PKU: *phenylketonuria*; HPHE: *hyperphenylalaninemia*; LCHADD: *long chain hydroxyacyl-CoA dehydrogenase deficiency*; MCADD: *medium chain acyl-CoA dehydrogenase deficiency*; CPT I: *carnitine palmitoyltransferase I deficiency*; CPT II: *carnitine palmitoyltransferase II deficiency*; VLCAD: *very long chain acyl-CoA dehydrogenase deficiency*; HMG CoA liase: *3-hydroxy-3-methylglutaryl CoA lyase*; M/SCHAD: *medium or short chain dehydroxyacyl CoA dehydrogenase*.

Análise do Resultado da Espectrometria de Massas em *Tandem* e Seus Interferentes

São necessárias condições ideais para a coleta da amostra de sangue em papel filtro para garantir a qualidade pré-analítica e auxiliar na obtenção de um resultado fidedigno. No caso da triagem neonatal, preconiza-se que a coleta seja feita com 48 horas de vida, pois, em recém-nascidos (RN) sem intercorrências, acredita-se que, ao completar o segundo dia de vida, já tenha recebido um aporte proteico satisfatório, uma vez que o teste envolve a dosagem de aminoácidos[3,4,13]. Para os RN prematuros ou gravemente enfermos, é prudente a coleta em regime de nutrição parenteral (NPP) com 2 g/kg/dia de proteína, sendo importante desligar a NPP por 2 horas no mínimo, pois a presença da NPP pode originar diversos aminoácidos levemente aumentados no *tandem*.

No caso da espectrometria de massas em *tandem*, a análise dos resultados e dos gráficos é feita por um *software* que gera a informação sobre os metabólitos alterados. A partir de então, a equipe de bioquímicos checa esses resultados e os discute com o médico geneticista responsável[14].

A carnitina livre (C0) é um analito que costuma estar alterado no período neonatal, geralmente com valores baixos, por causa do aleitamento materno insuficiente nas primeiras semanas de vida e do uso de medicamentos, como antibióticos e/ou anticonvulsivantes pela mãe ou bebê[14].

A propionil carnitina (C3) é um analito que, isoladamente, pode estar presente com muita frequência em exames nas primeiras semanas de vida sem ser sinônimo de doença metabólica. No entanto, quando associado ao aumento de metilmalonilcarnitina (C4DC) e acompanhado de alteração em razões como acetilcarnitina (C3/C2), sugere o diagnóstico da acidemia metilmalônica[12].

Um perfil muito semelhante ao da acidemia isovalérica (aumento de C5 – isovaleril carnitina) pode estar relacionado à antibioticoterapia, artefato derivado do ácido piválico, presente na maioria dos antibióticos[15].

Dessa forma, é possível concluir que, nos RN sintomáticos, uma anamnese bem feita pode facilitar o diagnóstico precoce e a correlação com o perfil bioquímico obtido. A interpretação dos resultados deve ser feita por uma equipe especializada e, sempre que for considerado necessário, o teste deve ser repetido com uma nova amostra nas condições ideais. Caso persista a alteração, outros exames complementares devem ser feitos para confirmar a doença metabólica[16].

TRATAMENTO

O tratamento dos EIM é específico para cada doença e não será abordado em detalhes, uma vez que envolve área específica da genética médica. O tratamento ideal das doenças metabólicas hereditárias deve ser oferecido por uma equipe multiprofissional com a atuação conjunta de médicos geneticista, pediatra, neurologista, além de nutricionista, fonoaudiólogo, psicólogo, fisioterapeuta e terapeuta ocupacional ou outro profissional, caso haja demanda[17]. Embora o tratamento dos EIM seja complexo, os princípios gerais do tratamento consistem em reduzir a sobrecarga nas vias metabólicas afetadas das seguintes maneiras:

1. Privação do substrato pela dieta: dieta hipoproteica para os defeitos de ciclo da ureia, aminoacidopatias e acidemias orgânicas, lembrando que existem fórmulas específicas para cada doença, restritas em aminoácidos específicos envolvidos nas diferentes doenças; e restrição de gorduras para os defeitos de oxidação de ácidos graxos.
2. Remoção de metabólitos tóxicos: por exemplo, com o uso da diálise ou com medicações como o benzoato de sódio para tratar a hiperamonemia.
3. Repor produtos deficientes/insuficientes: uso da L-carnitina para casos de deficiência de carnitina livre, primária ou secundária, como nas acidemias orgânicas.

4. Bloquear a produção e o efeito dos metabólitos tóxicos: restrição na dieta e uso de vitaminas importantes nas vias metabólicas envolvidas, como o uso da nitisinona (NTBC) na tirosinemia tipo 1.
5. Estimular atividade residual da enzima deficiente: uso de vitaminas e cofatores[4].

É importante lembrar que, nos casos sintomáticos, muitas vezes uma terapêutica de emergência deve ser estabelecida e não é incomum que seja iniciada antes do resultado da triagem neonatal. Nesses casos, devem ser instituídas condutas gerais de emergência em EIM sem um diagnóstico conhecido, que compreendam dieta hipoproteica por NPP 0,5 a 1 g/kg/dia ou enteral com fórmulas lácteas para RN termos ou pré-termos; manutenção de normoglicemia, considerando que algumas doenças cursam com hipoglicemia, tornando necessário um maior aporte de carboidratos; correção de acidose metabólica e distúrbios hidreletrolíticos; e tratamento de estados de coma. Caso haja a suspeita dos defeitos de betaoxidação, a diminuição do aporte de lipídios deve ser estabelecida[17].

Após o resultado da espectrometria de massas em *tandem* com o diagnóstico estabelecido, o tratamento específico pode ser introduzido, seja de emergência para os casos sintomáticos ou tratamento ambulatorial para os casos assintomáticos, na tentativa de impedir a crise metabólica.

CONCLUSÕES

A triagem metabólica neonatal já se mostrou confiável e vem sendo aplicada com cobertura universal para a população de países como Japão e Austrália, é um método de triagem eficiente se aplicado em condições ideais e se seu resultado for analisado por equipe treinada[12]. Dessa forma, pode fazer parte de qualquer programa de prevenção secundária. Sua inserção no Programa Nacional de Triagem Neonatal deve ser considerada e medidas devem ser estabelecidas para que mais Centros de Referência especializados em erros inatos do metabolismo sejam criados para absorver a demanda de pacientes, pois com o avanço das tecnologias diagnósticas, por meio do uso da espectrometria de massas em *tandem*, espera-se a detecção precoce de um número cada vez maior de pacientes com doenças metabólicas hereditárias, o que possibilita oferecer um tratamento mais específico e eficaz na tentativa de alterar a história natural dessas enfermidades, que, embora individualmente raras, são coletivamente comuns[7,12].

REFERÊNCIAS BIBLIOGRÁFICAS

1. Aoki K, Yoshida I, Inokuchi T, Tashiro K, Inaba M, Fumimori A, et al. Retrospective evaluation for neonatal metabolic screening by GC/MS and MS/MS. J Inherit Metab Dis. 2005;28:7.

2. Chalcraft KR, Britz-McKibbin P. Newborn screening of inborn errors of metabolism by capillary electrophoresis-electrospray ionization-mass spectrometry: a second-tier method with improved specificity and sensitivity. Anal Chem. 2009;81(1):307-14.
3. Hernandez DC. Neonatal screening by tandem mass spectrometry: an update. Revista Panamericana De Salud Publica-Pan American Journal of Public Health. 2010;27(4):309-18.
4. Zschocke J, Hoffmann G. Vademecum metabolicum. Manual de Pediatria Metabolica. 2ª ed. Porto Alegre: Segmento Farma; 2007.
5. Zschocke J, Hoffmann G. Vademecum metabolicum. Diagnosis and treatment of inborn errors of metabolism. 3ª ed. Friedrichsdorf: Milupa Metabolics GmbH & Co; 2011.
6. Sociedade Brasileira de Triagem Neonatal. Available: http://www.sbtn.org.br/.
7. Champion MP. An approach to the diagnosis of inherited metabolic disease. Archives of Disease in Childhood-Education and Practice Edition. 2010;95(2):40-6.
8. Burton BK, Nadler HL. Clinical diagnosis of inborn-errors of metabolism in neonatal-period. Pediatrics. 1978;61(3):398-405.
9. Burton BK. Inborn errors of metabolism – the clinical diagnosis in early infancy. Pediatrics. 1987;79(3):359-69.
10. Burton BK. Inborn errors of metabolism in infancy: a guide to diagnosis. Pediatrics. 1998;102(6):E69.
11. Zytkovicz TH, Fitzgerald EF, Marsden D, Larson CA, Shih VE, Johnson DM, et al. Tandem mass spectrometric analysis for amino, organic, and fatty acid disorders in newborn dried blood spots: A two-year summary from the New England newborn screening program. Clinical Chemistry. 2001;47(11):1945-55.
12. Schulze A, Lindner M, Kohlmuller D, Olgemoller K, Mayatepek E, Hoffmann GF. Expanded newborn screening for inborn errors of metabolism by electrospray ionization-tandem mass spectrometry: results, outcome, and implications. Pediatrics. 2003;111(6):1399-406.
13. Braga C, Fonseca A. Manual de rotinas em triagem neonatal. Rio de Janeiro: Rubio; 2008.
14. Lehotay DC, Hall P, Lepage J, Eichhorst JC, Etter ML, Greenberg CR. LC-MS/MS progress in newborn screening. Clinical Biochemistry. 2011;44(1):21-31.
15. Mayo Clinic Laboratories. Available: http://www.mayomedicallaboratories.com/.
16. Huang HP, Chu KL, Chien YH, Wei ML, Wu ST, Wang SF, et al. Tandem mass neonatal screening in Taiwan - Report from one center. Journal of the Formosan Medical Association. 2006;105(11):882-6.
17. Martins, AM. Protocolo brasileiro de dietas: erros inatos do metabolismo. São Paulo: Segmento Farma; 2006.
18. Portaria GM/MS n. 822/GM em 06/06/2001. Disponível em: http://dtr2001.saude.gov.br/sas/PORTARIAS/Port2001/GM/GM_822.htm.

7
Prevenção da síndrome da morte súbita do lactente

Maria Helena Valente
Luciana Harumi Miranda Omori
Ana Maria de Ulhôa Escobar

> Após ler este capítulo, você estará apto a:
> 1. Descrever a síndrome da morte súbita do lactente.
> 2. Abordar e diagnosticar a suspeita de síndrome da morte súbita do lactente.
> 3. Reconhecer os principais fatores de risco e de proteção.
> 4. Desenvolver as recomendações relacionadas à prevenção nas consultas de supervisão de saúde.

INTRODUÇÃO

"A morte infantil repentina de lactentes jovens assombra a humanidade desde a época bíblica, quando o rei Salomão foi chamado para identificar a mãe verdadeira de uma criança que havia morrido subitamente durante a noite, havendo a suspeita de a mãe tê-lo sufocado com o próprio corpo pelo compartilhamento do leito" (Reis 3:19, 22).

A diminuição da mortalidade infantil nos países desenvolvidos na primeira metade do século XX evidenciou os casos de mortes inesperadas e inexplicadas de lactentes aparentemente saudáveis como causa estatisticamente relevante, com muitos motivos naturais e não naturais, incluindo asfixia e sufocação, propostos para explicar essa ocorrência[1,2].

O termo síndrome da morte súbita de lactentes (SMSL), ou *sudden infant death syndrome*, passou a ser utilizado na década de 1990 e se referia à morte inesperada de lactentes sem doenças prévias, em que a criança era encontrada sem vida, geralmente no berço, que permanecia inexplicada após a realização da necropsia[3,4].

Na atualidade, a SMSL é definida como a morte de lactentes menores de 12 meses, geralmente entre 2 e 4 meses de idade, que ocorre principalmente no período de sono, entre 0:00 h e 6:00 h da manhã, sem causa definida após revisão cuidadosa da história médica da criança e da família, análise das circunstâncias ou da cena da morte e exame necroscópico[3].

Assim, o diagnóstico é realizado tanto pela história clínica e pela exclusão de outras causas, como por meio de cuidadoso exame pós-óbito. A necropsia deve ser realizada por patologista pediátrico e deve seguir o protocolo recomendado pelas sociedades internacionais afins[1].

O pediatra da Atenção Primária à Saúde se depara frequentemente com dúvidas, medos e ansiedades parentais relacionados à SMSL, motivo pelo qual é solicitado para orientar sobre a prevenção desse importante e temido agravo que envolve a morte infantil. Aqueles que trabalham nos serviços de urgência, que, por sua vez, recebem crianças encontradas mortas em seus berços, somente devem emitir qualquer parecer ou conclusão relacionada à SMSL após a realização da história clínica ampliada, a avaliação da cena da morte, a autópsia e a exclusão de outras causas[1,2].

DEFINIÇÃO

A SMSL é definida como a morte repentina de crianças menores de 1 ano de idade, que permanece inexplicada após a investigação total do caso, incluindo a revisão da história clínica, a investigação da cena da morte e a autópsia completa[1,2].

Em 1963, nos Estados Unidos, por esforço dos pais que perderam bebês com a SMSL, foi criada a Fundação Nacional da Síndrome da Morte Súbita do Lactente (*National SIDS Foundation*)[1], que chamou a atenção para a necessidade de catalogação e avaliação crítica das teorias disponíveis sobre a morte súbita do lactente[1,3,5].

A partir de 1991, a definição da SMSL foi revisada por um painel de especialistas do *National Institute of Child Health and Human Development* (NICHD), estabelecendo-se uma nova definição para a SMSL. Esta diferiu da anterior em vários aspectos significativos[3-5]:

- Omitir a frase que fazia referência ao fato de a morte ser "inesperada pelo histórico", concluindo que algumas das vítimas dessa síndrome poderiam não ser inteiramente normais antes da morte[4,5].
- Implementar o desenvolvimento da avaliação das cenas da morte, segundo abordagens padronizadas da morte infantil e protocolos padronizados para autópsia, o que conduziu a diagnósticos crescentes de asfixia acidental e maus-tratos[3-5].
- Enfatizar a necessidade da autópsia, a investigação da cena da morte e a revisão da história clínica para o aconselhamento adequado dos pais e para o parecer técnico sobre o caso[3-5].

- Padronizar a realização das etapas específicas para a avaliação das mortes infantis inesperadas, por meio de exame externo e interno da criança, radiologia, histologia, microbiologia, toxicologia, metabolismo e estudos genético e molecular, contribuindo para aumentar a acurácia do diagnóstico da SMSL, que só deve ser estabelecido como diagnóstico de exclusão[3-5].

É impossível detectar algumas anormalidades congênitas, acidentes, infecções ou defeitos metabólicos sem a realização da autópsia. Da mesma forma, a investigação da cena da morte é fundamental para excluir mecanismos acidentais, ambientais e morte não natural[5,6]. Em aproximadamente 15% dos casos suspeitos da SMSL, são identificadas causas conhecidas de óbito no exame pós-morte, mesmo quando a história e as circunstâncias clínicas da morte são compatíveis com a SMSL[6].

A SMSL é um diagnóstico de exclusão, sendo fundamental avaliar a história médica da criança, excluindo a presença de episódios prévios de apneia, cianose ou convulsão[6], e descartar a possibilidade de sufocação, aspiração, maus tratos, negligência e outros diagnósticos. História familiar pregressa de morte por SMSL, presença de problemas neurológicos não diagnosticados ou história de falência do crescimento ou de hipotonia apontam para a necessidade de exclusão de distúrbios metabólicos hereditários[6].

EPIDEMIOLOGIA

Nos países desenvolvidos, a SMSL é considerada a causa mais prevalente de mortalidade nos lactentes. A incidência que variava entre 1 a 3:1.000 nascidos vivos diminuiu significantemente pelas várias campanhas de prevenção das mortes infantis no berço, que preconizam a posição supina ou de costas no leito, em vez de prona ou lateral[1-4]. A incidência da SMSL decresceu mais de 50% desde a metade dos anos 1980, nos Estados Unidos. De 1992 a 1999, a taxa total dessa síndrome foi de 1,2 por 1.000 nascidos vivos para 0,67, representando uma queda de 44% atribuída às recomendações emitidas em 1992, quando a Academia Americana de Pediatria (AAP) estabeleceu a recomendação do estado de supinação para a criança durante o sono, com a perspectiva de reduzir o risco para a SMSL[1,2,4,5,7-11].

No Brasil, a prevalência da SMSL é de 6,3% dos óbitos de lactentes, o coeficiente de mortalidade específico é de 4,5 óbitos para 10.000 nascidos vivos, e a incidência de 1,75:1.000 nascidos vivos, com a consideração de que a SMSL é subdiagnosticada por meio do Código Internacional das Doenças (CID) R95, pela não obrigatoriedade da necropsia que prejudica a identificação da síndrome. Segundo o DATASUS, em 2008, ocorreram 142 óbitos por essa causa[12].

A idade média para a ocorrência das mortes pela SMSL é de 11 semanas, o pico de incidência está entre 2 e 4 meses de vida, e 90% das mortes ocorrem antes dos 6 meses de idade[7-11]. Cerca de 60% das crianças com SMSL apresentavam previamente ao óbito algum tipo de infecção, que após necropsia não se relacionaram com a causa da morte.

Apesar do declínio da taxa de SMSL em mais de 50% nos países desenvolvidos, essa síndrome continua a ser uma causa importante de morte infantil pós-natal, chegando a 25% de todos os óbitos ocorridos entre 1 mês e 1 ano de idade[7].

A queda das taxas é atribuída em grande parte às campanhas educacionais que visam à proteção das crianças, aconselhando a posição supina para dormir, a manutenção de um ambiente seguro e outras medidas relacionadas à redução do risco para a SMSL, que são preconizadas nas consultas de supervisão de saúde infantil. No entanto, em muitos países, esse progresso observado em relação à SMSL parece ter atingido um equilíbrio[4,5,7-10,13].

FATORES DE RISCO

A pesquisa epidemiológica sobre a SMSL realizada pelo NICHD reconheceu os fatores de risco para a SMSL descritos no Quadro 7.1.

Quadro 7.1 – Fatores de risco para a síndrome da morte súbita do lactente[14-16]

Aspectos maternos e pré-natais	Etnia, baixa idade materna, baixo nível socioeconômico, baixa escolaridade, cuidado pré-natal inadequado, intervalo curto entre as gestações, multiparidade, mãe solteira, tabagismo, uso de álcool e drogas ilícitas e retardo do crescimento intrauterino
Aspectos vinculados ao lactente	Sexo masculino, idade entre 2 e 4 meses, prematuridade, compartilhamento do leito com adultos, posição prona e lateral para dormir, hipertermia, colchão macio-depressível, exposição à fumaça de cigarro, uso de várias camadas de roupas, face coberta (por fralda, lençol etc.) e doença febril recente

Lactentes que apresentaram eventos do tipo *apparent life-threatening* (ALTE), definido como "quase morte súbita", devido a um episódio de apneia, palidez, cianose ou alteração do tônus muscular, que necessitaram de reanimação sem causa específica, têm maior risco para SMSL.

Fatores Sociodemográficos

Embora a SMSL atinja crianças de todos os estratos sociais, há fatores sociodemográficos consistentemente associados com a elevação do risco para a síndrome, como baixo nível socioeconômico, idade materna menor de 20 anos, baixa escolaridade materna e famílias monoparentais[2,4,7,13].

Apesar do declínio da SMSL em todos os grupos, avaliações recentes constatam que atualmente ainda persistem grandes disparidades sociais e raciais[13]. Nos

Estados Unidos, crianças negras e índias apresentam 2 a 3 vezes mais probabilidade de morrer pela SMSL, enquanto os bebês hispânicos, asiáticos e do Pacífico Sul mostram as menores taxas de incidência da síndrome[13].

As crianças de maior risco para a SMSL têm entre 2 e 4 meses de idade, com 90% dos casos de SMSL ocorrendo até 6 meses de idade[3,13,14]. O risco de SMSL é mais elevado em crianças do sexo masculino, que apresentam 30 a 50% mais probabilidade de serem afetadas que crianças do sexo feminino[14-16]. Aproximadamente 15 a 20% dos casos de SMSL ocorrem em instituições que cuidam de crianças[15].

A predominância sazonal (geralmente no inverno) encontrada na SMSL diminuiu e quase desapareceu em alguns países, assim como caiu a prevalência da posição prona para dormir, o que indica uma interação entre a posição para dormir e os fatores mais comuns durante os meses mais frios, como o superaquecimento e a infecção[2,8,9,15].

Fatores Maternos e Antenatais

Inúmeros fatores da gestação se associam ao aumento do risco para SMSL, sugerindo um ambiente intrauterino desfavorável[14-17]. As crianças de alto risco geralmente são prematuras ou com baixo peso de nascimento, nascem em famílias de baixo nível socioeconômico, suas mães têm baixo nível de escolaridade, são solteiras, menores de 20 anos de idade, com curto intervalo entre as gestações e não realizaram exame pré-natal ou o iniciaram tardiamente[13-16]. Geralmente, a SMSL ocorre do segundo filho em diante. Complicações no pré-natal, como placenta prévia, ruptura prematura das membranas e alfafetoproteína materna elevada, também são associadas ao risco aumentado de SMSL, e esses fatores parecem ser independentes da relação com nascimento prematuro[17].

Uso de Substâncias Tóxicas de Abuso pela Mãe

Numerosos estudos confirmam que crianças filhas de mães que fumaram durante a gestação apresentam risco aumentado para a SMSL[2,11,17]. Discute-se que um número significativo de crianças colocadas em posição prona para dormir poderia não ter morrido se elas não fossem expostas ao fumo[18,19]. O fumo é um dos fatores de risco mais importantes para a SMSL[18]. O efeito independente da exposição ao fumo foi relacionado ao número de fumantes na casa, às pessoas que fumam no quarto da criança, aos cigarros fumados e ao tempo de exposição da criança. Portanto, manter a criança livre do fumo ambiental pode reduzir o risco da SMSL[18-20].

O abuso de drogas e fenômenos associados também é relacionado com número excessivo de mortes por SMSL, com estudos mostrando a possibilidade de quintuplicar o risco da SMSL[2,21]. As evidências associam o uso de drogas no pré-natal, especialmente os opiáceos, com um aumento de 2 a 15 vezes da SMSL[21,22]. A associação de opiáceos e SMSL pode ocorrer pelo efeito biológico das drogas intrauterino, com risco aumentado de prematuridade e baixo peso ao nascimento, e/ou por outras condições socioeconômicas, ambientais ou relacionadas ao comportamento parental.

O álcool utilizado pela mãe no período periconcepcional e no primeiro trimestre de gestação representou risco 6 e 8 vezes maior para a SMSL, respectivamente. O consumo materno de álcool nas 24 horas anteriores à morte da criança foi associado a um aumento de 2 a 8 vezes de risco para SMSL. Irmãos de crianças com síndrome alcoólica fetal apresentam risco aumentado em 10 vezes para a SMSL, comparados com os controles[2,21,23].

As Práticas e o Ambiente de Sono da Criança

Posição para dormir

A posição prona, de bruços, e mesmo a lateral, para dormir tem sido consistentemente associada à elevação do risco para a SMSL[2,8,10,24,25]. Em vários estudos, as posições prona e lateral têm sido identificadas como um dos fatores de risco mais importantes para SMSL[2,24,25]. A probabilidade de que a criança colocada para dormir "de lado" role para a posição prona é maior que da supina para a posição prona[26].

Estudos recentes de caso e controle mostraram que crianças colocadas em posição prona e "de lado" para dormir apresentam pelo menos 2 vezes mais risco para a SMSL quando comparadas àquelas colocadas "de costas" para dormir ou na posição supina[26]. Nesse mesmo estudo, as crianças que apresentaram o risco mais alto para SMSL foram:

- Aquelas colocadas inicialmente "de lado" para dormir e que foram encontradas em posição prona.
- Aquelas que usualmente dormiam em posição supina, mas foram colocadas na posição prona ou "de lado", com a qual não estavam acostumadas, com *odds ratio* de 8,2 e 6,9, respectivamente[18,21,26,27].

Muitas das mortes por SMSL ocorrem em instituições que cuidam de crianças (como creches e berçários), pois muitas vezes são colocadas em uma posição para dormir com a qual não estão habituadas[26,27].

A recomendação inicial das campanhas preocupadas em reduzir a SMSL considerou que colocar a criança "de lado" para dormir seria equivalente à posição supina para redução do risco da SMSL, mas estudos subsequentes mostraram que crianças que dormem "de lado" têm 2 vezes mais probabilidade de morrer que aquelas que ficam em posição supina[21,26]. Sendo assim, a recomendação atual é para que se coloque toda criança para dormir em posição supina, exceto aquela que tem alguma condição médica que justifique o uso de uma outra posição. As equipes dos berçários de maternidades ainda colocam os recém-nascidos para dormir "de lado", modelando a prática parental de forma inadequada em relação aos cuidados com a criança.

O berço

Vários aspectos relacionados ao ambiente de sono da criança, incluindo a presença de travesseiros, almofadas, edredons, protetores de berço macios e/ou recobertos com pele de carneiro, são associados ao risco de SMSL. Travesseiros macios de algodão representam risco 2 a 3 vezes maior de SMSL, independentemente da posição prona para dormir[27,28].

O compartilhamento da cama da criança

Existe risco de SMSL no compartilhamento da cama para as crianças menores de 11 semanas de idade 10 vezes maior que o risco para crianças jovens que não compartilham a cama, independentemente da utilização de fumo pelos pais ou de a criança ter mamado durante o sono[29,30]. A divisão da cama tem se mostrado extremamente prejudicial quando há várias crianças na mesma cama, quando os pais dormem com a criança no sofá ou em outra superfície macia e quando as crianças são menores de 4 meses de idade[2,29,30].

Por outro lado, o sono solitário da criança em quarto diferente do dos pais aumenta o risco de SMSL, sendo recomendado, então, como ambiente seguro para o sono infantil, o quarto dos pais e o colchão próprio nos primeiros 6 meses de vida[29,30].

Superaquecimento

O superaquecimento causado por alta temperatura do quarto, elevação da temperatura corporal, sudorese e roupa excessiva tem sido responsabilizado pela elevação do risco para SMSL. Crianças com duas ou mais camadas de roupas apresentaram risco 6 vezes maior de SMSL[28].

Práticas Relacionadas à Alimentação

Aleitamento materno

O aleitamento materno deve ser recomendado para todas as crianças, mas a associação entre o aleitamento materno e a SMSL é inconsistente[10].

Chupetas

A utilização frequente da chupeta parece ter efeito protetor em relação à SMSL, segundo *odds ratio* de 0,71 e de 0,39, se usada apenas durante o sono[31,32]. Cresce a evidência de que o uso da chupeta durante o sono auxilia a regulação do controle autonômico da respiração, favorecendo pequenos despertares, ampliando os movimentos respiratórios e aumentando a frequência cardíaca como mecanismos protetores[31,32]. Recentemente, a AAP recomendou a utilização da chupeta apenas após ter sido estabelecida a amamentação[10]. A Sociedade Canadense de Pediatria recomenda que o uso rotineiro da chupeta não seja descartado, pois evidências indicam queda no risco para SMSL com essa atitude[9,10,31,32].

Prematuridade

Crianças nascidas pré-termo e com baixo peso de nascimento mostraram risco para SMSL 5 vezes mais elevado que as nascidas de termo e com peso normal. Quando crianças com baixo peso ao nascimento foram colocadas para dormir "de lado" ou em posição prona, o risco da SMSL aumentou em 15 e 24 vezes, respectivamente, que em crianças com peso normal colocadas para dormir com o dorso apoiado no berço[2,8,10,33].

Irmão de Vítima de Síndrome da Morte Súbita do Lactente

Irmãos de vítimas de SMSL apresentam risco aumentado em 5 a 6 vezes para a síndrome. Tal risco se deve à combinação de fatores biológicos e/ou epidemiológicos, em que os fatores relacionados com a SMSL se confundem com os de outras causas de mortalidade infantil[2,8,10].

Fatores de Risco Genéticos

Acredita-se que a síndrome do QT longo no eletrocardiograma seja associada com polimorfismo dos canais de sódio e potássio, uma vez que 5 a 10% dos casos de SMSL apresentam canal iônico cardíaco "defeituoso", com potencial aumento de arritmia letal[34-36]. Mutações genéticas responsáveis pelo desenvolvimento embriológico do sistema nervoso autônomo foram identificadas nas crianças com SMSL[34]. Alterações estruturais nos neurotransmissores da serotonina (5-HT) na região medular dos neurônios HT, críticos para a regulação da função cardíaca e respiratória, assim como para a quimiossensibilidade central durante o sono, parecem estar envolvidos com a SMSL. Anormalidades na regulação autônomica da respiração podem se relacionar a danos pela hipóxia, diminuição da imunorreatividade nos neurônios catecolaminérgicos e diminuições na imunorreatividade dos receptores da serotonina na SMSL, o que pode afetar adversamente o controle central da respiração, particularmente durante o sono[35].

Dois terços das crianças com SMSL mostraram evidências estruturais de asfixia preexistente crônicas, de pequena intensidade, detectadas por meio de marcadores teciduais como elevação do fator de crescimento do endotélio vascular (VEGF) e produção de proteínas em resposta a alterações na oxigenação, razão pela qual a hipóxia tem sido proposta como evento fisiopatológico frequente que antecede as mortes por SMSL[34]. A disfunção cardíaca na SMSL descreve o aumento da frequência cardíaca e distúrbios de ritmo, especialmente do intervalo QT longo. A análise molecular realizada em tecido cardíaco de crianças com SMSL identificou mutações do canal de sódio associadas ao intervalo QT longo[34-37].

O maior avanço na compreensão da etiologia da SMSL foi a descoberta de que muitas crianças com a síndrome apresentavam diminuição da ligação dos receptores de ácido caínico e muscarínicos no núcleo arqueado da superfície ventral da medula, sítio de integração das funções autonômicas vitais, e foram observadas evidências histopatológicas locais de graus variados de hipoplasia do núcleo e anormalidades na ligação dos receptores da serotonina (5-HT) no núcleo serotonérgico medular, incluindo os laterais paragigantocelulares (PGCL)[34-38].

A exposição pré-natal ao fumo e/ou ao álcool pode contribuir para o desenvolvimento da 5-HT medular fetal anormal nas crianças com risco aumentado para SMSL[34-36].

PATOLOGIA E PATOGENIA

Embora os fatores de risco possam fornecer indícios da causa, o esclarecimento final dos mecanismos de morte da SMSL requer dados relacionados à doença e à biologia molecular. A SMSL caracteriza-se por várias alterações morfológicas e microscópicas encontradas na autópsia, mas nenhuma dessas anormalidades é suficientemente grave para explicar a morte da criança. A autópsia de crianças com SMSL não mostra alterações específicas[3,5,6,39].

Os achados morfológicos externos incluem: o fato de a criança estar bem nutrida, com peso corpóreo geralmente abaixo do percentil 50 para a idade, com desenvolvimento adequado; líquido sanguinolento encontrado ao redor da narina; cianose de lábios e leito ungueal; e secreção anterior sugerindo a posição de face virada para baixo. No exame interno, observam-se congestão e edema pulmonar, lesões petequiais intratorácicas extensas, hematopoese hepática, inflamação do trato respiratório alto, necrose fibrinoide focal da laringe, sangue líquido no coração, tecido linfoide normal e bexiga urinária vazia[3,5,6,39].

Estudos recentes na área de neuropatologia identificaram a função serotonérgica como anormal no cérebro das crianças com SMSL. Assim, já que a serotonina influencia ampla variedade de sistemas fisiológicos, incluindo a respiração, o sistema cardiovascular, a temperatura e o ciclo de sono-vigília, esse achado reforça a hipótese de que a SMSL é resultado da desregulação do sistema nervoso autônomo[35-38].

Para explicar a SMSL, os estudos propõem um modelo de risco tríplice, sugerindo que a síndrome ocorra em crianças com alguma vulnerabilidade de base, seja no padrão genético seja na anormalidade cerebral, que experimentam um evento

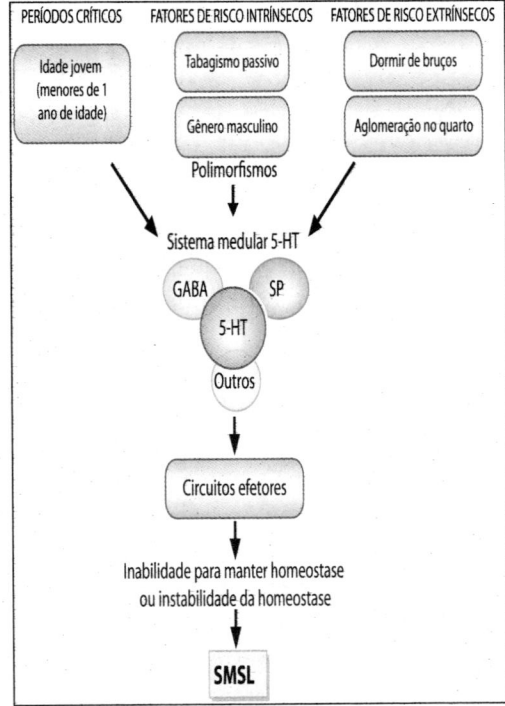

Figura 7.1. Representação esquemática da SMSL, como uma anormalidade da homeostase do sistema medular da serotonina (5-HT), com envolvimento de múltiplos neurotransmissores e neuromoduladores, com atuação conjunta com os fatores de risco em um período crítico de desenvolvimento[37]. GABA: ácido gama-aminobutírico; SP: substância P.

desencadeante, como fumo materno ou infecção, em um estágio vulnerável do desenvolvimento do sistema nervoso central ou imune. Quando fatores dessas três variáveis se superpõem, pode ocorrer a SMSL[35].

O sono representa um período de relativa vulnerabilidade, pois é quando muitos sistemas de controle funcionam em limiares mais baixos. As pesquisas que relacionam sono e SMSL colocam o despertar como um mecanismo de proteção importante. No entanto, um aumento da frequência do despertar pode não ser desejável por ser este o responsável pela fragmentação e pela privação do sono.

As anormalidades nos neurônios serotonérgicos medulares produzem a fragmentação do sono e a diminuição de sua fase *rapid eyes moviment* (REM – movimento rápido dos olhos). Essa disfunção, observada na SMSL, pode determinar alterações consideráveis na homeostase do sono, aumentando o risco para a morte repentina[35-38].

INTERAÇÃO ENTRE A GENÉTICA E OS FATORES DE RISCO AMBIENTAIS

As anormalidades genéticas com repercussão na fisiologia indicam deficiência na neurorregulação autonômica do cérebro, o que inclui o padrão respiratório, a sensibilidade dos quimiorreceptores, o controle da frequência e da adaptação cardíaca e a variabilidade respiratória[35-39].

A deficiência da resposta parece ser o pré-requisito necessário para a ocorrência da SMSL, embora seja insuficiente para causá-la na ausência de outros fatores de risco genéticos e ambientais[35-39].

A habilidade para encurtar o intervalo QT com o aumento da frequência cardíaca parece estar prejudicada nas crianças que morreram de SMSL, sugerindo que pode haver predisposição para arritmia ventricular, o que é consistente com a observação de polimorfismo genético para os canais iônicos cardíacos na SMSL[35-38].

O risco real da SMSL em casos individuais é determinado pela complexa interação entre a genética e os fatores de risco ambientais (posição prona para dormir, presença de ventilação inadequada e hiporresponsividade)[35-38].

Pode haver também interações entre os fatores de risco modificáveis, como o uso de cobertores macios, posição prona para dormir e estresse térmico, e ligações entre os fatores de risco genéticos, como anormalidades na regulação ventilatória e deficiência na regulação metabólica e térmica. A deficiência no controle cardiorrespiratório pode se dar em razão do polimorfismo 5-HT ou do polimorfismo dos genes pertinentes ao desenvolvimento do sistema nervoso autônomo[35-38].

Crianças comprometidas podem apresentar risco aumentado para a hipoxemia relacionada ao sono e maior suscetibilidade aos efeitos adversos associados a situações inseguras determinadas pela posição de dormir e/ou cobertores ou almofadas macias. As crianças com risco aumentado para a hipoxemia relacionada ao sono e à acidose secundária também devem mostrar risco elevado para arritmias fatais na presença de doença dos canais cardíacos[35-39].

O risco aumentado para SMSL associado à exposição fetal e pós-natal ao cigarro pode ser relacionado, pelo menos em parte, a fatores genéticos que comprometem o controle autonômico do cérebro com diminuição da responsividade ventilatória à hipoxia observada após a exposição fetal à nicotina[35].

Entre as crianças com risco aumentado para a SMSL, incluem-se aquelas que tiveram algum evento com aparente risco de vida, irmãos de crianças que sofreram a SMSL e crianças nascidas pré-termo. O evento com aparente risco de vida é definido por uma mudança repentina e inesperada na criança, que seja estranha para o cuidador, mas sem a ocorrência de morte repentina ou colapso persistente. Mudança súbita de cor, como cianose ou ocasionalmente palidez importante, é a observação mais frequente, tipicamente associada à baixa capacidade de responder à estimulação externa. A apneia aparente também se constitui em uma outra observação constante[5,6].

EVENTOS DO TIPO *APPARENT LIFE-THREATENING*

Os eventos com risco aparente de vida são situações vividas pelas crianças nas quais se observam episódios de apneia associados às mudanças na cor da pele, como cianose, palidez, eritema, alterações no tônus muscular e asfixia ou respiração ofegante[40].

No passado, a denominação da ALTE foi referida como "quase morte súbita", o que se mostrou pouco acurada.

Tais eventos são relativamente comuns, ocorrendo em aproximadamente 1: 400 crianças[40].

As campanhas educativas reduziram a incidência da SMSL, mas não afetaram as taxas de ALTE, com o tabagismo materno na gestação sendo o único fator de risco comum entre a SMSL e os eventos com risco aparente de vida.

Os fatores de risco para ALTE incluem a história de apneia, cianose ou palidez, dificuldade de alimentação, monoparentalidade, história familiar de morte infantil e tabagismo materno durante a gestação[40].

A etiologia da ALTE pode ser determinada em apenas metade dos casos. Distúrbios gastrointestinais, como o refluxo gastroesófago, são a principal etiologia identificada. Problemas cardíacos, como a doença valvular, arritmias e cardiomiopatia, são responsáveis por uma minoria de casos. Causas neurológicas, como processos malignos, anormalidades estruturais do cérebro e convulsões, são incomuns, mas devem ser considerados[40]. A história e o exame físico são os fatores mais importantes na determinação da etiologia. Crianças que apresentam episódios de ALTE devem ser investigadas com exames relacionados a doença do refluxo gastroesofágico, urinálise, neuroimagem, radiografia de tórax e de leucograma[40].

OUTRAS CAUSAS DE MORTE SÚBITA DA CRIANÇA

Sufocação Acidental

A sufocação acidental ocorre tipicamente em ambientes inseguros para o sono, incluindo o uso de berços mal construídos e compartilhamento caótico do lugar de dormir[5,6].

Infanticídio

O infanticídio ocorre em cerca de 1,3% dos casos rotulados de SMSL. Em crianças internadas com relatos de apneia e cianose, foi observado que estas estavam sendo sufocadas por suas mães. Portanto, quando relatos de apneia e cianose são feitos sempre e apenas pelo mesmo cuidador, deve-se pensar em síndrome dos maus tratos.

Doenças Metabólicas

Doenças metabólicas, especialmente aquelas caracterizadas pela oxidação defeituosa dos ácidos graxos, têm sido documentadas como SMSL. A história de morte repentina em irmãos na infância não é incomum, sendo a esteatose hepática observada na autópsia[5,6].

Anomalias Cardíacas Congênitas

Malformações obstrutivas do coração esquerdo, artérias coronárias anômalas, fibroelastose do endocárdio, conexões venosas pulmonares anômalas e defeitos septais ventriculares podem ser confundidos com a SMSL, em que a maioria das anomalias cardíacas congênitas é reconhecida clinicamente[5,6].

Infecções

Miocardite é uma causa importante de morte súbita de crianças. Seu diagnóstico é realizado por exame microscópico do tecido cardíaco e do sistema de condução e por meio de técnicas de PCR para afastar os vírus *coxsackie*, da caxumba, adenovírus e citomegalovírus[5,6].

MEDIDAS PREVENTIVAS

A Academia Americana de Pediatria (AAP) desenvolveu recentemente novas diretrizes voltadas para redução do risco de SMSL individual para as crianças, sendo estas apropriadas para a maioria das crianças cujos componentes principais estão resumidos no Quadro 7.2[10].

Quadro 7.2 – Recomendações sugeridas para redução dos riscos da SMSL na população infantil em geral[8,9,19]

- Colocar o bebê para dormir "de costas" ou em posição supina: as crianças devem ser colocadas para dormir em estado de supinação ("inteiramente de costas") durante todo o sono. Dormir "de lado" não é tão seguro quanto dormir em estado de supinação, não devendo ser recomendado[8-10,24-27]

- Usar uma superfície firme para dormir: materiais e objetos macios, como travesseiros, mantas, cobertores, almofadões ou pele de carneiro, não devem ser colocados sob a criança nos locais de dormir. Um colchão firme, recoberto com lençol é a superfície recomendada para o sono[8-10,24-28]

- Deixar objetos macios fora do berço: objetos macios como travesseiros, mantas, cobertores, edredons, pele de carneiro, brinquedos de encher, entre outros, devem ser mantidos fora do ambiente de dormir da criança. Cobertores e mantas leves podem ser perigosos, sendo orientado que a criança use uma roupa especial para dormir, de forma a não necessitar de cobertor[8-10,28]

- Não fumar durante a gestação: o fumo materno durante a gestação tem sido cogitado como um dos principais fatores de risco em toda a epidemiologia da SMSL. Evitar a exposição infantil a outro fumante é desejável por vários motivos, além do risco para SMSL[8,10,21,22]

- Colocar a criança para dormir em cama separada, mas próxima: evidências crescentes estabelecem como prejudicial o compartilhamento do leito de dormir da criança com pais e irmãos. Recomenda-se, porém, que o berço da criança seja colocado no quarto de dormir dos pais, próximo da cama destes, pela conveniência para o aleitamento materno e para contato com a criança. Esta não deve compartilhar a cama com os pais ou com outras crianças. É prejudicial para o bebê dormir no sofá ou em poltronas, e ninguém deve dormir com ele nessas superfícies[8-10,21,29,30]

(continua)

Quadro 7.2 – Recomendações sugeridas para redução dos riscos da SMSL na população infantil em geral[8,9,19] (continuação)

- Oferecer a chupeta para a criança na hora de ir para a cama e durante o sono: embora o mecanismo não seja conhecido, existem evidências de que a utilização da chupeta durante o sono diminui o risco de SMSL. Até que as evidências orientem outra conduta, recomenda-se o uso da chupeta durante todo o primeiro ano de vida da criança. Incentivar o uso de chupeta quando a criança vai dormir e não após o adormecimento. Caso ela recuse a chupeta, não forçar a aceitação. Não colocar soluções doces na chupeta. Para as crianças em aleitamento materno, atrasar a introdução da chupeta até 1 mês de idade para que este seja assegurado[8-10,31,32]
- Evitar o superaquecimento: a criança deve usar roupas leves para dormir e a temperatura do quarto deve ser confortável para um adulto vestido com roupas leves. Evitar superaquecimento[8-10,28]
- Evitar o uso de dispositivos comerciais introduzidos no mercado para reduzir o risco da SMSL: não existe nenhum dispositivo eficaz e seguro para manter a posição do sono[10]
- Não usar monitores caseiros como estratégia para reduzir o risco da SMSL: os monitores respiratórios e cardíacos eletrônicos não estão indicados para proteger a criança da SMSL. Além disso, não há evidência de que crianças de risco aumentado para a síndrome possam ser identificadas através de monitoração respiratória e cardíaca já no hospital[10]
- Evitar o desenvolvimento da plagiocefalia posicional: encorajar a criança para que fique um "tempo deitada de barriga" somente quando estiver acordada e puder ser observada. Alternar a posição da cabeça supina para dormir. As técnicas para isso incluem colocar a criança para dormir com a cabeça do lado da cabeceira do berço durante uma semana, e na outra semana alternar e colocar a criança com a cabeça do lado dos pés do berço. Um cuidado especial deve ser tomado para implementar a medida acima proposta em caso de crianças com lesões neurológicas ou com suspeita de atraso do desenvolvimento
- Continuar com a campanha que preconiza o dormir "de costas" ou em posição supina: intensificar a educação dos pais, dos avós, das babás e dos cuidadores de creches e de escolinhas. Os profissionais dos berçários de crianças normais e/ou de cuidados intensivos das maternidades devem implementar as recomendações acima antes da alta da criança[8-10]

Recomenda-se também que as chupetas sejam usadas nas unidades de cuidados intensivos neonatais, para incentivo da sucção não nutritiva e conforto das crianças pré-termo e doentes.

As recomendações sobre o compartilhar de cama são controversas. As crianças devem dormir em colchões aprovados no quesito segurança, sob todas as circunstâncias, durante o primeiro ano da vida, e os pais devem ser orientados que o compartilhamento do quarto de dormir com o filho associa-se a taxas mais baixas da SMSL[8-10]. A Sociedade Canadense recomenda que os hospitais não permitam que a mãe durma na mesma cama que seu recém-nascido durante o período pós-parto[8,9].

CONCLUSÕES

Reduzir o risco de SMSL é atingível, como já evidenciado pelas diminuições dramáticas das taxas associadas com a redução do uso das posições prona e lateral para dormir, além de outros fatores de risco modificáveis.

O compartilhamento do mesmo quarto de dormir entre bebês até 6 meses de idade e seus pais não é desaconselhado atualmente; já o compartilhamento da mesma cama deve ser evitado.

REFERÊNCIAS BIBLIOGRÁFICAS

1. Malloy MH, MacDorman M. Changes in the classification of sudden unexpected infant deaths: United States, 1992-2001. Pediatrics. 2005;115(5):1247-53.
2. Blair PS, Sidebotham P, Berry PJ, Evans M, Fleming PJ. Major epidemiological changes in sudden infant death syndrome: a 20-year population-based study in the UK. Lancet. 2006;367(9507):314-9.
3. Willinger M, James LS, Catz C. Defining the sudden infant death syndrome (SIDS): deliberations of an expert panel convened by the National Institute of Child Health and Human Development. Pediatr Pathol. 1991;11(5):677-84.
4. Mathews TJ, MacDorman MF. Infant mortality statistics from the 2003 period linked birth/infant death data set. Natl Vital Stat Rep. 2006;54(16):1-29.
5. Krous HF, Byard RW. International standardized autopsy protocol for sudden infant death. Appendix 1. In: Byard RW, Krous HF, editors. Sudden infant death syndrome: problems, progress, possibilities. London: Arnold; 2001. p.319.
6. Hymel KP. Distinguishing sudden infant death syndrome from child abuse fatalities. Pediatrics. 2006;118(1):421-7.
7. Arnestad M, Andersen M, Vege A, Rognum TO. Changes in the epidemiological pattern of sudden infant death syndrome in southeast Norway, 1984-1998: implications for future prevention and research. Arch Dis Child. 2001;85(2):108-15.
8. Gilbert NL, Fell DB, Joseph KS, Liu S, León JA, Sauve R et al. Temporal trends in sudden infant death syndrome in Canada from 1991 to 2005: contribution of changes in cause of death assignment practices and in maternal and infant characteristics. Paediatr Perinat Epidemiol. 2012;26(2):124-30.
9. Canadian Bureau of Reproductive and Child Health. Laboratory Centre for Disease Control/ Canadian Perinatal Surveillance System (CPSS); Fact sheet. Available: http://www.hc-sc.gc.ca/hpb/lcdc/brch/factshts/ sids_e.html (acesso 30 jul 2007).
10. American Academy of Pediatrics. Task Force on Sudden Infant Death Syndrome. The changing concept of sudden infant death syndrome: diagnostic coding shifts, controversies regarding the sleeping environment, and new variables to consider in reducing risk. Pediatrics. 2005;116(5):1245-55.
11. Hauck FR. Changing epidemiology. In: Byard RW, Krous HF, editors. Sudden infant death syndrome. Problems, progress and possibilities. London (UK): Arnold; 2004. p.31-57.
12. Pinho AS. Fatores de risco da síndrome da morte súbita do lactente. [Dissertação]. Porto Alegre: Pontifícia Universidade Católica do Rio Grande do Sul; 2001.
13. Vennemann M, Fischer D, Jorch G, Bajanowski T. Prevention of sudden infant death syndrome (SIDS) due to an active health monitoring system 20 years prior to the public "Back to sleep" campaigns. Arch Dis Child. 2006;91(4):324-6.
14. Pickett KE, Luo Y, Lauderdale DS. Widening social inequalities in risk for sudden infant death syndrome. Am J Public Health. 2005;95(11):1976-81.
15. Malloy MH, Freeman DH. Age at death, season, and day of death as indicators of the effect of the back to sleep program on sudden infant death syndrome in the United States, 1992-1999. Arch Pediatr Adolesc Med. 2004;158(4):359-65.
16. Getahun D, Amre D, Rhoads GG, Demissie K. Maternal and obstetric risk factors for sudden infant death syndrome in the United States. Obstet Gynecol. 2004;103(4):646-52.
17. Smith GC, Wood AM, Pell JP, Dobbie R. Sudden infant death syndrome and complications in other pregnancies. Lancet. 2005;366(9503):2107-11.
18. Carpenter RG, Irgens LM, Blair PS, England PD, Fleming P, Huber J, et al. Sudden unexplained infant death in 20 regions in Europe: case control study. Lancet. 2004;363(9404):185-91.
19. Wisborg K, Kesmodel U, Henriksen TB, Olsen SF, Secher NJ. A prospective study of smoking during pregnancy and SIDS. Arch Dis Child. 2000;83(3):203-6.

20. Mitchell EA, Milerad J. Smoking and sudden infant death syndrome. In: International consultation on environmental tobacco smoke (ETS) and child health. Geneva: World Health Organization; 1999. p.105-29.
21. Huang ZG, Griffioen KJ, Wang X, Dergacheva O, Kamendi H, Gorini C, et al. Differential control of central cardiorespiratory interations by hypercapnia and the effect of prenatal nicotine. J Neurosc. 2006;26(1):21-9.
22. Wang X, Dergacheva O, Mendelowitz D. Prenatal nicotine exposure recruits an excitatory pathway to brainstem parasympathetic cardioinhibitory neurons during hypoxia/hypercapnia in the rat: implications for sudden infant death syndrome. Pediatr Res. 2005;58(3):562-7.
23. Burd L, Wilson H. Fetal, infant, and child mortality in a context of alcohol use. Am J Med Genet C Semin Med Genet. 2004;127(1):51-8.
24. Paterson DS, Hilaire G, Weese-Mayer DE. Medullary serotonin defects and respiratory dysfunction in sudden infant death syndrome. Respir Physiol Neurobiol. 2009;168(1-2):133-43.
25. Alm B, Mollborg P, Erdes L, Pettersson R, Aberg N, Norvenius G, et al. SIDS risk factors and factors associated with prone sleeping in Sweden. Arch Dis Child. 2006;91(11):915-9.
26. Colson ER, Levenson S, Rybin D, Lister G, Corwin MJ. Barriers to following the supine sleep recommendation among mothers at four centers for the Women, Infants and Children Program. Pediatrics. 2006;118(2):e243-e50.
27. Li DK, Petitti DB, Willinger M, McMahon R, Odouli R, Vu H, et al. Infant sleeping position and the risk of sudden infant death syndrome in California, 1997-2000. Am J Epidemiol. 2003;157(5):446-55.
28. Hauck FR, Herman SM, Donovan M, Iyasu S, Moore CM, Donoghue, et al. Sleep environment and the risk of sudden infant death syndrome in an urban population: the Chicago infant mortality study. Pediatrics. 2003;111(5 Pt 2):1207-14.
29. Scheers-Masters JR, Schootman M, Thach BT. Heat stress and sudden infant death syndrome incidence: a United States population epidemiologic study. Pediatrics. 2004;113(6):e586-92.
30. Tappin D, Ecob R, Brooke H. Bedsharing, room sharing, and sudden infant death syndrome in Scotland: a case–control study. J Pediatr. 2005;147(1):32-7.
31. McGarvey C, McDonnell M, Hamilton K, Regan MO, Matthews T. An 8 year study of risk factors for SIDS: bed-sharing versus nonbed-sharing. Arch Dis Child. 2006;91(4):318-23.
32. Hauck FR, Omojokun OO, Siadaty MS. Do pacifiers reduce the risk of sudden infant death syndrome? A meta-analysis. Pediatrics. 2005;116(5):e716-23.
33. Mitchell EA, Blair PS, L'Hoir MP. Should pacifiers be recommended to prevent sudden infant death syndrome? Pediatrics. 2006;117(5):1755-8.
34. Halloran DR, Alexander GR. Preterm delivery and age of SIDS death. Ann Epidemiol. 2006;16(8):600-6.
35. Opdal SH, Rognum TO. New insight into sudden infant-death syndrome. Lancet. 2004;364(9437):825-6.
36. Broadbelt KG, Rivera KD, Paterson DS, Duncan JR, Trachtenberg FL, Paulo JA, et al. Brainstem deficiency of the 14-3-3 regulator of serotonin synthesis: a proteomics analysis in the sudden infant death syndrome. Mol Cell Proteomics. 2012;11(1):M111.009530.
37. Kinney HC, Richerson GB, Dymecki SM, Darnall RA, Nattie EE. The brainstem and serotonin in the sudden infant death syndrome. Annu Rev Pathol. 2009;4:517-50.
38. Tester DJ, Ackerman MJ. Sudden infant death syndrome: how significant are the cardiac channelopathies? Cardiovasc Res. 2005;67(3):388-96.
39. Sahni R, Fifer WP, Myers MM. Identifying infants at risk for sudden infant death syndrome. Curr Opin Pediatr. 2007;19(2):145-9.
40. American Academy of Pediatrics, Hymel KP, for the Committee on Child Abuse and Neglect, and National Association of Medical Examiners. Distinguishing sudden infant death syndrome from child abuse fatalities. Pediatrics. 2006;118(1):421-27.

8 Abordagem genético-clínica na síndrome de Down

Caio Robledo D´Angioli Costa Quaio
Chong Ae Kim
Débora Romeo Bertola

> Após ler este capítulo, você estará apto a:
> 1. Descrever a variabilidade dos aspectos clínicos e as morbidades na síndrome de Down.
> 2. Descrever o manejo clínico adequado dos pacientes com a síndrome de Down.
> 3. Identificar fatores de risco e sinais de alarme para complicações e morbidades associadas à doença.
> 4. Solicitar o diagnóstico citogenético para aconselhamento de familiares de um probando afetado.

INTRODUÇÃO

A síndrome de Down (SD) é considerada a anomalia cromossômica mais comum nos seres humanos. Constitui a causa mais frequente de retardo mental de origem genética. Os pacientes afetados geralmente apresentam alta taxa de morbidade e mortalidade, incluindo doenças da tireoide, cardiovasculares, do trato gastrointestinal, das vias aéreas superiores, audiológicas, hematológicas e neurológicas[1,2].

A incidência da SD é estimada em 1:800 nascidos vivos, e seu risco de aparecimento está diretamente relacionado à idade materna avançada. É possível observar, contudo, uma distribuição populacional de ocorrência de SD bimodal: um primeiro pico incide em torno dos 20 anos, refletindo o maior número de nascimentos que ocorre nessa faixa etária, e o segundo pico em torno dos 40 anos, refletindo o maior risco dessa faixa etária mesmo com menor número de nascimentos totais. A Tabela 8.1 mostra a prevalência de SD por faixa etária materna[1,3].

Tabela 8.1 – Frequência de nascimento de crianças com síndrome de Down em relação à idade materna[1,3]

Idade materna ao nascimento	Frequência de afetados pela síndrome de Down
Inferior a 35 anos	0,1%
De 35 a 39 anos	0,4%
De 40 a 44 anos	1,5%
De 45 a 49 anos	3,5%

O diagnóstico da SD baseia-se em dados clínicos com fácies típico e estudo citogenético confirmatório.

O diagnóstico da SD deve ser precoce, ainda no período neonatal. No entanto, as características faciais da SD podem ser mais sutis e dificultar a suspeita clínica. Nesse período, a adoção dos critérios diagnósticos de Hall pode auxiliar no diagnóstico, que consiste em dez achados: hipotonia, reflexo de Moro diminuído, hipermotilidade articular, excesso de pele em região cervical posterior, perfil facial achatado, fenda palpebral com inclinação para cima, orelhas anormais, displasia de pelve, clinodactilia ou displasia de falange média de quinto quirodáctilos e prega simiesca[1-5]. A maioria dos afetados (89%) apresenta seis ou mais desses achados (Figura 8.1).

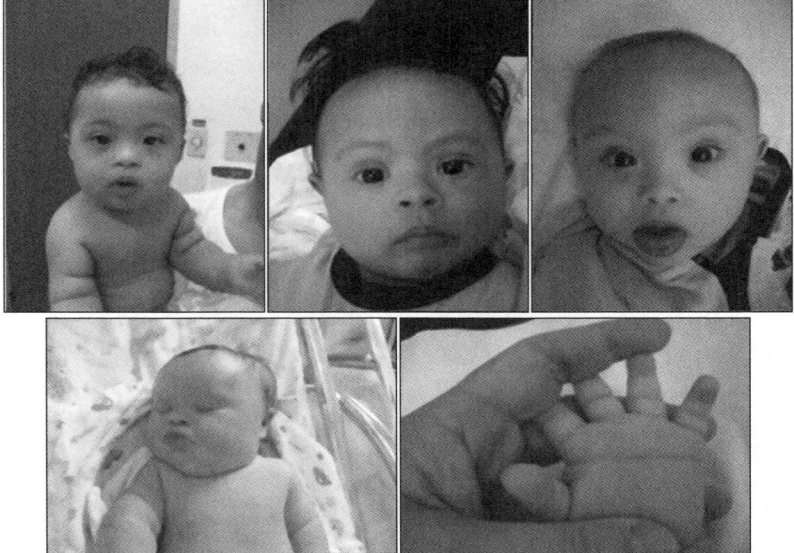

Figura 8.1 Pacientes com síndrome de Down. Notar características faciais típicas, perfil achatado e prega simiesca.

Os neonatos com SD apresentam risco muito aumentado para algumas malformações, entre elas defeitos do septo atrioventricular, pâncreas anular, atresia duodenal, hérnia de Morgagni, alterações de via de saída de ventrículo esquerdo, ducto arterioso patente, obstruções intestinais e doença de Hirschsprung. Outras malformações apresentam risco igual ao da população geral, como outros tipos de hérnia diafragmática, fendas labiais ou palatinas, agenesia renal, defeitos de fechamento de tubo neural, onfalocele, estenose hipertrófica do piloro, entre outras[1,2,5].

Comparada a outras trissomias autossômicas relativamente frequentes, como as dos cromossomos 18 e 13, as crianças com SD exibem longevidade maior, melhor adaptabilidade e boa adequação social. A expectativa de vida dos indivíduos afetados por SD aumentou nos últimos 30 anos, principalmente com os avanços no tratamento de complicações cardíacas e infecções respiratórias. No entanto, a mortalidade continua alta nos primeiros cinco anos de vida, em geral decorrente de complicações cardíacas, pneumonia, leucemia e outras infecções. Dos 5 aos 39 anos, a taxa de mortalidade diminui e aproxima-se da população geral, mas volta a subir após os 40 anos, principalmente por causa de complicações senis precoces. Calcula-se que 75% dos indivíduos cheguem aos cinco anos de vida, 44% aos 60 anos, mas somente 13,6% cheguem aos 68 anos[4-8].

ACONSELHAMENTO GENÉTICO

O estudo cromossômico deve ser realizado em todas as crianças com quadro clínico sugestivo de SD. O cariótipo é indispensável não só em casos duvidosos, mas também nos casos muito típicos para confirmar o diagnóstico e também para aconselhamento genético adequado. Não é possível diferenciar clinicamente as crianças com SD por trissomia livre, de mosaico ou decorrente da translocação (Figura 8.2).

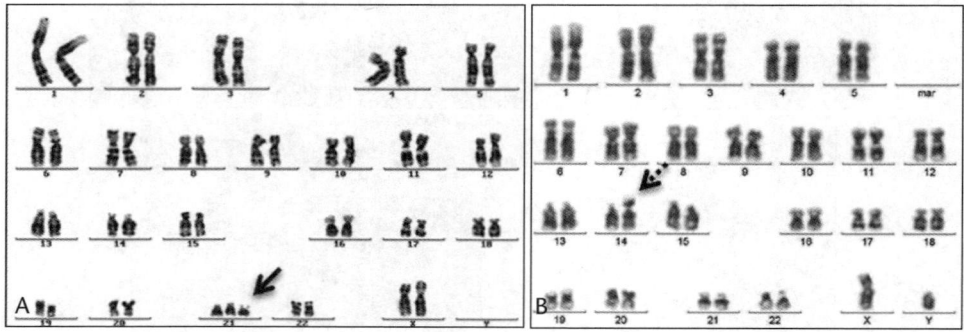

Figura 8.2 Cariótipos de pacientes com síndrome de Down. A: trissomia livre do cromossomo 21; B: translocação entre os cromossomos 21 e 14.

A trissomia livre do cromossomo 21 ocorre em torno de 95% dos casos, cujo risco de recorrência é classicamente descrito como de 1% em mulheres jovens. O risco não muda em relação à população geral para irmãos de pais com filhos afetados[3-5].

No caso de SD por translocação cromossômica, deve ser solicitado cariótipo dos pais para saber se um deles é portador de translocação equilibrada. O risco de recorrência para uma translocação *de novo* (o cariótipo dos pais é normal) é de 2 a 3%. O risco de recorrência aumenta na translocação herdada, podendo chegar até 100% (toda prole será afetada), como é o caso dos portadores de translocação 21/21[1,3-5] (Tabela 8.2)

Tabela 8.2 – Risco de recorrência para casal com filho afetado pela síndrome de Down[1,3,6]

Cariótipo do paciente	Cariótipo dos pais	Risco de recorrência para o casal
Trissomia livre do cromossomo 21 – 95% (47,XX,+21 ou 47,XY,+21)	Normal*	< 1%
Trissomia mosaico do cromossomo 21: 46,XX/47,XX,+21 ou 46,XY/47,XY,+21	Normal*	< 1%
Translocação entre 13, 14 ou 15 com cromossomo 21	Normal	2 a 3%
	Pai com translocação	2 a 3%
	Mãe com translocação	10 a 15%
Translocação 21q-21q	Normal	2 a 3%
	Pai ou mãe com translocação	100%

* Não é necessário solicitar cariótipo aos pais de indivíduos portadores de trissomia livre ou trissomia mosaico do cromossomo 21.

Os indivíduos afetados pela SD raramente se reproduzem. Aproximadamente 15 a 30% das mulheres com SD são férteis, sendo que apresentam risco de recorrência para a sua prole de 50%. Os homens são, em geral, inférteis devido a defeitos na espermatogênese[1,3-5].

MANEJO CLÍNICO

O manejo dos portadores da SD consiste em medidas gerais e específicas que levam em conta as características fenotípicas peculiares da síndrome e as consequentes necessidades especiais que apresentam os indivíduos afetados e objetivam a antecipação, a prevenção e a modificação de potenciais complicações[1,2,6] (ver Tabela 8.3).

Dúvidas primordiais e sentimentos variados, como frustração, culpa e descontentamento, cerceiam a mente de pais de filhos com SD. Problemas de ordem familiar e social, como precipitação de divórcio, podem surgir durante o processo de aceitação de um filho afetado. O profissional de saúde deve ser alicerce de aceitação e reestruturação familiar. Para tanto, deve-se avaliar o nível de informação dos pais

Tabela 8.3 – Resumo de exames e abordagens especializadas de rotina no manejo clínico da síndrome de Down[1,20]

Ao nascimento
- Aferir pressão arterial
- Triagem neonatal para hipotireoidismo
- Ecocardiograma e avaliação cardiopediátrica, se necessário
- Ultrassonografia de abdome (incluindo rins e vias urinárias)
- Estudo de sedimento urinário ou urina I
- Triagem auditiva com BERA e emissões otoacústicas
- Vacinação e medidas habituais para nascidos em geral

No primeiro ano de vida
- Estudo citogenético (cariótipo) e aconselhamento genético
- Avaliação oftalmológica
- Repetir triagem auditiva
- Repetir sedimento urinário/urina I
- Acompanhar dados antropométricos em curva especial
- Avaliação odontológica
- Atualizar carteira de vacinação
- Rotinas pediátricas

A partir do primeiro ano de vida
- Aferir dados antropométricos e pressão arterial a cada consulta
- Dosagem de anticorpos presentes na doença celíaca (antigliadina, antiendomísio e antitransglutaminase); início: três anos; frequência: anual
- Dosagem de TSH e T4 livre; frequência: anual
- Avaliação oftalmológica; frequência: anual
- Avaliação otorrinolaringológica; frequência: individualizada
- Avaliação auditiva: frequência anual até o terceiro ano e, após essa idade, de acordo com as necessidades individuais
- Repetir ecocardiograma até os cinco anos e quando adulto
- Avaliação odontológica; frequência: anual
- Atualizar carteira de vacinação
- Triagem neoplásica de população geral (p.ex., mamografia e colpocitologia oncótica); início e frequência: seguem protocolos da população geral

ou responsáveis, assim como suas expectativas, perspectivas e rede social de apoio. A abordagem deve ter o intuito de informar e responder a possíveis indagações e oferecer ajuda multidisciplinar (psicologia e assistência social), de acordo com as necessidades particulares de cada família[9,10].

Na abordagem inicial de uma família com indivíduo afetado pela SD, é imperativa, ao bom médico, uma completa anamnese com abordagem universal e sistemática. Entre os vários aspectos clínicos que devem ser avaliados, os principais são descritos a seguir.

Crescimento e Alimentação

As diversas anomalias gastrointestinais relacionadas à SD, como atresia duodenal, pâncreas anular, doença de Hirschsprung, atresia ou estenose anal, podem prejudicar a ingesta e o ganho de peso no período neonatal. A doença celíaca tem maior prevalência nos indivíduos com SD, afetando 5 a 12% dessa população. De maneira geral, os indivíduos com SD apresentam velocidade de crescimento reduzida durante toda a vida, ficando de 2 a 3 desvios-padrão abaixo da média populacional. O sobrepeso e a obesidade são desafios no seguimento clínico com início na infância, afetando cerca de 85% dos indivíduos[1,2,6].

Abordagem

Detalhar história alimentar completa, peso, comprimento e perímetro cefálico e observar presença de vômitos recorrentes que sugiram obstrução de trato gastrointestinal ou constipação crônica secundária à doença de Hirschsprung.

Conduta

Adequar posição de amamentação nos neonatos; identificar e tratar malformações gastrointestinais; garantir aporte nutricional apropriado; usar curvas de crescimento adequadas para a SD (ver Figuras 8.3 a 8.10); monitorar obesidade e propor plano de tratamento que envolva adequação alimentar e atividade física (se não houver contraindicação por cardiopatia); biópsia retal deve ser realizada se houver suspeita de doença de Hirschsprung. A triagem para doença celíaca deve ser realizada em todos os pacientes com início aos três anos de idade com dosagem de anticorpos antiendomísio, antitransglutaminase e antigliadina; se anticorpos forem detectados, o diagnóstico de doença celíaca deve ser confirmado com biópsia intestinal; adotar dieta restritiva ao glúten se confirmada doença celíaca.

Considerações

As pessoas com SD têm baixa estatura e redução dos níveis de fator de crescimento *insulina-like* 1 (IGF-1 – *insulin-like growth factor* 1 ou somatomedina C). No entanto, não existem estudos de seguimento para a adoção de terapia com hormônio de crescimento (GH – *growth hormone*), assim, o uso rotineiro de GH no contexto de SD não é recomendado[1,2,6,11-14].

Comportamento e Desenvolvimento

A hipotonia, geralmente presente no período neonatal, melhora progressivamente, mas o atraso de desenvolvimento neuropsicomotor é quase universal. Os portadores de SD apresentam comportamento mais afetivo, feliz e de fácil relacionamento, no entanto, essa não é regra para todos. Problemas de comportamento, autismo e doenças psiquiátricas são comuns, chegando a afetar de 20 a 30% dos adultos. Depressão maior afeta cerca de 10% dos adultos, com idade média de início dos sintomas aos 29 anos. O coeficiente de inteligência médio vai de 45 a 48, sendo que menos de 50% dos adultos consegue ser independente da família e menos de 10% consegue desenvolver atividade de trabalho. Perda de função cognitiva na 3ª ou 4ª décadas de vida pode estar associada à doença de Alzheimer, que na SD ocorre de forma precoce com início médio aos 53 anos.

Abordagem

Avaliar o desenvolvimento de habilidades cognitivas e motoras, da linguagem e de interações sociais e observar problemas comportamentais e possíveis causas orgânicas para tais (p.ex., hipotireoidismo), doenças psiquiátricas (incluindo depressão), sinais precoces de doença de Alzheimer, incluindo deteriorações de memória, interação social e aumento de apatia.

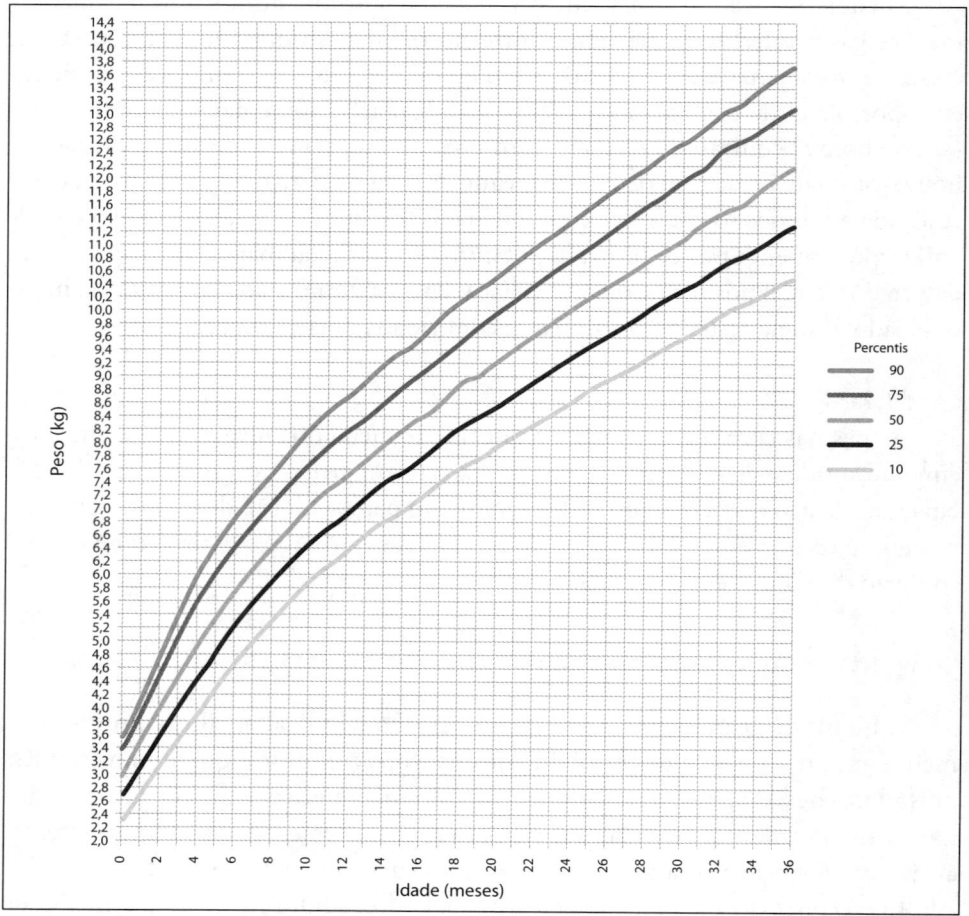

Figura 8.3 Curva de peso para meninas com síndrome de Down (0 a 3 anos)[12].

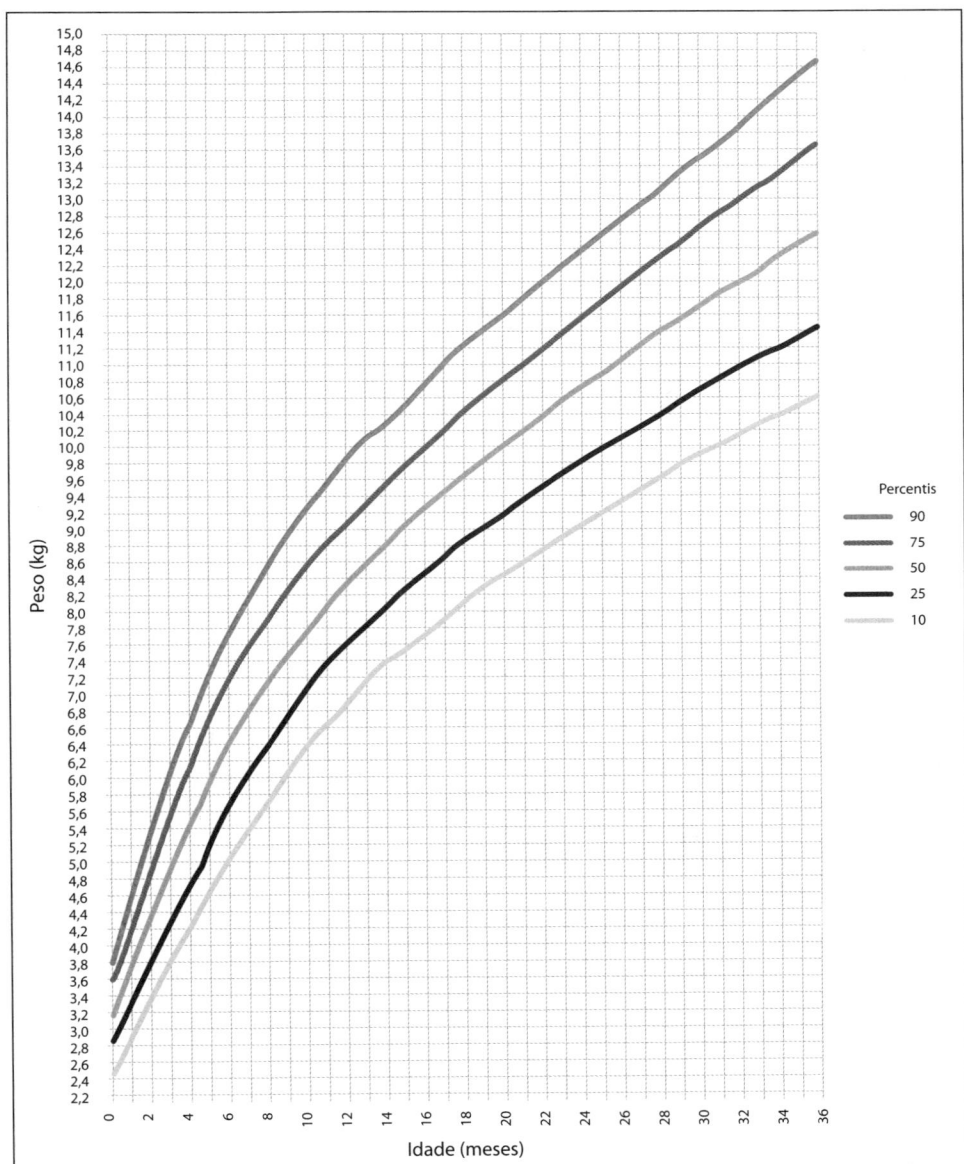

Figura 8.4 Curva de peso para meninos com síndrome de Down (0 a 3 anos)[12].

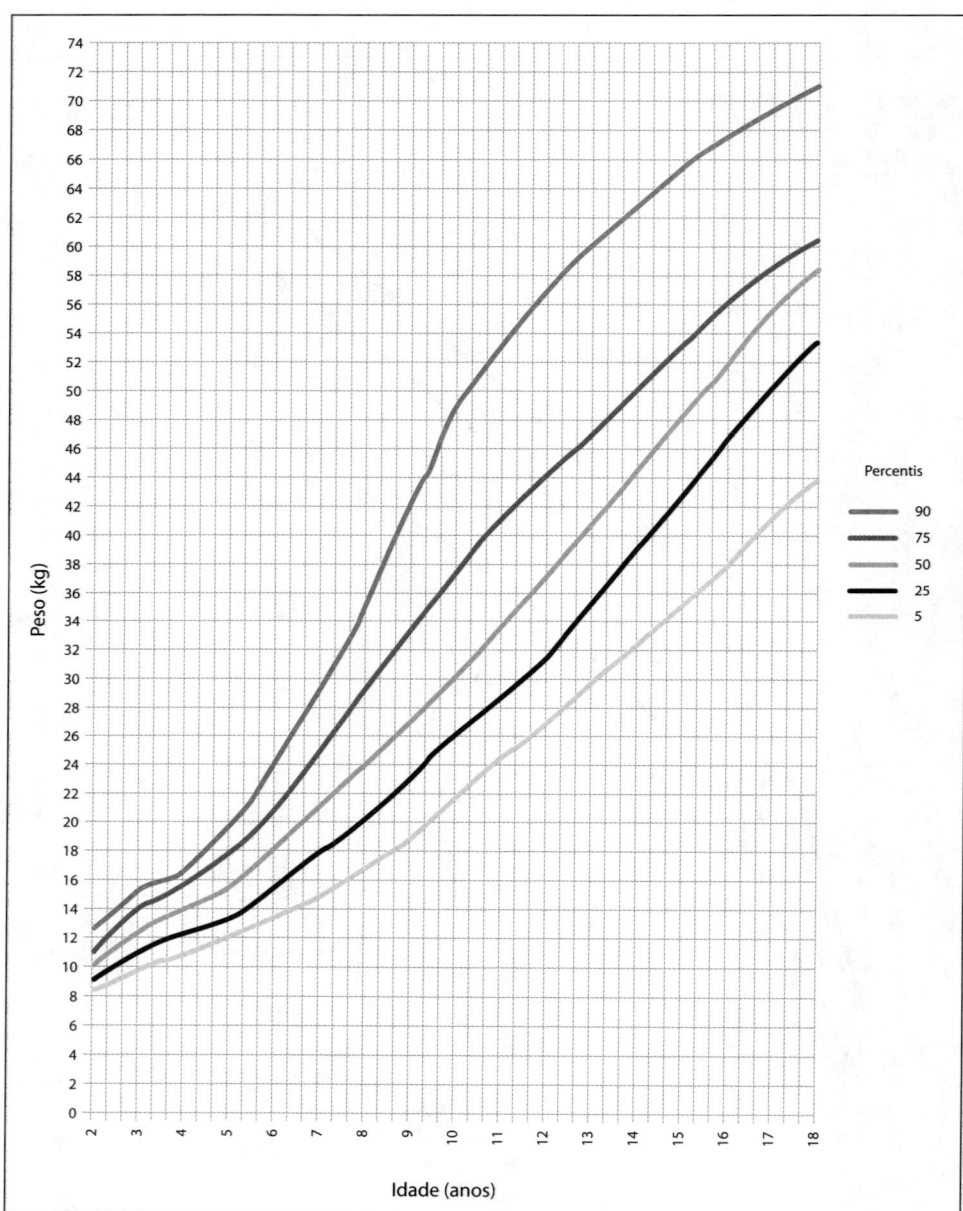

Figura 8.5 Curva de peso para meninas com síndrome de Down (2 a 18 anos)[12].

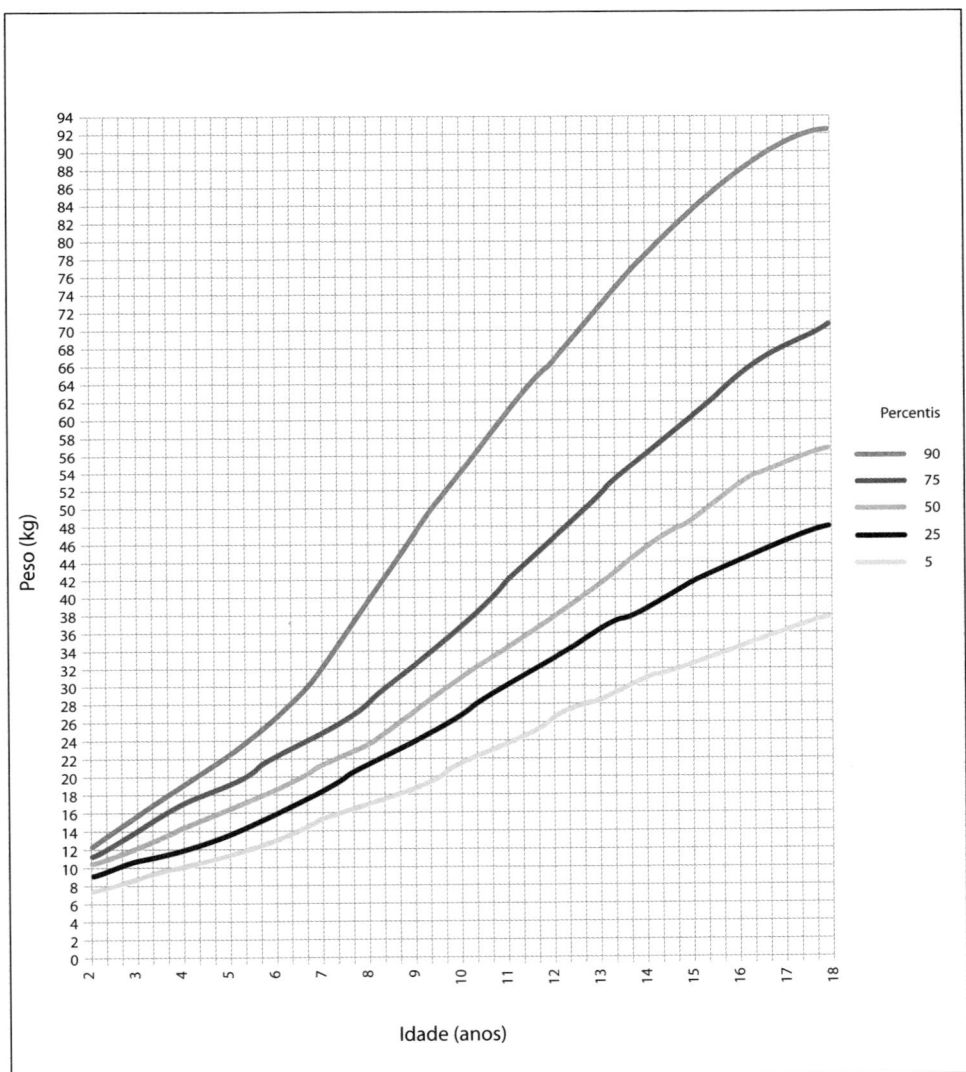

Figura 8.6 Curva de peso para meninos com síndrome de Down (2 a 18 anos)[12].

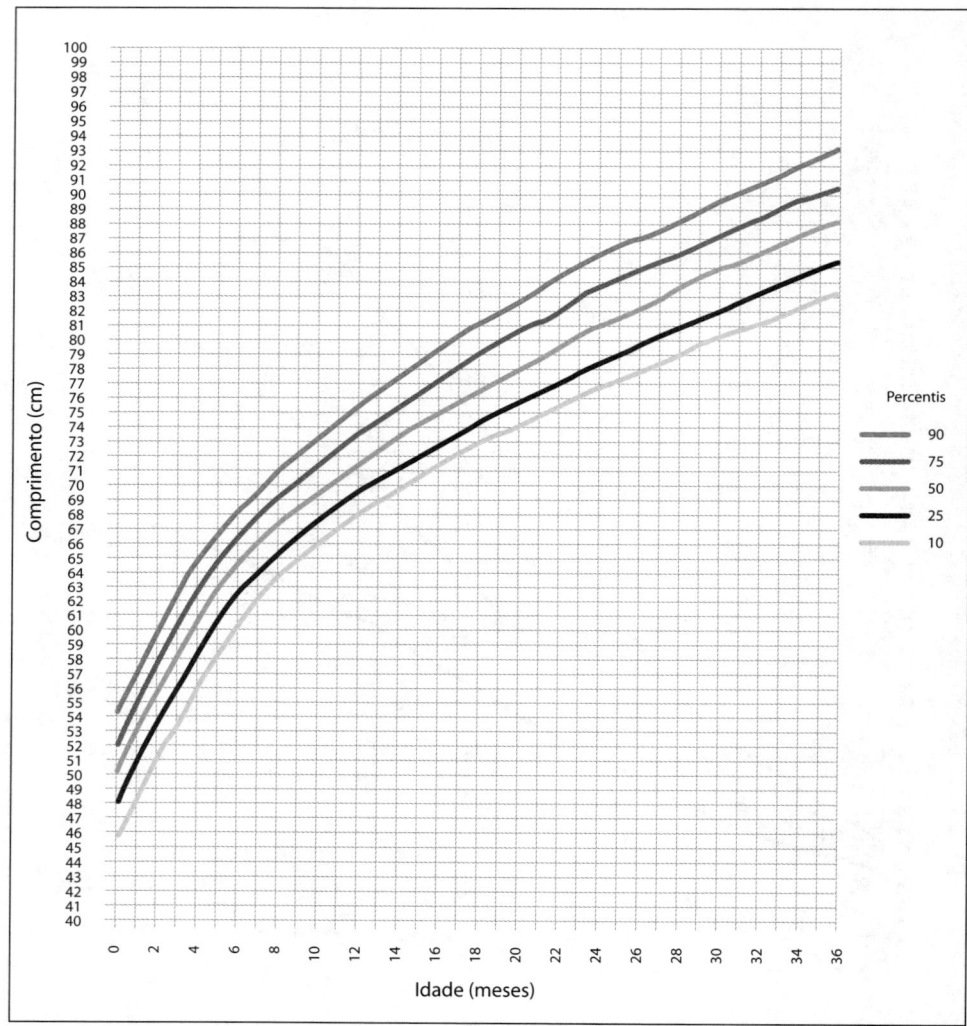

Figura 8.7 Curva de estatura para meninas com síndrome de Down (0 a 3 anos)[12].

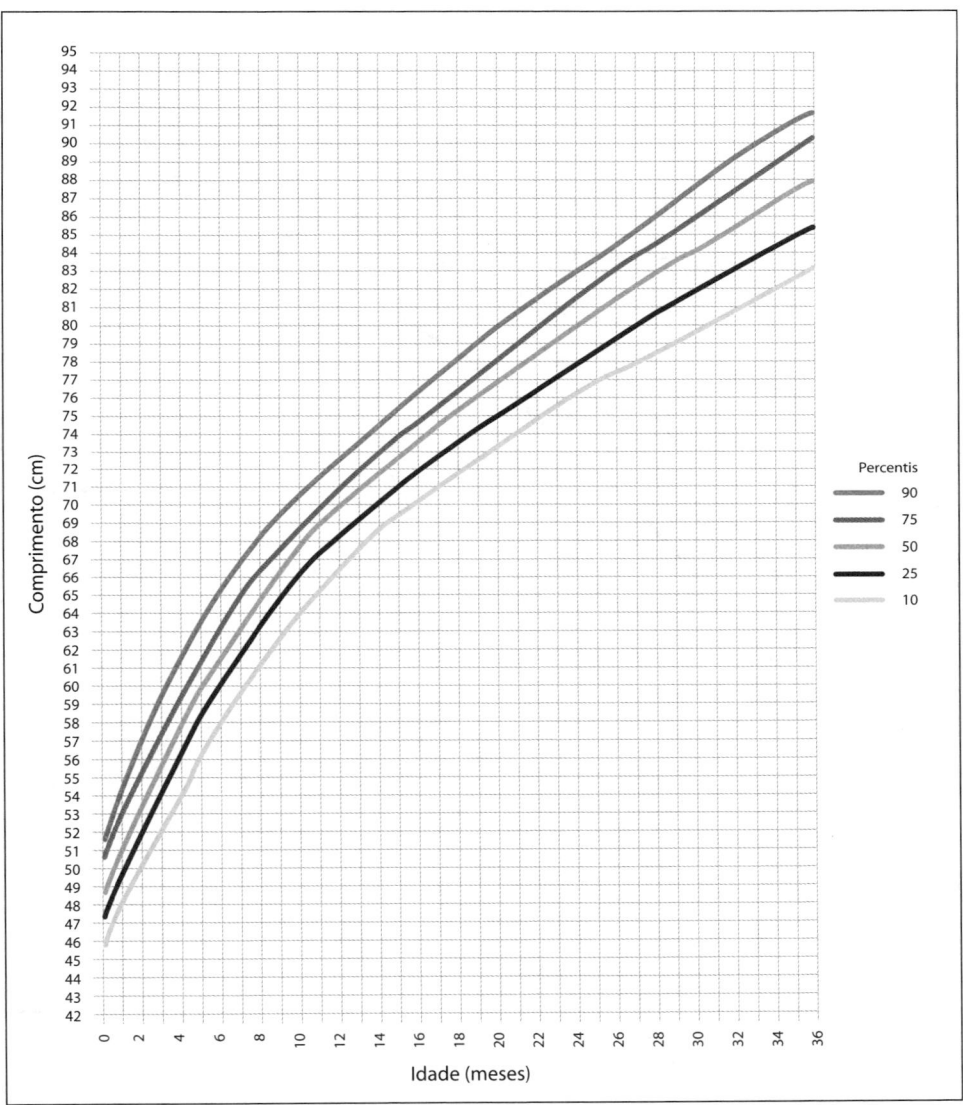

Figura 8.8 Curva de estatura para meninos com síndrome de Down (0 a 3 anos)[12].

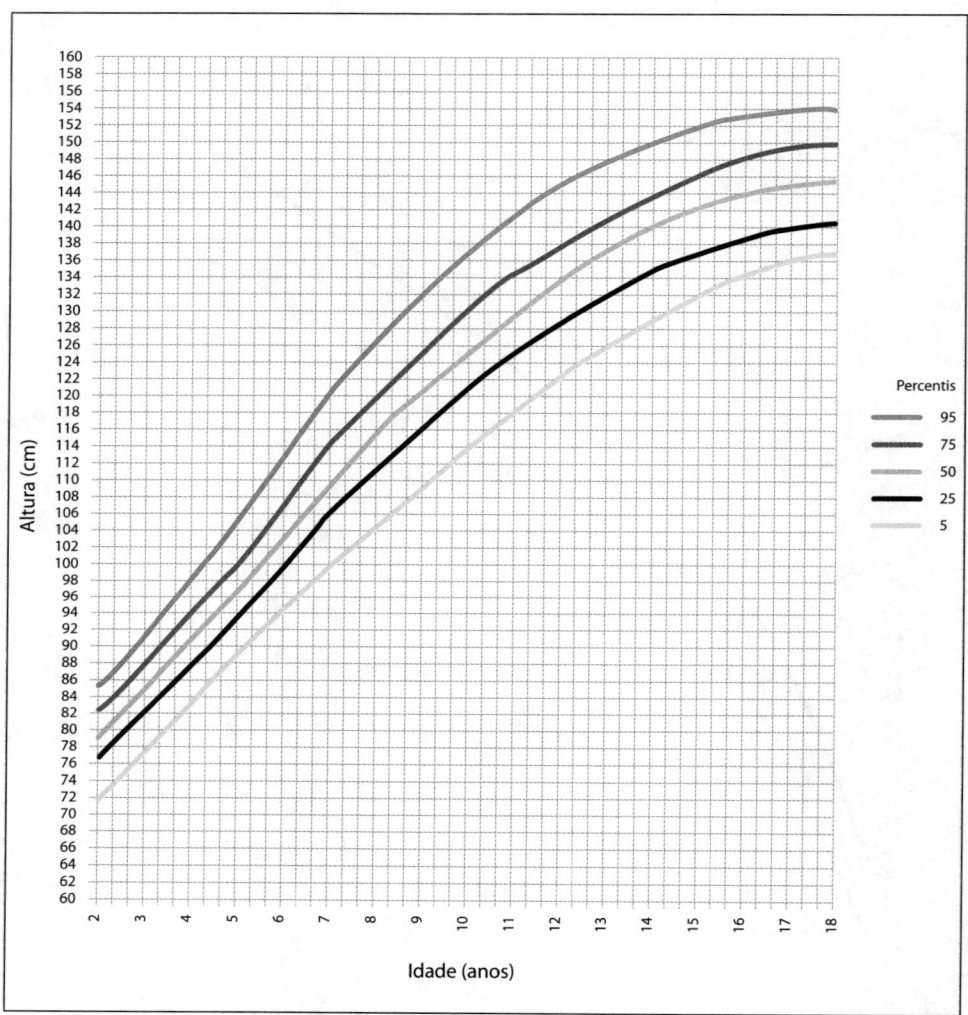

Figura 8.9 Curva de estatura para meninas com síndrome de Down (2 a 18 anos)[12].

Abordagem genético-clínica na síndrome de Down 121

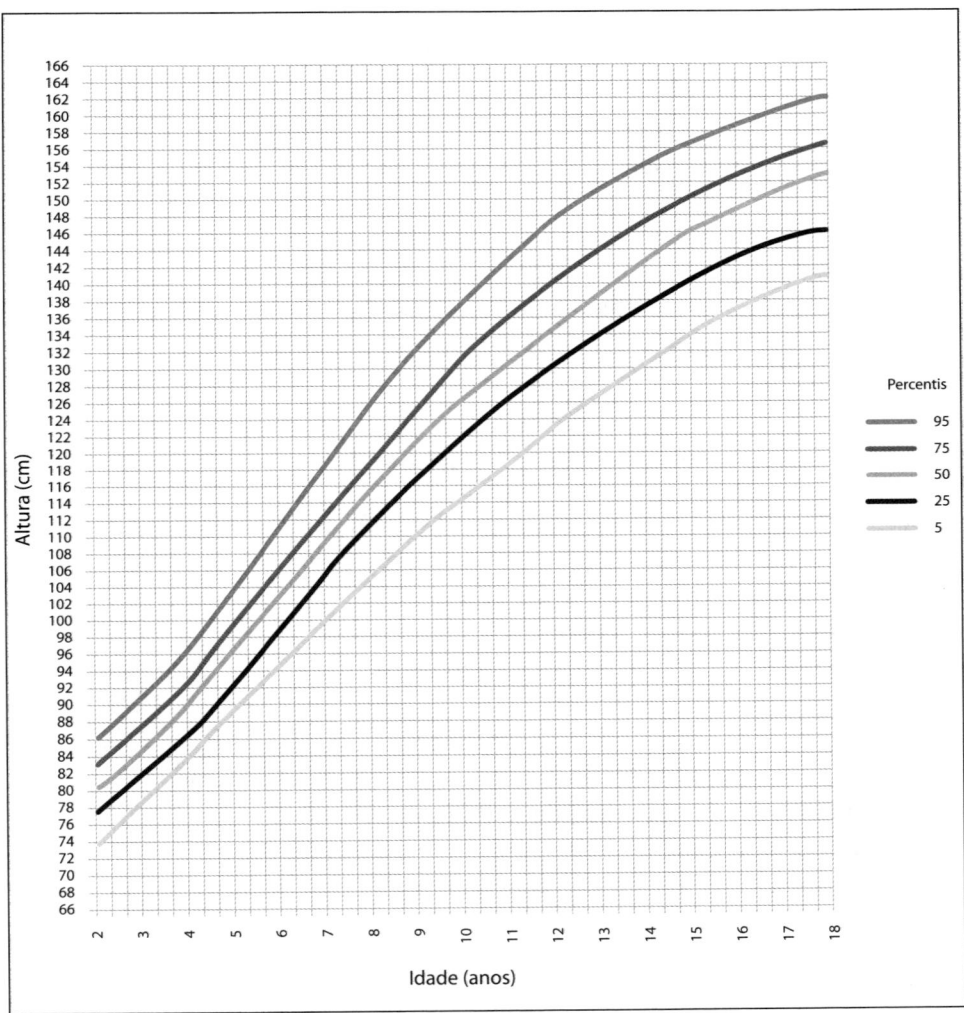

Figura 8.10 Curva de estatura para meninos com síndrome de Down (2 a 18 anos)[12].

Conduta

Adotar abordagem multidisciplinar com fisioterapeuta, terapeuta ocupacional, psicólogo, professor treinado e médico coordenador, respeitando necessidades individuais; entender limitações cognitivas inerentes à SD; iniciar intervenção comportamental precoce quando necessário; e tratar objetivamente as morbidades clínicas e psiquiátricas encontradas.

Considerações

Produtos comerciais contendo medicações, hormônios e vitaminas diversas para melhora de função cognitiva não demonstraram benefícios em estudos controlados[2,6,9,10].

Sistema Endocrinológico e Educação Sexual

O hipotireoidismo é significativamente mais prevalente na SD comparado com a população normal, afetando de 20 a 40% dos indivíduos; o hipertireoidismo também é encontrado na SD em 2,5%. Na adolescência, o desenvolvimento puberal é normal na SD. Nas meninas, a menarca ocorre por volta dos 12,6 anos. Apesar do desenvolvimento normal, a maioria dos indivíduos é infértil.

Abordagem

A realização de triagem para hipotireoidismo neonatal é obrigatória em território brasileiro; sinais de hipotireoidismo, que incluem alteração de canal de crescimento, deficiência cognitiva ou alteração comportamental, devem ser investigados em todas as faixas etárias com dosagem de função tireoideana; avaliar maturação sexual adequada, saúde sexual e relacionamentos.

Conduta

Efetuar triagem anual para hipotireoidismo durante toda a vida com dosagem de hormônio estimulante da tireoide (TSH – *thyroid stimulating hormone*) e T4 livre; repor levotiroxina, se detectado hipotireoidismo, seguindo consensos para população geral; propor educação sexual aos adolescentes e uso de contraceptivo quando necessário; avaliar indução de amenorreia em mulheres com deficiência cognitiva grave; propor avaliação ginecológica padrão para as mulheres; e observar e informar sobre riscos de abuso físico e sexual[1,2,6,13,14].

Sistema Oftalmológico

A catarata desenvolve-se em cerca de 50% dos indivíduos, mas causa deficiência visual em uma minoria deles. Outras alterações oftalmológicas afetam grande parte dos portadores de SD, a saber: hipermetropia (59%), astigmatismo (28%), miopia (9%), estrabismo (36%), ambliopia (22%), obstrução do ducto lacrimal (22%), nistagmo (6%), anomalias de retina (10%), blefaroconjuntivite (4%), entre outras.

Abordagem
Realizar exame para erros refrativos, defeitos de motilidade ocular, catarata e avaliação de disco óptico desde o primeiro ano de vida.

Conduta
Adotar avaliação oftalmológica periódica; prescrever lentes corretivas se necessário; abordar precocemente o estrabismo para evitar ambliopia; e tratar individualmente de acordo com as necessidades[1,6].

Audição

A disfunção tubária é muito comum, e a consequente otite média de efusão persistente pode ocorrer em 60% dos indivíduos, colocando essa população em risco para perda auditiva de condução. Hipoplasia e outras anomalias de componentes da orelha interna também são comuns. Cerca de 60% dos indivíduos têm perda auditiva.

Abordagem
Avaliar audição com estudos eletrofisiológicos (potencial evocado auditivo de tronco encefálico – BERA – e emissões otoacústicas evocadas transientes – EOAT) no primeiro ano de vida e audiometria periódica assim que o paciente for capaz de realizá-la; monitorar otites de repetição.

Conduta
A deficiência auditiva deve ser tratada agressivamente para não comprometer o desenvolvimento de linguagem[6].

Sistema Cardiovascular

As cardiopatias congênitas estão presentes em 40 a 50% dos indivíduos. As mais frequentes são: defeito de septo atrioventricular (DSAV – 45%); comunicação interventricular (CIV – 35%); comunicação interartrial (CIA – 8%), tetralogia de Fallot (4%) e persistência do canal arterial (PCA – 7%)[6].

Abordagem

Inicialmente, uma avaliação cardiológica minuciosa e eletrocardiograma devem ser realizados; observar arritmias, desmaios, palpitações ou dor torácica secundários à doença cardíaca.

Conduta

A intervenção cirúrgica precoce para cardiopatias congênitas é consenso na literatura e traz mais benefícios em comparação com seguimento clínico isolado; seguimento especializado é indicado; ecocardiograma periódico deve ser realizado pelo risco aumentado de prolapso mitral em adultos[1,2,6].

Coluna Cervical

Até 15% dos indivíduos com SD têm uma distância atlanto-odontoide de 5 mm ou mais, mas somente uma minoria desses vai desenvolver complicações neurológicas.

Abordagem

Sintomas de instabilidade da articulação atlantoaxial (entre C1-C2) devem ser abordados, incluindo cansaço excessivo, dor cervical, limitação à mobilidade occipital, torcicolo ou travamento articular cervical, dificuldade ou alteração à marcha, perda de habilidades motoras, incoordenação, deficiência sensitiva, espasticidade, hiper-reflexia, clônus, reflexo plantar em extensão ou outras alterações de reflexo, diminuição de força, alteração de funções vegetativas (p.ex., alterações de funções vesicais e intestinais), hipertonia, entre outros; em casos raros, esses sintomas progridem para paraplegia, hemiplegia, quadriplegia ou morte.

Conduta

Avaliação radiográfica de articulação atlantoaxial deve ser requisitada em participantes de atividades físicas de alto risco (p.ex., mergulho e atividades com flexão cervical); estudo complementar com ressonância magnética deve ser solicitado em suspeita de instabilidade dessa articulação; atividades de alto risco devem ser proscritas se a instabilidade atlantoaxial for confirmada; avaliação com especialista experiente deve ser requisitada se sinais neurológicos estiverem presentes; uma minoria de pacientes com SD pode necessitar de estabilização cirúrgica de C1-C2.

Considerações

Radiografia cervical para avaliar articulação C1-C2 não deve ser pedida para pacientes assintomáticos e não praticantes de atividades de alto risco, já que, nesses casos, o benefício é questionável[14-16].

Sistema Geniturinário

Anomalias do sistema geniturinário, como extrofia vesical, hipospadia, valva de uretra posterior, refluxos, hipoplasia renal, bexiga neurogênica e insuficiência renal, já foram descritas.

Abordagem
Avaliar o padrão urinário (p.ex., força do jato), assim como a posição dos testículos em homens.

Conduta
Ultrassonografia de rins e vias urinárias é indicada em avaliação inicial para afastar existência de malformações; avaliação de sedimento urinário anual juntamente com aferição de pressão arterial; encaminhar a especialista se detectada presença de malformações do trato urinário[1,6].

Imunidade

Diversas anomalias imunológicas já foram descritas na SD. Em estudo brasileiro de Ribeiro et al. publicado em 2003 com 45 pacientes atendidos no Instituto da Criança do HC-FMUSP com SD (41 com trissomia livre, 3 com mosaico e 1 com translocação), foram encontradas deficiências de subclasse 2 da imunoglobulina G (IgG2), de linfócitos T CD4, de células T *natural killer* (NK), baixa resposta vacinal contra hepatite B e baixa resposta de hipersensibilidade cutânea[18]. Outras alterações foram descritas na literatura, como alterações nos níveis de imunoglobulinas, fagocitose, quimiotaxia, linfócitos T, B e NK e produção de citocinas. Cerca de 30% das crianças são internadas até o primeiro ano de vida por causa infecciosa e 72% até o quinto ano, principalmente por infecções respiratórias. Esses indivíduos também apresentam elevação dos títulos de autoanticorpos e maior prevalência de doenças autoimunes, principalmente poliendocrinopatias[19].

Abordagem
Realizar história clínica minuciosa de infecções e da frequência em que ocorrem.

Conduta
Conduzir avaliação especializada e investigação dirigida, se houver suspeita de imunodeficiência; profilaxia com antibióticos deve ser adotada com cautela e por profissional experiente.

Considerações

A avaliação laboratorial para imunodeficiências não deve ser solicitada de rotina para todos os pacientes com SD, mas deve ser dirigida para aqueles que apresentem história clínica ou sinais sugestivos de alteração imunológica; suplementação com vitamina A e zinco para pacientes com SD portadores de imunodeficiências é controversa na literatura e seu benefício é questionável[1,6].

Neoplasias e Tumores

O risco de leucemia na SD é cerca de 20 vezes maior que na população geral e afeta 1,7 a 2,1% dos indivíduos, principalmente na primeira década de vida. Um diagnóstico diferencial das leucoses pode ocorrer em até 10% dos neonatos, que apresentam reação leucemoide; contudo, esta deve desaparecer espontaneamente até o terceiro mês de vida. A alta prevalência de criptorquidia aumenta o risco para tumores testiculares. No entanto, parece haver proteção contra outros tumores sólidos, como neuroblastoma, nefroblastoma, tumores do sistema nervoso central, tumor de mama, entre outros.

Abordagem

Sintomas de leucoses são iguais aos da população geral e inespecíficos; testículos devem ser examinados periodicamente em busca de tumores germinativos.

Conduta

Neoplasias devem ser abordadas em centros terciários e por profissionais especializados; tomar cuidado especial com toxicidade de alguns agentes quimioterápicos (p.ex., metotrexato), já que pacientes com SD são mais sensíveis; pacientes com SD também devem ser submetidos a triagem geral para neoplasias, como colpocitologia oncótica anual, com o início da atividade sexual, mamografia a partir dos 40 a 50 anos e colonoscopia aos 50.

Considerações

A triagem para leucoses em indivíduos assintomáticos não é recomendada[1,2,6,17].

Sono

A conformação facial na SD juntamente com afilamento nasofaríngeo predispõem a obstruções de vias aéreas, principalmente durante o sono.

Abordagem

Sintomas de apneia obstrutiva do sono, incluindo roncos, sono não reparador, dificuldade em despertar, sonolência diurna, alterações comportamentais e dificuldades escolares, devem ser elucidados.

Conduta

Realizar estudo com polissonografia em casos suspeitos de apneia obstrutiva do sono; tratamento cirúrgico (p.ex., amigdalectomia) e uso de pressão positiva contínua nas vias aéreas (CPAP) são opções a serem discutidas com especialistas[1].

Sistema Odontológico

Anomalias dentárias são comuns na SD, incluindo agenesia dentária, problemas de oclusão bucal, bruxismo, cáries, entre outros.

Abordagem

Avaliar cuidados gerais com limpeza bucal e examinar saúde bucal periodicamente.

Conduta

Orientar cuidados bucais adequados; avaliação com dentista a cada seis meses com abordagem individualizada; profilaxia com antibióticos antes de procedimentos bucais pode ser necessária em portadores de malformações cardíacas e deve seguir protocolos da população geral[6].

Vacinação

É importante garantir acesso à imunização se não houver contraindicações.

Abordagem

Avaliar carteira de vacinação periodicamente.

Conduta

Orientar e estimular vacinação de acordo com calendário vacinal local para a população geral; pacientes com infecções respiratórias de repetição ou cardiopatia devem ser avaliados para receberem vacinação contra a gripe e a pneumonia pneumocócica[1,2,6].

CONCLUSÕES

A SD é uma doença genética multifacetada com repercussão não só no fenótipo do indivíduo afetado, mas também na família e na sociedade. Tanto a abordagem genética quanto o manejo clínico devem ser adotados, objetivando a antecipação, a prevenção e a modificação de potenciais complicações. Por isso, a abordagem multidisciplinar com a participação ativa de familiares e da sociedade traz grandes benefícios clínicos e sociais.

REFERÊNCIAS BIBLIOGRÁFICAS

1. Hunter AGW. Down syndrome. In: Cassidy SB, Allanson JE. Management of genetic syndromes. 3rd ed. New Jersey: Wiley-Blackwell; 2010. p.309-35.
2. Cohen WI. Health care guidelines for individuals with Down syndrome. Down Syndrome Q. 1999;4:1-16.
3. Nussbaum RL, McInnes RR, Willard HF. Thompson and Thompson genetics in medicine. 7th ed. Philadelphia: W.B. Saunders; 2007.
4. Peterson MB, Mikkelsen M. Nondisjunction in trisomy 21: origin and mechanisms. Cytogenet Cell Genet. 2000;91:199-203.
5. Papavassiliou P, York TP, Gursoy N, Hill G, Nicely LV, Sundaram U. The phenotype of persons having mosaicism for trisomy 21/Down syndrome reflects the percentage of trisomic cells present in different tissues. Am J Med Genet A. 2009;149A(4):573-83.
6. Baum RA, Nash PL, Foster JE, Spader M, Ratliff-Schaub K, Coury DL. Primary care of children and adolescents with down syndrome: an update. Curr Probl Pediatr Adolesc Health Care. 2008;38(8):241-61.
7. Yang Q, Rasmussen SA, Friedman JM. Mortality associated with Down's syndrome in the USA from 1983 to 1997: a population-based study. Lancet. 2002;359:1019-25.
8. Coppus AM, Evenhuis HM, Verberne GJ, Visser FE, Oostra BA, Eikelenboom P, et al. Survival in elderly persons with Down syndrome. J Am Geriatr Soc. 2008;56(12):2311-6.
9. Chen H, Woolley PV Jr. A developmental assessment chart for non-institutionalized Down syndrome children. Growth. 1978;42(2):157-65.
10. Capone G, Goyal P, Ares W, Lannigan EY. Neurobehavioral disorders in children, adolescents, and young adults with Down syndrome. Am J Med Genet Part C (Seminar in Medical Genet). 2006;142(3):158-72.
11. Cronk C, Crocker AC, Pueschel SM, Shea AM, Zackai E, Pickens G, et al. Growth charts for children with Down syndrome: 1 month to 18 years of age. Pediatrics. 1988;81(1):102-10.
12. Richards G. Growth Charts for Children with Down syndrome. 2001. Available: http://www.growthcharts.com/.
13. Popova G, Paterson WF, Brown A, Donaldson MD. Hashimoto's thyroiditis in Down's syndrome: clinical presentation and evolution. Horm Res. 2008;70(5):278-84.
14. Cohen WI. Current dilemmas in Down syndrome clinical care: celiac disease, thyroid disorders, and atlanto-axial instability. Am J Med Genet Part C (Seminar in Medical Genet). 2006;142(3):141-8.
15. Pueschel SM, Scola FH. Atlantoaxial instability in individuals with Down Syndrome: epidemiologic, radiographic, and clinical studies. Pediatrics. 1987;80:555-60.
16. Mik G, Gholve PA, Scher DM, Widmann RF, Green DW. Down syndrome: orthopedic issues. Curr Opin Pediatr. 2008;20(1):30-6.
17. Zwaan MC, Reinhardt D, Hitzler J, Vyas P. Acute leukemias in children with Down syndrome. Pediatr Clin N Am. 2008;55:53-70.

18. Ribeiro LMA, Jacob CMA, Pastorino AC, Kim CA, Fomin ABF, Castro APBM. Avaliação dos fatores associados a infecções recorrentes e/ou graves em pacientes com síndrome de Down. J Pediatr (Rio J). 2003;79(2):141-8.
19. Hilton JM, Fitzgerald DA, Cooper DM. Respiratory morbidity of hospitalized children with Trisomy 21. J Paediatr Child Health. 1999;35(4):383-6.
20. Van Cleve SN, Cohen WI. Part I: clinical practice guidelines for children with Down syndrome from birth to 12 years. J Pediatr Health Care. 2006;20(1):47-54.

Seção III

Ciclo do lactente, do pré-escolar e do escolar

Crescimento: influências fetais, a importância do *catch-up* do crescimento e a prevenção da obesidade

9

Filumena Maria da Silva Gomes
Maria Helena Valente
Ana Maria de Ulhôa Escobar
Alexandra Brentani
Sandra J. F. E. Grisi

> Após ler este capítulo, você estará apto a:
> 1. Descrever os períodos de crescimento infantis mais suscetíveis a agravos.
> 2. Descrever o que é *catch-up* do crescimento.
> 3. Avaliar as consequências dos agravos no crescimento infantil.
> 4. Orientar as medidas antecipatórias na prevenção da obesidade.

INTRODUÇÃO

Um longo tempo decorre do nascimento até a vida adulta, e é de comprovação difícil a relação entre as condições intrauterinas e as doenças crônicas não transmissíveis (DCNT) da vida adulta, como a obesidade[1].

Estados epidemiológicos clínicos e experimentais têm demonstrado, atualmente, a programação e a plasticidade do desenvolvimento infantil conforme o ambiente em que o indivíduo cresceu, entendendo-se como ambiente as condições intrauterinas, o ambiente materno, as condições de saúde e nutricionais maternas, e o desenvolvimento nos primeiros anos de vida[1].

O entendimento do desenvolvimento e crescimento infantil é fundamental para a prevenção das DCNT, e principalmente da obesidade[1,2].

CRESCIMENTO FETAL INTRAÚTERO

O crescimento fetal é reconhecido como um período crítico para o desenvolvimento da obesidade e é um novo campo importante de pesquisa científica.

Tanto o crescimento pré-natal como o pós-natal imediato são associados com o desenvolvimento posterior da obesidade[2].

Evidências epidemiológicas importantes ligam fatores pré e perinatais à adiposidade tardia e ao risco das doenças metabólicas[1,3].

Mecanismos epigenéticos que atuam no desenvolvimento precoce estão implicados na origem da obesidade[4]. Esses mecanismos, como a metilação e as alterações das histonas, seriam os responsáveis pela modulação da transcrição de genes que afetarão a composição corpórea e o fenótipo metabólico na vida adulta[5].

O que se observa é que os extremos de peso ao nascer (os menores de 2.500 g e os maiores de 4.000 g) foram associados mais frequentemente às doenças crônicas do adulto, inclusive à obesidade. Ou seja, é uma curva em "U" do peso ao nascer, na qual os extremos do peso são relacionados com o maior risco de obesidade e outras doenças crônicas da vida adulta[6,7].

Como demonstrado pelos estudos experimentais e epidemiológicos, o estado nutricional do feto é o principal estímulo para a programação de sua suscetibilidade para as doenças na vida adulta[8]. O período de crescimento intrauterino é, portanto, de grande importância na determinação da origem da obesidade da vida adulta[9].

A privação nutricional materna e fetal durante a gravidez também é associada com a obesidade na vida adulta[10]. Por sua vez, o peso materno antes da concepção, assim como o ganho de peso materno na gestação, insuficiente ou excessivo, também se associará com a alteração da composição corpórea da criança[11].

O crescimento fetal é regulado pela insulina e pelos fatores de crescimento insulina-*like*, nos quais a velocidade do crescimento depende da disponibilidade de nutrientes.

A sensibilidade à insulina é estabelecida no útero, e as crianças com baixo peso ao nascer apresentam maior resistência à insulina que aquelas nascidas com peso adequado. As células beta são formadas antes do nascimento. Ao que parece, as crianças com retardo de crescimento intrauterino (RCIU), com menor peso ao nascer, apresentam maior resistência à insulina na vida adulta[1].

O diabetes tipo 2 do adulto se inicia por produção insuficiente de insulina pelas células beta do pâncreas ou pela falta de resposta desse hormônio nos tecidos. Em experimentação animal, cobaias desnutridas geraram filhotes com função inadequada das células beta, com menor produção de insulina e com consequente alteração do metabolismo da glicose, tendo como resultado a obesidade. Na vida adulta, a dificuldade da produção da insulina, associada a sua maior necessidade pela grande oferta de glicose, levará à obesidade e ao diabetes tipo 2[1].

As crianças com RCIU apresentam menor massa muscular devido à desnutrição, motivo pelo qual os seus músculos são mais resistentes à insulina, para poder manter a glicemia estável, protegendo assim o próprio crescimento cerebral. Esse mecanismo tem como base teórica o conceito do fenótipo poupador de Barker, em que, frente a um agravo nutricional, a prioridade é a manutenção da glicemia e não os seus estoques musculares, assim o feto se reprograma para poupar energia para o crescimento dos seus tecidos mais nobres, como o cérebro. Esse fenótipo poupador, vantajoso na vida intrauterina, deverá permanecer por toda a vida do indivíduo. Esse tipo de funcionamento pode se relacionar ao desenvolvimento da obesidade, no caso de o organismo encontrar um meio pós-natal excessivamente rico em nutrientes, confrontando com aquele intrauterino. Os mecanismos subjacentes se referem a maiores níveis de glicemia e ao início da obesidade, que piorarão a resistência à insulina[12].

O baixo peso ao nascer de uma criança de termo nos faz constatar que houve crescimento e desenvolvimento insuficientes intraútero, o que tornará essa criança mais vulnerável a variados tipos de estresse no decorrer da vida, tendo como consequência a maior possibilidade de desenvolver doenças crônicas na vida adulta, entre elas, a obesidade[12].

Os períodos pré-natal, perinatal e os dois primeiros anos de vida são momentos de alta plasticidade metabólica, quando são estabelecidos os "pontos da homeostase interna" dos diversos aparelhos do organismo (Figura 9.1)[13].

A partir das vivências intrauterina e na primeira infância e da sua relação com a falha da constância dessa homeostase, pode-se favorecer o surgimento de doenças como hipertensão arterial, obesidade, diabetes tipo 2, osteoporose, etc., que são mais prevalentes nos indivíduos com baixo peso ao nascer[2].

Quando o feto sofre um processo de má nutrição durante a gestação, poderá ocorrer o baixo peso ao nascer ou pode nascer um bebê com baixa estatura de nascimento[8]. Esse estresse nutricional aumentará o gradiente de glicocorticoides da mãe

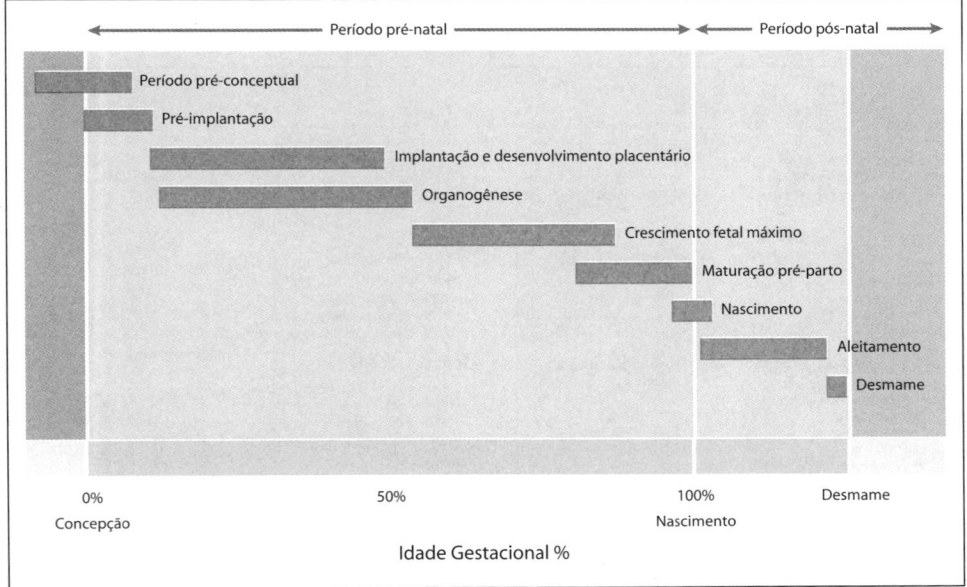

Figura 9.1 Períodos críticos do desenvolvimento em que a programação intrauterina pode ocorrer[13].

para o feto, levando à programação fetal, a qual determinará, a longo prazo, uma maior vulnerabilidade cardiovascular, como hipertensão, e levará a alterações em outros órgãos e sistemas[14-17] (Figura 9.2).

O processo no qual ocorrem insultos precoces em estágios críticos de desenvolvimento, que levam a alterações permanentes na estrutura e na função tecidual, é conhecido como programação intrauterina ou fetal[13] (Figura 9.3). A programação intrauterina das funções fisiológicas pós-natais foi demonstrada experimentalmente em várias espécies, usando várias técnicas que alteraram o ambiente intrauterino e o desenvolvimento fetal[18,19]. Com a programação metabólica, decorrente de agressão de origem materna ainda que pouco significativa, e com pouco efeito no peso de nascimento, poderá ocorrer alteração da futura função cardiovascular e metabólica[20].

A possibilidade da reprogramação do metabolismo fetal frente a um agravo patológico, enquanto alternativa à morte desse mesmo organismo, determina mudanças na maturação dos órgãos, com comprometimento do tamanho e da função dos mesmos, podendo, segundo o ambiente onde o indivíduo cresce e de acordo com os hábitos de vida futura, relacionar-se à presença da doença crônica na vida adulta.

CRESCIMENTO DA CRIANÇA E DO ADOLESCENTE

O *catch-up* é o processo relacionado à fase de aceleração do crescimento que ocorre após um período de retardo do mesmo, em que a criança retorna à sua curva de crescimento original e normal[21].

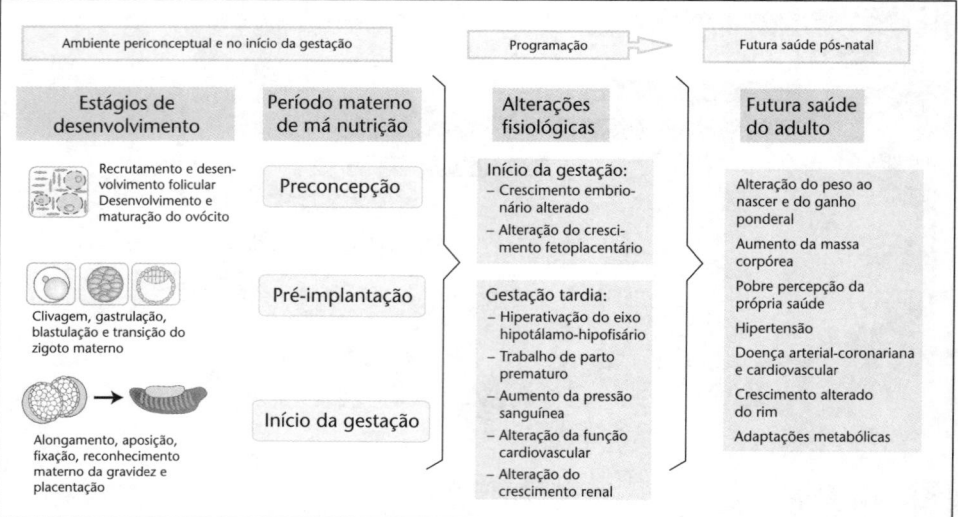

Figura 9.2 Programação metabólica intrauterina[17].

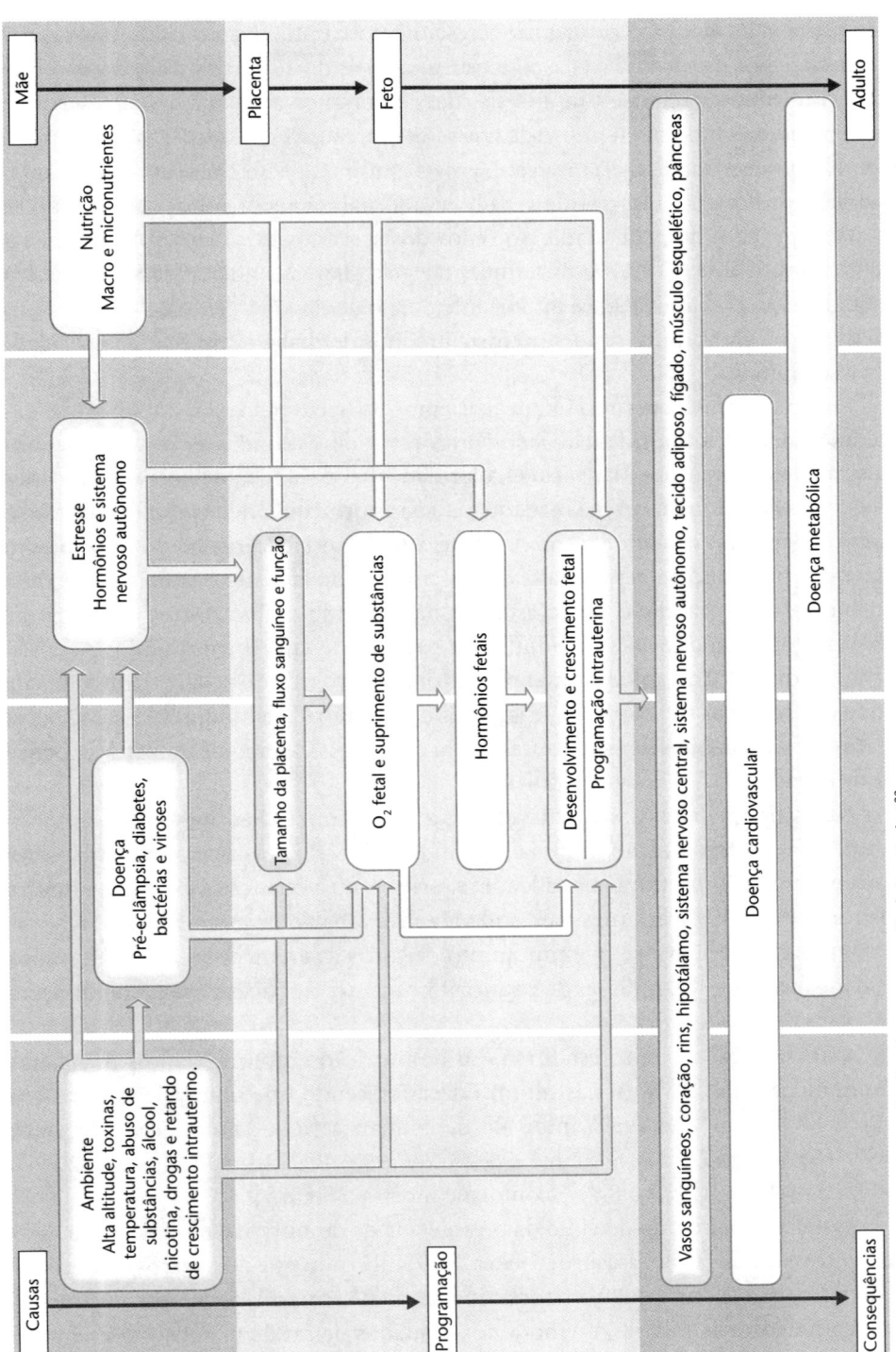

Figura 9.3 Causas e consequências da programação intrauterina[22].

A alta velocidade do *catch-up* de crescimento na infância tem sido associada à morbidade por doenças crônicas não transmissíveis do adulto e à obesidade[4,23,24].

Entre o nascimento e um ano de idade, a criança aumenta a sua reserva de gordura, assim como o seu índice de massa corpórea (IMC – kg/m^2), muito rapidamente. Após essa idade, a criança ganha mais altura que peso e não apresenta tantas reservas gordurosas, o que pode ser observado pelos menores IMC com deflexão na curva de 1 a 5 anos de idade. Ao redor dos seis anos, a criança volta a repletar tecido gorduroso e o IMC volta a aumentar pela chamada adiposidade *rebound*. A velocidade dessa adiposidade é importante para o desenvolvimento do diabetes e da obesidade na vida adulta, sendo um forte preditor do diabetes tipo 2 e da obesidade na vida adulta[25].

O baixo ganho de peso na infância, levando ao baixo peso com dois anos de idade, desencadeia a adiposidade *rebound* precoce[23]. Pobres condições de vida, incluindo alimentação inadequada, baixa escolaridade dos pais, falta de acesso a cuidados adequados de saúde e moradia inadequada, são as principais determinantes do baixo ganho de peso no lactente jovem. A pobreza tem um efeito maior no crescimento linear que no ganho de peso. A falta de crescimento no lactente é associada com alta morbidade e mortalidade, baixa estatura na vida adulta, baixo nível educacional e baixa produtividade na vida adulta. Os padrões de crescimento na infância são fortes preditores do capital humano futuro e do progresso social, assim como da saúde das gerações futuras[25,26]. A criança que é desnutrida e/ou que apresenta baixa estatura com dois anos de idade apresentará risco mais elevado de diabetes e doença cardiovascular (DCV) na vida adulta[23].

Na prática pediátrica, são utilizados os gráficos com os Padrões de Crescimento na Infância da Organização Mundial da Saúde (OMS)[27] para calcular a altura para a idade e o escore Z da altura para a idade, classificando a criança como baixa estatura quando o escore Z da estatura para a idade estiver abaixo de menos dois[28].

Em 2005, estimava-se que um quinto de todas as crianças menores de 5 anos de idade (cerca de 178 milhões de crianças) nos países de baixa e média renda apresentavam baixa estatura[29].

A prevalência de baixa estatura e/ou desnutrição entre as crianças brasileiras diminuiu em mais de 80% nas últimas décadas, sendo que a prevalência era, em 1974 e 1975, de 37,1% [95% intervalo de confiança (IC): 34,6 a 39,6]; em 1989, 19,9% (95% IC: 17,8 a 21,9); em 1996, 13,5% (95% IC: 12,1 a 14,8); e, em 2006 e 2007, 7,1% (95% IC: 5,7 a 8,5)[28], conforme mostra a Figura 9.4.

As determinantes do declínio da prevalência da desnutrição e/ou da baixa estatura entre as crianças no Brasil, de 1996 a 2007, mostram que dois terços do declínio podem ser atribuídos a quatro fatores: melhora da escolaridade materna, aumento dos rendimentos familiares, melhora nos cuidados de saúde maternos e infantis e aumento da presença de água encanada e saneamento básico[30] (Figura 9.5).

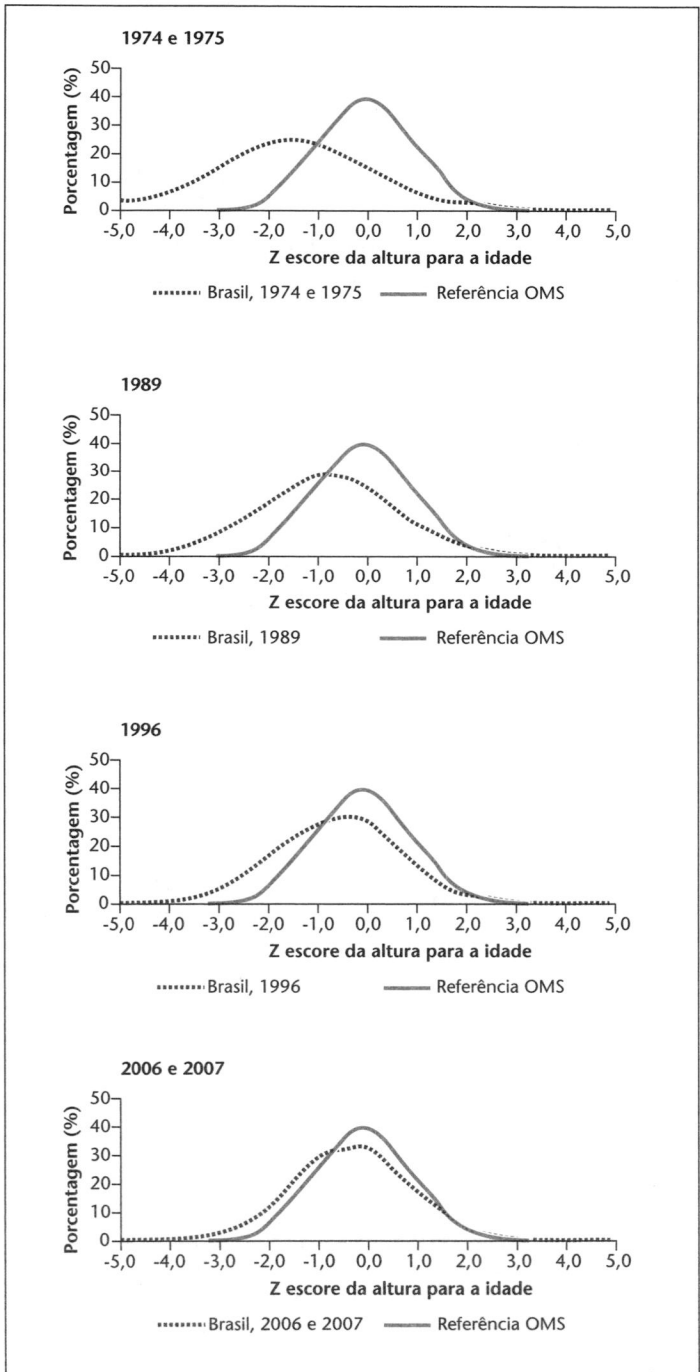

Figura 9.4 Evolução da altura para a idade nas crianças brasileiras, comparada com o padrão da Organização Mundial da Saúde (OMS)[30].

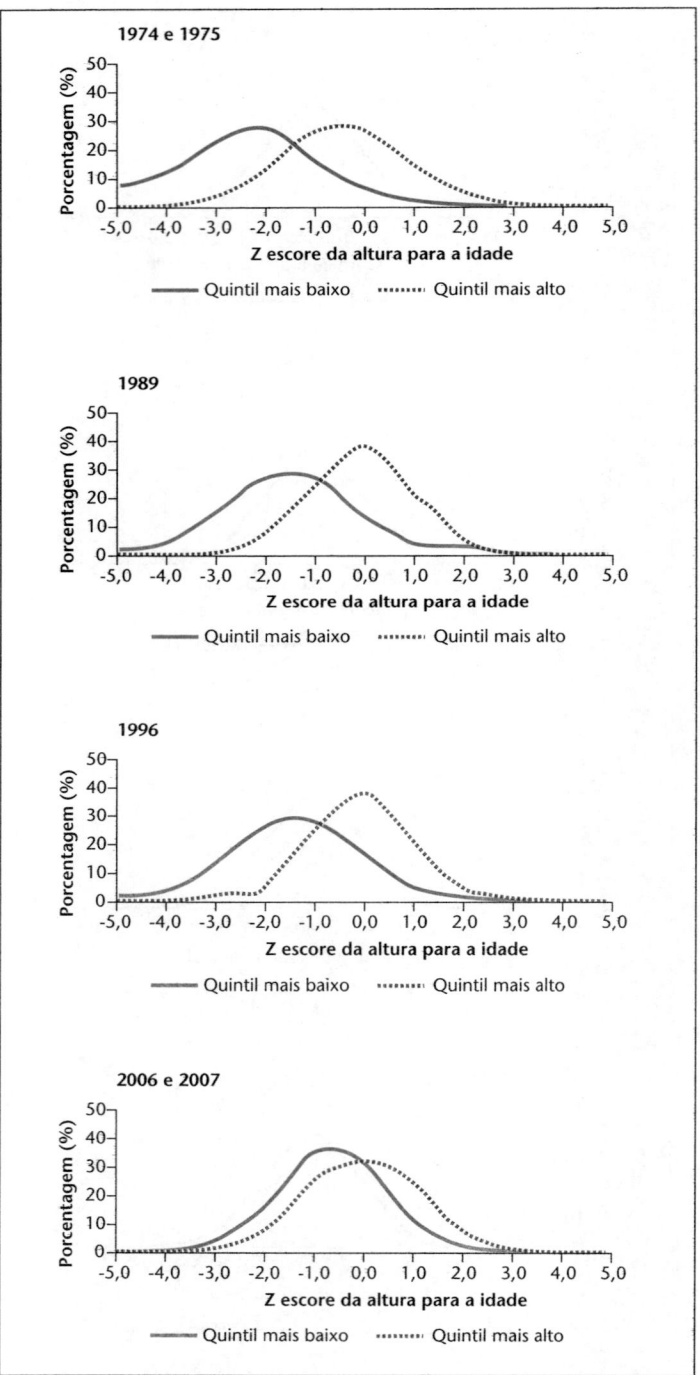

Figura 9.5 Evolução da prevalência da desnutrição infantil, de acordo com os quintis socioeconômicos[30].

AGRAVOS NO CRESCIMENTO INFANTIL

As drásticas transformações econômicas, políticas, sociais e culturais produzidas pelas sociedades humanas ao longo dos últimos 30 anos modificaram as maneiras como sujeitos e coletividades organizam suas vidas e elegem determinados modos de viver. Com isso, observou-se a mudança do perfil das causas de adoecimento e mortes no mundo com a epidemia atual de doenças crônicas não transmissíveis (DCNT), em substituição das doenças infectocontagiosas, com elevações rápidas e importantes nos países em desenvolvimento, como o Brasil[31].

O processo global de industrialização e urbanização desencadeou rápidas e profundas mudanças nos estilos de vida em todos os locais do mundo e em todos, grupos étnicos e culturas, com o registro do aumento global das doenças crônicas e, em especial, da cardiovascular[22].

As transformações no padrão demográfico brasileiro se intensificaram a partir da metade da década de 1970, marcadas pela significativa queda da fecundidade, pela redução da mortalidade infantil, pelo aumento da expectativa de vida ao nascer, pela reorganização na composição e no tamanho da família e pelo progressivo envelhecimento da população com as doenças infecciosas, até então muito prevalentes, sendo substituídas pelas DCNT, como as DCV, o diabetes melito tipo 2, as doenças respiratórias obstrutivas, as neoplasias, a obesidade e as lesões por causas externas[32].

No Brasil, também se observa mudanças dos padrões seculares da nutrição com modificações da ingestão alimentar submetidas às transformações econômicas, sociais, demográficas e sanitárias. Os determinantes dessa transição nutricional são resultantes das mudanças na alimentação e na redução da atividade física consequentes à rápida difusão de hábitos e padrões comportamentais advindos da globalização. A oferta crescente de alimentos industrializados, a redução do tamanho da família com aumento da disponibilidade de alimentos, a facilidade de acesso a alimentos hipercalóricos com altas concentrações de açúcares e gorduras pela população, inclusive a de baixa renda, e o tempo restrito para realizar a alimentação saudável se apresentam em um cenário populacional que exibe a convivência dos extremos nutricionais, com a obesidade e a subnutrição[33].

Cada vez mais, os estudos de coorte sobre a origem das doenças crônicas apontam a importância da associação entre a herança genética e a qualidade de vida do indivíduo (desde a concepção até a vida adulta), da mesma forma que enfatizam que diferentes suscetibilidades a essas doenças não podem ser explicadas somente por fatores ambientais do adulto, ressaltando a necessidade de considerar eventos ocorridos no ambiente intrauterino e pós-natal precoce como prováveis determinantes das doenças (Figura 9.6)[18].

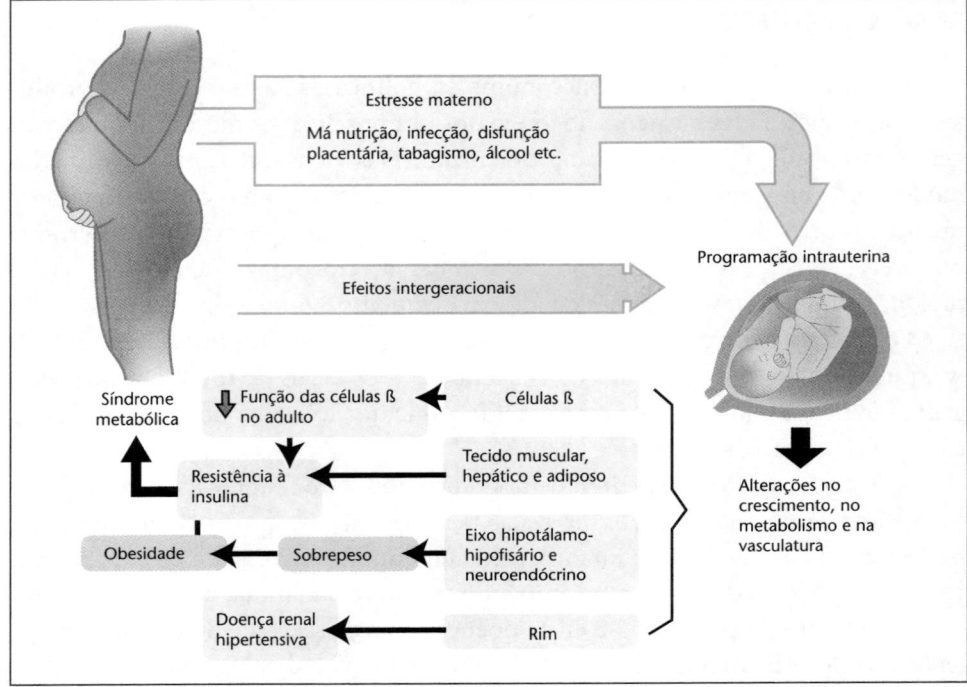

Figura 9.6 As origens desenvolvimentistas da obesidade[18].

De longa data, estudos epidemiológicos relacionam as condições vividas precocemente pelo indivíduo, na gestação e nos primeiros anos de vida, com o desenvolvimento das doenças crônicas do adulto, como as DCV, com os recém-nascidos com baixo peso de nascimento (BPN), especialmente os pequenos para a idade gestacional (PIG), trazendo consigo o risco mais elevado de doença crônica na idade adulta, especialmente aquelas crianças que, após o nascimento, recuperaram o peso rapidamente (Figura 9.7)[2].

O estudo de Helsinki com 8.760 adultos observou que a prevalência da doença cardiovascular foi mais frequente nos nascidos com baixo peso, magros aos dois anos de idade e que posteriormente ganharam peso rapidamente. Esse padrão de crescimento também foi correlacionado com o aumento da resistência à insulina na vida adulta. O aumento precoce do IMC observado durante o *catch-up* foi fortemente relacionado com agravos crônicos na vida adulta, mais do que qualquer outro valor de IMC observado durante toda a vida dos indivíduos (Figura 9.8)[20].

Crescimento: influências fetais, a importância do *catch-up* do crescimento e a prevenção da obesidade   143

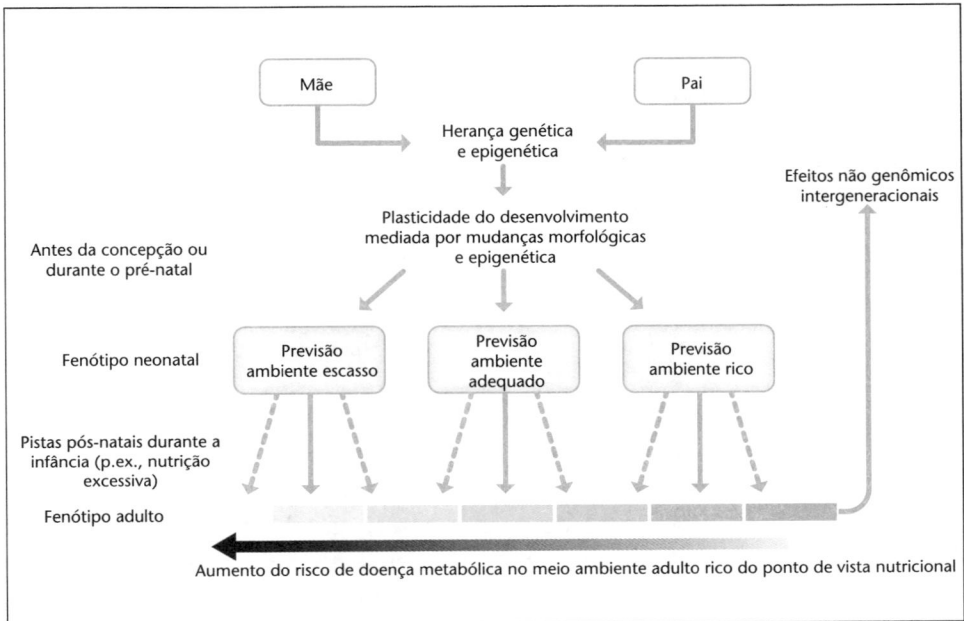

Figura 9.7 Ambiente, plasticidade do desenvolvimento e fenótipo do adulto[2].

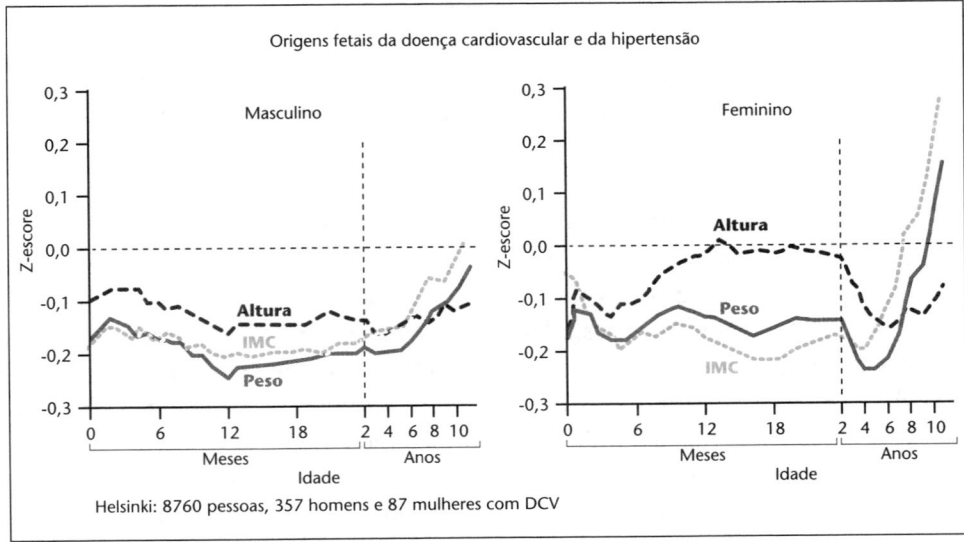

Figura 9.8 Crescimento, *catch-up* e doença crônica não transmissível[20].
DCV: doença cardiovascular; IMC: índice de massa corporal.

ORIENTAÇÕES PARA A PREVENÇÃO DA OBESIDADE INFANTIL

Atualmente, as recomendações para a prevenção da obesidade infantil são[34,35]:

1. Mulheres com IMC saudável no período preconcepcional.
2. Nutrição saudável na gestação.
3. Ganho de peso materno adequado na gestação.
4. Controle adequado da glicemia, da pressão arterial e de eventuais intercorrências na gestação.
5. Assistência perinatal de qualidade para evitar situações de estresse para a mãe e o bebê.
6. Incentivo ao aleitamento materno exclusivo até os seis meses de idade.
7. Manter o aleitamento materno até os dois anos ou mais.
8. Introdução de alimentação complementar saudável após os seis meses de idade.
9. A mudança da alimentação da criança envolve mudança de alimentação da família: aumento do consumo de frutas, legumes e verduras, não armazenamento de produtos industrializados hipercalóricos e refrigerantes, entre outras recomendações.
10. Ter horários regulares para a alimentação, com intervalos entre as refeições de uma hora e meia a, no máximo, 3 horas.
11. Estimular atividades físicas saudáveis, com redução do lazer sedentário, como tempo de televisão e de videogames (máximo de duas horas por dia).
12. Incentivar a atividade física regular, por cerca de 60 minutos ao dia, como brincar ao ar livre, jogar bola, praticar diversos jogos infantis, andar de bicicleta e outras práticas saudáveis.
13. Incentivar atividade esportiva adequada para a idade de 2 a 3 vezes na semana, respeitando a preferência da criança.
14. Acompanhar o crescimento das crianças com gráficos de crescimento, com medidas do IMC sempre que possível, obrigatoriamente pelo menos uma vez no ano.
15. Todas as vezes que as curvas de peso ou IMC cortarem as linhas de percentis, deve-se orientar as medidas descritas anteriormente, para evitar padrões de sobrepeso e obesidade ou, ainda, ascensão rápida de ganho de peso.
16. Todas as vezes que as curvas de peso ou IMC indicarem sobrepeso ou obesidade, deve-se orientar as medidas descritas anteriormente, investigar laboratorialmente as dislipidemias e a resistência à insulina, além de solicitar a ajuda do serviço de nutrição para a família e para a criança.
17. As crianças que apresentaram RCIU e as que nasceram com baixo peso (menor de 2.500 g) deverão ser seguidas rigorosamente do ponto de vista antropométrico, com detecção precoce de dislipidemias.

CONCLUSÕES

A história do sobrepeso e da obesidade se inicia muito precocemente na vida humana, exigindo cuidados da mãe e da criança em fases precoces do desenvolvimento infantil.

Nas supervisões de saúde, é fundamental que a atuação médica garanta o peso saudável e a nutrição adequada, evitando a dieta aterogênica, combatendo o lazer sedentário e orientando sobre a necessidade de hábitos saudáveis e vida ativa, como forma de assegurar a qualidade de vida da criança e do adolescente, assim como de suas famílias, enquanto forma de prevenir as doenças crônicas não transmissíveis da vida adulta.

A abordagem da criança com sobrepeso e obesidade exige o enfoque multi e transdisciplinar com a participação de políticas escolares e públicas.

REFERÊNCIAS BIBLIOGRÁFICAS

1. Gluckman PD, Hanson MA, Cooper C, Thornburg KL. Effect of in utero and early-life conditions on adult health and disease. N Engl J Med. 2008;359(1):61-73.
2. Dietz WH. Overweight in childhood and adolescence. N Engl J Med. 2004;350(9):855-7.
3. Godfrey KM, Barker DJP. Fetal programming and adult health. Public Health Nutrition. 2001;2:611-24.
4. Barros FC, Victora CG. Increased blood pressure in adolescents who were small for gestational age at birth: a cohort study in Brazil. Int J Epidemiol. 1999;28(4):676-81.
5. Godfrey KM, Sheppard A, Gluckman PD, Lillycrop KA, Burge GC, McLean C, et al. Epigenetic gene promoter methylation at birth is associated with child's later adiposity. Diabetes. 2011;60(5):1528-34.
6. Godfrey KM, Barker DJP. Fetal nutrition and adult disease. Am J Clin Nutr. 2000;71(5 Suppl):1344s-52s.
7. Martorell R, Stein AD, Schroeder DG. Early nutrition and later adiposity. J Nutr. 2001;131(Suppl):874S-80S.
8. Harding JE. The nutritional basis of the fetal origins of adult disease. Int J Epidemiol. 2001;30(1):15-23.
9. Bismarck-Nasr EM, Frutuoso MFP, Gambardella AMD. Relação entre o índice ponderal ao nascer e excesso de peso corporal em jovens. Cad Saúde Pública. 2007;23(9):2064-71.
10. Ravelli GP, Stein ZA, Susser MW. Obesity in young men after famine exposure in utero and early infancy. N Engl J Med. 1976;295(7):349-53.
11. Gale CR, Javaid MK, Robinson SM, Law CM, Godfrey KM, Cooper C. Maternal size in pregnancy and body composition in children. J Clin Endocrinol Metab. 2007;92(10):3904-11.
12. Barker DJP. Type 2 Diabetes & Obesity. Available: http://www.thebarkertheory.org/diabetes.php (acesso 18 ago 2011)
13. Fowden AL, Giussani DA, Forhead AJ. Intrauterine programming of physiological systems: causes and consequences. Physiology. 2006;21:29-37.
14. Barker DJP. Fetal origins of coronary heart disease. BMJ. 1995;311(6998):171-4.
15. Barker DJP, Gluckman PD, Godfrey KM, Harding JE, Owens JA, Robinson JS. Fetal nutrition adult disease. Lancet. 1993;341(8850):938-41.
16. Langley-Evans SC. Hypertension induced by fetal exposure to a maternal low-protein diet, in the rat, is prevented by pharmacological blockade of maternal glucocorticoid synthesis. J Hypertens. 1997;15(5):537-44.
17. McMillen IC, MacLaughlin SM, Muhlhausler BS, Gentili S, Duffield JL, Morrison JL. Developmental origins of adult health and disease: the role of periconceptional and foetal nutrition. Basic Clin Pharmacol Toxicol. 2008;102(2):82-9.

18. Remacle C, Dumortier O, Bol V, Goosse K, Romanus P, Theys N, et al. Intrauterine programming of the endocrine pancreas. Diabetes Obes Metab. 2007;9(Suppl 2):196-209.
19. Fowden AL, Giussani DA, Forhead AJ. Endocrine and metabolic programming during intrauterine development. Early Hum Dev. 2005;81(9):723-34.
20. Barker D, Osmond C, Forsén TJ, Kajantie E, Eriksson JG. Trajetories of growth among children who have coronary events as adults. N Engl J Med. 2005;353(17):1802-9.
21. Tanner JM. Catch-up growth in man. Br Med Bull. 1981;37(3):233-8.
22. Barreto ML, Carmo EH. Mudanças em padrões de morbimortalidade: conceitos e métodos. In: Monteiro CA. Velhos e novos males de saúde no Brasil: a evolução do país e de suas doenças. São Paulo: Hucitec; 1995.
23. Barker DJP, Osmond C, Forsén TJ, Kajantie E, Eriksson JG. Trajectories of growth among children who have coronary events as adults. N Engl J Med. 2005;353(17):1802-9.
24. Stettler N, Zemel BS, Kumanyika S, Stallings VA. Infant weight gain and childhood overweight status in a multicenter, cohort study. Pediatrics. 2002;109(2):194-9.
25. Victora CG, Adair L, Fall C, Hallal PC, Martorell R, Richter L, et al. Maternal and child undernutrition: consequences for adult health and human capital. Lancet. 2008;371(9609):340-57.
26. Black RE, Allen LH, Bhutta ZA, Caulfield LE, Onis M, Ezzati M, et al. Maternal and child undernutrition: global and regional exposures and health consequences. Lancet. 2008;371(9608):243-60.
27. WHO child growth standards: length/height-for-age, weight-for-age, weight-for-length, weight--for-height and body mass index-for-age: methods and development. Geneva: World Health Organization; 2006.
28. Physical status: the use and interpretation of anthropometry: report of a WHO Expert Committee. Geneva: World Health Organization; 1995.
29. Onis M. Child undernutrition based on the new WHO growth standards and rates of reduction to 2015. SCN News. 2008;36:12-6.
30. Monteiro CA, Benicio MH, Conde WL, Konno S, Lovadino AL, Barros AJ, et al. Narrowing socioeconomic inequality in child stunting: the Brazilian experience, 1974-2007. Bull World Health Organ. 2010;88(4):305-11.
31. Monteiro CA, Benicio MH, Konno SC, Silva ACF, Lima ALL, Conde WL. Causes for the decline in child under-nutrition in Brazil, 1996-2007. Rev Saude Publica. 2009;43(1):35-43.
32. Minayo MC. Temos um tipo de violência que não é só brasileiro. Revista da Saúde: o Brasil falando como quer ser tratado. 2002;3(3):18-21.
33. World Health Organization. Preventing chronic diseases: a vital investment: WHO Global Report. Geneva: WHO; 2005.
34. Escobar AMU, Valente MH, Grisi SJFE. Prevenção das doenças cardiovasculares. In: Escobar AMU, Grisi SJFE, Valente MH. (coords.). A Promoção da saúde na infância. Barueri: Manole; 2009.
35. Hayman LL, Meininger JC, Daniels SR, McCrindle BW, Helden L, Ross J, et al. American Heart Association Committee on Atherosclerosis, Hypertension, and Obesity in Youth of the Council on Cardiovascular Disease in the Young; American Heart Association Council on Cardiovascular Nursing; American Heart Association Council on Epidemiology and Prevention; American Heart Association Council on Nutrition, Physical Activity, and Metabolism. Primary prevention of cardiovascular disease in nursing practice: focus on children and youth: a scientific statement from the American Heart Association Committee on Atherosclerosis, Hypertension, and Obesity in Youth of the Council on Cardiovascular Disease in the Young, Council on Cardiovascular Nursing, Council on Epidemiology and Prevention, and Council on Nutrition, Physical Activity, and Metabolism. Circulation. 2007;116(3):344-57.

Desenvolvimento psíquico infantil   10

Maria Cristina Machado Kupfer
Maria Eugênia Pesaro
Maria Helena Valente
Raquel Diaz Degenszajn
Filumena Maria da Silva Gomes

> Após ler este capítulo, você estará apto a:
> 1. Avaliar o desenvolvimento psíquico (ou a constituição da subjetividade) da criança.
> 2. Discutir os principais eixos e funções que estruturam a subjetividade da criança.
> 3. Verificar os principais problemas psíquicos que ocorrem na primeira infância.
> 4. Reconhecer os indicadores clínicos de risco para o desenvolvimento psíquico.

INTRODUÇÃO

Este capítulo[*] parte da hipótese de que acompanhar o desenvolvimento infantil permite aos pediatras perceber cada criança em sua singularidade, compreendendo sua evolução articulada ao contexto histórico, social, cultural e econômico.

Não é possível abordar e intervir sobre o pequeno paciente sem considerar o que é trazido pelo acompanhante (que, em geral, é a mãe) sob a forma de discurso. Nesse sentido, para que se possa conhecer o bebê, o pediatra precisa estar atento, observar, registrar e levar em consideração tudo o que se passa entre mãe e filho na sua presença.

---

[*] O presente capítulo foi construído com base no material produzido pelo Grupo Nacional de Pesquisa (GNP) constituído para realizar pesquisa multicêntrica de indicadores clínicos de risco para o desenvolvimento infantil. O projeto foi publicado na *Revista Latino-americana de Psicopatologia Fundamental*, em 2003[1]. Também serviu de base para a produção deste capítulo o texto sobre desenvolvimento do manual do Ministério da Saúde sobre crescimento e desenvolvimento, de 2002[2].

A consulta é um momento privilegiado para o contato do pediatra com o modo particular com que está se estruturando a vida do bebê e de sua mãe. Parte-se do pressuposto de que o pediatra pode ser, desde o princípio, um importante parceiro da mãe nos cuidados com seu filho e que, portanto, o ato médico ganha uma abrangência que transcende muito a pura observação do estado físico da criança e do seu desenvolvimento orgânico e neurofisiológico. O ato médico abrangeria, dessa forma, uma atenção e uma escuta voltada para algumas situações estruturadoras das vidas dessas duas pessoas – mãe e bebê.

São elementos fundamentais que sinalizam a maneira como está se construindo a relação entre a mãe e o bebê: o modo como a mãe sustenta e maneja o bebê e como ele responde (aconchegando-se em seu corpo, amolecendo ou enrijecendo os músculos); a forma como ela entende os gestos, sua movimentação, seus gritos, balbucios e choros e como ele corresponde às interpretações; a forma como a mãe apresenta os objetos e a própria situação da consulta; a solução encontrada por ela para lidar com as situações difíceis, como a angústia do bebê, suas tristezas, raivas e desesperos, provocados por incômodos físicos ou por outros menos identificáveis; como se dá a comunicação entre eles; como o bebê busca o olhar da mãe para se certificar da sua presença e da sua aceitação; o tempo que um dá ao outro; as brincadeiras que utilizam etc.

Neste capítulo, será abordada principalmente a noção de desenvolvimento infantil que pode ser extraída da teoria psicanalítica, na medida em que essa teoria pode oferecer mais subsídios para a compreensão das estruturas subjetivas que se constituem ao longo dos primeiros anos de vida da criança. A base da subjetividade da criança sustenta-se na relação entre a mãe (ou cuidador) e o bebê[1].

Por meio das noções que a psicanálise indica, a vida subjetiva ou psíquica está além da consciência, do conhecimento e do "eu". O ser humano é constituído por uma história, por uma memória e por um repertório de marcas que antecede o seu nascimento e que recebe ao longo da vida, ao qual se chama de inconsciente. Este tem efeitos sobre a existência humana, manifestando-se sob forma de sonhos ou sintomas patológicos. Porém, mantém-se desconhecido, provocando uma divisão no sujeito, impossibilitando-o de deter todo o conhecimento sobre si mesmo[2,3].

EPIDEMIOLOGIA

Quando se consideram todos os transtornos incluídos na Classificação Internacional de Doenças (CID-10) da Organização Mundial da Saúde (OMS)[3], as pesquisas realizadas nos países desenvolvidos e em desenvolvimento apontam que, durante a vida inteira, mais de 25% das pessoas apresentam um ou mais transtornos mentais e comportamentais[4,5].

A OMS adverte, em seu relatório de 2001[6], que os transtornos mentais são comuns durante a infância e a adolescência e que a atenção dada a essa área é bastante insuficiente, tanto no que se refere ao diagnóstico como ao tratamento. É de conhecimento geral, também, o fato de que muitos transtornos que são observados frequentemente em adultos podem ter se iniciado durante a infância.

É necessário destacar que a infância e a adolescência são consideradas fases de desenvolvimento e que, portanto, torna-se problemático traçar limites claros entre os fenômenos que fazem parte do desenvolvimento normal e os que se consolidam como transtornos.

Quanto à prevalência, os diferentes estudos apontam variações consideráveis, mas alarmantes: em geral, 10 a 20% dessa população específica parece sofrer de um ou mais problemas mentais, ainda de acordo com os dados do relatório da OMS[6].

Segundo Williams et al.[7], cerca de 15% das crianças atendidas em consultas pediátricas apresentam distúrbios de comportamento, sendo os mais comuns problemas de atenção e hiperatividade, e não raro ansiedade e depressão.

Diante dessas razões, é recomendável que os cuidados com o desenvolvimento psíquico sejam pensados como um problema de saúde pública; sua avaliação e acompanhamento devem ser incorporados pelos programas de assistência materno-infantil já existentes, contribuindo efetivamente para o atendimento integral à saúde da criança.

PRINCÍPIOS GERAIS DO DESENVOLVIMENTO

O psiquismo do ser humano se constitui no decorrer das relações e por meio das trocas realizadas com os outros desde os primórdios de sua vida. É claro que as estruturas biológicas nunca devem ser desconsideradas, pois, quando se trata do desenvolvimento psíquico, elas comparecem de forma decisiva. Entretanto, o resultado final desse desenvolvimento – uma personalidade ou uma subjetividade – só será atingido se essas estruturas biológicas receberem a ação indispensável das outras pessoas.

Do ponto de vista da psicanálise, o núcleo constituído pelo psiquismo é central em relação às demais funções. O psiquismo ou a subjetividade é um sistema que se constrói quando a criança é mergulhada na linguagem e na cultura. Nessa perspectiva, a linguagem, base do psiquismo, marca e organiza as funções orgânicas, anatômicas, musculares e neurofisiológicas da criança a partir das relações que ela estabelece com um outro ser humano, geralmente a mãe ou o cuidador[1,4].

Assim, as atividades básicas que constituem a vida de um bebê em seus primeiros meses, como dormir, acordar, mamar, olhar ou defecar, dependem não somente de um estímulo orgânico puro, mas também das marcas de linguagem impressas no psiquismo da criança por seus pais ou cuidadores, que transformam esse organismo em um corpo erógeno. O corpo erógeno é, portanto, o desdobramento, a moldura do corpo orgânico, sensorial e perceptivo, em um corpo de significados e representações: é a base das emoções e dos sentimentos. A partir dos investimentos libidinais realizados pelos cuidadores, determinam-se ritmos e fluxos próprios e singulares no bebê.

Para se constituir no bebê o psiquismo tão necessário ao seu desenvolvimento, a mãe ou o cuidador precisará pôr em ação certas funções[1,8], definidas de modo resumido nos quatro grandes eixos a seguir:

- Estabelecer a demanda da criança: as reações involuntárias que um bebê apresenta ao nascer (como o choro) precisam ser entendidas pela mãe como um pedido dirigido a si e ao qual ela se coloca em posição de responder. Isso inicialmente implica uma interpretação, pois a mãe usa a linguagem traduzindo em palavras as ações da criança e em ações as suas próprias palavras.
- Supor um sujeito: trata-se de uma antecipação, pois o bebê ainda não está constituído como sujeito, mas tal constituição depende justamente de que isso seja inicialmente suposto ou antecipado. É a partir dessa suposição, por exemplo, que o grito do bebê poderá ser tomado como um apelo e assim interpretado, abrindo para a criança a possibilidade de sua emissão seguinte já estar efetivamente marcada por essa significação.
- Alternar presença-ausência: implica a mãe ou o cuidador não responder ao bebê apenas com presença ou ausência, mas produzir uma alternância física e sobretudo, simbólica. Para que a criança se torne um ser desejante, é necessário que possa ter uma experiência de falta: todo ser humano deseja porque não tem tudo, não é completo; a satisfação absoluta levaria a uma paralisação da atividade humana. A experiência de falta é absolutamente necessária, mas é preciso que não seja apenas uma experiência de privação, e sim uma falta que possa ser expressa em palavras. É por isso que, para o bebê se tornar um ser de linguagem, torna-se necessário que as inscrições psíquicas se ordenem de modo descontínuo, e é a alternância presença-ausência oferecida pelo agente materno que pode produzir essa descontinuidade.
- Instalação da função paterna: quando essa função se instala, a criança renuncia às satisfações imediatas que advinham de sua relação com o próprio corpo e com o corpo da mãe ou de seu cuidador. Para que a função paterna opere, é preciso que a mãe situe a lei como uma referência a uma terceira pessoa em seu laço com a criança, não fazendo dessa criança um objeto que se presta unicamente à própria satisfação. É graças à ação desse aspecto paterno que a criança poderá se distanciar do "outro materno" e então utilizar a linguagem em sua função simbólica. Ao mesmo tempo, isso a impulsiona em direção à procura de novas formas

de satisfação. O pai também pode, na ausência da mãe ou em parceria com ela, exercer as funções ditas maternas que são prioritárias, mas não necessitam ser exclusivamente desenvolvidas por ela.

Esses diferentes eixos – estabelecimento da demanda, suposição de sujeito, alternância de presença-ausência e função paterna – não comparecem separadamente no decorrer do desenvolvimento, eles se entrelaçam nos cuidados que a mãe dirige à criança e também nas produções (fala, gestos, expressões corporais, etc.) que a criança realiza, dando testemunho dos efeitos da inscrição de tais marcas. Não aparecem, então, como funções separadas ou autônomas, mas fazendo parte e orientando outras funções, tanto físicas como psicológicas[1,9].

O DESENVOLVIMENTO PSÍQUICO NOS PRIMEIROS ANOS DE VIDA DA CRIANÇA

Para a psicanálise, o desenvolvimento não se faz de modo linear, mas por meio de idas e vindas, avanços e recuos, produzindo um desenho peculiar e pouco normatizável. O olhar do profissional voltado para a subjetividade não analisa o desenvolvimento a partir da evolução, da ordenação, da complexificação e da especialização das habilidades, competências e conquistas do bebê ao longo do tempo; a essa perspectiva evolutiva, esse olhar para a subjetividade, acrescenta-se a relação desse bebê com os outros que o rodeiam. Por esse motivo, não se deve esperar uma definição muito estrita das fases de desenvolvimento, que daria ao profissional parâmetros claros de normalidade ou anormalidade.

Será feita, então, uma descrição ampla do que se espera da constituição da subjetividade de uma criança, sem se preocupar com a marcação exata do momento em que alguns traços ou expressões da subjetividade devam aparecer. O atraso de um traço, por si só, não significa necessariamente que haja um problema patológico, pois entende-se que cada ser humano se desenvolve a partir de suas possibilidades e do meio em que está inserido. A criança sempre deve ser vista como um todo e em relação com seu ambiente, com seus pais e com sua família.

Antes mesmo de nascer, o psiquismo da criança já está em constituição. Seus pais desejam, imaginam, pensam e falam sobre ela, antecipando-lhe um lugar determinado na história familiar ("ela não sofrerá como nós", "ela virá para perpetuar o valor de nossa família", etc.). Ao nascer, é acolhida nesse lugar tecido com as palavras e com as imagens criadas por seus pais. A essa aposta dos pais, a respeito de um psiquismo pressuposto, o bebê poderá responder de modo inesperado, não coincidente com a imagem prévia, mas nunca deixará de alimentar o desejo de seus pais em relação a ele[2].

A progressão do desenvolvimento psíquico vai desde o período em que o bebê está em total dependência até o final de seu primeiro ano de vida, quando dá os primeiros passos, adquirindo mobilidade e habilidades de manipulação que lhe permitem explorar o ambiente. Essa capacidade neuromotora está a serviço do "eu", em seu desejo de conhecer e dominar o mundo que o rodeia. O mesmo acontece com a aquisição da fala, que se inicia pelas trocas sonoras, ritmadas e prazerosas com a mãe (o "paimanhês", uma forma particular de fala dirigida ao bebê, tem uma função muito importante por produzir na criança uma apetência oral e por fazê-la ficar extremamente atenta à mãe) e vai evoluindo até a criança poder falar de si mesma e se afirmar dizendo não, fazendo escolhas, conhecendo e agindo em seu pequeno universo. Assim, ao aprender a caminhar e alcançar objetos desejados, separa-se de sua mãe, abrindo portas e começando a descobrir o mundo[2].

A partir dos 2 anos, o desenvolvimento da criança ganha novos contornos. Toda a experiência sensoriomotora, tão explorada nos primeiros anos, passa por um aprimoramento para permitir a aquisição de novas habilidades. Trata-se de um período em que os ganhos motores vão se estabelecendo e as aquisições do pensamento, da linguagem e da interação deflagram um processo de maior independência e autonomia da criança[2].

Embora haja certa autonomia neuromotora entre as habilidades, elas dependem, como já foi dito, da atividade centralizadora do psiquismo, que possibilita sua articulação em uma direção determinada pelo sujeito[2]. Nessa perspectiva, se a organização psíquica falhar, uma criança pode adquirir, por exemplo, a função da marcha – ou seja, começar a andar –, mas não saber para onde se dirigir; pode começar a falar, mas não ser capaz de fazer escolhas, de falar de si ou de fazer planos[2].

A capacidade de elaboração simbólica (falar de si, ser criativo na linguagem e pensar sobre si mesmo) vai aumentando gradativamente ao longo desse período. Inicia-se pelo choro, que a mãe entende como demanda; passa pelas fases do balbucio, dos gestos, das pequenas palavras e vai até a elaboração de frases e a criação de suas próprias histórias. Assim, pode-se afirmar que a capacidade de representação é fundamental para a elaboração do pensamento, pois possibilita à criança prescindir da presença da mãe e dos objetos, bem como pensar e falar sobre eles em sua ausência[2].

Na medida em que, conforme a relação estabelecida com a mãe, o psiquismo se constitui, circunscreve-se o campo das diferenças. A criança começa a perceber o que é o "eu" e o que é o "outro", o que é seu e o que é da outra pessoa. Surgem as interrogações sobre as diferenças sexuais e sobre a origem dos bebês, suscitadas pela curiosidade sexual, precursora da curiosidade intelectual e tão importante na experiência da aprendizagem[9].

As expectativas que os pais têm a respeito da criança são particularmente importantes, uma vez que ela passa a interrogar o desejo de ambos a seu respeito. Deve-se ressaltar que o que prevalece, em grande parte, no funcionamento psíquico das crianças é o desejo inconsciente dos pais, muitas vezes contraditório em relação às suas vontades conscientes.

Embora o desejo dos genitores sirva de referência para a criança, ele não é um determinante absoluto de sua estrutura psíquica; a criança não se sujeita completamente ao desejo de seus pais, podendo se opor, encontrar outras saídas ou fazer suas próprias escolhas. Ela então começa a vivenciar sentimentos bastante ambivalentes em relação aos mais próximos, que são o pai e a mãe; ao menor sinal de proibição, faz birra, chora e fica "cheia de vontades". Isso significa que a criança está dando grandes passos em direção à independência, experimentando-se como ser único e com desejo próprio e descobrindo que, para participar da vida social, é preciso aprender a respeitar os limites impostos pela cultura e pelas diferenças dos sexos e das gerações. Nesse sentido, é importante que os pais tenham clareza sobre os limites que deverão sustentar[2,9].

Assim, em torno dos 3 anos, a criança incorpora muitos aspectos ou traços da cultura humana. Reconhece o outro e a alteridade. Sabe esperar sua vez. Gosta de participar de brincadeiras com outras crianças, de jogar, negociar, mas também de brincar sozinha. Começa a perceber a diferença entre a palavra falada, o movimento corporal e a postura correspondente. Em seu devido tempo, as palavras passam a comunicar experiências passadas, o que é ponto fundamental para o homem como gerador e transmissor da cultura[2].

É comum, nesse período, surgirem manifestações de medo (de escuro, de água, de animais domésticos, etc.); isso implica que a criança percebe que existem limites, que ela não pode tudo e que existe uma lei reguladora dos atos humanos à qual ela tem que se submeter. Esses medos também podem ser projeções ligadas à agressividade que a criança vive ao atravessar o complexo de Édipo. Essa agressividade é o produto das fantasias incestuosas e inconscientes dirigidas aos pais. Ao ser projetada no objeto externo, a criança passa então a ter medo dele[9].

Esse é um momento fundamental para a constituição da subjetividade da criança que, a partir da operação simbólica sustentada pela função paterna, poderá ter um lugar na psique humana (que no humano consiste no feminino e no masculino, não coincidindo, necessariamente, com o sexo anatômico)[2,9].

A capacidade de postergar a realização de seus próprios desejos, junto com a sedimentação das funções motoras e da linguagem, propicia à criança maior circulação social com gradativo aumento da autonomia e ampliação de seu campo de trocas, ao sair do domínio exclusivo da família, indo à escola e ao sentir prazer em estar com outras pessoas[2].

PROBLEMAS NO DESENVOLVIMENTO PSÍQUICO

Quando uma criança nasce com alterações orgânicas, o contraste entre o filho esperado e o que acaba de nascer afeta radicalmente a função materna, pois a mãe sofre com a perda do filho imaginado e pode tratar o recém-chegado como um estranho[2].

Manter a conexão do bebê com o mundo é uma tarefa que pode ficar profundamente alterada quando a alteração constitucional deste produz um desencontro entre ele e sua mãe. Esse desacerto aparece, por um lado, como o efeito da dor que se instala, suprimindo o prazer do intercâmbio mãe-bebê; por outro, por causa da ausência ou da precariedade das respostas do bebê aos cuidados maternos[2].

A consequência de um distanciamento entre mãe e filho pode ser grave, se prolongada por alguns meses, ou até irreversível. Assim, não se deve perder a oportunidade de intervir o mais precocemente possível nas manifestações de perda da conexão do par mãe-bebê provocada por problemas orgânicos. Por conta dessa situação, as características hipotônicas do bebê podem acentuar-se, tornando-se permanentes, e a lentidão da maturação do sistema nervoso central, já originalmente comprometida, pode agravar-se. O início da constituição do "eu" também sofrerá abalos, comprometendo a tarefa de articular as funções neuropsicomotoras[2].

A função paterna, cuja representação diante do bebê é frequentemente exercida nos primeiros meses pelo personagem materno, aparece quase sempre afetada nos casos de crianças com deficiências graves. Esses desencontros abrem a perigosa possibilidade de instalação de transtornos psíquicos graves – ausência de fala ou de contato com os outros, por exemplo –, que se somam à alteração orgânica já presente. Quando não se formam essas alterações orgânicas estruturais, podem se desenvolver transtornos psíquicos como efeito das perturbações do diálogo mãe--bebê. Na primeira infância, esses transtornos acabam por se revelar em perturbações funcionais, já que o bebê ainda não pode falar e queixar-se de seus incômodos e aflições, ou seja, das alterações significativas em sua iniciante vida de relações com seus semelhantes[2,10,11].

Em primeiro lugar, os problemas se manifestarão em perturbações ligadas ao sono e à alimentação, podendo atingir o desenvolvimento motor, diminuir as vocalizações e perturbar o olhar do bebê quando dirigido à mãe. Muitas alterações orgânicas, como o aparecimento de cólicas e vômitos, podem ter esse caráter psíquico, e é preciso aventar tanto a hipótese orgânica como a psíquica[2,10,11].

Nas crianças pequenas, é bom se atentar para a diminuição das vocalizações e/ou alterações de investimento que a mãe realiza em relação a elas. Pode ocorrer, por exemplo, que a mãe diminua o "paimanhês" e os jogos e brincadeiras com o bebê. A criança, por sua vez, pode apresentar dificuldade de sustentação da cabeça na ausência de qualquer problema de ordem neurológica. Se essas diminuições vierem acompanhadas da perda do olhar dirigido à mãe, torna-se necessária uma investigação. A intervenção de um profissional especializado poderá localizar mais precisamente essas ocorrências e restabelecer o diálogo mãe-bebê[2,10,11].

TRANSTORNOS INVASIVOS DO DESENVOLVIMENTO

A partir da perspectiva psicanalítica do desenvolvimento, pode-se deduzir que a construção da subjetividade no primeiro ano de vida, com o consequente estabelecimento da relação com o outro, não será de modo algum harmônica, previsível ou isenta de perturbações. São muitos os eixos e dimensões que precisarão se desenrolar nesse período, e a ocorrência de desarmonias, de descompassos e, portanto, de transtornos, será quase inevitável.

Nos casos em que tais tropeços ocorrem no primeiro ano de vida, em decorrência de uma interrupção duradoura do diálogo com o outro, poderão se constituir as psicopatologias precoces da infância, chamadas de transtornos invasivos de desenvolvimento (expressão de acordo com o Código Internacional de Doenças – CID-10). Os paradigmas diagnósticos que regem o CID-10 seguem a tendência originada com a revisão da terceira versão do *Diagnostic and Statistical Manual of Mental Disorders,* da *American Psychological Association* (DSM- IIIR)[12] e consagrada na sua quarta versão, DSM-IV de 1994. A categoria diagnóstica na qual se inserem o autismo e a antiga classificação de psicose infantil, tanto no CID-10 quanto no DSM-IV, é chamada em inglês de *pervasive developmental disorders*. A tradução dessa expressão tem sido distinta para a publicação das versões em português do CID-10 e do DSM-IV. Na tradução do CID-10, encontra-se a expressão "transtornos (ou distúrbios) globais do desenvolvimento". Na tradução do DSM-IV, tem sido utilizada a expressão "transtornos invasivos do desenvolvimento". Essa categoria é caracterizada "por prejuízo grave e invasivo em diversas áreas do desenvolvimento: nas habilidades de interação social recíproca, nas habilidades de comunicação ou pela presença de comportamento, interesses e atividades estereotipadas"[13].

Para as crianças com distúrbios globais de desenvolvimento, a relação com o outro estará estruturalmente comprometida, como é o caso da psicose, ou mesmo impedida, como no autismo. Para o psicótico, o que não se estabelece é a regulação, pela lei paterna, das relações sociais. A falta de interdição faz com que as crianças psicóticas e autistas não se curvem aos modos socializados de convívio e aos pactos simbólicos construídos pelo social. Em outras palavras, refugiam-se em modos não socializados e singulares de satisfação[10,11]. Ao falar com os outros, inventam palavras; ao circular socialmente, não se submetem às regras de convivência e não respondem às perguntas se isso não lhes convém.

INSTRUMENTO DE AVALIAÇÃO DO DESENVOLVIMENTO PSÍQUICO DA CRIANÇA

Os Indicadores de Risco para o Desenvolvimento Infantil

Durante a primeira infância, não são poucos os quadros que colocam os pediatras diante da suspeita de haver neles um aspecto que dificilmente poderão cercar: o fator psíquico. Diferentemente dos outros signos clássicos da semiologia médica, esses não são legíveis nem decifráveis na avaliação do próprio signo, mas apenas em um sistema de relações que requer uma observação distante do quadro e de sua manifestação imediata.

Esse sistema de relações – que inclui a relação mãe-criança – precisa de indicadores específicos que permitam a leitura diferenciada das manifestações psíquicas do bebê.

Os indicadores foram construídos a partir da noção de sujeito do inconsciente; não tratam, portanto, do sujeito físico, real ou corporal, apesar de considerá-lo. Eles partem tanto dessa base material e orgânica como do outro polo constituinte e constitutivo do sujeito – a relação com os cuidadores.

Os indicadores partem de fenômenos que ilustram como o organismo do bebê é tomado pelo cuidador como um corpo a ser lido e desvendado, e não só manipulado. É a leitura que o cuidador se põe a fazer do grito do bebê que o insere, de imediato, no universo humano da linguagem. Destaca-se como indicador desse momento a linguagem maternante do "manhês" e do "paiês", que põe em cena a captura do bebê nesse mundo.

Na sequência, os indicadores apontam o percurso de um bebê que, já capturado e inserido no universo humano, tem como destino receber, organizar, recortar e ordenar o que recebe do cuidador. Nesse percurso, é acompanhado como o grito se transforma em apelo e este em demanda, como o organismo se transforma em corpo pulsional e como as zonas corporais de troca com o cuidador passam a servir como fontes de satisfação em estar com os outros. Da condição inicial de capturado, o bebê torna-se capturador do cuidador, porque sua vida não se restringe a comer e dormir. Há outras fontes de prazer no mundo, e ele as procura. Os indicadores destacaram prioritariamente as funções da voz e do olhar na constituição do que se denomina imagem corporal, que é o substrato, a base, sob o qual pode-se dizer que há um sujeito.

As trocas posturais, alimentares e linguísticas, o estabelecimento dos ritmos e as brincadeiras entre a criança e os outros, que são destacadas pelos indicadores, destrincham as duas funções que fundam o sujeito – alienação e separação, atribuição e corte – para, enfim, presenciar do lado da criança a possibilidade de ela dizer sobre si e o que quer e, do lado do cuidador, a constatação de que seu filho pode, graças ao que o cuidador já lhe proporcionou, saber quem é.

A leitura de tais manifestações por meio de indicadores clínicos[1] poderá alertar o pediatra para possíveis problemas de desenvolvimento psíquico detectados em seu início. Antes, tratava-se como ideia corrente a crença de que o diagnóstico de doenças graves só poderia ser estabelecido depois que a criança atingisse 2 anos e meio[13]. Entretanto, atualmente, há pesquisas que apontam para a possibilidade de detecção aos 18 meses[11] e até mesmo mais cedo, aos 4 meses[10].

Essa tendência de pesquisa e de tratamento tornou-se possível pela acumulação de uma casuística e de uma experiência clínica significativas, acompanhadas de resultados alentadores. Graças a esses aspectos práticos, acompanhados de uma produção teórica vigorosamente acelerada nos últimos 20 anos, muitos psicanalistas puderam refinar sua escuta e rastrear, nos relatos da história clínica trazida pelos pais, sinais precoces das doenças já instaladas que não haviam sido lidos como indicadores do que viria a seguir, mas que poderiam ser, *a posteriori*, assim interpretados.

Assim, a partir de teorias de desenvolvimento produzidas com a contribuição da psicanálise, um grupo de pesquisadores desenvolveu um instrumento composto de indicadores clínicos de risco para o desenvolvimento infantil (IRDI), observáveis nos primeiros 18 meses de vida da criança. Os IRDI foram validados para uso pediátrico por meio de uma pesquisa longitudinal realizada entre 2000 e 2007, financiada pelo Ministério da Saúde e pela Fundação de Apoio à Pesquisa do Estado de São Paulo (Fapesp)[14]. O pressuposto é que esses IRDI podem ser empregados pelos pediatras e por outros profissionais de saúde da atenção básica, em consultas nas unidades básicas e/ou centros de saúde, e podem ser úteis para detectar precocemente transtornos psíquicos do desenvolvimento infantil.

Os indicadores foram construídos para ajudar o pediatra a acompanhar a instalação e o funcionamento dos quatro grandes eixos em torno dos quais se constrói o psiquismo humano, apresentados anteriormente. Esses eixos são considerados fundamentais porque, caso algum deles não opere, as bases da subjetividade não serão constituídas e o resultado será um sujeito com graves dificuldades para fazer laços sociais com seus semelhantes.

A Tabela 10.1 foi elaborada para auxiliar na avaliação do desenvolvimento psíquico da criança de forma que o médico, em suas consultas de rotina, possa incorporá-la em sua prática. É necessário destacar a importância do registro a partir da observação ou de perguntas dirigidas aos cuidadores e de acordo com a idade da criança e assinalar se os indicadores estão presentes, ausentes ou se não foi possível verificá-los. Caso haja a persistência de indicadores ausentes, é fundamental o encaminhamento a um especialista da área de saúde mental da criança.

Tabela 10.1 – Indicadores clínicos de risco para o desenvolvimento infantil – IRDI[14]

Nome da criança:	Data de nascimento:	Prontuário:
Indicadores (0 a 4 meses incompletos)	Data da consulta ___/___/_____	Data da consulta ___/___/_____
	Acompanhante:	Acompanhante:

1. Quando a criança chora ou grita, a mãe sabe o que ela quer
2. A mãe fala com a criança num estilo particularmente dirigido a ela (mamanhês)
3. A criança reage ao mamanhês
4. A mãe propõe algo à criança e aguarda a sua reação
5. Há trocas de olhares entre a criança e a mãe

Indicadores (4 a 8 meses incompletos)	Data da consulta ___/___/_____	Data da consulta ___/___/_____
	Acompanhante:	Acompanhante:

6. A criança começa a diferenciar o dia da noite
7. A criança utiliza sinais diferentes para expressar suas diferentes necessidades
8. A criança solicita a mãe e faz um intervalo para aguardar sua resposta
9. A mãe fala com a criança dirigindo-lhe pequenas frases
10. A criança reage (sorri, vocaliza) quando a mãe ou outra pessoa está se dirigindo a ela
11. A criança procura ativamente o olhar da mãe
12. A mãe dá suporte às iniciativas da criança sem poupar-lhe o esforço
13. A criança pede a ajuda de outra pessoa sem ficar passiva

Indicadores (8 a 12 meses incompletos)	Data da consulta ___/___/_____	Data da consulta ___/___/_____
	Acompanhante:	Acompanhante:

14. A mãe percebe que alguns pedidos da criança podem ser uma forma de chamar a sua atenção
15. Durante os cuidados corporais, a criança busca ativamente jogos e brincadeiras amorosas com a mãe
16. A criança demonstra gostar ou não de alguma coisa
17. Mãe e criança compartilham uma linguagem particular
18. A criança estranha pessoas desconhecidas para ela
19. A criança possui objetos prediletos
20. A criança faz gracinhas

(continua)

Tabela 10.1 – Indicadores clínicos de risco para o desenvolvimento infantil – IRDI[14] (continuação)

21. A criança busca o olhar de aprovação do adulto
22. A criança aceita alimentação semissólida, sólida e variada

Indicadores (12 a 18 meses)	Data da consulta ___/___/___	Data da consulta ___/___/___
	Acompanhante:	Acompanhante:

23. A mãe alterna momentos de dedicação à criança com outros interesses
24. A criança suporta bem as breves ausências da mãe e reage às ausências prolongadas
25. A mãe oferece brinquedos como alternativas para o interesse da criança pelo corpo materno
26. A mãe já não se sente mais obrigada a satisfazer tudo que a criança pede
27. A criança olha com curiosidade para o que interessa à mãe
28. A criança gosta de brincar com objetos usados pela mãe e pelo pai
29. A mãe começa a pedir à criança que nomeie o que deseja, não se contentando apenas com gestos
30. Os pais colocam pequenas regras de comportamento para a criança
31. A criança diferencia objetos maternos, paternos e próprios

CONCLUSÕES

A base da subjetividade da criança se constitui a partir da relação entre a mãe (ou cuidador) e o bebê. O pediatra é um profissional privilegiado para acompanhar o desenrolar dessa relação: é a ele que as mães (ou cuidadores) dirigem-se, elas o escutam e é dele que esperam orientações. Portanto, cabe ao pediatra conhecer e estar atento às manifestações que dizem respeito às estruturas da vida subjetiva da criança.

Junta-se a isso o fato de que muitos transtornos mentais que são observados frequentemente em adultos podem ter se iniciado durante a infância. Portanto, um adequado acompanhamento da saúde mental na infância pode tornar o papel do pediatra decisivo para o sujeito e sua família.

Considerou-se, neste capítulo, que o núcleo constituído pelo psiquismo é central para o desenvolvimento da criança, e é ele que organiza e articula as demais funções inatas, orgânicas ou funcionais. Como o desenvolvimento não se faz de modo linear, o pediatra deve ser capaz de avaliá-lo levando em conta os possíveis recuos sem considerá-los traços patológicos. Para o exercício de tal tarefa, foi apresentado um instrumento de avaliação que pode ser incluído nas consultas de rotina. Para que o pediatra possa, então, acompanhar adequadamente o desenvolvimento da criança, é preciso que a veja sempre como um todo e em sua relação com o ambiente, os pais e a família.

Destacou-se que os indicadores podem ser utilizados como um conjunto de indicadores válido para a configuração da saúde psíquica da criança e, dessa forma, operarem na direção de instituir um olhar pediátrico que vê saúde e não doença psíquica na criança. Quando os indicadores clínicos estão ausentes, fazem o pediatra suspeitar que algo não vai bem, sem contudo levá-lo a fechar um diagnóstico definitivo, considerando, assim, as modificações decorrentes da plasticidade e das intercorrências que concorrem para a construção da subjetividade.

Considerando-se que a subjetividade de uma criança está em construção durante toda a primeira infância, em extrema dependência daqueles que estão ao seu redor, é necessário que o pediatra inclua uma investigação não só da criança, mas também sobre a forma como os pais (ou cuidadores) a situam em suas vidas, em sua família e em sua comunidade e se estão lhe atribuindo um lugar específico como sujeito.

REFERÊNCIAS BIBLIOGRÁFICAS

1. Kupfer MCM, Brant JAC, Pesaro ME. Pesquisa multicêntrica de indicadores clínicos de risco para o desenvolvimento infantil. Rev Latinoam Psicopatol Fundam. 2003;6(2):7-25.
2. Ministério da Saúde. Saúde da criança: acompanhamento do crescimento e desenvolvimento infantil. Brasília: Ministério da Saúde; 2002.
3. Organização Mundial da Saúde. Classifications of mental and behavioural disorders: clinical descriptions and a diagnostic guidelines. OMS; 1992.
4. Assumpção Jr. FB, Carvalho LN. Realidade do diagnóstico em psiquiatria infantil no Brasil. J Bras Psiquiatr. 1999;48(10):449-52.
5. Nikapota AD. Child psychiatry in developing countries. Br J Psychiatr. 1991;158:743-51.
6. World Health Organization. Atlas: child and adolescent mental health resources: global concerns, implications for the futures. Geneva: World Health Organization; 2005.
7. Williams J, Klinepeter K, Palmes G, Pulley A, Foy JM. Diagnosis and treatment of behavioral health disorders in pediatric practice. Pediatrics. 2004;114(3):601-6.
8. Crossley SA. Síndrome de Down e autismo? In: Busnel MC. A linguagem dos bebês, sabemos escutá-los? São Paulo: Escuta; 1997.
9. Degenszain RD. Teorias sobre o desenvolvimento neuropsicomotor da criança: uma revisão crítica. In: Marcondes E, Vaz FAC, Ramos JLA, Okay Y. Pediatria básica. 8ª ed. São Paulo: Sarvier; 1994. Tomo I. p.36-45
10. Laznik-Penot MC. Poderíamos pensar numa prevenção da síndrome autística? In: Wanderley D. Palavras em torno do berço. Salvador: Ágalma; 1997. p.35-51
11. Baron-Cohen S, Allen J, Gillberg C. Can autism be detected at 18 months? The needle, the haystack, and the CHAT. Br J Psychiatr. 1992;161:839-43.
12. American Psychiatric Association. Diagnostic and statical manual of mental disorders. 3rd ed. Washington, DC: American Psychiatric Association; 1987.

13. Associação Americana de Psiquiatria. Manual de diagnóstico e estatística de distúrbios mentais (DSM-IV). 3ª ed. Barueri: Manole; 1994.
14. Kupfer MCM, Jerusalinsky AN, Bernardino LMF, Wanderley DB, Rocha PSB, Molina SE et al. Valor preditivo de indicadores clínicos de risco para o desenvolvimento infantil: um estudo a partir da teoria psicanalítica. Latin American Journal of Fundamental Psychopathology Online. São Paulo; 2009. p.48-68.

11 Vacinas rotineiras e em grupo de risco

Filumena Maria da Silva Gomes
Maria Helena Valente
Camila Maria Bertáglia Luizetto de Lima

> Após ler este capítulo, você estará apto a:
> 1. Orientar sobre os diferentes calendários oficiais de vacinação, de 2012-2013, do Ministério da Saúde do Brasil, do Estado de São Paulo e da Sociedade Brasileira de Pediatria.
> 2. Descrever as vacinações complementares, indicadas em doenças ou condições especiais, fornecidas pelos Centros de Referência de Imunobiológicos Especiais.
> 3. Distinguir as falsas e as verdadeiras principais contraindicações vacinais e as precauções a serem tomadas.
> 4. Avaliar as recomendações, a idade mínima e o intervalo entre as doses de vacinas.
> 5. Orientar as boas práticas de vacinação em crianças e adolescentes.

INTRODUÇÃO

As infecções continuam sendo uma das maiores causas de doenças no mundo. Uma parte significativa da mortalidade infantil após o período neonatal é de origem infecciosa: pneumonias, diarreias, sarampo, malária, tétano, coqueluche, difteria e aids[1]. Segundo a Organização Mundial da Saúde (OMS), a maioria das mortes na infância, especialmente em menores de cinco anos de idade, ocorre em países em desenvolvimento e, dessas, cerca de 70% são por problemas infecciosos[1]. As infecções são também uma das principais causas de procura aos ambulatórios e de internações hospitalares em todas as idades[1].

A suscetibilidade a infecções varia conforme fatores genéticos, ambientais, geográficos, nutricionais, história de vacinações e epidemiologia da doença. Alguns exemplos de causas genéticas em que os indivíduos apresentam maior suscetibilidade às infecções são a síndrome de Down, as imunodeficiências familiares e a deficiência de complemento[1]. Entre as causas ambientais destacam-se a falta de saneamento básico e de água encanada, o nível de pobreza e a alimentação e sua forma de estoque. As causas geográficas relacionam-se a climas que propiciam a proliferação de insetos vetores, além da realização de viagens internacionais com pessoas em período de incubação de doenças. Os portadores de doenças crônicas e desnutrição são mais suscetíveis a infecções. A informação sobre as vacinações recebidas é importante para determinar a suscetibilidade individual a infecções, assim como a vulnerabilidade de populações não imunizadas (Quadro 11.1)[1].

Quadro 11.1 – Principais meios de prevenção de infecções[1]
- Isolamento/exclusão
- Tratamento de casos e de contactantes
- Higiene pessoal
- Educação em saúde
- Vacinas

O principal objetivo das imunizações é produzir uma resistência específica a um determinado agente infeccioso, com ausência de riscos significativos para o indivíduo[1].

EPIDEMIOLOGIA

As ações de vacinação são coordenadas pelo Programa Nacional de Imunizações (PNI) da Secretaria de Vigilância em Saúde do Ministério da Saúde (MS), que tem o objetivo de erradicar, eliminar e controlar as doenças imunopreveníveis no território brasileiro. A vacinação é a maneira mais eficaz de evitar diversas doenças imunopreveníveis, como varíola (erradicada), poliomielite (paralisia infantil), sarampo, tuberculose, rubéola, gripe, hepatite B, febre amarela, entre outras.

O objetivo fundamental do PNI é possibilitar aos gestores envolvidos no programa uma avaliação dinâmica do risco quanto à ocorrência de surtos ou epidemias, a partir do registro dos imunobiológicos aplicados e do quantitativo populacional vacinado, que são agregados por faixa etária, em determinado período, em uma área geográfica. Por outro lado, possibilita também o controle do estoque de imunobiológicos necessário aos administradores que têm a incumbência de programar sua aquisição e distribuição.

O PNI tem como objetivo a imunização, por meio do calendário básico em relação ao qual se preconiza a imunização de pelo menos 90% das crianças durante o primeiro ano de vida. Sabe-se que a cobertura vacinal de uma população deve ficar em torno de 90 a 95% para a maioria das vacinas afim de evitar que casos ou surtos da doença apareçam. Algumas doenças graves devem ter imunização universal entre as populações, como é o caso do tétano, enquanto em outras, como a poliomielite, coberturas vacinais acima de 90% determinam a erradicação do micro-organismo do local. Imunizações em grupos de faixa etária de escolares a adolescentes determinam a proteção de lactentes e pré-escolares contra sarampo, caxumba, rubéola e varicela[1,2].

A cobertura vacinal heterogênea permite o aparecimento de grupos suscetíveis, que serão responsáveis por surtos e epidemias[2,3].

Segundo dados da Secretaria de Vigilância em Saúde do MS, em 2010, a cobertura vacinal era conforme apresentado na Tabela 11.1[4].

Tabela 11.1 – Cobertura vacinal do Brasil em 2010[4]

Imunobiológicos	Norte	Nordeste	Sudeste	Sul	Centro--oeste	Total
Total	81,88	81,67	78,78	79,61	81,38	80,24
Contra tuberculose (BCG)	116,75	107,56	102,82	100,69	110,08	106,03
Contra febre amarela (FA)	95,31	44,11	31,95	45,33	78,94	47,71
Contra *Haemophilus influenzae* tipo B (Hib)	0,06	0,03	1,30	0,42	0,67	0,62
Contra hepatite B (HB)	96,62	97,34	94,66	95,03	94,73	95,73
Contra influenza (campanha) (INF)	75,73	74,76	73,42	76,65	76,58	74,60
Contra sarampo	-	-	0,00	-	-	0,00
Dupla viral (SR)	0,11	0,24	0,02	0,05	0,19	0,11
Oral contra poliomielite (VOP)	99,19	99,97	98,30	95,83	98,27	98,58
Oral contra poliomielite (campanha 1ª etapa) (VOP)	100,07	102,51	100,82	101,19	98,25	101,10
Oral contra poliomielite (campanha 2ª etapa) (VOP)	100,53	108,77	103,20	102,18	100,75	104,29
Oral de rotavírus humano (RR)	136,35	156,64	176,44	177,17	156,25	164,73
Tetravalente (DTP/Hib) (Tetra)	97,86	99,85	96,25	96,48	97,84	97,66
Tríplice bacteriana (DTP)	0,07	0,13	0,05	0,02	0,08	0,08
Tríplice viral (SCR)	104,02	104,53	96,23	96,20	100,73	99,90
Tríplice viral (campanha) (SCR)	-	-	0,03	-	-	0,01

(continua)

Tabela 11.1 – Cobertura vacinal do Brasil em 2010[4] (continuação)

Imunobiológicos	Norte	Nordeste	Sudeste	Sul	Centro--oeste	Total
Totais das vacinas contra tuberculose	58,38	53,78	51,41	50,34	66,37	53,88
Totais das vacinas contra hepatite B	96,62	97,34	94,66	95,03	94,76	95,73
Totais das vacinas contra poliomielite	99,19	99,97	98,30	95,83	98,33	98,59
Totais das vacinas Tetra + Penta + Hexavalente	97,86	99,85	96,25	96,48	97,88	97,66
Totais das vacinas contra sarampo e rubéola	104,13	104,77	96,26	96,25	100,92	100,02
Totais das vacinas contra difteria e tétano	97,93	99,98	96,30	96,51	98,37	97,77
Totais das vacinas Hib + Tetra + Penta + Hexavalente	97,92	99,88	97,55	96,90	98,55	98,28
Totais das vacinas DTP + DPT acelular + Tetra + Penta	97,93	99,98	96,30	96,51	98,36	97,77

PATOGÊNESE

O pré-requisito mais importante de uma vacina é induzir a formação de título de anticorpos suficientemente alto para neutralizar a infectividade dos respectivos agentes infecciosos[5].

Durante uma infecção, há resposta de anticorpos humorais (células B) e de linfócitos T. Os anticorpos podem neutralizar toxinas (antitoxinas) ou facilitar a fagocitose (atividade de opsonização). As células T previamente expostas a antígenos específicos são levadas a liberar mediadores químicos (citocinas), que provocam a reação inflamatória local e recrutam outras células para atacar os micro-organismos e as células que os abrigam[1,5] (Quadro 11.2).

Quadro 11.2 – Tipos de vacinas[1]

- Toxoides: difteria e tétano
- Bactéria inativa: coqueluche, cólera, *Haemophilus influenzae* B e meningocócica C
- Bactéria viva: tuberculose
- Vírus inativo: gripe, raiva e hepatite B
- Vírus vivo: caxumba, sarampo, rubéola, pólio (Sabin), varicela, febre amarela e rotavírus

EFICÁCIA E SEGURANÇA

A potência da vacina depende do número de micro-organismos por dose, da resposta de anticorpos que ela induz em voluntários saudáveis e do grau de proteção que confere aos indivíduos vacinados em caso de exposição à doença[1].

A segurança da vacina é observada em experimentos laboratoriais, de acordo com os sinais de toxicidade. São realizados estudos em novas vacinas antes da liberação para o uso na população. Após a introdução da vacina no calendário vacinal, os efeitos colaterais mais significativos são de notificação obrigatória[1].

PROGRAMAS DE IMUNIZAÇÃO

A adoção de um programa de imunização nacional depende de fatores políticos, econômicos, técnicos e os de sensibilização da população. O calendário de vacinação de um país é influenciado pelas políticas de governo, que, por sua vez, recebem influência da mídia e também da indústria de vacinas. Pelos meios de comunicação, órgãos oficiais podem influenciar a adesão ao calendário de vacinas, quando enfatizam um efeito colateral de uma vacina, por exemplo[1,2,6].

As verbas para a saúde não são ilimitadas; geralmente um grupo de prioridades é eleito e um setor pode prevalecer sobre o outro. O custo da vacina não deve exceder o custo do tratamento da doença e deve levar em conta quantas vidas foram salvas com ela, a incapacitação causada pela doença a longo prazo e até as horas de trabalho perdidas e as alterações emocionais devido à doença[1,2].

Há atualmente alguns questionamentos como: se uma doença erradicada deve continuar a ter sua vacina no calendário, por exemplo a vacina da poliomielite, que, por apresentar casos e surtos em alguns países, deve ser mantida na imunização da população brasileira.

A motivação do público depende do temor aos efeitos colaterais da vacina e do pânico ante uma epidemia. Muitas vezes, há indiferença em relação a uma vacina quando se desconhecem os graves efeitos colaterais da doença. A população deve ser sensibilizada por meio de educação em saúde e com informações claras de figuras públicas e de jornalistas[1,7].

O esquema de vacinação deve começar a partir do nascimento, para proteger de infecções os indivíduos suscetíveis. O intervalo entre as vacinas deve ser o menor possível e, se for maior, não se deve reiniciar o esquema, mas somente continuar de onde foi interrompido. As vacinas devem ser administradas na idade correta, antes que ocorra o risco de exposição da criança à doença[1,2].

A cobertura vacinal é influenciada pelo conhecimento e pela atitude dos profissionais de saúde e até por problemas administrativos. Algumas situações devem ser evitadas, como falsas contraindicações, aconselhamento ineficaz, oportunidades perdidas e desatualização dos profissionais[1].

Algumas recomendações para boas práticas e políticas de vacinações mais desejáveis e essenciais já foram estabelecidas em alguns países. Essas recomendações representam as ações desejadas, que deveriam ser atingidas por todos os profissionais de cuidados da saúde (Quadro 11.3)[7].

Quadro 11.3 – Padronização para as boas práticas de vacinação em crianças e adolescentes[7]

Disponibilidade de vacinas

1. Os serviços de vacinação estão prontamente disponíveis
2. A vacinação está coordenada com outros serviços de cuidados de saúde e é fornecida em forma de assistência domiciliar sempre que necessária
3. As barreiras para a vacinação são identificadas e minimizadas
4. Quando houver custos para o doente, devem ser minimizados

Avaliação do estado vacinal

5. Os profissionais dos cuidados de saúde reveem a vacinação e os níveis de saúde dos usuários em todas as consultas para determinar quais as vacinas indicadas
6. Os profissionais de cuidados de saúde avaliam e seguem apenas as contraindicações aceitas pelos manuais técnicos dos órgãos governamentais responsáveis

Comunicação efetiva sobre os benefícios e os riscos das vacinas

7. Os pais/responsáveis da criança e os usuários são educados sobre os benefícios e os riscos da vacinação de uma forma culturalmente apropriada e em uma linguagem de fácil compreensão

Armazenamento adequado, administração de vacinas e documentação de vacinação

8. Os profissionais de cuidados de saúde seguem procedimentos apropriados para o armazenamento e o manuseio das vacinas
9. Os calendários escritos de vacinação estão acessíveis em todos os locais onde as vacinas são administradas
10. A equipe de saúde que apoia e lida com a administração de vacinas é capacitada e recebe educação continuada
11. Os profissionais de cuidados de saúde administram simultaneamente todas as doses de vacinas indicadas
12. Os registros de vacinação dos usuários são precisos, completos e de fácil acesso
13. Os profissionais de cuidados de saúde informam prontamente e com precisão o Sistema de Notificação de Efeitos Adversos das Vacinas sobre todos os efeitos adversos pós-vacinação
14. Todo o pessoal que teve contato com os usuários está apropriadamente vacinado

Implementação de estratégias para melhorar a cobertura de vacinação

15. Os sistemas são utilizados para lembrar pais/responsáveis, usuários e profissionais de cuidados de saúde da época da vacinação e para relembrar os que deixaram passar esse prazo
16. As revisões dos registros dos usuários, baseados na clínica ou na consulta, e as avaliações da cobertura de vacinação são realizadas anualmente
17. Os profissionais de cuidados de saúde praticam abordagens baseadas na comunidade

A Tabela 11.2 apresenta o calendário oficial de vacinação do MS do Brasil[8].

Tabela 11.2 – Calendário Básico de Vacinação do Ministério da Saúde do Brasil[8]

Idade	Vacina	Dose	Doença a ser evitada
Ao nascer	BCG-ID vacina BCG	Dose única	Formas graves de tuberculose (principalmente a meníngea e miliar)
	Hepatite B vacina hepatite B (recombinante)	1ª dose	Hepatite B
1 mês	Hepatite B vacina hepatite B (recombinante)	2ª dose	Hepatite B
2 meses	Tetravalente (DPT + Hib) vacina adsorvida difteria, tétano, pertussis e *Haemophilus influenzae* B (conjugada)	1ª dose	Difteria, tétano, coqueluche, meningite e outras infecções por *Haemophilus influenzae* B
	Vacina oral poliomielite (VOP) vacina poliomielite 1, 2 e 3 (atenuada)		Poliomielite ou paralisia infantil
	Vacina oral rotavírus humano (VORH) vacina rotavírus humano G1P1[8] (atenuada)		Diarreia por rotavírus
	Vacina pneumocócica 10-valente (conjugada)		Pneumonia, otite, meningite e outras doenças causadas pelo pneumococo
3 meses	Vacina meningocócica C (conjugada)	1ª dose	Doença invasiva causada pela *Neisseria meningitis* do sorogrupo C
4 meses	Tetravalente (DPT + Hib) vacina adsorvida difteria, tétano, pertussis e *Haemophilus influenzae* B (conjugada)	2ª dose	Difteria, tétano, coqueluche, meningite e outras infecções por *Haemophilus influenzae* B
	Vacina oral poliomielite (VOP) vacina poliomielite 1, 2 e 3 (atenuada)		Poliomielite ou paralisia infantil
	Vacina oral rotavírus humano (VORH) vacina rotavírus humano G1P1[8] (atenuada)		Diarreia por rotavírus
	Vacina pneumocócica 10-valente (conjugada)		Pneumonia, otite, meningite e outras doenças causadas pelo pneumococo
5 meses	Vacina meningocócica C (conjugada)	2ª dose	Doença invasiva causada pela *Neisseria meningitis* do sorogrupo C
6 meses	Hepatite B vacina hepatite B (recombinante)	3ª dose	Hepatite B
	Tetravalente (DPT + Hib) vacina adsorvida difteria, tétano, pertussis e *Haemophilus influenzae* B (conjugada)		Difteria, tétano, coqueluche, meningite e outras infecções por *Haemophilus influenzae* B
	Vacina oral poliomielite (VOP) vacina poliomielite 1, 2 e 3 (atenuada)		Poliomielite ou paralisia infantil
	Vacina pneumocócica 10-valente (conjugada)		Pneumonia, otite, meningite e outras doenças causadas pelo pneumococo

(continua)

Tabela 11.2 – Calendário Básico de Vacinação do Ministério da Saúde do Brasil[8] (continuação)

Idade	Vacina	Dose	Doença a ser evitada
9 meses	Febre amarela vacina Febre amarela	Dose inicial	Febre amarela
12 meses	Tríplice viral (SRC)	1ª dose	Sarampo, caxumba e rubéola
	Vacina pneumocócica 10-valente (conjugada)	Reforço	Pneumonia, otite, meningite e outras doenças causadas pelo pneumococo
15 meses	Tríplice bacteriana (DPT) vacina adsorvida difteria, tétano, pertussis	1º reforço	Difteria, tétano e coqueluche
	Vacina oral poliomielite (VOP) vacina poliomielite 1, 2 e 3 (atenuada)	Reforço	Poliomielite ou paralisia infantil
	Vacina meningocócica C (conjugada)		Doença invasiva causada pela *Neisseria meningitis* do sorogrupo C
4 anos	Tríplice bacteriana (DPT) vacina adsorvida difteria, tétano, pertussis	2º reforço	Difteria, tétano e coqueluche
	Tríplice viral (SRC)	2ª dose	Sarampo, caxumba e rubéola
10 anos	Febre amarela vacina Febre amarela	Uma dose a cada dez anos	Febre amarela

Nota: Mantida a nomenclatura do Programa Nacional de Imunização e inserida a nomenclatura segundo a Resolução de Diretoria Colegiada – RDC n. 61, de 25 de agosto de 2008 – Agência Nacional de Vigilância Sanitária – ANVISA.

ORIENTAÇÕES IMPORTANTES PARA A VACINAÇÃO DA CRIANÇA

Vacina BCG

Administrar o mais precoce possível, preferencialmente após o nascimento. Nos prematuros com menos de 36 semanas, administrar a vacina após completar um mês de vida e atingir 2 kg. Administrar uma dose em crianças menores de cinco anos de idade (4 anos, 11 meses e 29 dias) sem cicatriz vacinal.

Contatos intradomiciliares de portadores de hanseníase menores de um ano de idade, comprovadamente vacinados, não necessitam da administração de outra dose de BCG. Em contatos de portadores de hanseníase com mais de um ano de idade, sem cicatriz, administrar uma dose. Em contatos comprovadamente vacinados com a primeira dose, administrar outra dose de BCG. Manter o intervalo mínimo de seis meses entre as doses da vacina. Em contatos com duas doses, não administrar nenhuma dose adicional. Na incerteza da existência de cicatriz vacinal ao exame dos contatos intradomiciliares de portadores de hanseníase, aplicar uma dose, independentemente da idade.

Para criança HIV positiva, a vacina deve ser administrada ao nascimento ou o mais precocemente possível. Para as crianças que chegarem aos serviços ainda não vacinadas, a vacina está contraindicada até a verificação epidemiológica da tuberculose. Na existência de sinais e sintomas de imunodeficiência, não se indica a revacinação de rotina. Para os portadores de HIV sintomáticos, a vacina está contraindicada em qualquer situação.

Vacina Hepatite B (Recombinante)

Administrar preferencialmente nas primeiras 12 horas de nascimento ou na primeira visita ao serviço de saúde. Na prevenção da transmissão vertical em RN de mães portadoras da hepatite B, administrar a vacina e a imunoglobulina humana anti-hepatite B (HBIG), disponível nos Centros de Referência para Imunobiológicos Especiais, (CRIE), nas primeiras 12 horas ou, no máximo, até sete dias após o nascimento. A vacina e a HBIG devem ser administradas em locais anatômicos diferentes. A amamentação não traz riscos adicionais ao RN que tenha recebido a primeira dose da vacina e a imunoglobulina.

Vacina Adsorvida Difteria,Tétano, Pertussis e *Haemophilus influenzae* B Conjugada e Hepatite B (Penta Brasileira)

Administrar aos 2, 4 e 6 meses de idade, com intervalo entre as doses de 60 dias e mínimo de 30 dias. Para a vacina adsorvida difteria, tétano e pertussis (DTP), são indicados dois reforços, o primeiro deve ser administrado aos 15 meses de idade e o segundo aos 4 anos. Importante: a idade máxima para administrar essa vacina é aos 6 anos, 11 meses e 29 dias.

Diante de um caso suspeito de difteria, deve-se avaliar a situação vacinal dos comunicantes. Crianças comunicantes que tomaram a última dose há mais de cinco anos e que tenham 7 anos ou mais devem antecipar o reforço com dupla, tipo adulto: difteria e tétano (dT).

Vacina Poliomielite 1, 2 e 3

Administrar três doses, aos 2, 4 e 6 meses. As duas primeiras doses são inativadas e injetáveis, e a terceira dose é atenuada e oral. Manter o intervalo entre as doses de 60 dias e mínimo de 30 dias. Administrar o primeiro reforço aos 15 meses de idade e o segundo reforço aos 4 a 6 anos de idade da vacinal oral[9]. Considerar para o reforço o intervalo mínimo de 6 meses após a última dose[9].

Vacina Oral Rotavírus Humano G1P1[8] (Atenuada)

Administrar duas doses seguindo rigorosamente os limites de faixa etária: primeira dose entre 1 mês e 15 dias e 3 meses e 7 dias, segunda dose entre 3 meses e 7 dias e 5 meses e 15 dias. O intervalo mínimo preconizado entre a primeira e a segunda dose é de 30 dias. Nenhuma criança poderá receber a segunda dose sem ter recebido a primeira. Se a criança regurgitar, cuspir ou vomitar após a vacinação, não repetir a dose.

Vacina Pneumocócica 10-valente (Conjugada)

No primeiro semestre de vida, administrar três doses, aos 2, 4 e 6 meses de idade. O intervalo entre as doses é de 60 dias e mínimo de 30 dias. Fazer um reforço, preferencialmente, entre 12 e 15 meses de idade, considerando o intervalo mínimo de seis meses após a terceira dose. Nas crianças de 7 a 11 meses de idade, o esquema de vacinação consiste em duas doses com intervalo de pelo menos um mês entre as doses. O reforço é recomendado preferencialmente entre 12 e 15 meses, com intervalo de pelo menos dois meses.

Vacina Meningocócica C (Conjugada)

Administrar duas doses, aos 3 e aos 5 meses de idade, com intervalo entre as doses de 60 dias e mínimo de 30 dias. O reforço é recomendado preferencialmente entre 12 e 15 meses de idade.

Vacina Febre Amarela (Atenuada)

Administrar aos nove meses de idade. Durante surtos, antecipar a idade para seis meses. Indicada aos residentes ou viajantes para as seguintes áreas com recomendação da vacina: estados do Acre, Amazonas, Amapá, Pará, Rondônia, Roraima, Tocantins, Maranhão, Mato Grosso, Mato Grosso do Sul, Goiás, Distrito Federal e Minas Gerais e alguns municípios dos estados do Piauí, Bahia, São Paulo, Paraná, Santa Catarina e Rio Grande do Sul. Para informações sobre os municípios desses estados, buscar as Unidades de Saúde dos mesmos. No momento da vacinação, considerar a situação epidemiológica da doença. Para os viajantes que se deslocarem para os países em situação epidemiológica de risco, buscar informações sobre administração da vacina nas embaixadas dos respectivos países a que se destinam ou na Secretaria de Vigilância em Saúde do Estado. Administrar a vacina dez dias antes da data da viagem. Administrar reforço a cada dez anos após a data da última dose.

Vacina Sarampo, Caxumba e Rubéola

Administrar duas doses, a primeira aos 12 meses de idade e a segunda aos 4 anos. Em situação de circulação viral, antecipar a administração da vacina para os seis meses de idade. Porém, deve ser mantido o esquema vacinal de duas doses e a idade preconizada no calendário. Considerar o intervalo mínimo de 30 dias entre as doses.

O Quadro 11.4 apresenta o calendário oficial atual de vacinação do Estado de São Paulo[9].

Quadro 11.4 – Calendário oficial de vacinação para o Estado de São Paulo em 2012-2013[9]

Idade	Vacinas
Ao nascer	BCG e hepatite B
2 meses	Penta (DTP/Hib/HB), VIP e rotavírus
3 meses	Pneumo 10 e Men C
4 meses	Penta (DTP/Hib/HB), VIP e rotavírus
5 meses	Pneumo 10 e Men C
6 meses	Penta (DTP/Hib/HB) e VOP
7 meses	Pneumo 10
9 meses	Febre amarela
12 meses	SCR e Men C
15 meses	VOP, DTP, Pneumo 10 e SCR*
4 a 6 anos	VOP e DTP
6 meses e menores de 2 anos	Influenza

* A partir de agosto de 2013, será dada aos 15 meses a SCR/varicela. BCG: vacina contra tuberculose; penta (DTP/Hib/HB): vacina contra difteria, tétano, pertussis (coqueluche), *haemophilus influenzae* B conjugada, hepatite B; DTP: vacina adsorvida difteria, tétano e pertussis (coqueluche); pneumo 10: vacina pneumocócica 10-valente conjugada; men C: vacina meningocócica C conjugada; VIP: vacina contra poliomielite inativada; VOP: vacina contra poliomielite oral (atenuada); SCR: vacina contra sarampo, caxumba e rubéola; rotavírus: vacina contra rotavírus humano G1P1[8] (atenuada).

A recomendação, a idade mínima e o intervalo entre as doses das vacinas encontram-se na Tabela 11.3[10-12].

Tabela 11.3 – Recomendação, idade mínima e intervalo entre as doses de vacina[10-12]

Vacina e nº da dose	Idade recomendada para essa dose	Idade mínima para essa dose	Intervalo recomendado para a próxima dose	Intervalo mínimo para a próxima dose
Hepatite B1	Do nascimento a 2 meses	Nascimento	1 a 4 meses	4 semanas
Hepatite B2	1 a 4 meses	4 semanas	2 a 17 meses	8 semanas
Hepatite B3	6 a 18 meses	6 meses	–	–

(continua)

Tabela 11.3 – Recomendação, idade mínima e intervalo entre as doses de vacina[10-12] (continuação)

Vacina e n° da dose	Idade recomendada para essa dose	Idade mínima para essa dose	Intervalo recomendado para a próxima dose	Intervalo mínimo para a próxima dose
DPT1	2 meses	6 semanas	2 meses	4 semanas
DPT2	4 meses	10 semanas	2 meses	4 semanas
DPT3	6 meses	14 semanas	6 a 12 meses	6 meses
DPT4	15 a 18 meses	12 meses	3 anos	6 meses
DPT5	4 a 6 anos	4 anos	–	–
Hib1	2 meses	6 semanas	2 meses	4 semanas
Hib2	4 meses	10 semanas	2 meses	4 semanas
Hib3	6 meses	14 semanas	6 a 9 meses	8 semanas
VPO1	2 meses	6 semanas	2 meses	4 semanas
VPO2	4 meses	10 semanas	2 a 14 meses	4 semanas
VPO3	6 a 18 meses	14 semanas	3,5 anos	4 semanas
VPO4	12 a 15 meses	12 meses	–	–
VPO5	4 a 6 anos	4 anos	–	–
Meningo C 1	3 meses	2 meses	2 meses	1 mês
Meningo C 2	5 meses	4 meses	7 meses	2 meses
Meningo C 3	1 ano	1 ano	–	–
Pneumo 10 1	3 meses	2 meses	2 meses	1 mês
Pneumo 10 2	5 meses	4 meses	2 meses	1 mês
Pneumo 10 3	7 meses	6 meses	8 meses	3 meses
Pneumo 10 4	15 a 18 meses	12 meses	–	–
SCR1	12 a 15 meses	12 meses	3 a 5 anos	4 semanas
SCR2	4 a 6 anos	13 meses	–	–
Rotavírus 1	2 meses	6 semanas	2 meses	8 semanas
Rotavírus 2	4 meses	3 meses e 7 dias	–	–

Hepatite B1: vacina contra hepatite B – 1ª dose; hepatite B2: vacina contra hepatite B – 2ª dose; hepatite B3: vacina contra hepatite B – 3ª dose; DPT1: vacina contra difteria, pertussis e tétano – 1ª dose; DPT2: vacina contra difteria, pertussis e tétano – 2ª dose; DPT3: vacina contra difteria, pertussis e tétano – 3ª dose; DPT4: vacina contra difteria, pertussis e tétano – 1° reforço (4ª dose); DPT5: vacina contra difteria, pertussis e tétano – 2° reforço (5ª dose); Hib1: vacina contra *haemophilus influenzae* B – 1ª dose; Hib2: vacina contra *haemophilus influenzae* B – 2ª dose; Hib3: vacina contra *haemophilus influenzae* B – 3ª dose; VPO1: vacina oral de poliomielite – 1ª dose; VPO2: vacina oral de poliomielite – 2ª dose; VPO3: vacina oral de poliomielite – 3ª dose; VPO4: vacina oral de poliomielite – 1° reforço (4ª dose); VPO5: vacina oral de poliomielite – 2° reforço (5ª dose); meningo C 1: vacina meningocócica C conjugada – 1ª dose; meningo C 2: vacina meningocócica C conjugada – 2ª dose; meningo C 3: vacina meningocócica C conjugada – reforço; pneumo 10 1: vacina pneumocócica 10-valente conjugada – 1ª dose; pneumo 10 2: vacina pneumocócica 10-valente conjugada – 2ª dose; pneumo 10 3: vacina pneumocócica 10-valente conjugada – 3ª dose; pneumo 10 4: vacina pneumocócica 10-valente conjugada – reforço (4ª dose); SCR 1: vacina contra sarampo, caxumba e rubéola – 1ª dose; SCR 2: vacina contra sarampo, caxumba e rubéola – reforço (2ª dose); rotavírus 1: vacina contra rotavírus – 1ª dose; rotavírus 2: vacina contra rotavírus – 2ª dose.

VACINAÇÕES COMPLEMENTARES FORNECIDAS PELOS CENTROS DE REFERÊNCIA DE IMUNOBIOLÓGICOS ESPECIAIS

O PNI do MS possibilita o acesso gratuito de todas as crianças a todas as vacinas do Calendário Básico de Vacinação. As crianças com doenças e condições especiais que necessitam de vacinas não contempladas no PNI devem procurar os centros de referência de imunobiológicos especiais (CRIE), que foram implantados de forma gradativa no ano de 1993.

No ano de 2002, todas as 27 Unidades Federativas do Brasil já contavam com ao menos uma unidade de vacinação dos CRIE. As diretrizes gerais para o funcionamento dos CRIE possuem os objetivos de facilitar o acesso da população, em especial dos portadores de imunodeficiência congênita ou adquirida e de outras condições especiais de morbidade ou exposição a situações de risco, aos imunobiológicos especiais para prevenção das doenças que são objeto do PNI e garantir os mecanismos necessários para investigação, acompanhamento e elucidação dos casos de eventos adversos graves e/ou inusitados associados temporalmente às aplicações de imunobiológicos[13-15].

As indicações para os imunobiológicos especiais estão normatizadas no Manual dos CRIE do MS e resumidas na Tabela 11.4[10]. A obtenção dos imunobiológicos dos CRIE ocorre a partir do atendimento pelo médico nas Unidades Básicas de Saúde, no consultório particular, nas clínicas particulares ou nos hospitais públicos e particulares, quando deverá ser elaborado um pequeno relatório, contendo o diagnóstico da doença (CID) e breve histórico dela, no próprio receituário médico. Com o relatório em mãos, assim como com eventuais exames de laboratório, radiografias e outros, o usuário se dirige à unidade do CRIE mais próxima de sua residência para consulta e administração das vacinas, conforme as indicações do Manual dos CRIE resumido na Tabela 11.4[13-15].

Tabela 11.4 – Relação das vacinas complementares indicadas em caso de doença ou condição especial[13-15]

Doença ou condição especial	Vacinas indicadas
Antes de quimioterapia	VZ
Asma	Hib, INF, Pnc10, Pn23,
Asplenia anatômica ou funcional	Hib, MncC, VZ, INF, Pnc10, Pn23, HB
Cardiopatia crônica	Hib, INF, Pnc10, Pn23, DPaT
Coagulopatias	HA, HB
Diabetes melito	Hib, INF, Pnc10, Pn23
Discrasias sanguíneas	Penta
Doadores de órgãos sólidos e de medula óssea	HA, INF, HB
Doenças de depósito	Hib, MncC, Pnc10, Pn23, HA, HB, INF

(continua)

Tabela 11.4 – Relação das vacinas complementares indicadas em caso de doença ou condição especial[13-15] (continuação)

Doença ou condição especial	Vacinas indicadas
Doenças dermatológicas crônicas graves	VZ
Doenças neurológicas	VIP, DPaT, DT, INF, Pnc10, MncC, Pn23
Fibrose cística	Hib, INF, HA, Pnc10, Pn23, HB
Fístula liquórica	Hib, Pnc10, Pn23
Hemoglobinopatias	HA, MncC, Pnc10
Hepatopatia crônica de qualquer etiologia	HA, INF, Pnc10, Pn23, HB
HIV	VIP, Hib, MncC, HA, VZ, INF, Pnc10, Pn23
Implante de cóclea	INF, Pnc10, Pn23, MncC
Imunodepressão/convívio com pacientes imunodeprimidos	VIP, Hib, MncC, HA, VZ, INF, Pnc10, Pn23, HB
Leucemia linfocítica aguda e tumores sólidos	VZ
Nefropatia crônica/hemodiálise/síndrome nefrótica	Hib, VZ, INF, Pnc10, Pn23, HB
Pneumopatia crônica	Hib, INF, Pnc10, Pn23, DPaT
Prematuros extremos/recém-nascidos	DPaT, Pnc10, VIP
Profissionais de saúde	VZ, INF, HB
Transplantados	VIP, Hib, HA, VZ, INF, Pnc10, Pn23, HB
Trissomias	Hib, HA, VZ, INF, Pnc10, Pn23
Uso crônico de ácido acetilsalicílico	INF, VZ
Casos específicos	HB

DPaT: vacina tríplice bacteriana acelular contra difteria, tétano e pertussis (coqueluche); DT: vacina dupla bacteriana contra difteria e tétano tipo infantil; HA: vacina contra a hepatite A; HB: vacina contra a hepatite B; Hib: vacina contra o *Haemophilus influenzae* do tipo B; INF: vacina contra influenza ou gripe; MncC: vacina conjugada contra o meningococo de tipo C; Penta: vacina combinada DTP + VIP + Hib; Pn23: vacina de polissacarídeos 23 valente contra o pneumococo; Pnc10: vacina conjugada 10 valente contra o pneumococo; VIP: vacina inativada contra a poliomielite, injetável; VZ: vacina contra a varicela; HIV: vírus da imunodeficiência humana.

Contraindicações e Precauções

A maioria das contraindicações e precauções é temporária, e as vacinas podem ser aplicadas após um curto período. A contraindicação é feita quando existe um grande risco de reações adversas graves ou quando o risco de complicações decorrentes da vacina for maior que o risco da doença contra a qual deseja se proteger. A precaução se dá quando existe uma condição na pessoa que pode aumentar o risco de reação adversa grave ou que comprometa a resposta imune à vacina. Nessa situação, deve ser avaliado se os benefícios da vacinação são superiores aos riscos (Quadro 11.5)[10,11].

A única contraindicação verdadeira de todas as vacinas é a existência de história de alergia grave após sua dose anterior ou a um de seus componentes.

As principais contraindicações, falsas contraindicações e precauções de vacinas são apresentadas no Quadro 11.5[10].

Quadro 11.5 – Principais contraindicações, falsas contraindicações e precauções[10,11]

1. Todas as vacinas

Incluindo DPT, DPaT, DT, dT, poliomielite, SCR, *Haemophilus influenzae* tipo B, varicela, hepatite A, hepatite B, vacina contra o pneumococo (polissacarídica; conjugada), meningocócica conjugada C e influenza

Contraindicações

- Reação alérgica grave (p.ex., anafilaxia) após dose anterior da vacina ou a um dos componentes da fórmula

Falsas contraindicações

- Doença aguda leve, com ou sem febre
- Reação local leve ou moderada (inchaço, vermelhidão e dor) e febre baixa ou moderada após dose anterior
- Uso de antibióticos
- Período de convalescença de doenças
- Prematuridade (a vacina contra a hepatite B e a BCG são exceções algumas vezes)
- Exposição recente a doença infecciosa
- História de alergia à penicilina ou alergia a outras substâncias não presentes na vacina

Precauções

- Doença moderada ou grave, com ou sem febre
- Presença de coagulopatias

2. DPT, DPaT, pentavalente (DPT + Hib + hepatite B)

Contraindicações

- Reação alérgica grave após dose anterior da vacina ou a um de seus componentes
- Encefalopatia (coma, diminuição do nível de consciência e convulsões prolongadas) até 7 dias após dose prévia de DPT ou DPaT

Falsas contraindicações

- Temperatura < 39,5°C axilar, irritabilidade e sonolência leve após dose anterior de DPT ou DPaT
- História familiar de convulsões
- História familiar de morte súbita do lactente
- Doença neurológica estável (p.ex., convulsões controladas e retardo de desenvolvimento)

Precauções

- Febre igual ou acima de 39,5°C axilar em menos de 48 horas após dose de DPT ou DPaT
- Episódio hipotônico-hiporresponsivo em menos de 48 horas após dose de DPT ou DPaT
- Convulsão em menos de 3 dias após dose de DPT ou DPaT
- Choro persistente e inconsolável durante mais de 3 horas, em menos de 48 horas após dose de DPT ou DPaT
- Doença aguda moderada ou grave, com ou sem febre

3. DT, dT

Contraindicações

- Reação alérgica grave após dose anterior da vacina ou a um de seus componentes

Precauções

- Síndrome de Guillain-Barré em menos de 6 semanas após dose anterior de vacina contendo o toxoide tetânico
- Doença moderada ou grave, com ou sem febre

(continua)

Quadro 11.5 – Principais contraindicações, falsas contraindicações e precauções[10,11] (continuação)

4. Pólio vacinação inativada de poliomielite – VIP (Salk)

Contraindicações
- Reação alérgica grave após dose anterior da vacina ou a um de seus componentes

Precauções
- Gravidez
- Doença aguda moderada ou grave, com ou sem febre

5. SCR

Contraindicações
- Reação alérgica grave após dose anterior da vacina ou a um de seus componentes
- Gravidez
- Imunodeficiência grave

Falsas contraindicações
- Teste tuberculínico positivo
- Realização de teste tuberculínico simultâneo
- Aleitamento
- Criança ou comunicante íntimo de mãe/mulher gestante
- Mulher em idade fértil
- Membro da família ou comunicante domiciliar com imunodeficiência
- Infecção pelo vírus da imunodeficiência humana – HIV, assintomática ou com sintomas leves
- Alergia a ovo

Precauções
- Administração recente de produtos que contenham anticorpos
- História de trombocitopenia ou de púrpura trombocitopênica
- Doença aguda moderada ou grave, com ou sem febre

6. Hib

Contraindicações
- Reação alérgica grave após dose anterior da vacina ou a um de seus componentes
- Idade inferior a 6 semanas

Precauções
- Doença aguda moderada ou grave, com ou sem febre

7. Hepatite B

Contraindicações
- Reação alérgica grave após dose anterior da vacina ou a um de seus componentes

Falsas contraindicações
- Gravidez
- Doença autoimune

(continua)

Quadro 11.5 – Principais contraindicações, falsas contraindicações e precauções[10,11] (continuação)

Precauções
- Peso da criança < 2 kg ao nascer
- Doença aguda moderada ou grave, com ou sem febre

8. Hepatite A
Contraindicação
- Reação alérgica grave após dose anterior da vacina ou a um de seus componentes

Precaução
- Gravidez

9. Varicela
Contraindicações
- Reação alérgica grave após dose anterior da vacina ou a um de seus componentes
- Depressão importante da imunidade celular
- Gravidez

Falsas contraindicações
- Criança ou comunicante íntimo de mãe/mulher gestante
- Imunodeficiência em membro da família ou comunicante domiciliar
- Infecção pelo HIV, assintomática ou com sintomas leves
- Imunodeficiência humoral

Precauções
- Administração recente de produtos que contenham anticorpos
- Doença aguda moderada ou grave, com ou sem febre

10. Vacinas contra o pneumococo (polissacarídica ou conjugada)
Contraindicação
- Reação alérgica grave após dose anterior da vacina ou a um de seus componentes

Precaução
- Doença aguda moderada ou grave, com ou sem febre

11. Influenza
Contraindicações
- Reação alérgica grave após dose anterior da vacina ou a um de seus componentes, incluindo a proteína do ovo

Falsas contraindicações
- Alergia não grave a látex ou timerasol
- Uso concomitante de anticoagulantes ou aminofilina

Precauções
- Doença aguda moderada ou grave, com ou sem febre

12. Pneumocócica conjugada
Contraindicações
- Não deve ser utilizada em crianças acima de 9 anos de idade, adultos e idosos

(continua)

Quadro 11.5 – Principais contraindicações, falsas contraindicações e precauções[10,11] (continuação)

- Em casos de hipersensibilidade ao látex ou a outros componentes da vacina

Precauções

- Doença aguda moderada ou grave, com ou sem febre

CONCLUSÕES

A vacinação completa e em dia é um dos principais mecanismos de promoção da saúde e faz parte do autocuidado, isto é, em benefício da própria saúde[11]. Adotar o calendário de vacinas completo é ter um estilo de vida responsável, tornando o ambiente favorável ao desenvolvimento da saúde. Ao atingir o calendário de vacinas completo, a saúde e o bem-estar de todas as crianças e adolescentes, bem como das comunidades em que vivem, melhorarão[7,16].

REFERÊNCIAS BIBLIOGRÁFICAS

1. Slack R. Avoiding infection. In: Polnay L. Community paediatrics. 3rd ed. Edinburgh: Churchill Livingstone; 2002.
2. Hadler SC, Dietz V, Okwo-Bele JM, Cutts FT. Immunization in developing countries. In: Plotkin S, Orenstein W, Ojjit P. Vaccines. 5th ed. Philadelphia: Saunders/Elsevier; 2008.
3. Aranda CMSS. Oportunidades perdidas. In: Farhat CK, Carvalho ES, Weckx LY, Carvalho LHF, Succi RCM. Imunizações: fundamentos e práticas. 4ª ed. São Paulo: Atheneu; 2000.
4. Ministério da Saúde. DATASUS. Imunizações Cobertura – Brasil. Disponível em: http://tabnet.datasus.gov.br/cgi/tabcgi.exe?pni/cnv/cpniuf.def (acesso 20 fev 2013).
5. Siegrist C-A. Vaccine immunology. In: Plotkin S, Orenstein W, Ojjit P. Vaccines. 5th ed. Philadelphia: Saunders/Elsevier; 2008.
6. Centers for Disease Control and Prevention. Vaccines & Immunization. Available: http://www.cdc.gov/vaccines/vpd-vac/vaccines-list.htm (acesso 20 fev 2013).
7. American Academy of Pediatrics. Standarts for child and adolescent immunization practices. National Vaccine Advisory Committee. Pediatrics. 2003;112(4):958-63.
8. Calendário básico de vacinação da criança. Disponível em: http://portal.saude.gov.br/portal/saude/visualizar_texto.cfm?idtxt=21462 (acesso 20 fev 2013).
9. Secretaria de Estado da Saúde de São Paulo. Disponível em: http://www.cve.saude.sp.gov.br/htm/imuni/pdf/1F12_atualizacao_cadernetas.pdf (acesso 20 fev 2013).
10. Centers for Disease Control and Prevention. General recommendations on immunization. MMWR. 2002;51(RR-2):1-36.
11. Oselka G. Precauções, contraindicações e conceitos errôneos em vacinação. In: Farhat CK, Carvalho ES, Weckx LY, Carvalho LHF, Succi RCM. Imunizações: fundamentos e práticas. 4ª ed. São Paulo: Atheneu; 2000.
12. American Academy of Pediatrics, Committee on Infectious Diseases. Recommended immunization schedules for children and adolescents – United States. Pediatrics. 2007;119(1):207-8.
13. Centros de Referência de Imunobiológicos Especiais. Indicações para uso dos imunobiológicos especiais nos Centros de Referência. Disponível em: http://portal.saude.gov.br/portal/arquivos/pdf/crie_indicacoes_27/11/06.pdf (acesso 20 fev 2013).

14. Immunization, Vaccines and Biologicals. Vaccine Introduction Guidelines, Adding a vaccine to a national immunization programme: decision and implementation. Geneva: WHO; 2005. (WHO/IVB/05.18).
15. World Health Organization. UNICEF. Department of Immunization, Vaccines and Biologicals and UNICEF Programme Division, Health Section. GIVS - Global Immunization Vision and Strategy 2006-2015. Geneva: WHO; UNICEF; 2005. (WHO/IVB/05.18).
16. Buss PM. Uma introdução ao conceito de promoção da saúde. In: Czeresnia D. Promoção da saúde: conceitos, reflexões, tendência. Rio de Janeiro: Fiocruz; 2003.

A alimentação nos primeiros anos de vida   12

Filumena Maria da Silva Gomes
Rafael Rodrigues de Moraes
Sérgio Antonio Bastos Sarrubbo

Após ler este capítulo, você estará apto a:
1. Descrever os dez passos para uma alimentação saudável.
2. Compreender o conceito de alimentação complementar.
3. Descrever as indicações de suplementação alimentar de vitaminas e minerais.
4. Citar os fatores que influenciam as escolhas alimentares.

INTRODUÇÃO

A alimentação saudável da criança nos primeiros meses de vida resulta em adequado crescimento imediato e causa impacto na vida adulta, no tamanho final do indivíduo, no seu bem estar e na sua longevidade[1].

Os lactentes são altamente vulneráveis a uma alimentação deficiente e inadequada, pois apresentam, em relação às crianças maiores e aos adultos, baixos estoques de gorduras e proteínas, altas demandas nutricionais para o seu crescimento (dobram de peso com quatro meses de idade e triplicam com um ano) e apresentam infecções agudas frequentes que levam a aumento das suas necessidades nutricionais, além de essas infecções, muitas vezes, levarem à queda na aceitação alimentar[2,3] (Figura 12.1)

O crescimento cerebral é elevado no último trimestre de gestação e nos primeiros dois anos de vida, devido, em parte, ao grande aumento das conexões interneuronais nesse período, e é altamente sensível a quedas na oferta nutricional.

Baixa oferta calórica nesse período de crescimento rápido e diferenciação cerebral, mesmo que pouco acentuada, pode aumentar o risco de comprometimento do neurodesenvolvimento[2].

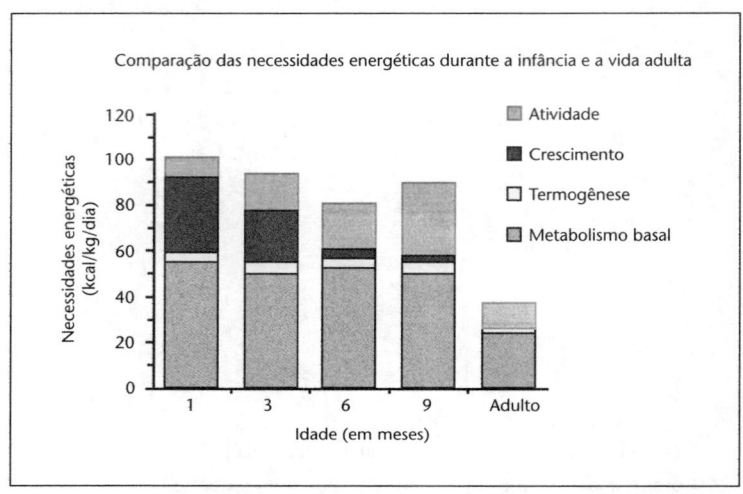

Figura 12.1 Comparação das necessidades energéticas durante a infância e a vida adulta[3].

O retardo de crescimento intrauterino, o baixo peso ao nascer e o baixo peso com um ano de idade, períodos de alta plasticidade do desenvolvimento infantil, têm sido relacionados com aumento da incidência da doença cardíaca coronariana na vida adulta, assim como com aumento de diabetes melito tipo II, hipertensão arterial e síndrome metabólica[4-6].

A alimentação é o elemento isolado que mais altera o ambiente celular do nosso corpo e possui grande potencial para influenciar a regulação gênica. O epigenoma pode ser alterado pela alimentação da criança, e tal alteração deve ser entendida como mudança na expressão genética e, por conseguinte, na formação de proteínas funcionais ou constitucionais. A alimentação poderá ser utilizada, futuramente, como uma forma de terapêutica[7].

ALIMENTAÇÃO DOS LACTENTES

O aleitamento materno é o melhor método de alimentação saudável de lactentes nos primeiros seis meses de vida, com benefícios para a mãe e para o bebê, sejam físicos, emocionais ou sociais[1,8,9] (Quadro 12.1).

Quadro 12.1 – Vantagens do aleitamento materno[9]

- Constituintes do leite materno com balanceamento ideal
- Risco reduzido de contaminação bacteriana
- Propriedades anti-infecciosas
- Alimento ideal para o máximo crescimento e desenvolvimento cerebral
- Praticidade
- Economia de gastos com a compra do leite
- Satisfação psicológica do binômio mãe-bebê
- Provável redução do risco de doenças atópicas
- Exposição do lactente a uma grande variedade de sabores

A frequência de aleitamento materno varia muito conforme o local estudado. Mesmo com evidências científicas provando a superioridade do leite materno sobre outras formas de alimento para a criança pequena, as taxas de aleitamento materno permanecem abaixo do recomendado em muitos locais[9] (Quadro 12.2)[9]. Os profissionais de saúde possuem um papel fundamental na educação em saúde e na divulgação dos benefícios do aleitamento materno[9] (Quadros 12.3 e 12.4).

Quadro 12.2 – Fatores associados ao sucesso do aleitamento materno[9]

- Melhores níveis socioeconômicos
- Pretensão de amamentar desde a gestação
- Suporte paterno
- Antecedente de aleitamento materno da própria mãe

Quadro 12.3 – Comparação entre leite materno e fórmulas lácteas infantis[9]

Leite materno	Fórmula láctea infantil
Esterilizado	Pode ser contaminada pela água do preparo
Contém propriedades anti-infecciosas	–
Reduz risco de infecções	–
Gratuito	Custa caro
Alimento ideal para os bebês	Proteínas estranhas e gordura animal
Reduz doenças alérgicas	Pode aumentar o risco de alergia
Possível aumento de quociente de inteligência (QI)	–
Proteção contra obesidade	

> **Quadro 12.4 – Formas de aumentar o sucesso do aleitamento materno[9]**
> - Introduzir a discussão do aleitamento materno para ambos os pais no pré-natal
> - Colocar o bebê ao seio materno imediatamente após o nascimento na sala de parto
> - Permitir o aleitamento materno em livre demanda, principalmente nos primeiros dias de vida
> - Evitar a oferta de qualquer fórmula láctea infantil
> - Oferecer uma boa nutrição e muito descanso para as mães

A Organização Mundial da Saúde (OMS)[10], o Ministério da Saúde (MS)[11] e a Sociedade Brasileira de Pediatria (SBP)[12] recomendam o aleitamento materno exclusivo até os 6 meses de idade. A introdução de outros alimentos em crianças alimentadas exclusivamente com leite materno, até os seis meses de idade, contribui para o desmame[9].

A Organização Pan-Americana da Saúde e o MS elaboraram os "Dez passos para uma alimentação saudável: guia alimentar para crianças menores de dois anos"[10,11]:

- Passo 1: Dar somente leite materno até os seis meses, sem oferecer água, chás ou qualquer outro alimento.
- Passo 2: A partir dos seis meses, introduzir de forma lenta e gradual outros alimentos, mantendo o leite materno até os dois anos de idade ou mais.
- Passo 3: Após seis meses, dar alimentos complementares (cereais, tubérculos, carnes, leguminosas, frutas e legumes) três vezes ao dia, se a criança receber leite materno, e cinco vezes ao dia, se estiver desmamada.
- Passo 4: A alimentação complementar deve ser oferecida de acordo com os horários de refeição da família, em intervalos regulares, e de forma a respeitar o apetite da criança.
- Passo 5: A alimentação complementar deve ser espessa desde o início e oferecida de colher; deve-se começar com algum alimento de consistência pastosa (papas/purês) e, gradativamente, aumentar a consistência até chegar à alimentação da família.
- Passo 6: Oferecer à criança diferentes alimentos ao dia. Uma alimentação variada é uma alimentação colorida.
- Passo 7: Estimular o consumo diário de frutas, verduras e legumes nas refeições.
- Passo 8: Evitar açúcar, café, enlatados, frituras, refrigerantes, balas, salgadinhos e outras guloseimas nos primeiros anos de vida. Usar sal com moderação.

- Passo 9: Cuidar da higiene no preparo e no manuseio dos alimentos: garantir o seu armazenamento e conservação adequados.
- Passo 10: Estimular a criança doente e convalescente a se alimentar, oferecendo sua alimentação habitual e seus alimentos preferidos, respeitando a sua aceitação.

ALIMENTAÇÃO COMPLEMENTAR

A partir dos 6 meses, a maioria das crianças já atingiu um estágio de desenvolvimento que permite a ingestão de alimentos semissólidos e produzem enzimas digestivas em quantidades suficientes, que as habilitam a receber outros alimentos fora o leite materno. Após os 6 meses, o uso exclusivo de leite materno não supre todas as necessidades nutricionais da criança, principalmente calorias e ferro, sendo necessária a introdução de outra alimentação[13-15] (Figuras 12.2 e 12.3). Após os seis meses de idade, está indicada a introdução de alimentos complementares, isto é, qualquer alimento líquido ou sólido oferecido além do leite materno, e deve-se promover a manutenção da amamentação até os dois anos de idade ou mais[9,13,14] (Quadro 12.5)[9].

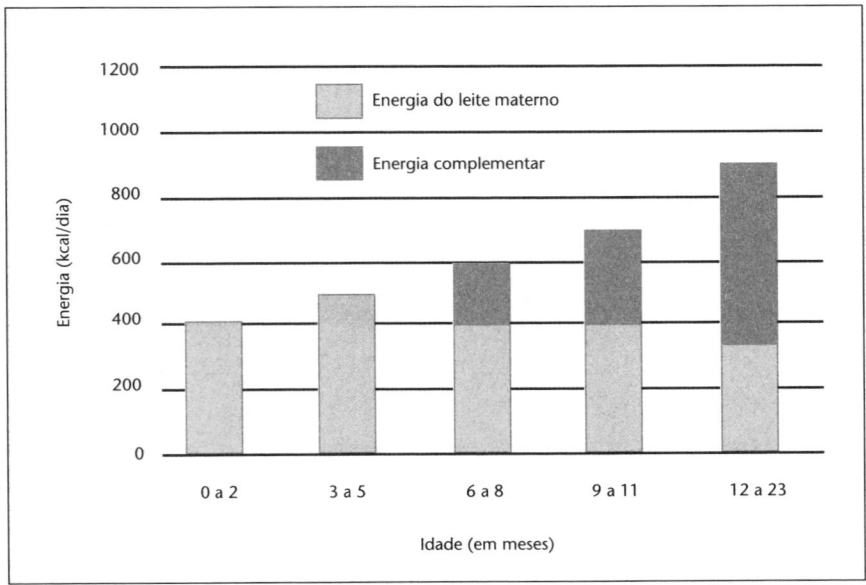

Figura 12.2 Energia necessária por faixa etária e energia fornecida pelo leite materno[15].

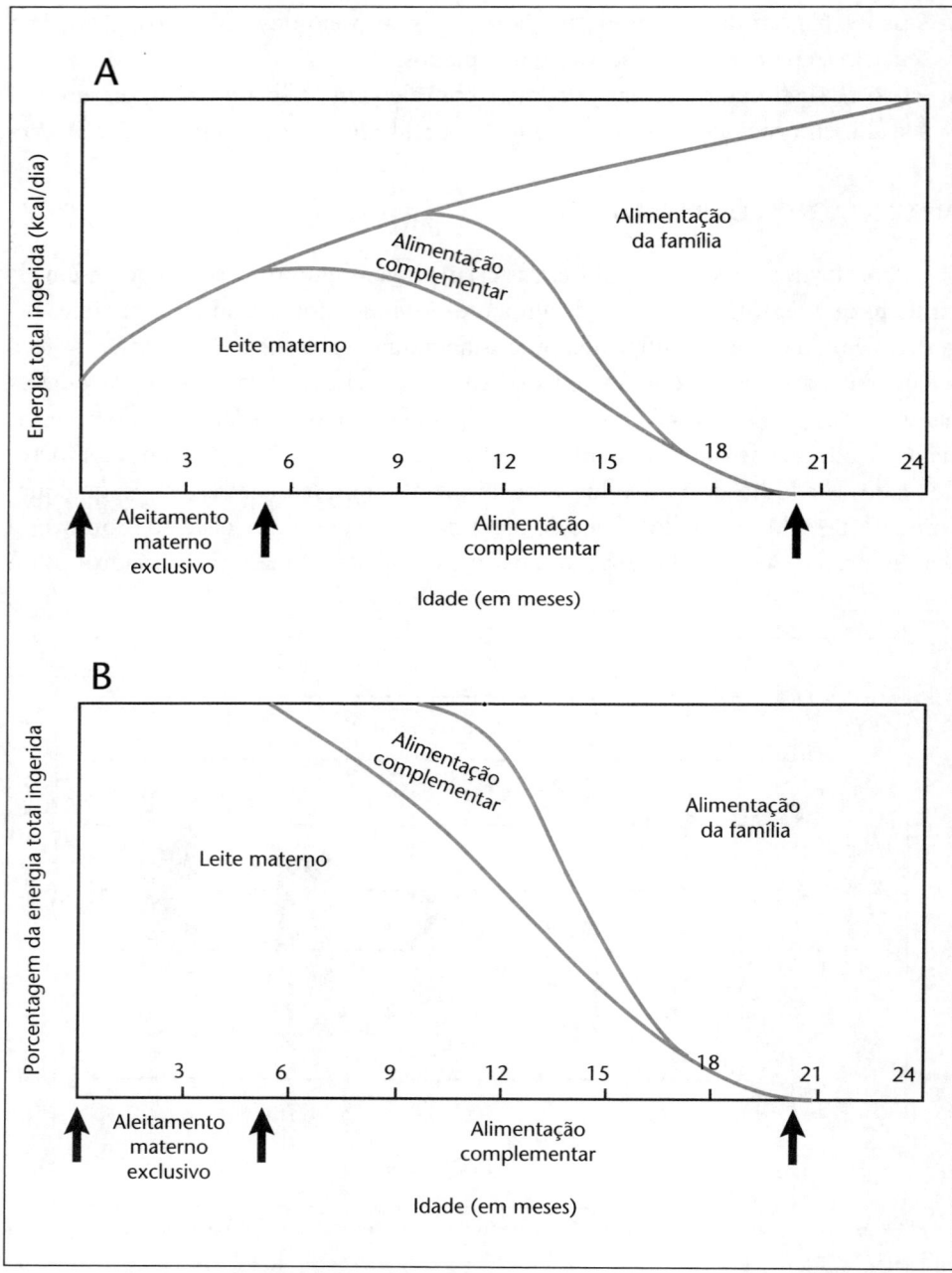

Figura 12.3 Contribuição energética das diferentes formas de alimentação nos lactentes, conforme a sua faixa etária[3].

Quadro 12.5 – Princípios da alimentação saudável dos lactentes[9]

- O leite materno é o alimento único e ideal até os seis meses de idade
- É necessário dar o leite materno por todo o primeiro ano de vida ou, em caso de desmame, oferecer fórmula láctea infantil
- Deve-se introduzir alimentos sólidos somente a partir dos seis meses de idade
- Após os seis meses de idade, assim que o bebê conseguir mastigar, deve-se introduzir papas e alimentos amassados, macios e cozidos
- Aos 7 meses de idade, os bebês já conseguem segurar alimentos e levá-los à boca
- O leite materno ao seio deve ser substituído por copo e deve-se evitar o uso de mamadeiras após 1 ano de idade
- O uso de suplemento de vitaminas e sais minerais deve obedecer o protocolo do Ministério da Saúde/Secretaria de Saúde, com início aos 15 dias de vida

ALIMENTAÇÃO A PARTIR DOS 6 MESES DE IDADE DA CRIANÇA EM ALEITAMENTO MATERNO

A partir dos 6 meses de vida, deve-se introduzir novos alimentos saudáveis, mantendo-se o aleitamento materno até os 2 anos de idade ou mais[9,11,15] (Quadros 12.6 e 12.7). A não introdução de alimentos complementares aos seis meses não demonstra efeito protetor no desenvolvimento de doenças alérgicas e pode, inclusive, elevar o risco de alergias. Por sua vez, a introdução de grande variedade de alimentos sólidos por volta de 3 a 4 meses de vida parece elevar o risco de eczema atópico, alergia alimentar, doença celíaca e diabetes melito tipo 1[13].

Quadro 12.6 – Cronologia da introdução alimentar no lactente[9,11]

Idade	Tipo de alimento
0 a 6 meses	- Aleitamento materno exclusivo
6 meses	- Leite materno e introdução de comida sólida, na forma de purês, ou cozida e picada (papa de fruta e papa salgada)
7 a 9 meses	- Manter o leite materno - Introduzir segunda papa salgada - Encorajar a alimentação com resíduos - Oferecer o suco em copo ou xícara
9 a 12 meses	- Manter o leite materno - Gradativamente, passar para a alimentação da família - Amassar a comida com o garfo - Realizar três refeições ao dia, sendo uma com a família
1 ano em diante	- Comer o mesmo que a família - Beber leite integral no copo ou na xícara e manter o leite materno

Quadro 12.7 – Guia prático das necessidades energéticas, da quantidade e da frequência de alimentos oferecidos para crianças de 6 a 23 meses de idade em aleitamento materno[15]

Idade	Necessidades energéticas diárias além do leite materno	Consistência dos alimentos	Frequência das refeições além do leite materno	Quantidade média de alimentos por refeição
6 a 8 meses	200 kcal/dia	Papa bem amassada ou na forma de purê	2 a 3 refeições por dia; se necessário, 1 a 2 lanches, conforme apetite da criança	2 a 3 colheres de sopa, aumentando lentamente até meia xícara de 250 mL
9 a 11 meses	300 kcal/dia	Alimentos macios bem picados ou amassados	3 a 4 refeições por dia; se necessário, 1 a 2 lanches, conforme apetite da criança	Meia xícara
12 a 23 meses	550 kcal/dia	Alimentos da família; se necessário, amassados ou picados	3 a 4 refeições por dia; se necessário, 1 a 2 lanches, conforme apetite da criança	¾ xícara a 1 xícara

ALIMENTAÇÃO DA CRIANÇA QUE NÃO SE ENCONTRA EM ALEITAMENTO MATERNO

Quando o aleitamento materno for contraindicado ou na impossibilidade de a mãe aleitar, deve-se utilizar uma fórmula láctea infantil para atender as necessidades nutricionais do lactente. Até os seis meses de idade, utilizar uma fórmula láctea infantil de partida (primeiro semestre); a partir dos seis meses, é recomendada uma fórmula láctea infantil de seguimento (segundo semestre)[16-18].

A introdução da alimentação complementar em crianças não aleitadas segue o mesmo esquema que as crianças em aleitamento materno, isto é, iniciar outros alimentos após os seis meses de idade.

Na impossibilidade de uso de fórmula láctea infantil, a família poderá usar o leite de vaca integral diluído a 10% até os seis meses de idade[19]:

- Leite integral em pó: duas colheres de sopa rasadas (aproximadamente 10 g de leite em pó) para cada 100 mL de água previamente fervida.
- Leite de vaca integral *in natura:* duas partes de leite para uma de água (100 mL de leite fervido e 50 mL de água previamente fervida).

No caso de uso do leite de vaca, em pó ou *in natura*, a alimentação complementar deve ser iniciada aos quatro meses de idade[19].

ALIMENTAÇÃO ENTRE 1 E 2 ANOS DE IDADE

A partir de um ano de idade, a criança deve se alimentar com a comida da família, evitando-se o acréscimo de sal ou açúcar. A comida pode ser ainda levemente amassada ou picada. A criança deve ser incentivada a se alimentar sozinha, para que não seja alimentada em excesso; não deverá ser deixada sozinha durante as refeições; e deve fazer pelo menos uma refeição com a família. O aleitamento materno deve ser mantido até os dois anos de idade (Figura 12.4)[9,15].

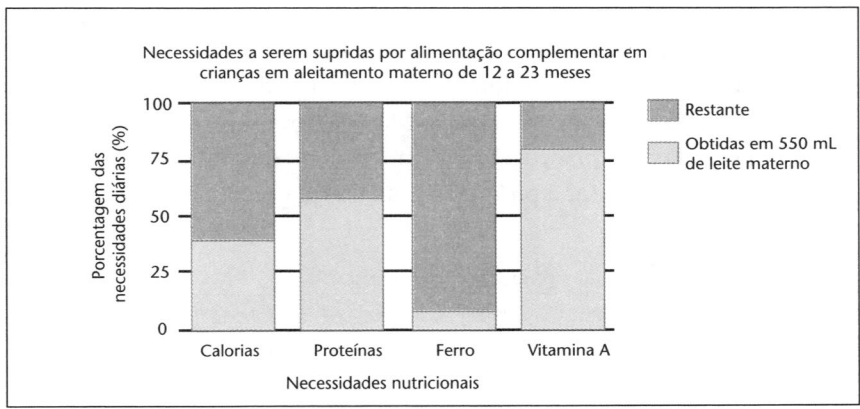

Figura 12.4 Necessidades nutricionais no segundo ano de vida fornecidas pelo leite materno e pela alimentação complementar[15].

SUPLEMENTAÇÃO DE VITAMINAS E MINERAIS

O leite materno e a alimentação complementar apresentam baixos teores de vitamina D para as necessidades da criança até os dois anos de idade. A suplementação diária do lactente deve ser de 400 UI de vitamina D[20].

No Brasil, a suplementação de vitamina A ocorre nos estados da região nordeste e no norte de Minas Gerais.

A suplementação com ferro deve ser iniciada em todo lactente amamentado após o início da alimentação complementar, isto é, após os seis meses de idade, até os dois anos de idade. A dose utilizada é de 1 mg de ferro elementar/kg de peso/dia[18].

A suplementação de ferro em casos especiais tem a seguinte orientação[18]:

- Recém-nascidos pré-termo com peso menor que 1.000 g: 4 mg de ferro elementar/kg de peso/dia durante um ano e, posteriormente, 1 mg de ferro elementar/kg/dia por mais um ano.

- Recém-nascidos pré-termo com peso entre 1.500 e 1.000 g: 3 mg de ferro elementar/kg/dia durante um ano e, posteriormente, 1 mg de ferro elementar/kg/dia por mais um ano.
- Recém-nascidos pré-termo e recém-nascidos de baixo peso até 1.500 g: a partir do 30º dia de vida, 2 mg de ferro elementar/kg/dia, durante um ano. Após esse prazo, 1 mg de ferro elementar/kg/dia por mais um ano.

ALIMENTAÇÃO DO PRÉ-ESCOLAR

Devem ser estimulados a comer sozinhos, com colher, e a ingerir líquidos no copo ou na xícara. Evitar alimentos que podem provocar engasgos, como balas duras ou pedaços grandes de alimentos duros. Oferecer uma dieta variada e ter paciência com as escolhas e preferências da criança. Manter uma ingestão diária de cerca de 500 mL de leite por dia (Quadro 12.8)[9]. Para melhor quantificar a ingestão nutricional, é importante consultar a pirâmide alimentar da Figura 12.5 e Quadro 12.9[12].

Quadro 12.8 – Princípios da boa alimentação no pré-escolar[9]
- Estimular a variedade alimentar (presença dos quatro grupos de alimentos básicos)
- Oferecer três refeições principais (desjejum, almoço e jantar) e dois lanches nutritivos ao dia
- Oferecer 500 mL de leite por dia
- Evitar adicionar sal às refeições
- Evitar bebidas adocicadas ou doces
- Evitar alimentos gordurosos
- Evitar alimentos sólidos que possam causar aspiração (balas, sementes etc.)
- Evitar coerção alimentar ou brigas durante as refeições

ALIMENTAÇÃO DO ESCOLAR E DO ADOLESCENTE

A idade escolar se caracteriza por consumir refeições em outros locais, fora de casa, como a escola. Deve ser mantida a mesma orientação da boa alimentação do pré-escolar. A escola deve introduzir a discussão sobre a alimentação saudável e oferecer alimentos adequados nas suas cantinas e restaurantes. Deve ser evitado o consumo de refrigerantes e petiscos com excesso de sal ou açúcar. Devem-se estimular as refeições em família, pelo menos uma vez ao dia.

A alimentação dos adolescentes é influenciada por fatores psicológicos, socioeconômicos e culturais, que interferem na formação dos bons hábitos alimentares. Constituem-se em faixa de risco vulnerável ao alto consumo de energia e gordura, especialmente na forma de lanches, podendo levar a carências alimentares de cálcio e ferro. O adolescente deve ser estimulado a praticar uma alimentação saudável, com a formação de hábitos alimentares saudáveis para a vida adulta.

Níveis da Pirâmide	Grupo alimentar	Idade 6 a 11 meses	Idade 1 a 3 anos	Idade Pré-escolares	Idade Adolescentes
①	Cereais, pães, tubérculos e raízes	3	5	5	5 a 9
②	Verduras e legumes; frutas	3 - 3	3 - 4	3 - 3	4 - 5
③	Leites, queijos e iogurtes; carnes e ovos; feijões	3 - 2 - 1	3 - 2 - 1	3 - 2 - 1	3 - 2 - 1
④	Óleos e gorduras; açúcar e doces	2 - 0	2 - 1	1 - 1	1 - 2

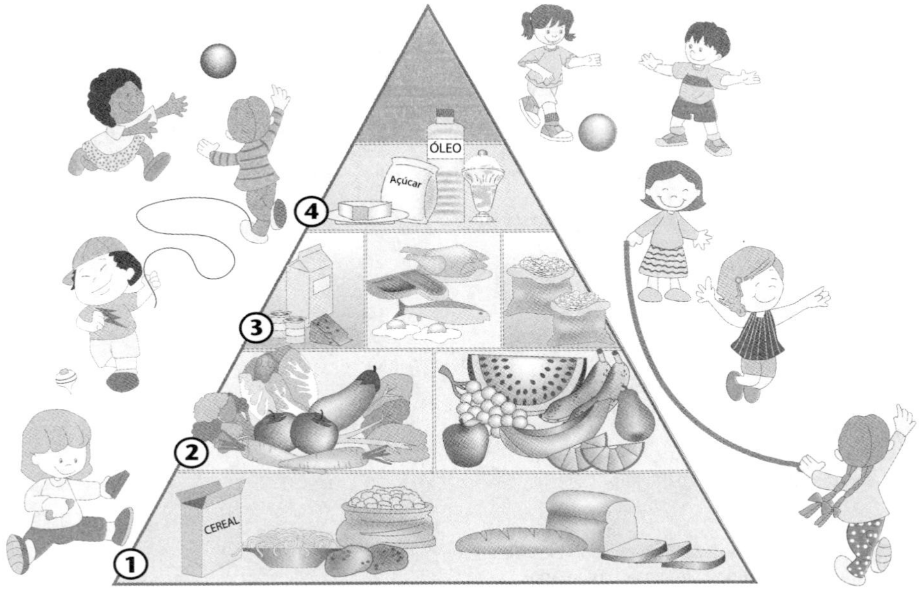

Número de porções ao dia recomendadas de acordo com a faixa etária, segundo grupos da Pirâmide Alimentar

Figura 12.5 Pirâmide alimentar[12].

Quadro 12.9 – Quantidade de alimentos que representa uma porção[12]

Pães, cereais, tubérculos e raízes

1 ½ colheres de sopa de aipim cozido ou macaxeira ou mandioca ou 2 colheres de arroz branco cozido ou aveia
1 unidade de batata cozida
½ unidade de pão tipo "francês"
3 unidades de biscoito de leite ou biscoito tipo *cream-cracker*
4 unidades de biscoito tipo Maria ou maisena

Frutas

½ unidade de banana nanica ou caqui ou fruta-do-conde
1 unidade de caju ou carambola ou kiwi ou laranja ou pêra ou laranja lima ou nectarina ou pêssego
2 unidades de ameixa preta/vermelha ou limão
4 gomos de laranja Bahia ou seleta
9 unidades de morango

Verduras, legumes e hortaliças

1 colher de sopa de beterraba crua ralada ou cenoura crua ou chuchu cozido ou ervilha fresca ou couve manteiga cozida
2 colheres de sopa de abobrinha ou brócolis cozido
2 fatias de beterraba cozida
4 fatias de cenoura cozida
1 unidade de ervilha torta ou vagem
8 folhas de alface

Leguminosas

1 colher de sopa de feijão cozido ou ervilha seca cozida ou grão-de-bico cozido
½ colher de sopa de feijão branco cozido ou lentilha cozida ou soja cozida

Carne bovina, frango, peixes e ovos

½ unidade de bife bovino grelhado ou filé de frango grelhado ou omelete simples ou ovo frito ou sobrecoxa de frango cozida ou hambúrguer
1 unidade de espetinho de frango ou ovo cozido ou moela
2 unidades de coração de frango
½ unidade de peito de frango assado ou sobrecoxa ou coxa
½ fatia de carne bovina cozida ou assada
2 colheres de sopa de carne bovina moída refogada

Leites, queijos e iogurtes

1 xícara de chá de leite fluido
1 pote de bebida láctea ou iogurte de frutas ou iogurte de polpa de frutas
2 potes de leite fermentado ou queijo tipo *petit suisse*
2 colheres de sopa de leite em pó integral
3 fatias de mussarela
2 fatias de queijo minas ou pasteurizado ou prato
3 colheres de sopa de queijo parmesão

Óleos e gorduras

1 colher de sobremesa de azeite de oliva ou óleo de soja ou milho ou girassol
1 colher de sobremesa de manteiga ou margarina

Açúcares

½ colher de sopa de açúcar refinado
1 colher de sopa de doce de leite cremoso ou açúcar mascavo grosso
2 colheres de sobremesa de geleia
3 colheres de açúcar cristal

ESTILO DE VIDA SAUDÁVEL

A alimentação saudável e a atividade física regular, isto é, o estilo de vida saudável, nos vários ciclos de vida, depende da participação de toda a sociedade (Figura 12.6) em que se vive.

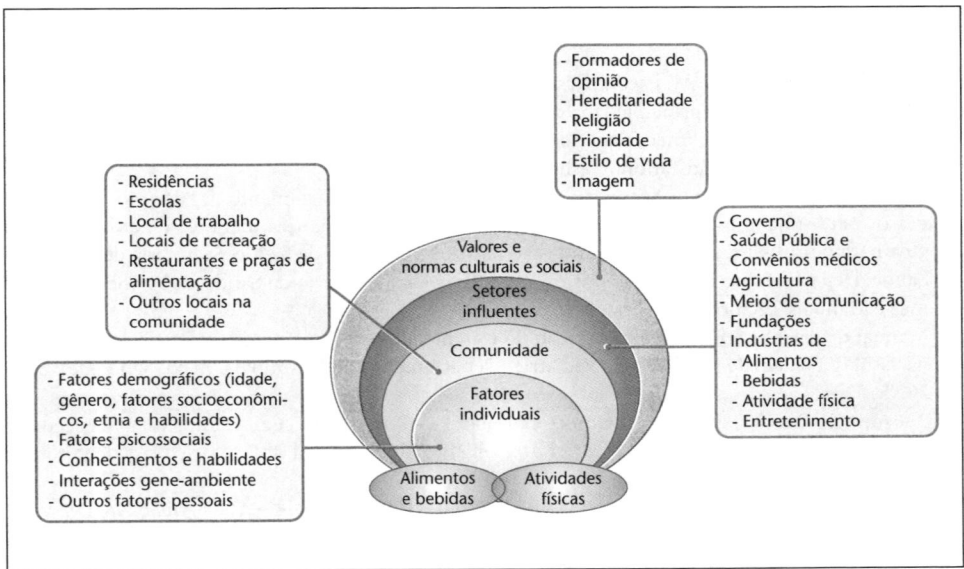

Figura 12.6 Modelo socioecológico de decisões em nutrição/alimentação e atividade física[16].

CONCLUSÕES

Os indivíduos e suas famílias escolhem todos os dias o que comer e o que beber. Para influenciar nessas escolhas, é necessário um apoio da equipe de saúde e de toda a sociedade e de seus vários setores, passando pela segurança da indústria alimentar e pelos formadores de opinião.

REFERÊNCIAS BIBLIOGRÁFICAS

1. Jarvis C. Nutrition. In: Polnay L (ed). Community Paediatrics. Edinburgh, UK: Churchill Livingstone; 2002.
2. Booth I. Nutrition. In: Lissauer T, Clayden G. Ilustrated textbook of paediatrics. 3rd ed. Edinburg: Mosby Elsevier; 2010.
3. Michaelsen KF, Weaver L, Branca F, Robertson A. WHO/Unicef. Feeding and nutrition of infants and young children: guidelines for the WHO European Region, with emphasis on the former soviet countries. (WHO Regional Publications, European Series, nº 87), 2003.

4. Gluckman PD, Hanson MA, Beedle AS. Early life events and their consequences for later disease: a life history and evolutionary perspective. Am J Hum Biol. 2007;19:1-19.
5. Gluckman PD, Hanson MA. Developmental plasticity and human disease: research directions. J Intern Med. 2007;261:461-71.
6. Bruce KD, Hanson MA. The developmental origins, mechanisms, and implications of metabolic syndrome. J Nutr. 2010;140:648-52.
7. Bajaj-Elliott M, Sanderson IR. Nutrition and gene expression. In: Duggan C, Watkins JB, Walker WA. Nutrition in Pediatrics. 4th ed. Shelton. People's medical publishing house—USA; 2009.
8. Agostoni C, Braegger C, Decsi T, Kolacek S, Koletzko B, Michaelsen KF, et al. Breast-feeding: a commentary by the ESPGHAN. Committee on Nutrition. Journal of Pediatric Gastroenterology and Nutrition. 2009;49:112-25.
9. Rudolf M, Lee T, Levene M. Paediatrics and child health. 3rd ed. Wiley-Blackwell; 2011.
10. PAHO/WHO. Guiding principles for complementary feeding of the breastfed child. Division of Health Promotion and Protection. Food and Nutrition Program. Pan American Health Organization/World Health Organization. Washington/Geneva; 2003.
11. Brasil. Ministério da Saúde. Secretaria de Atenção à Saúde. Departamento de Atenção Básica. Dez passos para uma alimentação saudável: guia alimentar para crianças menores de dois anos: um guia para o profissional da saúde na atenção básica / Ministério da Saúde, Secretaria de Atenção à Saúde, Departamento de Atenção Básica. 2ª ed. Brasília: Ministério da Saúde, 2010. (Série A. Normas e Manuais Técnicos).
12. Manual de orientação para a alimentação do lactente, do pré-escolar, do escolar, do adolescente e na escola / Sociedade Brasileira de Pediatria. Departamento de Nutrologia. 2ª ed. São Paulo: SBP; 2008.
13. Agostoni C, Decsi T, Fewtrell M, Goulet O, Kolacek S, Koletzko B, et al. Complementary feeding: a commentary by the ESPGHAN Committee on Nutrition. Journal of Pediatric Gastroenterology and Nutrition. 2008;46:99-110.
14. UNICEF/WHO. Facts for life. 4th ed. UNICEF, WHO, UNESCO, UNFPA, UNDP, UNAIDS, WFP and the World Bank; 2010.
15. WHO, World Health Organization. Infant and young child feeding: model chapter for textbooks for medical students and allied health professionals. Geneva, WHO publications; 2009.
16. Brasil. Resolução RDC n. 43, de 19 de setembro de 2011. Regulamento técnico para fórmulas infantis para lactentes. Diário Oficial da União, Brasília, DF, 21 set 2011.
17. Brasil. Resolução RDC n. 44, de 19 de setembro de 2011. Regulamento técnico para fórmulas infantis de seguimento para lactentes e crianças de primeira infância. Diário Oficial da União, 21 set 2011.
18. Sociedade Brasileira de Pediatria. Manual de orientação para a alimentação do lactente, do pré-escolar, do escolar, do adolescente e na escola. Departamento de Nutrologia. 3ª ed. Rio de Janeiro: SBP; 2012.
19. Ikenti D, Zamberlan P. Aleitamento artificial. In: Yonamine GH, Nascimento AG, Lima PA, Zamberlan P. Alimentação no primeiro ano de vida. Barueri: Manole; 2013.
20. Wagner CL, Greer FR; American Academy of Pediatrics Section on Breastfeeding; American Academy of Pediatrics Committee on Nutrition. Prevention of rickets and vitamin D deficiency in infants, children, and adolescents. Pediatrics. 2008;122(5):1142-52.
21. U.S. Department of Agriculture and U.S. Department of Health and Human Services. Dietary Guidelines for Americans, 2010. 7th ed, Washington, DC: U.S. Government Printing Office, December 2010. Available: http://www.dietaryguidelines.gov. (Acesso 20 nov 2011).

Triagem das principais deficiências de micronutrientes na infância   13

Maria Helena Valente
Filumena Maria da Silva Gomes
Alexandra Brentani

> Após ler este capítulo, você estará apto a:
> 1. Compreender a epidemiologia do raquitismo nutricional, da ferropenia e da anemia carencial ferropriva.
> 2. Definir e diagnosticar o raquitismo carencial, a doença ferropênica e/ou anemia carencial ferropriva.
> 3. Analisar os principais grupos de risco para o raquitismo nutricional, a doença ferropênica e/ou a anemia carencial ferropriva.
> 4. Compreender os mecanismos fisiopatológicos do raquitismo nutricional, da doença ferropênica e/ou da anemia carencial ferropriva.
> 5. Tratar e aplicar as recomendações para prevenção do raquitismo nutricional na atenção primária à saúde, tratar e orientar sobre a prevenção da doença ferropênica e/ou da anemia carencial ferropriva.

INTRODUÇÃO

O leite materno é um alimento completo que fornece todos os nutrientes necessários para uma vida saudável nos primeiros seis meses de vida, com exceção das necessidades de vitamina D, e por isso deve ser complementado com vitamina D desde os quinze dias de vida da criança.

Após os seis meses de idade, a alimentação com leite materno precisa ser complementada com alimentos ricos em ferro e com alta densidade energética.

As deficiências de vitamina D e de ferro podem ocorrer nos primeiros meses de vida, e levarem a consequências imediatas na saúde, ou a efeitos tardios na criança e no adulto.

As deficiências de micronutrientes podem ser decorrentes de:

1. Baixas reservas decorrentes da carência de micronutrientes no final da gestação; nascimento prematuro ou baixo peso ao nascer.

2. Crescimento muito rápido nos primeiros meses de vida, tornando as necessidades maiores que a oferta.
3. Ingestão de alimentos com baixa concentração desses micronutrientes.
4. Má absorção intestinal desses micronutrientes.

DEFICIÊNCIA DE VITAMINA D

O raquitismo é definido como a falha da mineralização do osso e da cartilagem de crescimento[1].

Em meados de 1600, a maioria das crianças que viviam nas grandes e poluídas cidades industrializadas do norte da Europa desenvolvia uma doença com graves deformações ósseas, caracterizada por retardo de crescimento, alargamento das epífises dos ossos longos, deformidades dos membros inferiores, encurvamento da coluna vertebral, alargamento das articulações osteocondrais das costelas e músculos e articulações fracas[2].

Descrições iniciais do raquitismo carencial foram atribuídas a Daniel Whistler e Francis Glisson na Inglaterra no início do século XVII[1,3]. Na virada do século XX, com a industrialização, essa doença foi considerada endêmica até a descoberta de que a exposição aos raios ultravioleta da luz solar e ao óleo de fígado de bacalhau poderia prevenir e tratar o raquitismo[3,4].

Metabolismo da Vitamina D e Seu Papel no Metabolismo do Cálcio e do Fósforo

A vitamina D é um pró-hormônio considerado essencial para o metabolismo do cálcio e do fósforo no organismo humano, com sua deficiência associada ao raquitismo carencial ou nutricional nas crianças em crescimento e à osteomalacia nos adultos[1,4].

A inadequação de vitamina D, além de causar raquitismo, impede que as crianças atinjam o seu pico de massa óssea determinada geneticamente, contribui e exacerba a osteoporose nos adultos e provoca a osteomalacia (doença óssea muitas vezes dolorosa). A adequação dos níveis de vitamina D é importante para o funcionamento muscular adequado, e evidências controversas sugerem que essa vitamina se relaciona com a prevenção do diabetes melito tipo 1, da hipertensão arterial e de muitos tipos de câncer[4].

A fotobiologia da vitamina D3 implica no entendimento de que a síntese de vitamina D pela pele é a principal fonte desse hormônio para a maioria das pessoas. As maiores concentrações da pré-vitamina são encontradas no estrato basal e espinhoso da epiderme, com estas camadas tendo maior potencial de síntese da vitamina D[4].

Durante a exposição solar, a radiação ultravioleta (RUV) na faixa de 290 a 315 nm é absorvida pelo 7-de-hidrocolesterol na pele para formar a pré-vitamina D3[4].

Essa pré-vitamina, pela sua instabilidade, é rapidamente convertida em vitamina D3 por meio de um processo dependente de temperatura[4]. A concentração de melanina na pele regula a quantidade de raios UVB que penetram para atingir as camadas da epiderme com maiores concentrações de 7-de-hidrocolesterol, ou seja, estrato basal e espinhoso[4]. No entanto, a alta concentração de melanina pode causar diminuição da síntese de vitamina D, impedindo os raios UVB de alcançarem o estrato basal e espinhoso da epiderme, com esse risco sendo mais evidente em situações de exposição solar inadequada. É importante notar que as mulheres de todas as populações têm pele mais clara que os homens, presumivelmente por causa do aumento da vitamina D e das necessidades de cálcio durante a gravidez e a lactação[4,5].

Uma vez formada, a vitamina D3 é ejetada para fora da célula da pele, para o espaço extracelular, onde é transportada pela proteína de ligação de vitamina D (DBP) através do capilar dérmico[4]. Além da produção na pele pela exposição à RUV, considerada como a principal fonte dessa vitamina, 10% da vitamina D pode ser ingerida na dieta como vitamina D_2 e D_3, que, no fígado, pela ação da D-25-hidroxilase (25-OHase) é convertida em 25(OH)D[4]. Posteriormente, a 25(OH)D é transformada nos rins pela 1-OHase em 1,25(OH)$_2$D. Esta aumenta a absorção intestinal de cálcio e fósforo e estimula nos osteoblastos a expressão de *receptor activator of NF-kB ligand* (RANKL), no sentido da interação do mesmo com seu *receptor activator of NF-kB* (RANK) nos pré-osteoclastos, para induzir a atividade dos osteoclastos maduros, que passam a liberar cálcio e fósforo (HPO_4^{2-})[4].

Além disso, a 1,25(OH)$_2$D inibe a 1-OHase renal e estimula a expressão das 25(OH) D-24-hidroxilase (24-Ohase) renal. A indução da 24-OHase resulta na destruição do 1,25(OH)$_2$D em metabólitos inativos solúveis em água, como o ácido calcitroico, a pré-D3 e a pré-vitamina D[4].

A eficiência da síntese de vitamina D3 na pele é dependente do número de fótons da RUV que penetra na epiderme[3,4]. Assim, o aumento da melanina na pigmentação da pele ou a aplicação tópica de proteção solar são considerados forma eficiente de absorver fótons da RUV, podendo reduzir significativamente (mais de 90%) a produção de vitamina D3. Exposição excessiva à luz solar não causa intoxicação de vitamina D porque a luz solar destrói qualquer excesso de vitamina D3 produzida na pele. A maioria dos fótons da RUV do sol é absorvida pelo ozônio estratosférico[4].

Somente 10% da vitamina D2 e D3 derivam da dieta, por meio de suplementos, alimentos enriquecidos e peixes ingeridos, que são incorporados como quilomícrons e absorvidos pelo sistema linfático, e entram na circulação ligadas às DPB e lipoproteínas[4]. A vitamina D é liberada pela DPB para o fígado, sofrendo uma hidroxilação no C-25 pela vitamina D-25-hidroxilase (25-Ohase) que se transforma em 25-hidroxivitamina D[25(OH)D][1,2,4].

A 25(OH)D é a principal forma circulante da vitamina D, podendo ser medida para determinar o estado de vitamina D no indivíduo, pela meia-vida de duas semanas na circulação e por se correlacionar com hiperparatireoidismo secundário, raquitismo e osteomalacia[1,3,4]. A 25(OH)D associada à DPB se liga à megalina da membrana plasmática das células tubulares renais, sendo transportada para dentro da célula[3]. Uma vez dentro delas, a 25(OH)D é liberada e convertida na mitocôndria pela 25-hidroxivitamina D-1alfa-hidroxilase [1-Ohase] para formar a 1,25-di-hidroxivitamina $D[1,25(OH)_2D]$[4]. A $1,25(OH)_2D$ é a forma biologicamente ativa da vitamina D, responsável pela manutenção da homeostase do cálcio e do fósforo[4]. Este metabólito realiza sua função por meio da interação com seu receptor nuclear, o receptor da vitamina D (RVD), nas células do intestino delgado[4]. Receptores nucleares para o $1,25(OH)_2D$ se encontram presentes em 30 tecidos humanos, como rins, macrófagos alveolares, linfonodos, placenta, colo, mama, osteoblastos, macrófagos ativados e queratinócitos, o que sugere o papel autócrino e parácrino para o $1,25(OH)_2$ D[1,4].

A $1,25(OH)_2D$-RVD estrutura um complexo com o receptor X do ácido retinoico X (RXAR) no núcleo. Esse complexo $1,25(OH)_2D$-RVD-RXAR se liga ao elemento responsivo da vitamina D (ERVD) para o canal de cálcio epitelial[4]. O aumento da expressão do canal de cálcio permite que mais cálcio entre na célula, onde a vitamina D dependente da calbindina 9K auxilia na translocação do cálcio para a corrente sanguínea[4]. A $1,25(OH)_2D$ também melhora a absorção do fósforo no intestino delgado[4].

Quando o cálcio da dieta é inadequado, a vitamina D ajuda a manter a homeostase do cálcio pela interação com o RVD nos osteoblastos para induzir a expressão da proteína da membrana plasmática do receptor ativador do ligante NF-κB (RANKL)[4]. O RANK na membrana plasmática dos pré-osteoclastos se liga com o RANKL, que induz os pré-osteoclastos a se tornarem osteoclastos maduros[4]. Esses osteoclastos maduros liberam colagenases e ácido hidroclórico para dissolver osso e liberar preciosos estoques de cálcio e fósforo na circulação[4]. Assim, a principal função da vitamina D é manter os níveis de cálcio e fósforo dentro dos limites fisiológicos que permitam as principais funções metabólicas, a transmissão neuromuscular e a mineralização óssea, conforme mostrado na Figura 13.1[4].

A Vitamina D e a Deficiência de Cálcio como Causas de Raquitismo

Desde que a vitamina D foi identificada e que maneiras fáceis para suplementar os alimentos foram desenvolvidas, o raquitismo nutricional praticamente desapareceu dos países industrializados. No entanto, nas últimas décadas, como resultado de múltiplos fatores, nota-se o ressurgimento do raquitismo por deficiência de vitamina D[1-4].

A deficiência de vitamina D se distingue da insuficiência de vitamina D pelas presenças de acentuadas perturbações bioquímicas no metabolismo mineral e

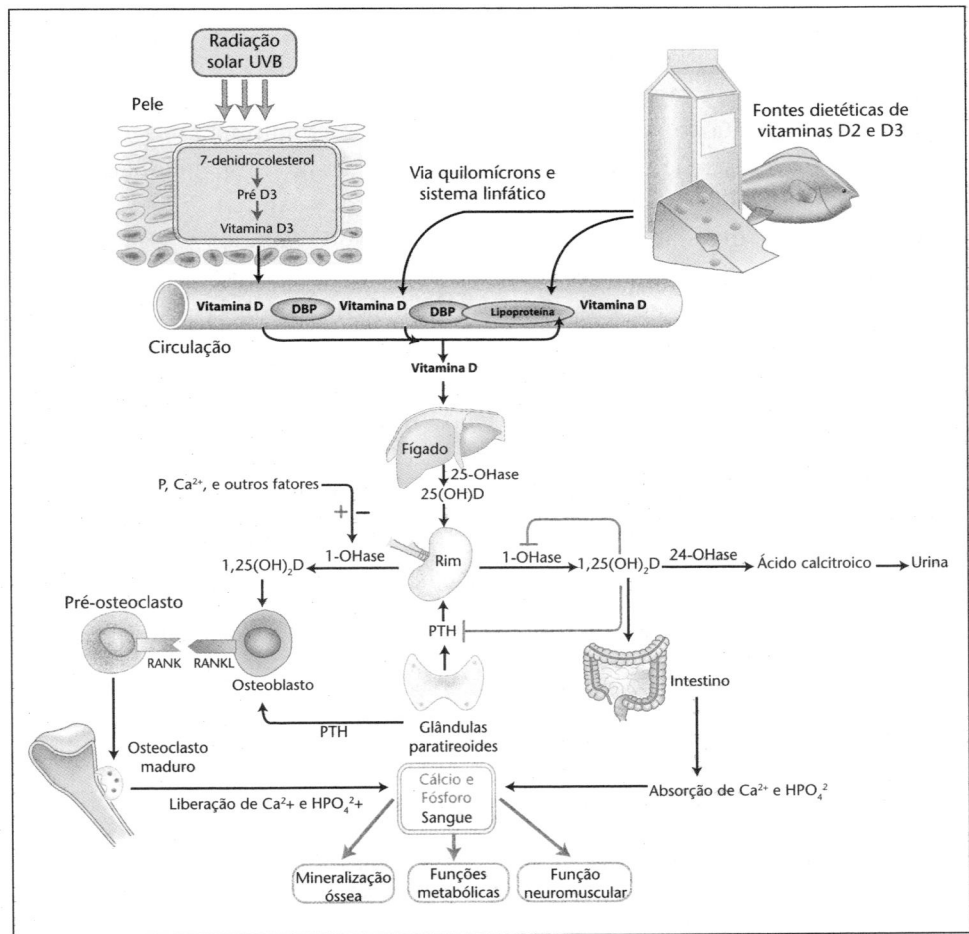

Figura 13.1 A fotoprodução e o metabolismo da vitamina D4. DBP: proteína ligadora de vitamina D; PTH: hormônio da paratireoide; RANK: *receptor activator of NF-kB*; RANKL: *receptor activator of NF-kB ligand*; UVB: radiação ultravioleta B (320-280 nm).

características clínicas e/ou radiológicas de raquitismo ou osteomalacia, embora a severidade dos sinais e as anormalidades bioquímicas dependam da duração da deficiência[2,4]. O raquitismo pela deficiência de vitamina D se caracteriza por baixos níveis circulantes de 25-hidroxivitamina D [25(OH)D], geralmente menores de 5 ng/mL, com prejuízo da absorção intestinal de cálcio, hiperparatireoidismo secundário e um aumento exagerado na concentração sérica da 1,25-di-hidroxivitamina D [1,25(OH)$_2$D] após a administração de vitamina D[2-4].

Apesar de, em todo o mundo, a deficiência de vitamina D ser a principal causa de raquitismo, em alguns países, o raquitismo nutricional resulta principalmente da ingestão inadequada de cálcio, que se apresenta com valores normais ou apenas ligeiramente reduzidos da 25(OH)D, alta absorção de cálcio, baixa ingestão de cálcio na dieta, concentrações marcadamente elevadas de 1,25(OH)$_2$D e uma melhor resposta ao tratamento com cálcio do que com a vitamina D[4]. Tais achados indicam que a deficiência de cálcio na dieta desempenha um papel mais importante na patogênese do raquitismo que a deficiência de vitamina D[6]. O raquitismo causado por baixa ingestão dietética de cálcio tem sido relatado em crianças mais velhas, nas populações com dietas à base de cereais com variedade limitada e pouco acesso a produtos lácteos, antes da ocorrência da fusão epifisária[4].

Nesse cenário, a deficiência de vitamina D continua sendo a principal causa de raquitismo carencial em lactentes jovens na maioria dos países, porque o leite materno é pobre em vitamina D e seus metabólitos, devido aos costumes sociais e religiosos e/ou às condições climáticas, muitas vezes evitando exposição adequada à luz ultravioleta[1-4,7,8].

A vitamina D é sintetizada principalmente na pele após a exposição à RUV, com menos de 10% desta sendo derivada de fontes dietéticas [2,4,8]. Condições modernas de se vestir, estilo de vida e recomendações sobre evitar sol para reduzir os riscos de câncer de pele podem impedir uma grande proporção da população de produzir quantidades necessárias dessa vitamina[1,2,4,8,9]. Estudos atuais revelam valores de prevalência do raquitismo por insuficiência de vitamina D em 80% das mulheres férteis em idade reprodutiva, o que aumenta a incidência do raquitismo nos lactentes[1,4,6,8].

A faixa de idade na qual o raquitismo carencial é mais prevalente é entre 3 e 18 meses de idade[1,2,4,10].

O raquitismo por insuficiência de vitamina D é relatado como um problema comum entre os adolescentes nos países desenvolvidos, com mais de 40 a 70% da população jovem com níveis séricos de 25(OH)D abaixo de 20 ng/mL[1-3,9,10].

Seria natural a suposição de que, nas áreas mais ensolaradas do mundo, o raquitismo por carência de vitamina D não seria comum. No entanto, estudos realizados no Oriente Médio mostram que 30 a 50% das crianças e dos adultos apresentam níveis séricos de vitamina D menores de 20 ng/mL[1,10-12].

Etiologia do Raquitismo Nutricional pela Deficiência de Vitamina D

As fontes de vitamina D durante a vida fetal e no período pós-natal imediato são a passagem pela placenta, o leite materno e a síntese na pele por meio da luz solar[1,10]. Os níveis de vitamina D em crianças se relacionam com os níveis de vitamina D em suas mães durante os primeiros dois meses de vida[10-12]. O leite materno normalmente apresenta concentrações insuficientes de vitamina D e seus metabólitos para assegurar níveis normais nos lactentes, sendo necessárias doses relativamente altas de suplementação materna (2.000 UI/dia) para aumentar as concentrações no leite materno[1,10-12].

Atualmente, os casos de raquitismo nos países desenvolvidos são relatados em crianças que são amamentadas exclusivamente no seio materno, nascidas de mães negras ou mães de pele escura sem armazenamento suficiente de vitamina D; passam a maior parte de suas vidas nas cidades ou nas casas sofrendo com a poluição do ar; e residem em latitudes distantes da Linha do Equador (maiores que 40° ao norte ou ao sul). Também são relatados casos de raquitismo nos meses de inverno e sem exposição solar suficiente, como os fatores de risco listados no Quadro 13.1[1,5,10-12].

Quadro 13.1 – Situações de risco para a deficiência de vitamina D[5]

Problemas associados com a síntese da vitamina D
- Aumento da pigmentação da pele
- Agentes físicos bloqueando a exposição à radiação ultravioleta
  - Bloqueador solar (fator de proteção maior que 8)
  - Roupas protetoras da radiação solar
  - Ambientes encobertos, com falta de sol
- Geografia
  - Latitude (> 40° ao norte ou ao sul)
  - Estação do ano (inverno)
  - Poluição aérea, céu coberto por nuvens e altitude

Aumento da demanda de vitamina D
- Recém-nascidos pré-termo

Diminuição da ingestão nutricional de vitamina D
Diminuição dos estoques maternos de vitamina D e aleitamento materno exclusivo

Síndrome de má absorção
- Doença celíaca
- Insuficiência pancreática (fibrose cística)
- Atresia biliar

Diminuição da síntese ou aumento da degradação do 25(OH)D
- Doença crônica do fígado
- Drogas (rifampicina, isoniasida e anticonvulsivante)
- Fatores genéticos

A dieta e os níveis de exposição à luz solar determinam a presença do raquitismo nutricional a partir do segundo semestre de vida da criança e nos anos que se seguem[1,5,10-12]. Com base nisso, a insuficiência dos estoques maternos de vitamina D, bem como o aleitamento materno exclusivo sem a suplementação de vitamina D, constituem os riscos mais importantes para o desenvolvimento do raquitismo nutricional no início da vida da criança[1,5,10-12].

Nos casos de suspeita de raquitismo nutricional, a história deve incluir informações sobre a idade gestacional, a história de consanguinidade entre os progenitores, os hábitos, o grau de exposição à luz solar, a área de residência e geografia e a dieta[1,5,10-12].

Metabolismo do Cálcio e do Fósforo e o Osso

No estado de suficiência de vitamina D, quando os níveis de 25(OH)D são maiores que 50 nmol/L ou 20 ng/mL, a absorção de cálcio no trato gastrointestinal geralmente é de 30%, com esta absorção podendo chegar a 60 a 80% durante os períodos de crescimento ativo[1,13-15]. Por sua vez, no estado de deficiência de vitamina D, a absorção intestinal de cálcio (Ca) pode ser muito baixa, por volta de 10 a 15% do cálcio, com diminuição concomitante da reabsorção máxima total de fosfato com diminuição concomitante de 50 a 60% da reabsorção máxima total de fósforo (P)[4,5,10-12]. A deficiência de vitamina D impede a absorção adequada de Ca e P da dieta[1,2,4]. A absorção precária do cálcio determina a diminuição dos níveis séricos de cálcio ionizado[4,7]. Tal redução é imediatamente reconhecida pelos sensores de cálcio nas glândulas paratireoides, resultando no aumento da expressão, da síntese e da secreção do hormônio da paratireoide (PTH) – ou paratormônio. Nesse estado, os níveis séricos de cálcio ionizado estimulam a secreção de PTH, que causa a liberação de Ca e P do osso, em uma tentativa de manter os níveis séricos de cálcio[1,4,5,7,10-12]. Além disso, o aumento dos níveis de PTH determinam o aumento da excreção urinária de fósforo[1,4,5,7,10-12]. Finalmente, pela diminuição dos níveis séricos de Ca e P, a mineralização se torna restrita, com o que se estabelece a osteopenia óssea[1,13-15]. Os baixos níveis de fósforo sérico determinam uma "falha" da apoptose esperada dos condrócitos hipertróficos, da qual resultam os condrócitos hipertróficos com os "balões" celulares e a desorganização da placa de crescimento, como mostrado nas Figuras 13.2 e 13.3[5].

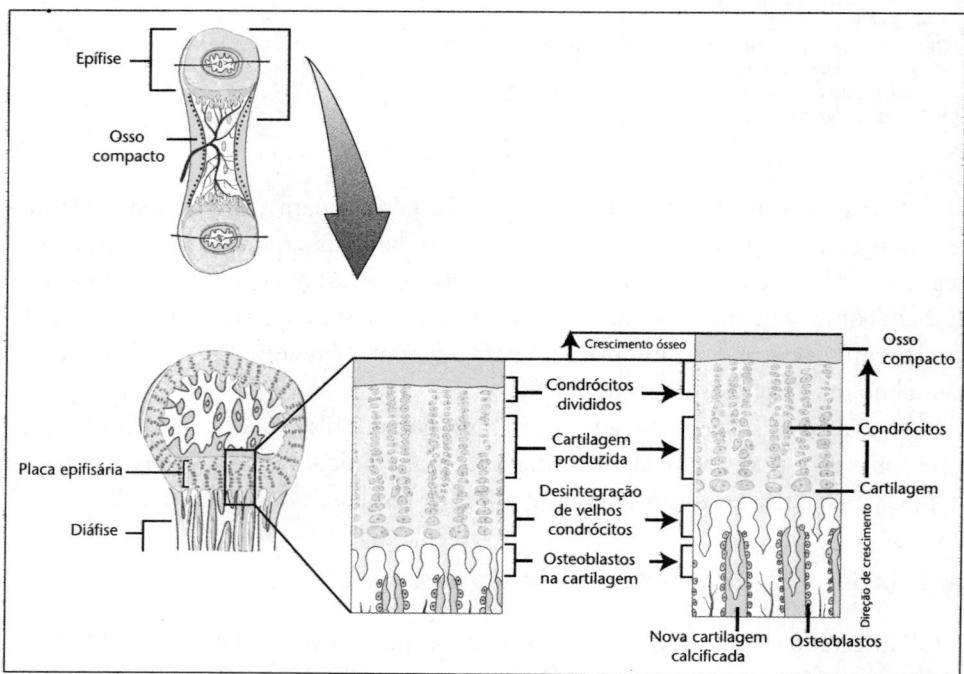

Figura 13.2 Ossificação endocondral da placa de crescimento[5,13].

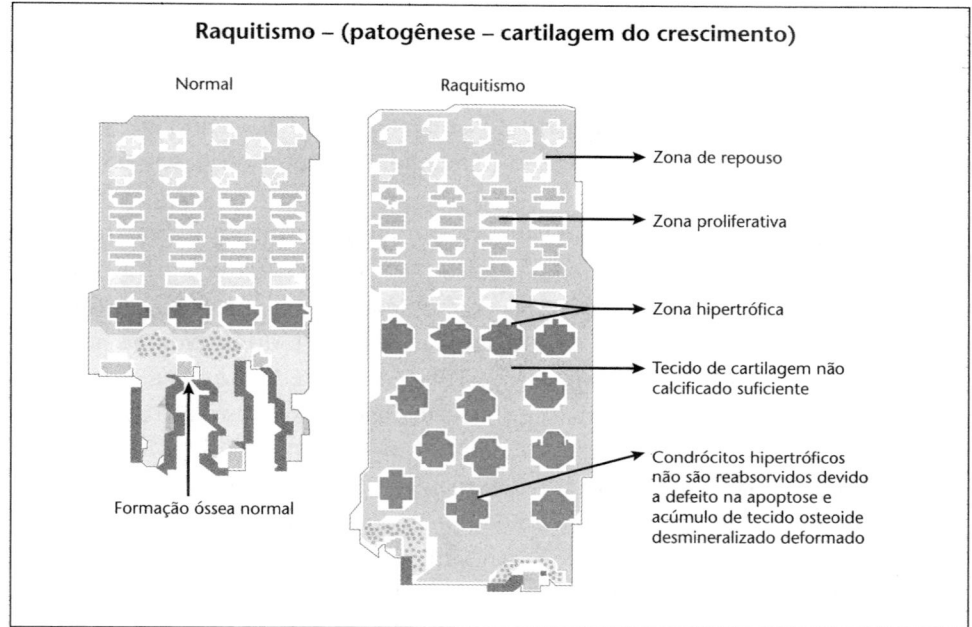

Figura 13.3 Fisiopatologia do raquitismo nutricional[1,5].

A falha ou o atraso de calcificação do osteoide leva à osteomalacia nos ossos maduros. A osteomalacia em osso imaturo é referida como raquitismo[1,2,4,5,16]. O termo raquitismo também descreve a organização anormal da placa de crescimento cartilaginosa e se refere ao comprometimento da mineralização da cartilagem[1,2,4,5,16].

Quadro Clínico

O raquitismo nutricional pela deficiência de vitamina D apresenta um pico de incidência entre 3 e 18 meses de idade, mas não se limita ao lactente e à primeira infância, já que também pode ser observado em adolescentes[1,2,4-6,10-12].

A apresentação clínica do raquitismo pela deficiência de vitamina D pode incluir sinais e sintomas de dor e/ou deformidade óssea associados a hipocalcemia e outras características clínicas. A doença pode ser dividida em três fases[13]. A primeira caracteriza-se pela osteopenia e pela hipocalcemia subclínica ou manifesta geralmente bastante transitória e, portanto, não documentada, associada a outras características clínicas[5,6,10-12]. Na segunda fase, observa-se aumento dos níveis de PTH, que causa a mobilização do cálcio dos ossos e a correção da hipocalcemia[5,6,10-12]. A matriz de colágeno desmineralizada é propensa à hidratação que determina um "inchaço", que faz com que a cobertura periosteal se expanda para fora, com a ocorrência de dor óssea, mediada por fibras periosteais de dor sensorial associadas a hipocalcemia e outras características clínicas[1,5,12]. Na etapa final, as alterações ósseas tornam-se mais graves, e a hipocalcemia mais uma vez pode se tornar evidente associada a outras características clínicas [1].

Os sintomas de raquitismo podem variar de nenhum a diferentes graus de sintomas específicos e inespecíficos, como irritabilidade, atraso no desenvolvimento motor amplo e dor óssea[2,4-6,9-12,16].

O raquitismo é uma doença do organismo em crescimento e, por isso, tanto as deformidades como os achados clínicos são mais específicos para o tecido ósseo no indivíduo que apresenta crescimento rápido no início do quadro de raquitismo[2,4-6,9-12,16]. Nas crianças com taxa de crescimento diminuída, os achados clínicos são menos definidos. Assim, a apresentação clínica do raquitismo nutricional é estágio-dependente e, provavelmente, relacionado com a duração da deficiência da vitamina D[4,6,9-12]. Os sintomas de hipocalcemia são predominantes na fase I. As deformidades esqueléticas tornam-se evidentes nas fases II e pioram na fase III[1].

Os achados clínicos de raquitismo compreendem aqueles específicos e os não específicos para o tecido ósseo[1,2,4-6,9-12,16]. Assim, quando existe a suspeita de raquitismo, o exame físico completo e odontológico deve ser realizado, e todo o sistema esquelético deve ser palpado para identificar áreas de maior sensibilidade e achados de deformidades[4-6,9-12,16]. Os achados físicos do raquitismo específicos para o tecido ósseo incluem a presença de craniotabes nas crianças maiores de 3 meses de idade, o atraso de fechamento da grande fontanela ou, após os 18 meses de idade, rosário raquítico, bossas frontais e parietais, atraso de dentição, dentes cariados, hipoplasia do esmalte, aumento do diâmetro anteroposterior do tórax, proeminência das junções costocondrais (rosário raquítico), alargamento dos punhos e dos tornozelos, deformidade dos membros inferiores do tipo em "O" ou "X", *genu* varo ou valgo, *caput quadratum*, relevo frontal, cifose, pélvis estreita (que pode impedir o trabalho de parto anos mais tarde), deformidades torácicas (como o sulco de Harrison e o peito de pombo), fraturas costais ou de membros inferiores (principalmente aquelas em "galho verde") e dor nas extremidades[2,4-6,9-12,16]. O diagnóstico de *genu* varo, a deformidade mais comum do sistema esquelético em crianças com raquitismo não tratado, deve ser realizado quando a distância intercondilar femoral for superior a 5 cm[5,6,10-12]. O joelho valgo e outras deformidades geralmente se desenvolvem em idades posteriores[5,10-12,16]. A cifoescoliose relacionada ao raquitismo pode ser observada após dois anos de idade[16]. O rosário raquítico causado pela hipertrofia da junção costocondral e palpados como "contas de rosário" pode ser claramente observado após o primeiro ano de vida da criança[1,5]. O raquitismo também pode estar associado ao crescimento prejudicado e ao aumento da suscetibilidade às infecções.

Achados não específicos incluem convulsões hipocalcêmicas, hipotonia, constipação, miopatia proximal, insuficiência cardíaca, anemia, pancitopenia, cardiomiopatia, hipertensão intracraniana benigna, retardo de crescimento e baixa estatura para a idade[5]. Nos períodos de velocidade de crescimento aumentada, eventualmente o aumento da demanda de cálcio não pode ser suprido em tempo hábil, e o paciente pode se apresentar com hipocalcemia antes mesmo de apresentar desmineralização óssea ou sinais radiológicos de raquitismo[1,2,4,5,8].

Durante a primeira infância, demandas metabólicas permitem que o corpo evite a hipocalcemia sintomática pela utilização de estoques ósseos de cálcio secundário ao hiperparatireoidismo da segunda fase da doença[5,16]. Entretanto, isso ocorre à custa da depleção óssea de cálcio, da qual resultam os sinais de desmineralização e deformidade óssea subsequentes[1,5,12,16].

Crianças com deficiência de vitamina D que são hipocalcêmicas podem manifestar características clínicas associadas com a hipocalcemia, como crises de apneia, estridor ou chiado, hipotonia, fraqueza muscular e reflexos exaltados[1,2,4,5,16].

A deficiência grave de vitamina D também deve ser considerada como causa importante de cardiomiopatia dilatada em crianças, especialmente em regiões onde essa carência nutricional é comum, com a normalização do quadro com o tratamento.

Estudo conduzido em crianças maiores de 18 meses de idade mostrou que, de todos os sinais clínicos, o alargamento dos pulsos combinado com o rosário raquítico se constituiu no achado físico mais sensível para o diagnóstico do raquitismo nutricional[1,5,16]. Outros estudos apontam o rosário raquítico, a *craniotabes*, a alopecia occipital e o alargamento dos pulsos como os achados mais comuns nos primeiros seis meses de vida da criança com raquitismo[1,2,4,5,12,16]. No entanto, o valor preditivo positivo do exame físico para o diagnóstico de raquitismo na faixa etária de 0 a 6 meses foi de 60,9% e o valor preditivo negativo de 74,6%, mostrando que o diagnóstico baseado somente nos achados do exame físico de lactentes jovens pode ser enganoso[2,4,5,12,16].

Achados Laboratoriais

Na criança com suspeita de raquitismo baseado nos achados clínicos, o diagnóstico é confirmado pelos achados bioquímicos e radiológicos, como mostra a Tabela 13.1[5].

Tabela 13.1 – Achados clínicos, laboratoriais e radiológicos no raquitismo nutricional[5]

Vitamina D	25(OH)D (ng/mL)	Ca²⁺ plasma	PO₄ plasma	FA	PTH	Clínica	Alterações radiográficas
Deficiência severa	< 5	↓↓	↓↓	↑↑↑	↑↑↑	Raquitismo florido	Alterações raquíticas
Deficiência	< 15	↓→	↓	↑↑	↑↑	Raquitismo	Osteopenia
Insuficiência	< 15 a 20	→	→	↑→	↑→	Baixa DMO	
Adequada	> 20 a 100	→	→	→	→	Normal	
Intoxicação	> 150	↑	↑	↓	↓	Hiperostose	

Ca²⁺ plasma: cálcio plasmático; PO₄ plasma: fósforo plasmático; FA: fosfatase alcalina; PTH: paratormônio. DMO: densidade mineral óssea; →: normal; ↑: alta; ↓: baixa.

A deficiência severa é definida a partir de níveis séricos de 25(OH)D menores que 5 ng/mL. Estudo relata que 86% das crianças com níveis de 25(OH)D abaixo de 8 ng/mL apresentam raquitismo clínico, e 94% daquelas com hipocalcemia por insuficiência de vitamina D mostram níveis abaixo de 8 ng/mL[1,2,4,5].

No raquitismo por deficiência de vitamina D, transcorre certo período, que varia entre indivíduos diferentes, antes dos achados clínicos e radiológicos surgirem[5]. Durante esse período, podem ser detectados hipo, normo ou hipercalcemia, altos níveis de PTH, normo/hipofosfatemia, níveis elevados de fosfatase alcalina, nível alto-normal-baixo de 1,25(OH)$_2$D, além do raquitismo subclínico progredir para o raquitismo clínico (raquitismo fase I-III)[5]. Baixos níveis de 25(OH)D confirmam o diagnóstico de raquitismo nutricional, mas este exame pode não ser necessário quando outros sinais clínicos, radiológicos e laboratoriais são inequívocos[5]. 60% dos casos de insuficiência de vitamina D associada ao raquitismo apresentam hipocalcemia e fosfatase alcalina alta[5,12,16].

Os níveis de cálcio/fósforo são baixos, e os de PTH e fosfatase alcalina elevados, principalmente na fase III do raquitismo nutricional[5,10,12]. Como a maioria dos casos de raquitismo nos lactentes se encontra no estágio I, os achados clínicos e radiológicos podem não mostrar alterações[5]. Além disso, embora a hipocalcemia seja o principal achado de laboratório nesses casos, os níveis séricos de fósforo podem ser normais ou altos, e os níveis de fosfatase alcalina podem estar na faixa normal[5].

Dessa forma, o diagnóstico depende da presença das características clínicas acima mencionadas e de exames laboratoriais e radiológicos, como descrito no Quadro 13.2[17].

Quadro 13.2 – Deficiência de vitamina D: correlação dos estágios e sinais clínicos[17]

1. Estágios da deficiência de vitamina D

- Estágio I:
  - Níveis de 25(OH)D diminuídos, resultando em hipocalcemia e normofosfatemia; níveis de 1,25(OH)$_2$D podem aumentar ou permanecer inalterados

- Estágio II:
  - Níveis de 25(OH)D continuam a diminuir; paratormônio atua para manter os níveis de cálcio por meio da desmineralização óssea; o paciente permanece normocalcêmico e hipofosfatêmico e tem um aumento discreto dos níveis de fosfatase alcalina do esqueleto

- Estágio III:
  - Deficiência severa de 25(OH)D com hipocalcemia, hipofosfatemia e aumento discreto da fosfatase alcalina: ossos têm sinais evidentes de desmineralização

(continua)

Quadro 13.2 – Deficiência de vitamina D: correlação dos estágios e sinais clínicos[17] (continuação)

2. Sinais clínicos de deficiência de vitamina D

- Absorção intestinal do cálcio da dieta diminui de 30 a 40% para 10 a 15% quando ocorre deficiência de vitamina D
- Baixas concentrações de 25(OH)D desencadeiam a liberação do paratormônio nas crianças mais velhas e adolescentes em uma relação inversa não tipicamente observada nos lactentes jovens; o aumento do paratormônio media a mobilização do cálcio do osso, resultando na redução da massa óssea; com a diminuição da massa óssea, o risco de fraturas aumenta
- Raquitismo
  - Bossas frontais e parietais, alargamento dos punhos, dos joelhos e das cartilagens osteocondrais do tórax, cifoescoliose e frouxidão dos ligamentos osteoarticulares
- Osteomalacia e osteopenia
- Função imunológica anormal com maior suscetibilidade a infecções agudas ou estados patológicos de longa latência

3. Potenciais processos patológicos latentes associados com a deficiência de vitamina D

- Disfunção do sistema imune inato é observada na deficiência de vitamina D
- As ações imunomodulatórias podem incluir:
  - Estimulador potente do sistema imune inato, atuando por meio dos receptores *toll-like* nos monócitos e nos macrófagos
  - Diminui o limite da longa latência de doenças, como câncer (incluindo leucemia e câncer de colo, de próstata e de mama), psoríase, diabetes melito e doenças autoimunes (como esclerose múltipla, artrite reumatoide e lúpus eritematoso sistêmico)

Os achados radiológicos podem indicar imagens de osteopenia e afinamento cortical dos ossos longos, fraturas por estresse, alargamento metafisário e desgaste[1,5,17].

Os achados radiológicos mais precoces são observados na região ulnar distal nos lactentes e nas metáfises inferiores e superiores dos joelhos na criança mais velha[1,5,17].

Inicialmente, observa-se uma linha radiolucente entre a epífise e a metáfise, resultante do acúmulo da metáfise não calcificada[1,5,17]. A osteopenia generalizada comumente é seguida pelo alargamento da placa de crescimento devido à proliferação da cartilagem não calcificada e da osteoide, seguida por alargamento metafisário, irregularidade da margem metafisária, aparência escova-*like*, afunilamento, escavação e desgaste, que são considerados os achados radiológicos típicos nos casos clássicos de raquitismo carencial (Figura 13.4)[1,5,16,17]. No entanto, tais achados radiológicos podem não estar presentes naqueles quadros com sinais clínicos sugestivos de raquitismo nutricional[1,5,16,17].

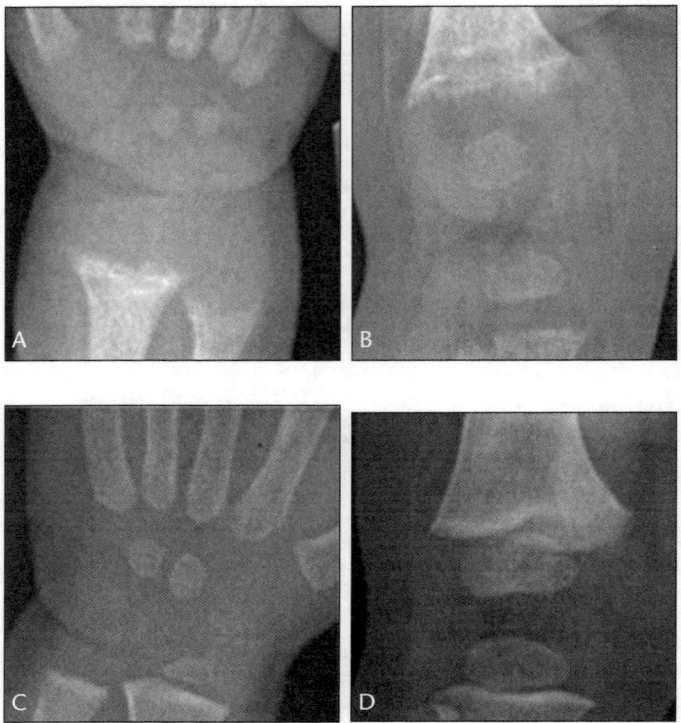

Figura 13.4 Achados radiológicos no raquitismo nutricional[1]. A e B: quadro de raquitismo por deficiência de vitamina D em criança negra de 1 ano de idade; C e D: a mesma criança três meses após receber vitamina D e terapia com reposição de cálcio. As radiografias de punho (A e C) e dos joelhos (B e D) mostram evidências de afunilamento, desgaste, escavação e desmineralização das metáfises distais do rádio e da ulna, da metáfise distal do fêmur e das metáfises proximais da tíbia e da fíbula. Observar a ampliação da placa de crescimento.

Durante a ossificação do tecido cartilaginoso, os condrócitos se diferenciam em zonas de células morfologicamente sequenciais com margens bem definidas na placa de crescimento epifisário[1,2,4,5,8,10-12,16-18]. Elas são conhecidas como zona de repouso, zona proliferativa, zona hipertrófica e zona de ossificação dos condrócitos[1,2,5,13,16,17]. Esses condrócitos hipertróficos estão sujeitos à calcificação pela matriz circundante para formar um centro primário de ossificação antes da apoptose[1,2,5,13,16,17]. Isto é seguido pela vascularização do tecido calcificado, com a chegada dos osteoclastos e dos osteoblastos no local[1,5,13,16,17]. A modelagem do tecido ósseo ocorre posteriormente[1,2,5,13,16,17]. Dessa forma, centros de ossificação secundários são formados, e o crescimento ósseo longitudinal saudável é assegurado até que as epífises estejam fechadas pela ossificação do tecido cartilaginoso na placa de crescimento[1,2,5,13,16,17]. No raquitismo, a falência da apoptose nos condrócitos hipertróficos resulta na expansão irregular e deformante do tecido cartilaginoso formado pelos condrócitos hipertróficos na placa de crescimento[1,2,5,13,16,17]. Essa condição determina o aspecto radiológico de taça e de escova-*like* das extremidades epifisárias (ver Figura 13.4)[1,2,5,13,16,17]. A não ocorrência da apoptose de condrócitos hipertróficos pode ser correlacionada com a hipofosfatemia e leva ao alargamento do tecido osteoide não mineralizado observado na placa de crescimento[1,5,13,16,17]. Na metáfise, visualiza-se um padrão trabeculado grosseiro[1,13]. Uma das primeiras mudanças é a perda da demarcação entre a metáfise e a placa de crescimento e da zona de calcificação provisória[1,5,13,16,17].

Um sistema de pontuação foi desenvolvido por Thacher por meio da construção de um escore radiológico de 10 pontos a ser utilizado tanto para a avaliação radiológica como para o estabelecimento da gravidade do raquitismo, com base nos achados de joelhos e punhos, conforme descrito na Tabela 13.2 e na Figura 13.5[13,18].

Tabela 13.2 – Achados radiológicos do raquitismo nutricional (sistema de escore de 10 pontos)[18]

Punho*: escore de ambos os rádios e as ulnas, separadamente	
Grau	Achados radiológicos
1	▪ Alargamento da placa de crescimento, margens metafisárias irregulares, mas sem formação em taça côncava
2	▪ Concavidade metafisária com desgaste das margens
2 ossos × 2 pontos possíveis	
Joelho*: escore de ambos os fêmures e as tíbias, separadamente	
Multiplicar o grau em A pelo multiplicador em B para cada osso; em seguida, adicionar notas do fêmur e da tíbia	
A	
Grau	Grau de clareamento e alargamento da zona de calcificação provisória
1	▪ Clareamento parcial, margem lisa da metáfise visível
2	▪ Clareamento parcial, margem lisa da metáfise não visível
3	▪ Clareamento completo, epífise parece amplamente separada da metáfise distal
B	
Multiplicador	
0,5	▪ ≤ 1 côndilo ou platô
1	▪ 2 côndilos ou platôs
2 ossos × 1 ponto × 3 pontos = 6 pontos possíveis	
Total: 10 pontos possíveis	

* Escore do pior punho e do pior joelho.

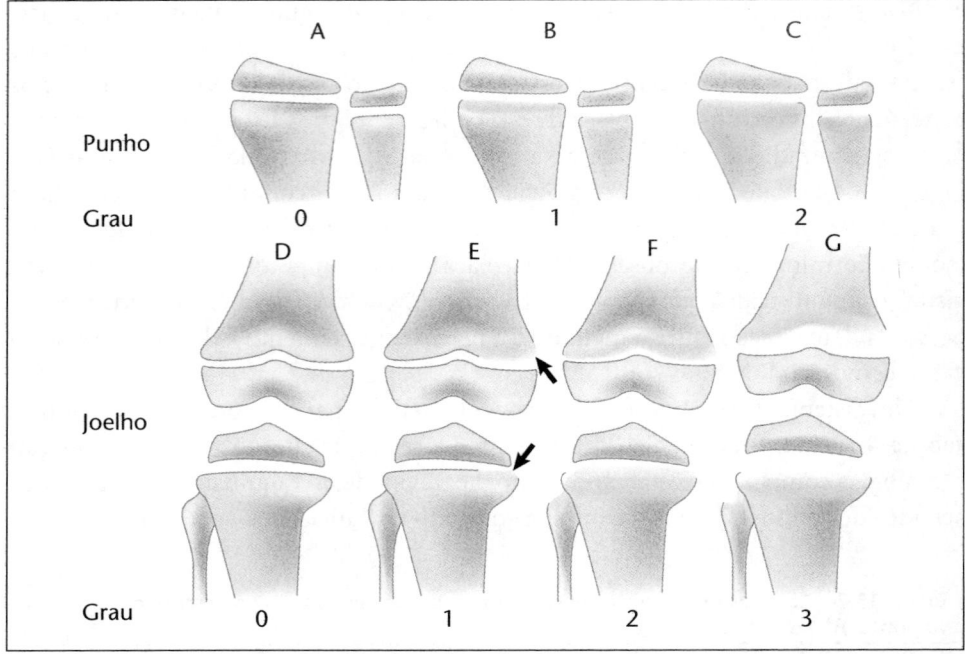

Figura 13.5 Diagrama das alterações no raquitismo nutricional[13]. A: punho normal; B: espessamento e irregularidade da placa de crescimento, sem escavação côncava; C: escavação metafisária côncava e margens desgastadas; D: joelho normal; E: somente as porções mediais das metáfises da tíbia e do fêmur são afetadas. Ocorre um clareamento das metáfises, mas as bordas são claramente visíveis; F: clareamento parcial das metáfises, mas as margens não se encontram marcadamente definidas. Entretanto, as zonas de calcificação provisional não estão completamente clareadas, apresentando alguma calcificação; G: clareamento completo da zona de calcificação provisional. As epífises aparecem amplamente separadas da metáfise distal.

Tratamento e Prevenção da Deficiência de Vitamina D

No início da vida, as fontes de vitamina D consistem nos estoques transplacentários, no leite humano e na produção cutânea via luz solar[1,2,4,8].

Poucos alimentos contêm vitamina D na natureza. Tanto a vitamina D2 (o ergocalciferol derivado das plantas) como o D3 (o colecalciferol procedente dos animais) são utilizados na suplementação da vitamina D, de forma equipotentes. A vitamina D3, ou colecalciferol, é derivada da síntese cutânea e das fontes animais[1,14]. A vitamina D2, ou ergocalciferol, é derivada de fontes vegetais[1]. Tanto a vitamina D2 como a D3 são utilizadas para a fortificação de alimentos, com a maioria dos suplementos contendo a vitamina D2[1,14]. A vitamina D3 pode ser quase três vezes mais potente que a vitamina D2, mas ambas contribuem para os níveis séricos da vitamina D[13,14].

As fontes naturais de vitamina D incluem peixes gordurosos (como o salmão, a cavala e a sardinha), óleo de fígado de bacalhau, fígado, carnes e gema de ovo[1,2,4,8].

Pequenas quantidades de vitamina D são encontradas em bifes de fígado, no queijo e na gema de ovo. A vitamina D contida nesses alimentos se encontra principalmente sob a forma de vitamina D3 e do seu metabólito 25(OH)D3. Alguns cogumelos fornecem vitamina D2 em quantidades variáveis. É importante ressaltar que o método utilizado para cozinhar alimentos pode ter efeito significativo no seu teor de vitamina D[1,2,4,8].

Países como os Estados Unidos e o Canadá fortificam alimentos como o leite, a margarina, o queijo e o sorvete com vitamina D. Embora as fórmulas infantis contenham de 40 a 100 UI de vitamina D por 100 kcal de fórmula, recomenda-se a necessidade de pesquisas sobre estratégias para fortalecer outros tipos de alimentos, incluindo todas as formas de leite e produtos lácteos, cereais e pães. Atualmente, a prática de fortificação de alimentos é insuficiente para manter níveis ótimos de 25(OH)D para a maioria das crianças, particularmente as de pele escura, que vivem em latitudes mais altas, nos meses de inverno, ou naquelas que passam muitas horas do dia em ambientes fechados, nas grandes metrópoles com altos níveis de poluição ambiental[5,13,14].

Historicamente, a prevenção da deficiência de vitamina D deve considerar que a principal fonte dessa vitamina é a síntese que ocorre na pele, após a exposição à radiação ultravioleta B (RUVB). A quantidade da exposição à RUV disponível para a síntese de vitamina D depende de muitos outros fatores que não somente o tempo gasto ao ar livre. Tais fatores incluem intensidade de pigmentação da pele, massa corporal, grau de latitude, estação do ano, quantidade de tempo encoberto pelas nuvens, extensão da poluição atmosférica, quantidade de pele exposta e extensão da proteção ultravioleta (UV), incluindo roupas e fotoprotetores[1,2,4,5,8]. A cobertura completa pelas nuvens reduz a energia da RUV em 50%; a sombra, incluindo a produzida pela poluição grave, reduz em 60%[19,20].

A RUVB não penetra o vidro, de modo que a exposição ao sol dentro de casa ou através de uma janela com vidro não produz vitamina D[19,20].

A exposição do corpo inteiro do adulto durante 10 a 15 minutos nos meses de verão geram entre 10 mil e 20 mil UI de D3 dentro de 24 horas[1,2,4,8]. Indivíduos com pigmentações mais escuras necessitam de uma exposição 5 a 10 vezes maior para sintetizar quantidades semelhantes de D3[1,5,13,17]. Os riscos associados à exposição à RUV, como câncer de pele, precisam ser equilibrados com os riscos associados com a síntese cutânea deficiente de vitamina D, particularmente se a ingestão de vitamina D em alimentos e suplementos é insuficiente[1,21]. A exposição ao sol atualmente recomendada para crianças de pele clara é insuficiente para manter os níveis de vitamina D nas crianças negras, particularmente nas latitudes mais elevadas e durante os meses de inverno[1,21].

Assim, a suplementação diária de vitamina D parece ser a estratégia mais eficiente para estabelecer níveis adequados de vitamina D e evitar o raquitismo na infância[1,4,5].

Embora haja consenso sobre a necessidade de suplementação de vitamina D para as crianças nos primeiros dois anos de vida, o debate sobre a dose ainda continua[1].

No passado, houve conflitos relacionados ao horário e à dosagem da suplementação de vitamina D. Em 2002, a *European Society for Paediatric Endocrinology (ESPE) Bone Club* recomendou que todos os bebês amamentados exclusivamente no seio materno, independentemente da cor da pele ou da latitude, deveriam receber 400 UI de suplementação de vitamina D por dia desde o nascimento[22]. Em 2003, a Academia Americana de Pediatria (AAP) recomendou 200 UI/dia de suplementação de vitamina D para todas as crianças do mundo, começando a partir dos primeiros dois meses de vida, devendo continuar durante toda a infância e a adolescência[14,22]. No entanto, em áreas geográficas nas quais a deficiência materna de vitamina D era endêmica, os níveis séricos de 25(OH)D nas crianças amamentadas eram inferiores a 10 ng/mL antes de um mês de idade, compatíveis com de raquitismo[14,22]. Nos anos que se seguiram, considerando o aumento da incidência do raquitismo na maioria dos países, a AAP realizou nova recomendação relativa às doses de suplementação, sugerindo 400 UI/dia de vitamina D desde os primeiros dias de vida[14].

Atualmente, considera-se que a suplementação diária de 400 UI de vitamina D seja adequada para fornecer níveis séricos de 25(OH)D maiores de 12 ng/mL para quase todos os lactentes e maiores de 20 ng/mL na maioria das crianças, sendo os níveis maiores de 20 ng/mL considerados como o estado de suficiência dessa vitamina na maioria das crianças que a recebe regularmente[14]. Assim, vale ressaltar que a suplementação diária de 400 UI de vitamina D parece evitar o raquitismo, mesmo entre os bebês que recebem a suplementação de forma irregular[14,22]. A suplementação de 400 UI/dia também parece ser suficiente nos países em que 80% das mães apresentam deficiência de vitamina D[14,22]. No entanto, alguns países, como o Canadá, continuam a suplementar com 800 UI/dia de vitamina D entre os meses de dezembro e abril[14,22].

Acredita-se que o programa de prevenção da deficiência de vitamina D deva ser iniciado logo após o nascimento, nos primeiros dias de vida, em todas as crianças, devendo continuar para além de 1 ano de idade, até a criança completar 2 anos, por meio da administração de 400 UI diários de vitamina D regular[13,14,22]. Prematuros, lactentes de pele escura e crianças que residem em latitudes mais elevadas ou permanecem em ambientes fechados a maior parte do dia podem exigir dosagens maiores de vitamina D, na suplementação dessa vitamina, especialmente nos meses de inverno, devendo ser considerada a suplementação com até 800 UI de vitamina D por dia[13,14].

Outras opções, como a administração de altas doses de suplementação de vitamina D para as mães (particularmente durante a lactação), estão sendo discutidas, sendo necessários estudos mais completos[14,22].

O objetivo principal do tratamento é corrigir a clínica, os achados bioquímicos e radiológicos e a restauração dos estoques de vitamina D. Com esse objetivo, utiliza-se a vitamina D inativa, como o colecalciferol ou o ergocalciferol[1,14,22]. O tratamento do raquitismo carencial por insuficiência de vitamina D pode ser realizado por meio de vários esquemas relacionados às doses e à duração. Dependendo da idade da criança, a vitamina D pode ser administrada em uma dose de 1.000 a 10.000 UI/dia, durante 2 a 3 meses[1,14]. Recomenda-se tratar as crianças insuficientes ou deficientes de vitamina D da seguinte maneira[1]:

- Menores de 1 mês de idade com 1.000 UI/dia de vitamina D.
- Entre 1 e 12 meses de idade com 1.000 a 5.000 UI/dia.
- Crianças maiores de 12 meses com 5.000 UI/dia.

Dependendo da gravidade do quadro, pode demorar até três meses para ocorrer a normalização dos níveis de fosfatase alcalina e o desaparecimento das alterações radiológicas. Para os pacientes com suspeita de baixa adesão ao tratamento, pode-se utilizar uma dose elevada de 100.000 a 600.000 UI de vitamina D administrada por via oral, em dose única[1]. A administração de 600.000 UI de vitamina D pode causar hipercalcemia; portanto, alguns autores recomendam o tratamento de 150.000 a 300.000 UI de vitamina D como método mais seguro e efetivo[1,13].

O nível sérico de 25(OH)D deve ser mantido pelo menos acima de 50 nmol/L (20 ng/dL), considerado como o de suficiência de vitamina D em lactentes e crianças[1,13,14].

A dosagem da fosfatase alcalina pode ser utilizada para a triagem do raquitismo, com a ressalva de que a dosagem da mesma no raquitismo, por vezes, tem sido relatada como normal. A radiografia de pulso ou joelho e a medição dos níveis de 25(OH)D podem auxiliar na avaliação do estado da vitamina D no organismo[1,5,13,21]. Os níveis de cálcio e fósforo devem ser normalizados em 6 a 10 dias a partir do início do tratamento, enquanto o PTH leva de 1 a 2 meses de tratamento para atingir níveis normais[1].

DEFICIÊNCIA DE FERRO E/OU ANEMIA POR DEFICIÊNCIA DE FERRO

A deficiência de ferro (DF) e a anemia por deficiência de ferro (ADF) são condições caracterizadas pela redução no número de eritrócitos por unidade de volume sanguíneo ou do conteúdo de hemoglobina do sangue abaixo dos níveis esperados para idade e sexo. Assim, a anemia é definida como a concentração de hemoglobina abaixo de dois desvios padrões negativos da concentração média da hemoglobina, para a população saudável de referência, constituindo-se no sintoma de uma variedade de situações, que incluem perda sanguínea, destruição excessiva de células sanguíneas ou diminuição da sua formação[15,21].

A DF é a mais comum das deficiências de um nutriente isolado no mundo, com prevalência de pelo menos 25% entre as crianças menores de 5 anos de idade, nos países de baixa e média renda[23]. Essa condição pode ser definida como a ausência de estoques de ferro mobilizáveis para a eritropoiese, o que, em estados mais avançados, resultará em anemia[21].

A DF pode ser definida como a presença de estoques diminuídos de ferro no organismo, sendo a principal determinante da anemia e associada com desenvolvimento psicomotor, cognitivo e sócio-emocional adversos[24]. Embora a relação de causalidade entre DF e desenvolvimento adverso da criança não seja claro, as evidências de estudos em animais sugerem que a DF possa afetar o desenvolvimento das funções neurológicas do cérebro, por meio, especificamente, da mielinização, do metabolismo da dopamina e da norepinefrina e do metabolismo energético neuronal[25].

Vários estudos longitudinais têm sugerido que a DF e a ADF entre as crianças podem causar efeitos negativos duradouros sobre o comportamento e o desenvolvimento infantil, comprometendo seu funcionamento cognitivo e sócio-emocional enquanto adolescentes e adultos jovens, mesmo quando a DF foi corrigida[26]. Tanto a DF como a ADF ocorrem muitas vezes no contexto de pobreza, insegurança alimentar crônica e baixo acesso a alimentos ricos em ferro, fatores que também podem interferir com o desenvolvimento de uma criança.

No conceito da Organização Mundial da Saúde (OMS), a anemia é "um estado em que a concentração de hemoglobina do sangue é anormalmente baixa em consequência da carência de nutrientes essenciais", como a deficiência de ferro, que resulta de longo período de balanço negativo entre a quantidade de ferro biologicamente disponível e a necessidade orgânica[15,21].

Estima-se que 50 a 90% de todos os tipos de anemia no mundo ocorram pela deficiência de ferro[21].

A nutrição na infância tem sido considerada uma das principais determinantes modificáveis relacionadas com a saúde ou a doença na criança, assim como com a possibilidade de doenças crônicas futuras na vida adulta. Na criança, a falta de nutrientes específicos, como o ferro, pode determinar situações de estresse tóxico crônico, com comprometimento da função dos genes, por meio de mecanismos epigenéticos que podem alterar a expressão genética, sem haver alterações na sequência do ácido desoxirribonucleico (DNA)[15].

Nos primeiros anos de vida, a nutrição é essencial para o crescimento e o desenvolvimento da criança, com a necessidade da alimentação qualitativa e quantitativamente adequada, para proporcionar ao organismo a energia e os nutrientes necessários para o bom desempenho de suas funções e para a manutenção de um bom estado de saúde[15].

As propriedades bioquímicas do ferro possibilitam a sua participação nos principais processos celulares importantes, como transporte de oxigênio, citocromos da cadeia respiratória, respiração celular e proteínas para a síntese de DNA, havendo uma estreita ligação entre o metabolismo do ferro e os principais processos metabólicos do indivíduo, como o crescimento das células, as vias inflamatórias e a morte celular[15]. Tal característica aponta a importância da manutenção das suas reservas em todas as células da criança.

As principais funções dos compostos de ferro se relacionam com a fração heme, encontrada nas moléculas de hemoglobina, mioglobina e citocromos. 70% de todo o ferro corpóreo se encontra na hemoglobina, que possibilita a oxigenação nos pulmões e a desoxigenação nos capilares teciduais, garantindo a vida por meio da respiração celular[15].

O ferro utilizado no organismo da criança tem três fontes, sendo obtido principalmente da degradação da hemoglobina das hemácias após a vida média de 120 dias, da absorção intestinal e da liberação dos estoques endógenos. O ferro absorvido da dieta repõe a perda basal fisiológica considerada de 0,2 mg/dia nos lactentes e 0,5 mg/dia nas crianças mais velhas, com a consideração de maior demanda desse mineral nos períodos de crescimento acelerado.

Epidemiologia

A DF e a ADF devem receber atenção especial, considerando a alta prevalência, uma vez que compromete mais de 2 bilhões de pessoas no mundo (o equivalente a um terço da população mundial), e as sérias consequências desse quadro[15,21].

Nas duas últimas décadas, a anemia carencial, em especial a ferropriva, passou a ser reconhecida como a carência nutricional de maior prevalência no mundo, comportando-se como uma endemia de caráter cosmopolita, que se distribui em todos os continentes, blocos geoeconômicos e grupos sociais, de caráter transsocial e pangeográfico, quando comparada com outros déficits nutricionais, embora sua ocorrência ainda conserve uma relação de dependência com renda, escolaridade, condições insalubres de moradia e outras condições socioambientais negativas[27]. O Fundo das Nações Unidas pela Infância (Unicef) afirma que a anemia ferropriva chega a afetar 3 bilhões e meio de indivíduos nos países em desenvolvimento, contrastando com 853 milhões de indivíduos com deficiência de iodo e 300 milhões com carência de vitamina A[27].

Todavia, o impacto da DF com ou sem anemia na saúde coletiva deve ser considerado não somente pela questão epidemiológica, mas também por suas consequências clínicas na saúde dos indivíduos afetados, em especial lactentes, crianças pré-escolares, adolescentes femininas e mulheres grávidas, considerados os principais grupos de risco para a DF e a ADF[28,29].

Estima-se que a incidência mundial dessa anemia seja de 47% nas crianças menores de 5 anos, 30% em mulheres em idade fértil e 42% nas mulheres grávidas[30-33].

A população brasileira se encontra em um momento de transição demográfica, social, epidemiológica e nutricional, no qual se observa a coexistência de problemas antigos de países pouco desenvolvidos com aqueles das sociedades em desenvolvimento[33]. Como consequência, observa-se o maior acesso a alimentos e bens de consumo em geral, o que leva à "epidemia" de doenças crônico-degenerativas e ao aumento da longevidade, ao mesmo tempo em que se observa alta prevalência da doença e anemia ferropênicas[31].

A anemia nutricional tem origem em um contexto amplo, com sua ocorrência determinada pelas condições socioeconômicas e culturais vigentes, nas quais a hierarquização dos fatores de risco e a avaliação das variáveis mais frequentes podem dar uma dimensão mais ampla do processo de saúde e doença[33,34].

A causa básica da diminuição dos estoques de ferro é o desequilíbrio entre quantidade absorvida e consumo e/ou perdas, que ocorrem de diversas formas, resultando no esgotamento das reservas de ferro do organismo. Isso pode ocorrer devido a diversos fatores, como necessidade aumentada de ferro (crescimento, menstruação e gestação); diminuição da oferta ou da absorção do ferro (baixa quantidade e/ou biodisponibilidade do ferro da dieta, doenças inflamatórias crônicas intestinais, gastrectomia, etc.); ou perda de ferro (sangramento patológico por alterações do trato gastrointestinal, verminoses, doação de sangue etc.).

O grupo de risco mais importante para a anemia por DF são os lactentes, devido às altas necessidades de ferro para o seu crescimento, aos baixos depósitos de ferro e à disponibilidade precária de dietas ricas em ferro biodisponível. Alguns fatores são associados ao risco aumentado para anemia ferropriva (Quadro 13.3)[15,21,27-29,32,35,36].

Quadro 13.3 – Fatores de risco de anemia ferropênica na infância[15,21,27-29,32,35,36]

Grupos	Fatores de risco
Fatores socioeconômicos e culturais	Crianças socialmente desprivilegiadas Baixa renda bruta e *per capita* Moradia precária e com falta de saneamento básico Baixa escolaridade dos pais Maior número de irmãos Menor idade materna Vínculo mãe-filho frágil
Consumo alimentar	Menor tempo de aleitamento materno exclusivo e total Dieta inadequada (ausência de ferro ou presença de ferro de baixa disponibilidade) Composição alimentar inadequada (ausência de fatores facilitadores e excesso de inibidores da absorção do ferro) Atraso na introdução da alimentação complementar, que deve ocorrer a partir dos 6 meses de idade Introdução precoce do leite de vaca antes dos 7 meses de idade Uso de fórmula láctea não enriquecida com ferro no primeiro ano de vida Consumo excessivo de leite de vaca no segundo ano de vida
Assistência à saúde	Assistência precária ao pré-natal e ao parto Dificuldade de acesso aos serviços de saúde

(continua)

Quadro 13.3 – Fatores de risco de anemia ferropênica na infância[15,21,27-29,32,35,36] (continuação)

Grupos	Fatores de risco
Estado nutricional	Baixo peso ao nascer Desnutrição Crescimento físico acelerado
Morbidade	Prematuridade Sangramentos perinatais (doença hemorrágica do recém-nascido e ligadura precoce do cordão umbilical) Sangramentos gastrointestinais (parasitoses intestinais, intolerância ao leite de vaca e refluxo gastroesofágico) Infecções agudas de repetição Maior número de internações hospitalares Deficiência de vitamina A
Fatores biológicos	Menor faixa etária Sexo masculino Adolescentes femininas (com alto fluxo menstrual ou grávidas)

Os adolescentes são considerados como grupo de risco devido a crescimento acelerado e dietas frequentemente pobres, pelas refeições desbalanceadas e realizadas em horários irregulares. As adolescentes podem apresentar ainda o fator de risco adicional de perdas sanguíneas menstruais excessivas devido ao fluxo menstrual muito intenso ou ciclos frequentes[15,28,29].

Estima-se que 12% das crianças menores de cinco anos de idade de países desenvolvidos e 51% das de países em desenvolvimento apresentem anemia ferropriva[22].

No Brasil, a anemia é considerada um grave problema de saúde pública, com 65,4% das crianças entre 6 e 12 meses com anemia ferropriva[31].

Estudos realizados por Monteiro et al. demonstraram aumento na prevalência de anemia na cidade de São Paulo, com tendência secular de aumento da anemia, de 35,6% para 46,9% em menores de cinco anos de idade[21,31,35].

Patogênese

O ferro no organismo é distribuído em dois compartimentos básicos: o compartimento funcional na forma da hemoglobina e o compartimento de armazenamento. A maioria do armazenamento está na forma de um complexo proteico ligado ao ferro, chamado ferritina. O nível do ferro no organismo é regulado pelas células de absorção no intestino delgado. O ferro é vital para os organismos vivos e essencial para muitos processos metabólicos, incluindo o transporte de oxigênio, a síntese de DNA e o transporte elétrico. A alteração do equilíbrio de ferro no organismo é resultado de dietas pobres em ferro, perda excessiva dos estoques de ferro ou crescimento rápido, que pode levar a um maior consumo de ferro[15,28,29,32,35].

A partir dos seis meses de idade, quando os depósitos de ferro adquiridos durante a gestação são esgotados, é essencial uma dieta rica em ferro, como a refeição de sal. Esse é um período de grande risco para o desenvolvimento de DF, porque as necessidades são altas e a capacidade de ingestão alimentar rica em ferro é limitada. O aporte de ferro é mais eficaz com a continuidade do aleitamento materno no primeiro ano de vida, com o uso de leite enriquecido com ferro ou ainda com o uso de suplementação medicamentosa[30].

O baixo aporte de ferro altera seus depósitos, o seu transporte e até as reações metabólicas que dependem do ferro. A primeira evidência do baixo aporte de ferro é a depleção dos depósitos de ferro, o qual é caracterizado pela diminuição sérica da ferritina. Nessa fase, não há consequências funcionais do baixo depósito de ferro, mas haverá falta de reserva para atender as necessidades de ferro, o que se expressa pelo menor índice sérico de ferritina. Na próxima fase, acontecerá a deficiência da eritropoiese, com um baixo aporte de ferro para a medula óssea, levando à diminuição do volume das hemácias (microcitose), causando sua palidez (hipocromia) e, posteriormente, sua diminuição na corrente sanguínea[15,28,29].

Manifestações Clínicas

As crianças geralmente são assintomáticas e não apresentam sinais clínicos; portanto, um alto grau de suspeita da anemia por DF é importante para a realização do rastreamento desse problema[15,28,30,32,35,36]. Na criança, a instalação da DF é gradual, com raros e inespecíficos sintomas até o desenvolvimento da anemia. A DF e a anemia leve são assintomáticas, mas, com a queda da hemoglobina, pode-se observar: palidez, apatia, adinamia, fadiga crônica, fraqueza muscular, diminuição da capacidade para realizar exercícios, palpitações, dor de cabeça, vertigens, anorexia, intolerância ao frio, dificuldade na termorregulação, dispneia, inapetência, ganho de peso insuficiente a partir dos seis meses de idade, maior suscetibilidade às infecções, má absorção, irritabilidade, atraso do desenvolvimento infantil, efeitos adversos no quociente intelectual (QI) nos pré-escolares e baixo desempenho educacional nos escolares[15,28-30,32,35,36].

É comum a perversão do apetite, manifestada por geofagia ou compulsão por comer gelo, sabão, espuma de colchão ou cabelo.

Ao exame físico, pode ser notado palidez cutaneomucosa, glossite com hiperemia e perda das papilas linguais[28-30,32,35,36]. As crianças com anemia leve muitas vezes não apresentam palidez clínica, que deve ser verificada no exame das conjuntivas, da mucosa oral, das palmas das mãos e do leito ungueal[29,30,35,36].

A palidez só é aparente nas anemias moderadas a graves, quando o hematócrito é inferior a 25%. Além disso, deve-se atentar para o fato de a palidez ser de difícil detecção nas salas com iluminação fluorescente e nas crianças de pele escura.

Nos casos de anemia moderada ou grave, pode-se observar sopro cardíaco e esplenomegalia[28-30,35,36].

A DF pode alterar a neurotransmissão dopaminérgica, com redução do processo de mielinização com prejuízo das funções cognitivas[26,28-30].

Crianças anêmicas apresentam padrão consistente de atraso na aquisição da linguagem, da coordenação de equilíbrio corpóreo, do desenvolvimento motor e de rendimento escolar futuro, mesmo quando o problema já foi tratado.

A presença de alterações, como icterícia, linfadenopatia, hepatoesplenomegalia, insuficiência cardíaca ou esplenomegalia, sugerem outras causas de anemia que não a carencial.

Diagnóstico e Exames Complementares

A alta prevalência e o fato de a maioria das crianças com doença ferropênica ou anemia carencial se apresentar assintomática, ou com poucos sinais e sintomas sugestivos de anemia, indica a necessidade da triagem laboratorial de rotina[35,37].

A triagem laboratorial de hemoglobina e hematócrito deve ser feita em toda criança, principalmente naquelas de risco, entre 9 e 12 meses de idade e anualmente até os cinco anos de idade para todas as crianças de risco. Os adolescentes do sexo feminino devem também fazer uma triagem após a menarca, e os de sexo masculino durante a fase de crescimento mais acelerada[38].

A suspeita de ferropenia ou anemia carencial ferropriva é feita com base nos antecedentes pessoais relacionados com idade gestacional ao nascimento, época de desmame, tipo de dieta e presença de doenças[37].

A história clínica pode revelar uma dieta pobre em ferro heme, perda de ferro ou ainda se a criança está em fase de crescimento acelerado. A suspeita de dieta pobre em ferro é realizada quando a criança faz menos que cinco refeições na semana que contenham: carne, grãos, vegetais e frutas; quando ingere mais de 480 mL de leite por dia ou se ingere diariamente "salgadinhos" ou doces ou acima de 480 mL de refrigerantes por dia[32].

Para o diagnóstico laboratorial, é importante ressaltar os conceitos de anemia e deficiência de ferro. A OMS recomenda um conjunto de marcadores: hemoglobina, ferritina e receptor solúvel da transferrina (sTfR)[39].

Anemia é considerada quando os valores de hemoglobina se situam abaixo de 11 g/dL para crianças de 6 a 59 meses de idade, abaixo de 11,5 g/dL para aquelas de 5 a 11 anos e abaixo de 12 g/dL para a faixa etária de 12 a 14 anos, conforme Tabela 13.3[15,21,39]. O critério da OMS para o diagnóstico de anemia por DF na infância é hemoglobina < 11g/dL e ferritina < 12 mcg/L [15,28-30,39]. A anemia carencial pode também ser definida por hemoglobina menor que 11 mg/dL associada a alterações em dois de três testes laboratoriais (ferritina, protoporfirina eritrocitária livre e saturação de transferrina)[28-30,36]. Os valores da hemoglobina também podem ser avaliados de acordo com a faixa etária e sexo e estão alterados quando abaixo de dois desvios padrões negativos da concentração média de hemoglobina, como nas Tabelas 13.4 e 13.5[15,28-30,39]. A ferritina pode mostrar valores aumentados devido a infecções, inflamações e processos malignos[15,28-30,39]. O *Red Cell Distribuition Width* (RDW), medida quantitativa da variação do tamanho das hemácias ou medida quantitativa da anisocitose, é o primeiro índice a se alterar na deficiência de ferro, sendo muito sensível, mas pouco específico (Tabela 13.5 e Quadro 13.4)[40,41].

Tabela 13.3 – Valores hematimétricos de acordo com idade média e limite inferior ao normal[41] (-2DP)*

Idade	Hb (mg/dL)		Ht (%)		nº hemácias (10^{12}/L)		VCM (u^3)		HCM (pg)		CHCM (mg/dL)	
	Média	-2DP	Média	-2DP	Média	-2DP	Média	-2DP	Média	-2DP	Média	-2DP
RN, cordão	16,5	13,5	51	42	4,7	3,9	108	98	34	31	33	30
1 a 3 dias (capilar)	18,5	14,5	56	45	5,3	4	108	95	34	31	33	29
1 semana	17,5	13,5	54	42	5,1	3,9	107	88	34	28	33	28
2 semanas	16,5	12,5	51	39	4,9	3,6	105	86	34	28	33	28
1 mês	14,0	10,0	43	31	4,2	3	104	85	34	28	33	29
2 meses	11,5	9,0	35	28	3,8	2,7	96	77	30	26	33	29
3 a 6 meses	11,5	9,5	35	29	3,8	3,1	91	74	30	25	33	30
6 meses a 2 anos	12	10,5	36	33	4,5	3,7	78	70	27	23	33	30
2 a 6 anos	12,5	11,5	37	34	4,6	3,9	81	75	27	24	34	31
6 a 12 anos	13,5	11,5	40	35	4,6	4,0	86	77	29	25	34	31
12 a 18 anos: feminino	14,0	12,0	41	36	4,6	4,1	90	78	30	25	34	31
12 a 18 anos: masculino	14,5	13,0	43	37	4,9	4,5	88	78	30	25	34	31
18 a 49 anos: feminino	14,0	12,0	41	36	4,6	4,0	90	80	30	26	34	31
18 a 49 anos: masculino	15,5	13,5	47	41	5,2	4,6	90	80	30	26	34	31

*Estes dados são compilados de vários trabalhos, com ênfase em estudos que utilizaram contagem eletrônica e que estudaram populações em que foram excluídos os indivíduos com deficiência de ferro. A média de 2 desvios-padrão inclui 95% dos achados laboratoriais em população normal. CHCM: concentração de hemoglobina corpuscular média; Hb: hemoglobina; HCM: hemoglobina corpuscular média; Ht: hematócrito; RN: recém-nascido; VCM: volume corpuscular médio; -2DP: menos dois desvios-padrão da média.

Tabela 13.4 – Valores hematimétricos limítrofes do nível de hemoglobina normal[40]

Idade	Nível de hemoglobina (g/dL)
Recém-nascido de termo	13
3 meses	9,5
1 a 3 anos	11
4 a 8 anos	11,5
8 a 12 anos	11,5
12 a 16 anos	12

Tabela 13.5 – A fisiopatologia e a evolução laboratorial da ferropenia[42]

	1º estágio	2º estágio	3º estágio
	Depleção de estoques	Depleção de ferro sem anemia	Depleção de ferro com anemia
Hemoglobina (Hb)	Normal	Normal	Diminuída
Volume Corpuscular Médio (VCM)	Normal	Normal	Diminuído
Ferro sérico	Normal	Diminuído	Diminuído
Saturação da transferrina	Normal	Diminuída	Diminuída
Ferritina	Diminuída	Diminuída	Diminuída
Capacidade total de ligação de ferro (CTLF)	Normal	Aumentada	Aumentada
Protoporfirina eritrocitária livre (PEL)	Normal	Normal/aumentada	Aumentada

Quadro 13.4 – Diagnóstico laboratorial da anemia por deficiência de ferro[43]
- Presença de anemia microcítica hipocrômica
- Hemoglobina diminuída, menor que 11 g/dL
- Volume corpuscular médio (VCM) diminuído, menor que 70 μ^3
- Concentração de hemoglobina corpuscular média (CHbCM) diminuída, menor que 28 mg
- Ferro sérico diminuído, menor que 50 mcg/dL
- Capacidade total de ligação de ferro (CTLF) aumentada, maior que 400 µg/dL
- Saturação da transferrina diminuída, menor que 12%
- Protoporfirina eritrocitária livre aumentada, maior que 50 mcg/dL
- Ferritina sérica diminuída, menor que 10 g/dL
- Ausência de ferro na medula óssea

Os exames de triagem da ferropenia e ADF podem ser as dosagens de hemoglobina (ou hematócrito), volume corpuscular médio, contagem de reticulócitos e esfregaço de sangue periférico.

A anemia fisiológica ocorre entre a 8ª e a 12ª semana de vida em lactentes nascidos de termo e entre a 6ª e a 8ª semana de vida em lactentes nascidos prematuros.

Os lactentes nascidos de termo podem apresentar níveis de hemoglobina (nadir) de 9 g/dL e os nascidos muito prematuros até 7 g/dL, com os mecanismos da anemia fisiológica ainda não completamente compreendidos.

Prevenção e Tratamento

O leite materno com ferro de alta biodisponibilidade na sua composição protege a criança das infecções, por prevenir a ferropenia e a anemia na criança em aleitamento materno exclusivo até os seis meses de idade[42]. Após essa idade, é fundamental a manutenção do aleitamento materno e a introdução da alimentação complementar adequada, rica em ferro, uma vez que nessa idade se inicia a depleção dos estoques de ferro[32,35,36].

Carnes vermelhas, miúdos e derivados são a principal fonte de ferro facilmente absorvível na dieta, o ferro heme. Por outro lado, o ferro não heme proveniente de cereais, ovos e vegetais de folhas verdes escuras não é facilmente absorvido[32,35-38]. Aos seis meses de idade, as reservas infantis se encontram depletadas, as necessidades são altas e a capacidade gástrica é pequena, o que dificulta a ingestão e a absorção adequadas, pelo que a dieta rica em ferro é essencial[37-38,42]. A vitamina C se constitui como um excelente facilitador da absorção do ferro heme e auxilia na assimilação do ferro não heme. A vitamina C dobra a absorção do ferro não heme, enquanto os chás, por conterem tanino, diminuem a absorção desse mineral em quase 75%[42] (Quadro 13.5).

Os lactentes jovens que iniciam o aleitamento artificial com leite de vaca antes dos seis meses de idade possuem maior incidência de anemia ferropriva, em decorrência de menor biodisponibilidade do ferro nesse alimento. Apesar das mesmas concentrações de ferro não heme, a absorção é de 50% no leite materno e de somente 10% no leite de vaca. Além disso, o leite de vaca pode causar micro-hemorragias intestinais em lactentes jovens, devido à lesão de mucosa, e ainda interfere com a absorção de ferro de outros alimentos[42].

Quadro 13.5 – Fontes dietéticas de ferro[42]

- *Heme:* carne vermelha, miúdos, hambúrguer, salsicha, linguiça, porco, peru e galinha
- *Não heme:* gema de ovo, pão integral, cereais, cereal fortificado, vegetais de folhas verde-escuras e frutas secas.

A suplementação medicamentosa profilática deve ser feita nas crianças nascidas de termo e com aleitamento materno exclusivo, a partir dos seis meses de idade após a introdução da alimentação complementar, utilizando-se o sulfato ferroso na dose de 1 mg de ferro elementar/kg de peso/dia, até os 2 anos de idade. Nas crianças com aleitamento misto ou artificial antes dos seis meses de idade, recomenda-se a introdução do sulfato ferroso a partir do início do aleitamento artificial e após um mês de idade, na mesma dose. Nos prematuros e nos recém-nascidos com baixo peso ao nascer, mesmo em aleitamento materno exclusivo, prescreve-se uma dose de 2 mg de ferro elementar/kg de peso/dia de 1 a 2 meses de idade, com posterior manutenção de 1 mg de ferro elementar/kg de peso/dia até os 2 anos de idade, com o mesmo sendo feito nos recém-nascidos de mães com anemia por deficiência de ferro[32,42].

A triagem laboratorial de hemoglobina e hematócrito está indicada para toda criança, principalmente as de risco para ferropenia ou anemia, entre 9 e 12 meses de idade, com as crianças de risco devendo repetir esse exame, anualmente, até os cinco anos de idade. Os adolescentes do sexo feminino devem também realizar a triagem da ferropenia após a menarca, e os de sexo masculino durante a fase de crescimento mais acelerada[32,35,37].

Em caso de anemia por carência de ferro, deve ser instituído o tratamento com sulfato ferroso na dose terapêutica de 4 a 6 mg de ferro elementar/kg de peso/dia por três meses. O aumento de reticulócitos após 5 a 10 dias de uso de ferro oral e o aumento da hemoglobina sérica em 1 g/dL após 30 dias com tratamento oral de ferro também são indicativos de anemia por carência de ferro[32,35,42]. A suplementação de ferro deve continuar por 2 a 3 meses após a normalização da hemoglobina para a formação dos depósitos de ferro. Após 5 a 10 dias, deve ser feita a contagem de reticulócitos e, após um mês, a dosagem da hemoglobina (que deve estar corrigida em cerca de dois terços de seu valor). Quando terminar o tratamento, deve-se dosar hemoglobina, hematócrito, volume corpuscular médio (VCM), hemoglobina corpuscular média (HCM), concentração de hemoglobina corpuscular média (CHCM), ferritina e índice de saturação de transferrina[32,35,36,42].

CONCLUSÕES

Nos primeiros dois anos de idade é necessário a suplementação de vitamina D, isto ocorre pelas baixas concentrações desse micronutriente no leite materno, pelo crescimento acelerado nessa faixa etária, e pela sua baixa concentração na alimentação complementar quando introduzida aos seis meses de idade.

Dos 6 meses aos 2 anos de idade, também, é necessária a suplementação de ferro ou, se possível, o uso de alimentos infantis fortificados com ferro, e específicos para essa faixa etária[43].

A alimentação complementar introduzida aos seis meses de idade não atende completamente às necessidades de ferro dessas crianças, e somente o uso do suplemento vitamínico de ferro, ou alimentos infantis fortificados com ferro, em quantidades adequadas, vão atender as suas necessidades[43].

REFERÊNCIAS BIBLIOGRÁFICAS

1. Misra M, Pacaud D, Petryk A, Collett-Solberg PF, Kappy M. Vitamin D deficiency in children and its management: review of current knowledge and recommendations. Pediatrics. 2008;122(2):398-417.
2. Holick MF. Vitamin D. In: Shilds ME, Shike M, Ross AC, Caballero B, Cousins RJ. Modern nutrition in health and disease. 10th ed. Baltimore: Lippincott Williams & Wilkins; 2005. p.329-45.
3. Rajakumar K. Vitamin D, cod-liver oil, sunlight, and rickets: a historical perspective. Pediatrics. 2003;112(2):e132–5.
4. Holick MF. Resurrection of vitamin D deficiency and rickets. J Clin Invest. 2006;116(8):2062-72.
5. Özkan B. Nutritional Rickets. Clin Res Pediatr Endocrinol. 2010;2(4):137-43.
6. Thandrayen K, Pettifor JM. Maternal vitamin D status: implications for the development of infantile nutritional ricktes. Endocrinol Metab Clin North Am. 2010;39(2):303-20.
7. Ward LM. Vitamin D deficiency in the 21st century: a persistent problem among Canadian infants and mothers. CMAJ. 2005;172(6):769-70.
8. Thacher TD, Fischer PR, Strand MA, Pettifor JM. Nutritional rickets around the world: causes and future directions. Ann Trop Paediatr. 2006;26(1):1-16.
9. Rowe PM. Why is rickets resurgent in the USA? Lancet. 2001;357(9262):1100.
10. Özkan B, Büyükavci M, Aksoy H, Tan H, Akdag R. Incidence of rickets among 0–3 year old children in Erzurum. Çocuk Sagligi ve Hastaliklari Dergisi 1999;42:389-96.
11. Hatun S, Ozkan B, Orbak Z, Doneray H, Cizmecioglu F, Toprak D, et al. Vitamin D deficiency in early infancy. J Nutr. 2005:135(2):279-82.
12. Özkan B, Doneray H, Karacan M, Vançelik S, Yildirim ZK, Ozkan A, et al. Prevalence of vitamin D deficiency rickets in the eastern part of the Turkey. Eur J Pediatr. 2009:168(1):95-100.
13. Thacher TD, Fischer PR, Pettifor JM, Lawson JO, Manaster BJ, Reading JC. Radiographic scoring method for the assessment of the severity of nutritional rickets. J Trop Pediatr. 2000;46(3):132-9.
14. Wagner CL, Greer FR; American Academy of Pediatrics Section on Breastfeeding; American Academy of Pediatrics Committee on Nutrition. Prevention of rickets and vitamin D deficiency in infants, children, and adolescents. Pediatrics. 2008;122(5):1142-52.
15. De Maeyer EM, Dallman P, Gurney JM, Hallberg L, Sood SK, Srikantia SG. Preventing and controlling iron deficiency anaemia through primary health care: a guide for health administrators and programme managers. Geneva: WHO; 1989.
16. Holick MF. Vitamin D: a millennium perspective. J Cell Biochem. 2003;88(2):296-307.
17. Wagner CL, Greer FR. Prevention of rickets and vitamin D deficiency in infants, children, and adolescents. Pediatrics. 2008;122(5):1142-52.
18. Thacher TD, Fischer PR, Pettifor JM. The usefulness of clinical features to identify active rickets. Ann Trop Paediatr. 2002;22(3):229-37.
19. Wharton B, Bishop N. Rickets. Lancet. 2003;362(9393):1389-400.
20. Holick MF. Photobiology of vitamin D. In: Feldman D, Pike JW, Glorieux FH. Vitamin D. 2nd ed. Burlington, MA: Elsevier; 2005. v. I.
21. World Health Organization. Iron deficiency anaemia assessment, prevention, and control: a guide for programme managers. Geneva; 2001. [Citado em 2010 jan. 01] Disponível em: http://www.who.int/entity/nutrition/publications/micronutrients/anaemia_iron_deficiency/en/ida_assessment_prevention_control.pdf.
22. Hochberg Z, Bereket A, Davenport M, Delemarre-Van de Waal HA, De Schepper J, et al; and European Society for Paediatric Endocrinology (ESPE) Bone Club. Consensus development for the supplementation of vitamin D in childhood and adolescence. Endocr Dev. 2003;6:259-81.
23. McLean E, Cogswell M, Egli I, Wojdyla D, de Benoist B. Worldwide prevalence of anaemia,WHO vitamin and mineral nutrition information system, 1993-2005. Public Health Nutr. 2009;12(4):444-54.

24. Szajewska H, Ruszczynski M, Chmielewska A. Effects of iron supplementation in nonanemic pregnant women, infants, and young children on the mental performance and psychomotor development of children: A systematic review of randomized controlled trials. Am J Clin Nutr. 2010;91(6):1684-90.
25. Beard JL. Why iron deficiency is important in infant development. J Nutr. 2008;138(12):2534-6.
26. Black MM, Quigg AM, Hurley KM, Pepper MR. Iron deficiency and iron-deficiency anemia in the first two years of life: strategies to prevent loss of developmental potential. Nutr Rev. 2011;69(Suppl 1):S64-S70.
27. UNICEF/WHO. Prevention and control of iron deficiency anaemia in woman and children. Geneva: UNICEF/WHO; 1999.
28. Stobart K. Iron deficiency anemia. In: Moyer VA (ed.). Evidence-based Pediatrics and Child Health. 2nd ed. London: BMJ Books; 2004.
29. Oski FA, Brugnara C, Nathan DG. A diagnostic approach to the anemic patient. In: Nathan DG, Orkin SH, Ginsburg D, Look AT. Nathan and Oskis Hematology of infancy and childhood. 6th ed. Philadelphia: Saunders. Elsevier; 2003. p.409-18.
30. Heussler H, Roberts H. Health promotion. In: Polnay L (ed.). Community Paediatrics. Edinburgh: Churchill Livingstone; 2002.
31. Monteiro CA, Szarfarc SC, Mondini L. Tendência secular da anemia na infância na cidade de São Paulo (1984-1996). Rev Saúde Pública. 2000;34(6 Supl):62-72.
32. McLean E, Egli I, de Benoist B, Wojdyla D. Worldwide prevalence of anemia in preschool aged children, pregnant women and non-pregnant women of reproductive age. In: Kraemer K, Zimmermann MB (eds.). Nutritional anemia. Basel. Switzerland: Sight and Life Press; 2007. p.1-12.
33. Batista-Filho M, Rissin A. A transição nutricional no Brasil: tendências regionais e temporais. Cad Saúde Pública. 2003;19(Suppl 1):S181-91.
34. Osório MM. Fatores determinantes de anemia em crianças. J Pediatr (Rio J). 2002;78(4):269-78.
35. Stoltzfus RJ. Iron deficiency: global prevalence and consequences. Food Nutr Bull. 2003;24(4 Suppl):S99-103.
36. Baker RD, Greer FR. Clinical report: diagnosis and prevention of iron deficiency and iron-deficiency anemia in infants and young children (0-3 years of age). Pediatrics. 2010;126(5):1040-50.
37. Gomes FMS, Valente MH. Principais deficiências vitamínicas e de minerais na infância. In: Escobar AMU, Grisi SJFE (eds.). Prática pediátrica. 2ª ed. São Paulo: Atheneu; 2007. p.105-10.
38. Green M, Palfrey JS (eds.). Bright Futures: Guidelines for Health Supervision of Infants, Children, and Adolescents. 2nd ed. Rev Arlington, VA: National Center for Education in Maternal and Child Health; 2002.
39. Leung AK, Chan KW. Iron deficiency anemia. Adv Pediatr. 2001;48:385-408.
40. Dallman PR, Siimes MA. Percentile curves for hemoglobin and red-cell volume in infancy and childhood. J Pediatr. 1979;94(1):26-31.
41. Rudolph A (ed.). Pediatrics. 16th ed. New York: Appleton, Century, Crofts; 1977.
42. Queiroz SS. Temas de nutrição em pediatria. Rio de Janeiro: Sociedade Brasileira de Pediatria/ Departamento de Nutrição; SBP; 2001.
43. Baker RD, Greer FR; Committee on Nutrition American Academy of Pediatrics. Diagnosis and prevention of iron deficiency and iron-deficiency anemia in infants and young children (0-3 years of age). Pediatrics. 2010;126(5):1040-50.

14 Promoção da saúde bucal e dentária na infância

Viviane Mandarino Terra
Cristina Salata Gasparini Fernandes Cunha
Marlene Mieko Yamanaka Ikeda
Ana Maria de Ulhôa Escobar

> Após ler este capítulo, você estará apto a:
> 1. Discutir a importância da promoção da saúde bucodentária na infância.
> 2. Considerar os fatores de risco para a saúde bucal e dentária.
> 3. Discutir os principais mecanismos fisiopatológicos da cárie.
> 4. Orientar sobre as medidas antecipatórias e a prevenção das doenças orais e dentárias nas diferentes faixas etárias.

INTRODUÇÃO

A saúde geral e bucal do indivíduo deve ser o objetivo de todos os profissionais de saúde, com a integração do pediatra e do odontopediatra desempenhando papel fundamental no sentido de estimular e promover a instalação de bons hábitos de higiene nas crianças e na população em geral, com o objetivo de prevenir problemas futuros.

A Sociedade Brasileira de Pediatria (SBP) e a Academia Americana de Pediatria (AAP) indicam que as doenças orais e dentais são comuns, com cáries, doenças periodontais, má-oclusão, trauma, anomalias congênitas e malignidades orais continuando a atormentar a infância, em particular, as crianças muito jovens[1].

A cárie dentária em dentes decíduos é uma doença infecciosa reversível e evitável que, quando não tratada, pode resultar em dor, bacteremia, custos elevados de tratamento, prejuízo do crescimento e do desenvolvimento, distúrbios da fala e linguagem e perda prematura do dente, com consequentes sequelas relacionadas aos danos da dentição permanente. Esse quadro, se não tratado, pode determinar ainda problemas de alimentação, nutrição, sono, concentração e aprendizagem. Soma-se a isso o fato de que dentes ausentes ou cariados na boca de uma criança podem se relacionar com questões precoces de prejuízo da autoestima.

A cárie na primeira infância é considerada como a presença de um ou mais dentes deteriorados (lesões cavitárias ou não) ou ausentes (por causa de cárie) ou qualquer dente decíduo com superfícies preenchidas na criança menor de 6 anos de idade[2]. Lesões não cavitárias frequentemente aparecem como manchas brancas ou marrons lisas, sem brilho, nos dentes decíduos do maxilar superior. Lesões cavitárias aparecem frequentemente com cor amarronzada, com superfícies ásperas e comprometimento do esmalte.

Nas crianças menores de 3 anos, qualquer sinal de cárie na superfície lisa é indicativo de cárie severa precoce e se relaciona com falta de acesso a atendimento odontológico e disponibilidade inadequada de medidas preventivas, como fluoretação da água, suplementação de flúor e selantes dentários, somadas à falta de conhecimento sobre a importância da saúde oral.

A extração dentária, infelizmente tão comum no passado, pode comprometer os espaços nos rodetes gengivais e o alinhamento dos dentes permanentes e aumentar o risco de problemas ortognáticos no futuro. Dentes mal alinhados e a consequente dificuldade em mastigar podem, por sua vez, elevar a suscetibilidade à doença periodontal.

O pediatra, assim como todos os prestadores de cuidados primários de saúde, com contato precoce frequente e contínuo com mães e bebês durante as visitas de supervisão de saúde da criança, tem a possibilidade de atuar conjuntamente com o odontopediatra, no sentido de prevenir os fatores de risco associados às doenças bucais e dentárias de crianças e adolescentes, por meio da educação de pais, cuidadores e da própria criança no sentido da promoção da saúde oral e da prevenção de cárie e doença periodontal[1,2].

EPIDEMIOLOGIA

A cárie é uma doença infecciosa prevenível e passível de controle por meio de medidas preventivas referentes à saúde oral que devem ser iniciadas no pré-natal, com orientações de higiene bucal da gestante e do futuro bebê.

Nas últimas décadas, um relatório do *Centers for Disease Control and Prevention* (CDC) registrou um paradoxo na saúde infantil no mundo desenvolvido, que mostra a diminuição da prevalência da cárie e da cárie dentária não tratada entre 6 e 19 anos, em contraposição com o aumento importante dessa doença entre as crianças de 2 a 5 anos de idade[3].

No Brasil, a cárie dentária nos menores de 5 anos se constitui em um problema de saúde pública[4], que contraria as metas propostas pela Organização Mundial da Saúde[5].

A Pesquisa Nacional por Amostra de Domicílio (PNAD) de 2008 evidencia dados preocupantes relacionados à saúde bucal da população brasileira, da qual cerca de 11,7% dos indivíduos nunca havia ido ao odontologista, com 77,8% destes se referindo a indivíduos com até quatro anos de idade[6,7].

O Ministério da Saúde do Brasil realizou três levantamentos epidemiológicos nacionais de saúde bucal nos anos de 1986, 1996 e 2003, que mostraram elevada prevalência de cárie na infância até a década de 1980. A partir de então, constata-se uma queda acelerada de 62% na prevalência do índice de dentes cariados, perdidos e obturados (CPO), até o ano de 2003, que se relaciona, principalmente, com a fluoretação das águas do sistema público de abastecimento, da adição de flúor aos dentifrícios e das ações de saúde bucal do Sistema Único de Saúde (SUS)[5,8].

Observou-se que aproximadamente 27% das crianças de 18 a 36 meses e quase 60% na faixa etária de 5 anos apresentaram pelo menos um dente decíduo cariado. Considerando a dentição permanente, quase 70% das crianças de 12 anos apresentaram ao menos um dente com experiência de cárie, como mostrado na Tabela 14.1[6].

Tabela 14.1 – Situação da saúde bucodentária no Brasil, no estado e no município de São Paulo[6-11]

Levantamentos epidemiológicos	Idade/faixa etária		
	18 a 36 meses	5 anos	12 anos
2002 Estado de São Paulo	• CEO = 0,76	• 53,9% livres de cárie • CEO = 2,3 • 24,5% apresentam algum grau de oclusopatia	• 34,1% livres de cárie • 33,2% apresentam algum grau de fluorose • 53,9% apresentam algum grau de oclusopatia
2003 Projeto SB-Brasil	• 73,15% livres de cárie	• 40,6% livres de cárie • 14,5% com problemas oclusais moderados ou severos • 5% com problemas gengivais	• 30% livres de cárie • 21% com problemas oclusais muito severos ou incapacitantes • 9% com fluorose
2008-2009 Cidade de São Paulo	• 92,5% livres de cárie	• 59% livres de cárie • 55,7% com oclusão normal	• 54,8% livres de cárie • 51,5% com oclusão normal • 40% com o periodonto normal • 57,4% sem fluorose

CEO: índice de prevalência da cárie dentária na dentição decídua.

O perfil epidemiológico atual de cárie no Brasil, segundo o censo 2010 (IBGE-2010), para crianças de até 5 anos mostrou redução de 17% de dentes decíduos com experiência de cárie desde 2003. Porém, a prevalência e a gravidade ainda continuam altas e com alto percentual (mais de 80%) de dentes não tratados (cariados). Assim, em 2003, o índice CEO era de 2,8 e, em 2010, passou para 2,3[12,13].

Com isso, reafirma-se a necessidade dos profissionais de saúde de educar pais e cuidadores de crianças na vigilância precoce da saúde bucal, no sentido de prevenir os principais problemas bucais, identificar os fatores que determinam os indivíduos de maior risco para a cárie dentária e encaminhar precocemente ao odontologista, com a perspectiva de reduzir a prevalência e as sequelas de problemas orais e dentais.

DENTIÇÕES

A formação dos dentes decíduos inicia-se na 12ª semana de gestação com a proliferação da placa ectodérmica, sendo suscetível a fatores internos (intrauterinos), como infecções, alterações metabólicas maternas, uso de drogas etc.

Anomalias de desenvolvimento dentário, como agenesia (ausência parcial ou total de dentes), dente supranumerário (aquele que excede a série normal), macrodontia (alteração na morfologia/dente grande), microdontia (dente pequeno), além da fenda palatina, podem ocorrer por problemas na fase de diferenciação dentária. Distúrbios neonatais e hiperbilirrubinemia podem alterar a cor dos dentes decíduos[13].

A presença de dentes na cavidade bucal do recém-nascido ou dentes natais e neonatais é uma condição rara e exige avaliação cuidadosa para chegar a um prognóstico e um plano de tratamento adequado[14]. Dente natal é aquele que se encontra presente na cavidade bucal do recém-nascido ou aquele que aparece logo após o nascimento. Dente neonatal é aquele que faz sua erupção prematura nos primeiros 30 dias de vida[15]. Quando se tratar de dente da série normal com uma fixação satisfatória, o ideal é que seja mantido na cavidade bucal, uma vez que a sua extração pode acarretar na perda de espaço no arco, dificultando ou impedindo a erupção do dente permanente sucessor. Quando a sua presença provocar ferimento no seio da mãe e/ou na base da língua do bebê, prejudicando a amamentação, é necessário que o dentista realize um pequeno desgaste da incisal do dente e aplique verniz de flúor[16]. A remoção desses dentes está indicada quando se tratar de dente supranumerário (avaliação radiológica) ou se houver risco iminente de aspiração, mesmo quando o dente for da série normal, devendo-se indicar a administração profilática de vitamina K para o procedimento.

Os dentes da primeira dentição, decídua ou temporária, iniciam a sua erupção por volta do sexto mês de vida da criança (Tabela 14.2), com os primeiros sinais dessa fase evidenciados pelas áreas de tumefações gengivais que indicam a proximidade das coroas dentais. Durante a erupção dentária, a criança pode apresentar irritabilidade e sono agitado, inapetência, aumento da salivação, inflamação gengival local, erupção cutânea peribucal, coriza, diarreia, vômito, falta de apetite e febre isoladamente ou associados[13,17]. Também pode ocorrer a formação de um hematoma de erupção, que se trata de um acúmulo de líquido tissular ou sangue no espaço folicular em torno da coroa do dente, que geralmente desaparece tão logo o dente começa a irromper na gengiva, sem qualquer tipo de intervenção[17].

Tabela 14.2 – Cronologia e sequência* da erupção dentária decídua e permanente

Dentes decíduos

Sequência	Cronologia da erupção (idade em meses)	
Incisivos centrais	6 a 8	
Incisivos laterais	10	
Primeiros molares	14 a 18	
Caninos	18 a 22	
Segundos molares	24 a 30	

Dentes permanentes

Sequência	Cronologia da erupção (idade em anos)	
	Superiores	Inferiores
Primeiros molares	6 a 7	6 a 7
Incisivos centrais	7 a 8	6 a 7
Incisivos laterais	8 a 9	7 a 8
Primeiros pré-molares	10 a 11	9 a 11
Segundos pré-molares	10 a 12	10 a 12
Caninos	11 a 12	9 a 11
Segundos molares	12 a 13	11 a 12
Terceiros molares	17 a 21	17 a 21

* Cronologia de erupção dos dentes corresponde à época em que o dente irrompe na boca. Sequência é a ordem em que eles aparecem na boca.

A dentição decídua é composta por 20 elementos, sendo 10 na maxila e 10 na mandíbula. Muitas vezes, essa dentição tem seu valor subestimado por possuir como característica principal a transitoriedade. Por isso, pouca importância é dada aos aspectos preventivos, e o tratamento muitas vezes é negligenciado.

Sendo assim, é importante ressaltar a importância dessa dentição para que a função mastigatória ocorra de maneira eficiente e favoreça a boa nutrição. Erupção e manutenção adequadas da primeira dentição propiciam sequência e alinhamento favoráveis da dentição permanente. Além disso, os dentes decíduos participam da fonação, e perdas precoces de dentes anteriores podem ocasionar problemas na fala. A estética também é muito importante para o relacionamento social.

Chama-se de fase de dentição mista o período em que se encontram tanto dentes decíduos como permanentes na cavidade bucal. Tem início por volta dos 6 anos e termina em torno dos 12 anos de idade, com a erupção dos segundos molares inferiores e dos caninos superiores.

A dentição permanente, também chamada definitiva, é constituída por 32 dentes, sendo 16 na maxila e 16 na mandíbula.

Os primeiros elementos dentais definitivos que erupcionam na cavidade bucal são os primeiros molares permanentes. Eles não substituem nenhum dente decíduo e aparecem na região posterior dos arcos dentais, atrás do último dente molar da primeira dentição. Devido à falta de informação e orientação, muitos indivíduos pensam se tratar de um dente temporário e, por isso, esses dentes são os mais frequentemente atingidos pela cárie.

FATORES DE RISCO PARA A SAÚDE BUCAL E DENTÁRIA

A cárie é uma doença infecciosa e transmissível, que decorre do acúmulo de bactérias nas superfícies dentais e da exposição frequente a açúcares da dieta, com lesões que podem variar de indivíduo para indivíduo e do substrato dental. Trata-se de um problema multifatorial relacionado com determinantes de vários tipos, como famílias grandes e estado nutricional da mãe e do bebê, assim como a transferência de micro-organismos infecciosos do cuidador para o bebê[18].

Além disso, são comuns as práticas inadequadas de alimentação infantil em que as crianças são colocadas na cama com mamadeira contendo fórmula láctea, leite de vaca, bebidas açucaradas ou chupetas açucaradas e acabam adormecendo enquanto se alimentam. Esse hábitos têm sido associados com a presença de cárie infantil precoce[19].

A característica epidemiológica da presença de cárie precoce na infância é que ela pode se instalar logo após a erupção dos dentes, progredindo rapidamente para o estágio de cavitação, em apenas 6 a 12 meses, forçando a intervenção precoce[20]. Diferenças etárias, condição socioeconômica de pais e cuidadores e questões culturais criam enormes disparidades na prevalência da cárie precoce na infância, afetando quase exclusivamente as crianças que vivem na pobreza. Filhos de famílias de baixa renda sofrem duas vezes mais casos de cárie dentária em relação a crianças de melhor condição socioeconômica[21].

Crenças sobre saúde, dieta, higiene e doenças, bem como sobre a importância dos dentes decíduos nas diferentes culturas, podem se relacionar com os fatores de risco à saúde bucal[22].

Assim, a saúde oral dos bebês também depende das práticas dos pais e dos cuidadores, permeadas por fatores psicossociais e comportamentais, enquanto determinantes do estabelecimento precoce da cárie na infância. Assim, recomenda-se que as crianças não sejam colocadas para dormir com a mamadeira, cuja utilização não deveria se estender para além de 1 ano de idade[20,21].

Durante o sono, a produção de saliva diminui muito, e qualquer alimento ou bebida na boca do bebê nesses períodos podem permanecem no local por muitas horas, favorecendo o processo de cárie.

A cárie dentária é uma doença que inclui a transmissão da flora patogênica de bactérias específicas causadoras de cáries transmitidas pelo cuidador adulto nos primeiros dois anos de vida para a criança, exatamente no período em que a janela imunológica da criança relacionada à infectividade é maior. Tem sido demonstrado que o atraso na colonização de bactérias cariogênicas reduz o risco da criança para desenvolver cáries. Para a criança, quanto mais precocemente forem transmitidos os micro-organismos responsáveis pela cárie, os *Streptococcus* do grupo *mutans* (SM), mais grave é o quadro da cárie na dentição decídua. O principal reservatório a partir do qual os bebês adquirem o SM são suas mães ou cuidadores primários, com as bactérias cariogênicas podendo ser transmitidas pela atitude de assoprar alimentos para esfriar os mesmos, pré-prova dos mesmos e compartilhamento de utensílios utilizados na alimentação, como pratos, talheres e copos. A supressão dos reservatórios maternos do SM são eficazes para prevenir ou retardar a infecção do bebê[21]. No passado, acreditava-se que era possível a remoção completa do biofilme ou da placa dentária. Mesmo com uma escovação muito bem realizada não é possível esterilizar a cavidade oral, com as bactérias causadoras da cárie dentária sendo naturais no meio bucal.

A dieta nos períodos pré-natal e pós-natal, crenças sobre a alimentação da criança, saúde bucal materna e a situação socioeconômica da família são fatores a serem considerados na cárie infantil, na qual mães com altos níveis de SM salivares ou com evidências clínicas de cárie dentária colocam seus filhos e outras crianças sob risco de cárie precoce na infância. No entanto, quando essas progenitoras mascam chiclete com xilitol, usam adoçante de poliol ou realizam bochecho com clorexidina, os níveis de SM nas suas placas de biofilme e na saliva diminuem, com a consequente redução da cárie dentária nos bebês e nas próprias mães[22-24].

FISIOPATOLOGIA

A cárie dentária é uma doença crônica infecciosa resultante da dissolução mineral dos tecidos dentários proveniente da produção de ácidos gerados por bactérias quando estas metabolizam carboidratos, em especial a sacarose, oriundos da dieta. Essa doença se manifesta pela desmineralização e pela desorganização dos tecidos dentais, evidenciada inicialmente como uma lesão branca, que pode evoluir até a formação de uma lesão cavitária. Sua etiologia é multifatorial, e os fatores de risco envolvidos são a dieta cariogênica (quantidade e frequência de ingestão de alimentos que provocam a cárie), a presença de biofilme (placa bacteriana que não foi removida pela higiene oral) e a suscetibilidade do hospedeiro (características genéticas das estruturas minerais do dente e da composição da saliva), com o agravante de a doença ainda ser vista com certa naturalidade e considerada como ocorrência inevitável, especialmente quando acomete a dentição decídua.

Apesar de a etiologia da cárie ser bem conhecida, muitos aspectos relativos ao papel dos fatores sociais e biológicos nos primeiros anos de vida continuam obscuros. Alguns pesquisadores têm identificado a influência de fenômenos que ocorrem no período perinatal e na primeira infância na determinação de cárie anos mais tarde, como baixo peso ao nascer, doenças e sintomas apresentados nos primeiros anos de vida[25].

Deficiências nutricionais interferem negativamente no desenvolvimento dentário e na integridade dos tecidos orais, com atraso na cronologia de erupção dos dentes, além de defeitos estruturais no esmalte dentário. Interferem no funcionamento das glândulas salivares, reduzindo o fluxo e alterando a composição da saliva.

O processo de cárie precoce na infância é normalmente observado pela primeira vez por meio da presença de manchas brancas nas superfícies labiais (facial) dos incisivos decíduos. O mecanismo básico para todos os tipos de cárie dentária é a desmineralização, ou a perda mineral do dente, por meio do ataque de ácidos gerados pelas bactérias cariogênicas. A presença de um biofilme composto por carboidrato fermentável, como glicose, sacarose, frutose ou amido cozido, sobre os dentes possibilita o metabolismo dos micro-organismos acidogênicos, resultando em um substrato de ácido cujos íons de hidrogênio dissolvem a estrutura de cristal de hidroxiapatita carbonatada do esmalte, do cemento e da dentina. A desmineralização continuada resulta na cavitação do esmalte da superfície do dente[25].

Na dentição decídua, quando a desmineralização progride, passando o esmalte e a camada externa do dente para a camada de dentina mais altamente orgânica, a progressão da cárie é rápida, e a odontologia restauradora é muitas vezes necessária.

O mecanismo de reparo natural da cárie dentária do organismo é a remineralização, em um processo por meio do qual os minerais da saliva se difundem de volta para a região porosa da lesão da cárie. O ciclo contínuo de remineralização-desmineralização ocorre durante todo o dia.

O flúor desempenha um papel fundamental na dinâmica de prevenção de cárie dentária por meio somente da atuação local ou tópica[26] e, por isso, não se justifica a prescrição de medicamentos fluoretados para a gestante e no pós-parto para o bebê. Após a ingestão e a absorção sistêmica do flúor da água pelo organismo, a atuação do mesmo ocorrerá localmente nos dentes por meio da composição salivar. Dessa forma, o flúor da saliva desempenha a importante função de potencializar as propriedades salivares contra a cárie, pelo que qualquer recomendação de flúor durante a gestação, mesmo em regiões onde a água não seja fluoretada, não apresenta embasamento científico[27]. Ou seja, a maior atuação preventiva do flúor é local, e não sistêmica. Assim, a presença constante no meio bucal é a base da prevenção da cárie.

Os íons de flúor incorporados na formação dentária são encontrados principalmente nas camadas superficiais do esmalte dentário, sendo espoliados durante sua função mastigatória por meio da abrasão natural do alimento com o esmalte dentário, sendo que para a prevenção da cárie é importante que hajam íons de flúor constantemente biodisponíveis na cavidade oral[26].

Quando o flúor está presente na saliva, é adsorvido fortemente à superfície desmineralizada do dente e protege sua superfície de cristal contra a dissolução pelo ácido.

O equilíbrio entre os fatores protetores e patológicos é que determinará a progressão, a manutenção ou a reversão da lesão dentária, processo descrito como balanço de cárie[25].

Os efeitos dos fatores patológicos, como bactérias cariogênicas, disfunção salivar e a frequência de ingestão de carboidratos fermentáveis, são equilibrados pelos fatores de proteção presentes nos componentes da saliva, como cálcio, fosfatos, flúor, película com formação de proteínas, proteínas estas que mantêm a supersaturação do mineral na saliva. Prevenção, intervenção e reversão da cárie dentária pode ser reforçada por uma redução dos fatores patológicos ou melhorar os fatores de proteção[28].

O flúor na saliva potencializa a remineralização e o novo verniz do esmalte rico em fluorapatita, sendo menos solúvel que a hidroxiapatita carbonatada original do mineral dentário. Além disso, a forma ionizada do flúor no fluido da placa interfere com a atividade da enzima essencial de bactérias cariogênicas. A presença sustentada de baixas concentrações de flúor iônico no meio bucal aumenta a remineralização e apresenta um efeito bacteriostático[25].

A promoção da saúde oral e dentária na infância por profissionais da atenção primária à saúde envolve a abordagem dos fatores de proteção e de resistência à cárie, a ser realizada pela educação de pais e cuidadores por meio de orientações antecipatórias e identificação precoce de crianças de alto risco para cárie, com o encaminhamento precoce aos odontopediatras[28].

A presença de fatores produtores de cárie pode ser compensada pela promoção de resistência à cárie, como descrito no Quadro 14.1.

Quadro 14.1 – Aumento da resistência às cáries[29]

Presença de fatores produtores de cárie	Promoção de resistência às cáries

Micro-organismos cariogênicos	▪ Interromper a aquisição de bactérias cariogênicas pela criança
	▪ Orientação sobre:
	  – Evitar assoprar alimentos e compartilhar pratos, talheres e copos
	  – Promover a saúde oral, chicletes de xilitol, sorbitol e uso de substâncias antibacterianas, como a clorexidina
	▪ Inibição do metabolismo bacteriano com o uso de flúor tópico adequado

Carboidratos fermentáveis	▪ Desenvolvimento de práticas alimentares saudáveis ▪ Limitar a frequência e a ingestão diária de alimentos e bebidas contendo glicose, sacarose, frutose e amido
Suscetibilidade do hospedeiro	▪ Iniciar a higiene oral com a idade apropriada, antes da erupção do primeiro dente, e continuar até que a criança se torne independente nesse hábito ▪ Avaliar a ingestão diária total de flúor pela criança ▪ Otimizar a aplicação tópica de flúor para inibir a desmineralização e promover a remineralização ▪ Compensar os efeitos das medicações que alteram o fluxo salivar ▪ Avaliar a hipoplasia/displasia do esmalte, os níveis de biofilme e a presença de manchas brancas ou cáries ▪ Estabelecer os níveis de risco de cárie ▪ Referir a criança para a consulta de odontopediatria com 12 meses de idade ou antes se necessário

DIAGNÓSTICO DO RISCO PARA CÁRIE

A cárie dentária precoce e severa na infância aparece como um problema de saúde pública. Muitos indivíduos desconhecem a sua natureza infecciosa e transmissível e a possibilidade de prevenção da doença. Há evidente associação entre a atividade de cárie das crianças e de suas mães[17,29]. É fundamental adiar ao máximo a transmissão de SM para a cavidade bucal dos bebês, e não é recomendável o compartilhamento de copos, talheres e escovas dentais, além da limpeza do bico da chupeta com a própria boca, assoprar a "papinha" para resfriá-la e beijar o bebê na boca[17,29].

Na atualidade, a epidemia de excesso de peso presente nas crianças e nos adolescentes em vários países do mundo é sinal de risco para várias doenças, inclusive as da cavidade oral[17,29]. A presença de hábitos alimentares relacionados ao sobrepeso e à obesidade também podem determinar a maior prevalência de cárie dentária, devido tanto à grande quantidade de sacarose ingerida como ao aumento da frequência da ingestão dos alimentos[17,25,28,29].

Profissionais que atendem bebês e crianças devem orientar sobre promoção e prevenção da saúde bucal, visando à instalação de hábitos saudáveis, com atenção para reconhecer as crianças mais expostas aos riscos de desenvolvimento precoce da cárie na infância.

A AAP recomenda a inclusão da primeira avaliação de risco de cárie na criança por profissionais de saúde na idade de 6 meses, durante as visitas de supervisão de saúde, com a referência ao odontopediatra devendo ocorrer dentro de 6 meses após a erupção do primeiro dente decíduo, e nunca depois do primeiro ano de vida da criança[1,2].

Nas duas dentições, o momento crítico para o dente em relação à suscetibilidade à doença da cárie ocorre desde o início da sua erupção na cavidade bucal até ele estar em oclusão com o dente antagonista. A aplicação do selante pode controlar o aparecimento da placa bacteriana, por meio do preenchimento das cicatrículas e fissuras das superfícies oclusais ou da face de mastigação dos dentes, criando uma barreira física que diminui a retenção de alimentos, com maior controle da placa bacteriana durante a higiene oral diária.

A avaliação de risco realizada por profissionais de saúde infantil têm um papel importante na identificação de problemas dentários e no aconselhamento às famílias sobre a prevenção da cárie.

A AAP desenvolveu uma avaliação, relacionada ao risco para cárie, para pediatras e outros profissionais de saúde, fornecendo uma visão geral concisa dos elementos de avaliação e triagem do risco de cárie nos lactentes e nas crianças jovens[1].

A avaliação do risco para cárie é a determinação da probabilidade da incidência de cárie, considerando o número de novas lesões cavitadas ou incipientes, durante um determinado período. Tal avaliação envolve a probabilidade de que ocorrerá uma mudança no tamanho ou na atividade de lesões já existentes, sendo que profissionais de saúde podem triar as crianças a partir do risco para cárie, com a perspectiva de oferecer orientações antecipatórias e referências oportunas aos profissionais de Odontologia[30,31].

A AAP e a *American Academy of Pediatric Dentistry* (AAPD) recomendam a utilização da ferramenta de triagem para a determinação de crianças sob risco de cáries, conforme descrito no Quadro 14.2[29-31].

Quadro 14.2 – Triagem das crianças segundo o risco de cárie[29]

Risco de cárie	Baixo	Moderado	Alto
Condição clínica	Nenhum dente cariado nos últimos 24 meses	Dente cariado nos últimos 24 meses	Dente cariado nos últimos 12 meses
	Sem desmineralização do esmalte (cáries de esmalte e "lesões de mancha branca")	Uma área de desmineralização do esmalte (cáries de esmalte e "lesões de mancha branca")	Mais de uma área de desmineralização do esmalte (cáries de esmalte e "lesões de mancha branca")
	Nenhuma placa visível: sem gengivite	Gengivite	Placa visível no dente anterior (frontal)
			Cáries radiográficas do esmalte
			Altos títulos de *Streptococcus mutans*
			Aparelhos ortodônticos ou revestimentos dentais
			Hipoplasia do esmalte

(continua)

Quadro 14.2 – Triagem das crianças segundo o risco de cárie[29] (continuação)

Risco de cárie	Baixo	Moderado	Alto
Características ambientais	Exposição ao flúor tópico e sistêmico ótima	Exposição ao flúor sistêmico subótima e tópico ótima	Exposição ao flúor tópico subótima
	Não consumo de açúcares simples ou alimentos fortemente associados com cárie, principalmente na hora das refeições	Exposição ocasional aos alimentos ricos em açúcares simples e fortemente associados a cárie entre as refeições (i.e., 1 a 2 vezes/dia)	Exposição frequente aos alimentos ricos em açúcares simples e fortemente associados a cárie entre as refeições (i.e., 3 ou mais vezes/dia)
Nível socioeconômico dos pais e dos cuidadores	Alto	Médio	Baixo
Utilização de serviços odontológicos	Frequente	Irregular	Não frequenta serviço de odontologia
Condições gerais de saúde			Condições que prejudicam a composição e o fluxo da saliva
			Crianças com necessidades especiais

A SAÚDE ORAL E A ALIMENTAÇÃO

A alimentação saudável é importante para o desenvolvimento adequado da criança, com os profissionais da saúde devendo reconhecer e orientar possíveis desvios alimentares. A sucção e a deglutição são reflexos inatos e vitais para o recém-nascido e o lactente. Os movimentos de lábios, bochechas, língua e faringe se coordenam e se alternam, em sincronia, com pausas respiratórias[17].

O leite materno exclusivo é o alimento ideal para a criança nos seis primeiros meses de vida. Além das indiscutíveis propriedades físicas, nutricionais e psicológicas do leite materno, a amamentação é importante para a saúde bucal do bebê. Ao mamar no peito, o bebê respira pelo nariz e é obrigado a morder, avançar e retrair a mandíbula. Isso propicia o correto desenvolvimento muscular e esquelético da face, possibilitando a obtenção de uma boa oclusão dentária.

A partir dos 6 meses de idade, a função de sucção deve ser gradativamente substituída pela mastigação, permitindo o estímulo correto do desenvolvimento do aparelho bucofacial, pelo qual devem ser introduzidos os alimentos de transição, e que prevê a introdução progressiva da alimentação com leite materno para alimentação com dieta da família. Durante essa transição, deve-se evitar a introdução de mamadeira, pois a criança nessa fase já consegue engolir líquidos oferecidos em copos. O uso prolongado da mamadeira produz alterações na arcada dentária e contribui para formação precoce de cáries dentárias. No caso de crianças que já utilizam a mamadeira, a mudança deve ser gradual, mas é importante estimular a escovação dos dentes[18].

Após a erupção dos primeiros dentes, deve-se organizar gradativamente os horários das mamadas, buscando a higiene adequada pós-mamada e a retirada da mamada noturna. Nessa fase, é importante privilegiar a função mastigatória, e não a de sucção[17].

A introdução de alimentação sólida, como papas de frutas e legumes, deve ser realizada utilizando-se inicialmente uma colher de bordos macios, com os alimentos oferecidos amassados com garfo e, finalmente, oferecidos em pedaços macios. É desaconselhável a liquefação e a utilização do *mixer*.

A mastigação é um reflexo adquirido, ou seja, depende de aprendizado. Com a maturação de sistema nervoso central e, concomitantemente, a erupção dos primeiros dentes, a criança já consegue realizar movimentos de morder ou iniciar a mastigação. Assim, é importante que a mãe, na hora de alimentar a criança, posicione-se na sua frente e realize os movimentos mastigatórios para que a criança tente imitá-la. Os primeiros movimentos mastigatórios são irregulares e pouco coordenados[17]. No entanto, com o tempo, tornam-se mais definidos, com a melhora da eficiência mastigatória. Nessa fase, é importante recomendar que a criança realize a mastigação com a boca fechada, por meio de movimentos repetidos e com deslocamento do bolo alimentar bilateralmente na cavidade bucal. Os movimentos dos vários músculos envolvidos no processo de mastigação corroboram para o desenvolvimento musculoesquelético facial adequado, favorecendo a instalação de uma boa oclusão dentária.

É na cavidade bucal que ocorre a primeira fase da digestão, havendo necessidade de fragmentação do alimento em pequenas partículas e sua mistura à saliva, com a mastigação eficiente, facilitando a digestão e favorecendo a nutrição.

A orientação alimentar da criança deve ser individualizada de acordo com as necessidades nutricionais de cada idade. Uma alimentação saudável proporciona desenvolvimento adequado e manutenção da saúde da criança.

MEDIDAS ANTECIPATÓRIAS RELACIONADAS COM A SAÚDE ORAL E DENTAL

O pediatra e os profissionais de saúde que lidam com a criança se encontram em uma posição privilegiada para fornecer orientações sobre os cuidados relacionados com a promoção da saúde oral e o aconselhamento de higiene, a detecção das situações de risco e a prevenção da cárie precoce durante as visitas de supervisão de saúde nos primeiros seis anos da vida da criança, conforme apresentado no Quadro 14.3[29].

Quadro 14.3 – Medidas antecipatórias relacionadas com a saúde oral da criança[29]

Tópico	Época e subtópico	Orientação e educação
	Período pré-natal	
		▪ Iniciar práticas de higiene oral durante o pré-natal pela educação da gestante sobre as causas de cárie precoce na criança e na promoção da higiene oral adequada ▪ Encorajar o aleitamento materno
	Antes da primeira erupção, estabelecer a flora oral saudável	
		▪ Uso de gaze umedecida em volta do dedo da mãe e/ou do cuidador para higiene dos rodetes gengivais ou da língua
	Desde a erupção do primeiro dente até os 2 anos de idade	
Cuidado oral	▪ Limpeza oral	▪ Limpeza dos dentes com escova dental macia, água e dentifrícios não fluoretados ▪ Ensinar a criança a cuspir após a escovação
	▪ Suplementação de flúor	▪ Fornecer a suplementação de flúor baseada na concentração de água de abastecimento: – Nascimento até os 6 meses: nenhum; 6 meses a 3 anos: se < 0,3 ppm, dar 0,25 mg, nenhuma 0,3 ppm ou mais, se ≥ 3 ppm não dar suplementação – Se o bebê ou a criança recebe exclusivamente água e bebidas não fluoretadas, considerar a suplementação – Considerar verniz fluoretado para crianças sob risco moderado a alto ▪ Solução de fluoreto de sódio 0,02% parece não apresentar suporte científico para sua utilização
	▪ Visitas ao odontopediatra	▪ Agendar uma visita ao odontologista logo após a erupção do primeiro dente, o mais tardar aos 12 meses de idade
	▪ Introdução do copo	▪ Introduzir copo no lugar de mamadeira com a transição plena até os 12 meses de idade
	2 a 3 anos de idade	
	▪ Suplementação de flúor	▪ Fornecer a suplementação de flúor baseada na concentração de água de abastecimento: – 6 meses a 3 anos: se < 0,3 ppm, dar 0,25 mg, se ≥ 0,3 ppm não dar suplementação – Se o bebê ou a criança recebe exclusivamente água e bebidas não fluoretadas, considerar a suplementação – Considerar verniz fluoretado para crianças sob risco moderado a alto
	▪ Escovação dos dentes	▪ Quando a criança começar a cuspir, poderá usar creme dental com flúor (uma quantidade do tamanho de uma ervilha), colocado horizontalmente na escova de dentes (não preencher o comprimento da escova com creme dental), pelo menos duas vezes por dia ▪ A criança pode ajudar na escovação, que deverá ser realizada inicialmente pelos pais e pelos cuidadores
Hábitos orais não nutritivos	**3 a 4 anos de idade**	
	▪ Uso de fio dental	▪ Começar a usar fio dental
	▪ Sucção de dedos	▪ Começar intervenção para ajudar a criança a parar de chupar os dedos antes da erupção dos dentes permanentes As sugestões incluem: 1. Discutir com a criança sobre a necessidade de parar o comportamento de chupar dedos 2. Elogiar (evitando comentários negativos) quando a criança não suga dedos 3. Criar um sistema de recompensa diária com um adesivo para cada dia sem sucção digital

(continua)

Quadro 14.3 – Medidas antecipatórias relacionadas com a saúde oral da criança[29] (continuação)

Tópico	Época e subtópico	Orientação e educação
Hábitos orais não nutritivos	• Sucção de dedos	4. Se a criança começa a sugar os dedos, realizar lembretes gentis, distrações ou atividades para manter as mãos ocupadas 5. Evitar situações estressantes ou escolher períodos de pouca tensão para implementar o plano de cessar, até porque tal hábito é um conforto para a criança 6. Procurar encaminhamento odontológico para a utilização de dispositivo de prevenção de tentativas de sucção digital prolongada 7. Tranquilizar os pais que a criança eventualmente parará o comportamento de sucção dos dedos
	• Chupetas	• Chupetas devem ser limpas com água morna e sabão. Nunca se deve colocar a chupeta na boca dos pais para limpar • As orientações que podem ajudar na retirada da sucção não nutritiva foram citadas anteriormente
Dieta	• Reduzir a quantidade de líquidos que promovam a produção de ácidos • O fluxo salivar diminuído da noite reduz a capacidade de tamponamento que neutraliza os ácidos na boca	• Não colocar a criança para dormir com mamadeiras • Evitar mamadeiras durante a noite • Evitar o aleitamento materno contínuo durante a noite após a erupção do primeiro dente • A frequência da ingestão de açúcar (exposição contínua) contribui para o desenvolvimento de cárie precoce, mais do que a quantidade total de alimentos açucarados
Contaminação pela boca	• Prevenção da transmissão do *Streptococcus mutans* para o bebê ou a criança	• Não compartilhar utensílios ou alimentos • Evitar assoprar ou provar os alimentos oferecidos à criança • Os pais não devem tentar limpar a chupeta colocando-a na boca
Segurança	• Prevenção de injúrias e acidentes bucais	• Evitar andadores • Usar cadeirinhas infantis e cintos de segurança para transporte de carro nos veículos automotores • Usar equipamento de proteção para jogar (protetores de boca e capacetes)
	• Avulsão do dente	• Manter a superfície do dente úmida, colocando em copo com soro fisiológico, leite ou saliva • Evitar tocar a raiz, deve-se segurar pela coroa do dente • Procurar atendimento de emergência imediato com odontologista • Realizar profilaxia do tétano, se indicado

ppm: partes por milhão.

O cuidado com a higiene bucal começa desde cedo. Antes da erupção dentária, a cavidade bucal não é colonizada por bactérias cariogênicas. Desde o nascimento, é importante que as gengivas sejam higienizadas e massageadas para a remoção de restos de leite ou alimentos que ficam estagnados na boca. Para tanto, é aconselhável a utilização de gaze ou fraldas embebidas em água fervida ou filtrada, ou soro fisiológico, envoltas no dedo indicador do responsável, podendo ser utilizadas dedeiras específicas. A limpeza deve ser realizada duas vezes ao dia. Esse procedimento permite que a mãe fique motivada para a inclusão desse cuidado dentro da rotina e, além disso, condiciona a criança para aceitar a manipulação de sua boca. Sugere-se evitar a utilização de águas minerais engarrafadas, que nem sempre apresentam a concentração desejável de flúor.

Após a erupção do primeiro dente, deve ser utilizada uma escova macia, pequena e de cerdas macias após as refeições para a remoção mecânica do biofilme dental[29-33]. Pode-se utilizar creme dental sem flúor até que a criança aprenda a cuspir.

A partir dos 3 ou 4 anos de idade, quando a criança já tiver desenvolvido o controle para expelir o dentifrício, a higiene dos dentes e da boca deverá ser realizada com dentifrício fluoretado (1.100 ppm F), em pequenas quantidades similares a um grão de ervilha (0,3 g) ou grão de arroz (0,1 g). Desde esse período, deve-se utilizar o fio dental nas superfícies entre os dentes, nas quais a escova não é eficiente, sempre com a supervisão dos cuidadores. É importante ressaltar que, para proteger o mecanismo de perda mineral dentária, a concentração de fluoretos no dentifrício não deve ser menor que 1.100 ppm F. Não existem evidências de que dentifrícios com baixas concentrações, de 250, 440 ou 550 ppm de flúor, sejam eficazes na reposição de perda mineral[33].

Até os 7 ou 8 anos de idade da criança, quando a coordenação motora fina se encontra mais desenvolvida e a mesma consegue remover adequadamente a placa bacteriana, os pais devem auxiliar e supervisionar as crianças, na escovação dentária e no uso do fio dental[17].

A prescrição de solução de fluoreto de sódio a 0,02% tópica, sobre o esmalte dos dentes decíduos de bebês, parece não apresentar efeito algum[33]. O uso da solução nessa diluição não deve ser confundido com a mesma solução de fluoreto de sódio, bastante eficaz, mas na concentração de 0,2%, que é utilizada efetivamente em saúde coletiva para bochechos semanais nas crianças maiores de 6 anos de idade.

PRINCIPAIS PROBLEMAS E DOENÇAS BUCAIS E DENTÁRIAS

A doença periodontal mais comum na criança e no adolescente é a gengivite, que se caracteriza pela inflamação da gengiva marginal, sem comprometimento ósseo ou ligamentar detectável. Esse quadro pode ser identificado precocemente pelo edema e pelo sangramento gengival, geralmente associado à presença de placa bacteriana, que pode ser controlada por meio de higiene oral cuidadosa ou procedimento profissional odontológico.

Outro quadro bastante comum na pediatria é a gengivo-estomatite herpética primária, que afeta principalmente crianças, por ser quadro viral de alta prevalência na população e de fácil contágio entre as crianças. Entre os sinais e os sintomas mais frequentes estão febre, irritabilidade, odinofagia intensa, sialorreia, recusa alimentar e linfadenopatia, que podem comprometer o estado nutricional da criança. A mucosa oral se mostra intensamente eritematosa, com vesículas que se espalham comumente para os lábios e as comissuras labiais, as gengivas, o palato e a região mentoniana[34]. Tais manifestações clínicas são autolimitadas, regredindo espontaneamente, sendo que, na maioria dos casos, o tratamento é sintomático com analgésicos e antitérmicos, além de orientações gerais de hidratação, repouso, isolamento domiciliar e dieta líquida ou pastosa frias.

Crianças e adolescentes com doenças sistêmicas que comprometem o estado geral podem apresentar doença periodontal severa, que variam da inflamação gengival até formas mais destrutivas, como as periodontites e a perda precoce dos dentes[35].

Outra ocorrência é a hipertrofia gengival, comum nas crianças que fazem uso de medicação anticonvulsivante. Apresenta-se como um crescimento gengival que gradativamente parece encobrir as superfícies dentais. Seu tratamento deve incluir instruções para a adequação da higiene oral e o polimento dos dentes para remover depósitos bacterianos. Quando por motivos higiênicos ou estéticos estiver indicada a sua remoção, o dentista poderá realizar procedimento cirúrgico para corrigir os contornos gengivais.

A má oclusão ou qualquer alteração da normalidade da oclusão dos dentes pode ser entendida como a presença de desvios dentários, esqueléticos ou ambos, com potencial prejuízo da mastigação, da deglutição, da respiração e da fala, podendo interferir negativamente no desenvolvimento da face, comprometendo a estética facial e prejudicando o convívio social. Além disso, a má oclusão pode provocar a perda da estabilidade das arcadas dentárias, com desequilíbrio funcional e estético das mesmas.

As principais medidas para a prevenção da má oclusão incluem incentivo ao aleitamento materno, introdução dos alimentos de transição de forma e em época adequadas, estímulo adequado para a mastigação, prevenção da respiração bucal e vigilância sobre a instalação de hábitos deletérios, como o uso prolongado de chupetas, mamadeiras, sucção digital e onicofagia.

O traumatismo dentário, cada vez mais frequente, pode acarretar desde fratura simples no esmalte até perda definitiva de todo o elemento dentário. Crianças consideradas de risco para o traumatismo dentário são aquelas entre 1 a 3 anos de idade, com os meninos sendo um pouco mais propensos ao trauma. Esses acidentes dentários tendem a ocorrer no momento em que a criança passa a se locomover sozinha, andar e correr, tentando ficar independente, porém ainda sem coordenação motora que lhe permita movimentos seguros e precisos. Os meninos na idade escolar apresentam risco aumentado para traumatismos dentários, como consequência de quedas, brigas, lutas, acidentes esportivos, automobilísticos, traumatismos com objetos e maus-tratos. Indivíduos que apresentam selamento labial inadequado e que possuem protrusão da maxila maior que 5 mm em relação à mandíbula são mais suscetíveis à ocorrência de traumatismos dentários[36]. O trauma dentário pode determinar diferentes acometimentos, como o deslocamento lateral da posição dental, a intrusão ou a extrusão parcial ou total (quando há deslocamento do dente para dentro do osso alveolar ou para fora, respectivamente), devido ao fato de o suporte ósseo na criança possuir menor quantidade de substância mineral. Outros eventos frequentes são as "trincas" ou fraturas da coroa ou da raiz dentária, além de lacerações nos tecidos moles bucais.

No caso de trauma dentário, deve-se encaminhar a criança para tratamento de urgência com o especialista, uma vez que a conduta correta e a agilidade no encaminhamento ao especialista se relacionam com o prognóstico do evento[36].

Quando ocorrer fratura dental, deve-se procurar o fragmento dentário, acondicionando-o em frasco com soro fisiológico, saliva ou leite, a fim de mantê-lo hidratado, até que ocorra a visita em caráter de urgência ao odontopediatra. Quando o fragmento do dente não for encontrado, posteriormente pode ser providenciado o tratamento com restaurador estético. Quando ocorrer deslocamento total do dente, deve-se encontrá-lo, segurá-lo pela coroa e enxaguá-lo com soro fisiológico ou água corrente, evitando tocar na raiz para preservar as fibras que ficam presas ao dente, uma vez que as mesmas são fundamentais para o sucesso do reimplante. Caso o dente seja permanente, o ideal é recolocá-lo no alvéolo ósseo, observando a sua posição correta, até que ocorra a consulta de urgência com o odontopediatra. Quanto mais rápido ocorrer o atendimento, maior a chance do sucesso do reimplante. No caso do dente decíduo, o reimplante pode ser questionado pela possibilidade de lesão no germe do dente permanente sucessor, com o odontopediatra decidindo sobre o procedimento[17].

No caso de haver lesões em mucosas pelo trauma oral, orienta-se a limpeza da região com soro fisiológico ou a lavagem com água corrente e a compressão direta do local com gaze para conter o sangramento e, em seguida, buscar atendimento para avaliar possível sutura.

A conduta odontológica no trauma oral e dentário dependerá da idade, do tipo e do grau de comprometimento da lesão, da cooperação do paciente infantil e do índice de cárie dentária. Recomenda-se dieta semissólida ou líquida e tratamento medicamentoso com analgésicos para evitar dor à mastigação. Os anti-inflamatórios podem ser prescritos no caso de trauma dos tecidos periodontais e edema de tecidos moles. A indicação de antibióticos pode ser cogitada quando houver lesões extensas em mucosa, envolvimento significativo da parte óssea, presença de sinais e sintomas gerais, como mal-estar e febre, ou quando houver lesão contaminada.

As medidas antecipatórias para pais e cuidadores relacionadas com a prevenção de traumatismos orais e dentários se relacionam com:

- Desaconselhar o uso de andador, pelo risco de queda.
- Proibir que a criança ande de meias sem antiderrapantes ou em chão molhado.
- Colocar a altura da grade do berço de forma a evitar a tentativa da criança de escalar e pular a grade.

- Nunca deixar a criança sozinha no "cadeirão" de comer ou no carrinho e sempre usar o cinto de segurança.
- Desaconselhar o uso de tapetes.
- Evitar a instalação de hábitos deletérios, cárie dentária e má oclusão para minimizar agravos no caso de traumas.

A fluorose é uma alteração da cor e da estrutura do esmalte dentário decorrente da ingestão frequente de flúor e em quantidades acima do ideal na fase de formação do esmalte, que pode acometer qualquer uma das duas dentições, decídua e permanente. Ocorre devido ao excesso de íons flúor que influenciam na função dos ameloblastos – as células que realizam a deposição de matriz do esmalte[37]. Essa ingestão crônica de flúor durante a fase de formação dos dentes acarreta manchas de hipocalcificação do esmalte, consideradas como regiões mais frágeis.

O quadro de fluorose pode se apresentar em graus variados de comprometimentos, de acordo com a quantidade de fluoreto ingerido. Caracteriza-se pela alteração de cor do esmalte, que pode assumir uma tonalidade esbranquiçada, exibindo estrias horizontais ou pequenas manchas. Nos casos mais severos, adquire uma coloração acastanhada ou marrom, podendo haver perda de estrutura dental. Diante dos casos mais leves, nenhum tratamento está indicado. Nos casos em que a estética está muito prejudicada, algumas técnicas de desgastes e restaurações podem ser realizadas.

Para a prevenção da fluorose, deve-se evitar a prescrição de medicamentos que contenham flúor. Também não é aconselhável indicar a utilização de creme dental fluoretado para crianças muito pequenas, devido ao risco de deglutição durante a escovação. As crianças entre 2 e 4 anos de idade deglutem, em média, 50% do dentifrício acessível, pelo que se recomenda pequena quantidade do mesmo (semelhante a um grão de ervilha), com monitoração da escovação para que a criança não se esqueça de expeli-lo. Não é indicado prescrever a utilização de enxaguatórios bucais por crianças menores de seis anos de idade[37].

A erosão dentária é um quadro em que ocorre a perda mineral do esmalte dentário e da dentina subjacente, cuja prevalência vem crescendo nos últimos tempos. Um sinal é a mudança na aparência da cor do dente, com perda de brilho e afinamento do esmalte, sobressaindo-se a cor amarelada da dentina, do que decorre a hipersensibilidade durante o consumo de alimentos quentes, frios, ácidos ou doces. Esse quadro pode ser causado por ácidos provenientes de condições intrínsecas, como a exposição aos ácidos gástricos, e extrínsecas, como as relacionadas com a dieta. Assim, a criança com a doença do refluxo gastroesofágico ou que frequentemente ingere sucos ácidos e refrigerantes pode apresentar maior número de dentes erosados[38], com a prevenção do problema incluindo a orientação para reduzir o consumo de sucos ácidos e refrigerantes. Não é aconselhável escovar os dentes imediatamente após a ingestão de bebidas ácidas ou após regurgitações e vômitos. Orienta-se esperar dez minutos e fazer bochechos apenas com água; e proceder à higiene oral completa após uma hora, utilizando uma escova de cerdas macias e um dentifrício fluoretado pouco abrasivo, além de realizar bochechos com soluções que contenham flúor.

Os hábitos bucais deletérios (HBD) infantis, como sucção de chupeta, sucção digital, bruxismo, onicofagia, respiração bucal e interposição lingual, devem ser corrigidos por serem determinantes de diversas más oclusões dentárias[39].

A sucção de chupeta é considerada um hábito deletério quando o seu uso é frequente, por tempo prolongado, ou quando utilizada na substituição de atividade esperada para a idade. A presença contínua do bico entre as arcadas provoca desvio na direção do crescimento maxilar, falta de vedamento labial e alteração da posição da língua para a deglutição e a fonação, com provável interferência na respiração, na alimentação, na mastigação, na deglutição, na nutrição, na fala (linguagem), no desenvolvimento neuropsicomotor e na construção da subjetividade infantil[39].

A chupeta, também denominada de *pacifier*, não deve ser utilizada no recém--nascido, antes de a criança completar o estabelecimento do aleitamento materno, no primeiro mês de vida. Quando o aleitamento materno se estabelece de forma satisfatória, todas as necessidades de sucção, nutricionais e afetivas, do bebê são preenchidas e, geralmente, o mesmo "não aceita" a chupeta. O bebê alimentado no seio materno não deve somente se alimentar, mas, além disso, deverá ficar satisfeito. Quando isso não ocorre, abre o espaço para a introdução da chupeta.

Quando uma díade de mãe e bebê precisa realizar o aleitamento artificial, o bebê, pelo maior fluxo de leite, atinge a satisfação alimentar antes de completar o trabalho muscular, que é necessário para o crescimento e o desenvolvimento adequado dos maxilares. Nesse caso, a chupeta pode ser utilizada como instrumento auxiliar para a complementação do exercício muscular. Depois que o bebê dormir, ela deve ser retirada e guardada fora do seu alcance. Quando houver a necessidade do uso da chupeta, deve-se escolher a ortodôntica, com bico de silicone e escudo côncavo.

Outro HBD infantil é a sucção digital, que se refere ao fato de a criança sugar o próprio dedo, constituindo-se, no futuro, um hábito mais difícil de ser removido. No caso de crianças maiores, sem usar de constrangimentos, deve-se mostrar as repercussões negativas trazidas por esse hábito, procurando alternativas ou situações que motivem a criança a interrompê-lo. Em algumas situações, estão indicados aparelhos ortodônticos e acompanhamento psicológico.

O bruxismo é outra atividade parafuncional do sistema mastigatório e se refere ao fato de apertar ou ranger os dentes, o que ocorre mais frequentemente durante o sono. Clinicamente, o bruxismo infantil pode ser avaliado segundo os níveis de desgaste da superfície dentária e dos desconfortos musculares e articulares. Sua etiologia inclui fatores locais, como problemas oclusais, e fatores gerais, como rinite alérgica, respiração bucal, deficiências nutricionais, parasitoses intestinais, desordens endócrinas, distúrbios neurológicos (autismo e paralisia cerebral) e tensão emocional[40]. Geralmente, o bruxismo tem caráter passageiro durante o desenvolvimento da criança. Além das práticas esportivas e de relaxamento, pode estar indicado o suporte psicológico para a criança. O odontopediatra pode indicar o uso de uma placa de relaxamento a ser utilizada durante o sono.

A onicofagia, hábito de roer unhas, é bastante frequente na infância e na juventude, sendo relacionada ao estado de tensão emocional e de ansiedade, com o entendimento de atitude de autoagressão. Levar as mãos à boca, além de introduzir micro-organismos na cavidade oral, pode causar diversas doenças, prejudicando os tecidos moles da cavidade oral, a posição dos dentes, o desenvolvimento facial e a estética facial.

A respiração bucal é observada quando a criança utiliza mais frequentemente a boca em vez do nariz para respirar, com as crianças na maioria das vezes realizando a combinação da respiração bucal com a nasal, em diferentes graus[17]. Com isso, instala-se um desvio na função respiratória nasal que determina prejuízo do desenvolvimento harmônico bucofacial com equilíbrio osseodentário e muscular da face. Situações em que existem doenças, como rinite, bronquite e asma, e também o uso da mamadeira podem trazer como consequência a respiração bucal. Esse hábito determina uma alteração funcional que pode modificar a tonicidade da musculatura orofacial e causar deformidades na estrutura óssea. Esse quadro geralmente exige a avaliação do otorrinolaringologista, do fonoaudiólogo e do odontopediatra.

A interposição da língua ou a postura inadequada da língua, especialmente durante a deglutição e a fonação, se refere à projeção anteriorizada da língua, causando pressão exagerada sobre os dentes superiores e levando a deformação do maxilar e instalação de mordida aberta, falta de vedamento labial e alteração do tônus muscular da língua, com repercussão na fonética. O quadro exige tratamento integrado do atendimento otorrinolaringológico para resolução da respiração bucal, odontológico com intervenção ortodôntica e fonoaudiológico para trabalhar as funções estomatognáticas.

MANIFESTAÇÕES BUCAIS DE DOENÇAS SISTÊMICAS

Algumas doenças sistêmicas manifestam-se com sintomas e sinais relacionados com a cavidade bucal, e eventualmente até precedendo outra sintomatologia clínica de ordem geral.

Doenças comuns da infância, como sarampo, escarlatina, rubéola e caxumba, e a ocorrência primária de sinais e sintomas na cavidade bucal podem auxiliar na sua detecção e conduzir a uma terapêutica adequada, evitando possíveis complicações.

Crianças com diabetes tipo 1 são mais suscetíveis para apresentar doenças da cavidade bucal, como presença de tártaro e recessão gengival, xerostomia e sensação de queimação[41].

A síndrome de Down apresenta diversas manifestações bucais. A macroglossia é relativa ao pequeno tamanho da cavidade bucal, embora possa ser observada a macroglossia verdadeira. É frequente a protrusão da língua (fissurada) e a postura de boca aberta. O palato é reduzido, tanto em largura quanto em comprimento, e a úvula é bífida. Ocorre retardo na erupção das dentições decídua e permanente e alteração na sequência de erupção dos dentes. Alterações do desenvolvimento dentário, incluindo malformações coronárias e radiculares, microdontias e hipocalcificações do esmalte, são frequentes. Pelas alterações do tamanho da cavidade oral, encontram-se má oclusões, como mordidas abertas anteriores e cruzadas posteriores, apinhamentos dentais anteriores e tendência ao prognatismo. A incidência de cárie não parece ser maior que em indivíduos não sindrômicos, todavia, é conveniente o reforço das orientações sobre os cuidados, visto que, em geral, eles têm uma higiene oral mais precária.

Nas leucoses, mesmo antes do seu diagnóstico, podem ser observados palidez de mucosa, sangramento gengival, candidíase, ulcerações e hiperplasia gengival.

Pacientes infantis infectados pelo HIV apresentam alta prevalência de cárie e da doença periodontal, além de manifestações orais da própria infecção pelo vírus. São muitos os fatores de risco para doenças bucais a que esse paciente está submetido. Entre as lesões orais encontradas em crianças, destacam-se candidíase, hipertrofia de parótida, estomatite herpética, leucoplasia pilosa, estomatite aftosa, eritema linear gengival, linfadenopatia cervical e queilite angular[42]. A própria imunossupressão pela infecção, o uso prolongado de medicamentos açucarados e que acarretam a diminuição do fluxo salivar, uma dieta rica em carboidratos e, portanto, cariogênica, além da condição deficiente de higiene oral especialmente durante os repetidos episódios de internação contribuem para essas doenças[42]. Portanto, é essencial a orientação e o monitoramento das ações de promoção e prevenção, e o profissional dentista deve compor a equipe multiprofissional que dá assistência a esse paciente.

CONCLUSÕES

A atuação mais abrangente relacionada às orientações direcionadas aos pais ou aos cuidadores sobre a saúde oral e dentária demanda o intercâmbio entre a pediatria e a odontologia. A aproximação entre esses conhecimentos específicos contribui para o estabelecimento do vínculo entre os profissionais e a família, que possibilita a ampliação do conhecimento das situações de risco para cárie, com orientações adequadas para a manutenção da saúde da criança. As novas tecnologias permitem aprimorar o diagnóstico e a terapia mais eficazes, mas é por meio da promoção e da prevenção precoce que se consegue o controle mais adequado dos problemas bucodentais.

REFERÊNCIAS BIBLIOGRÁFICAS

1. American Academy of Pediatrics. Children's health topics. Elk Grove Village, IL: American Academy of Pediatrics; 2007. Available: http://www.aap.org/healthtopics/oralhealth.cfm.
2. American Academy of Pediatric Dentistry. Definition of early childhood caries (ECC). Reference Manual 2005–2006. Chicago, IL: American Academy of Pediatric Dentistry; 2005.(Council on Clinical Affairs. Available: http://www.aapd.org/media/Policies_Guidelines/D_ECC.pdf
3. Beltran-Aguilar ED, Barker LK, Canto MT, Dye BA, Gooch BF; Centers for Disease Control and Prevention (CDC), et al. Surveillance for dental caries, dental sealants, tooth retention, edentulism, and enamel fluorosis — United States, 1988–1994 and 1999–2002. MMWR Surveil Summ. 2005;54(3):1-43.
4. Ministério da Saúde. Saúde Bucal. Brasília: Ministério da Saúde; 2006. (Cadernos de Atenção Básica – nº 17).
5. World Health Organization. Oral Health Surveys. Basic Methods. 4th ed. Geneva: World Health Organization; 1997.
6. Ministério da Saúde. Secretaria de Atenção à Saúde. Departamento de Atenção Básica. Coordenação Nacional de Saúde Bucal. Projeto SB Brasil 2003. Condições de Saúde Bucal da População Brasileira 2002-2003. Resultados Principais.
7. PNAD (Programa Nacional por Amostra de Domicílios). Um panorama da saúde no brasil. acesso e utilização dos serviços, condições de saúde e fatores de risco e proteção à saúde. Brasília: Ministério da Saúde, IBGE, Ministério do Planejamento, Orçamento e Gestão; 2008.
8. SMS (Secretaria Municipal de Saúde). Coordenação da Atenção Básica. Área Técnica de Saúde Bucal. Levantamento epidemiológico em Saúde Bucal na Cidade de São Paulo; 2008.
9. SMS (Secretaria Municipal de Saúde de São Paulo). Nascendo e crescendo com saúde bucal – atenção à saúde bucal da gestante e da criança. São Paulo: Secretaria Municipal de Saúde de São Paulo; 2007.
10. SMS (Secretaria Municipal de Saúde). Coordenação da Atenção Básica. Área Técnica de Saúde Bucal. Levantamento epidemiológico em Saúde Bucal na Cidade de São Paulo. São Paulo: Secretaria Municipal de Saúde de São Paulo; 2008.
11. SMS (Secretaria Municipal de Saúde de São Paulo). Levantamento epidemiológico em Saúde Bucal. Cidade de São Paulo, 2008-2009. Resumo da 1ª fase: crianças e adolescentes. São Paulo: Secretaria Municipal de Saúde de São Paulo; 2009.
12. IBGE. Estatística-população. Censo Demográfico 2010. Disponível em: http://www.ibge.gov.br
13. Behrman RE, Kliegman RM, Jenson HB. Nelson Tratado de Pediatria. 18ª ed. Rio de Janeiro: Guanabara Koogan; 2009. p.1095-113.
14. Bönecker MJS, Ferreira SLM, Birman E. Prevalência de anomalias dentárias em crianças de 0 a 36 meses de idade. J Bras Odontopediatr. Odonto Bebê. 2002;5(27):425-31.
15. Terra VM, Valente MH, Cunha CSGF, Ikeda MMY. Saúde Bucal. In: Grisi S, Escobar AM. Prática Pediátrica. São Paulo: Atheneu; 2000. p.59-65.
16. Moreira FCL, Gonçalves IMF. Dentes natais e doença de Riga-Fede. RGO-Rev Gaúcha Odontol. 2010;58(2):257-61.
17. Corrêa MSNP. Odontopediatria na primeira infância. São Paulo: Livraria Editora Santos; 2001.
18. Horowitz HS. Research issues in early childhood caries. Community Dent Oral Epidemiol. 1998;26(Suppl 1):67-81.
19. Reisine SD, Douglass JM. Psychosocial and behavioral issues in early childhood caries. Community Dent Oral Epidemiol. 1998;26(Suppl 1):32-4.

20. Grindefjord MD, Dahlof MT. Caries development in children from 2.5 to 3.5 years of age: a longitudinal study. Caries Res. 1995;29(6):449-54.
21. DenBesten P, Berkowitz R. Early childhood caries: an overview with reference to our experience in California. J Calif Dent Assoc. 2003;31(2):139-43.
22. Burt BA. The use of sorbitol- and xylitol-sweetened chewing gum in caries control. J Am Dent Assoc. 2006;137(2):190-6.
23. Ly KA, Milgrom P, Rothen M. Xylitol, sweeteners, and dental caries. Pediatr Dent. 2006;28(2):154-63.
24. Thorild I, Lindau B, Twetman S. Caries in 4-year-old children after maternal chewing of gums containing combinations of xylitol, sorbitol, chlorhexidine and fluoride. Eur Arch Paediatr Dent. 2006;7(4):241-5.
25. Featherstone JDB. The science and practice of caries prevention. J Am Dent Assoc. 2000;131(7):887-99.
26. Tenuta LMA, Zamataro CB, Del Bel Cury AA, Tabchoury CP, Cury JA. Mechanism of fluoride dentifrice effect on enamel demineralization. Caries Res. 2009;43(4):278-85.
27. Ismail AI, Hasson H. Fluoride supplements, dental caries and fluorosis: a systematic review. J Am Dent Assoc. 2008;139(11):1457-68.
28. Featherstone JDB. The continuum of dental caries – Evidence for a dynamic disease process. J Dent Res. 2004;83(Spec No C):C39-42.
29. Kagihara LE, Niederhauser VP, Stark M. Assessment, management, and prevention of early childhood Caries. J Am Acad Nurse Pract. 2009;21(1):1-10.
30. American Academy of Pediatric Dentistry. Policy on use of a Caries Risk Assessment tool (CAT) for infants, children, and adolescents. Reference Manual 2005-2006. Chicago, IL: American Academy of Pediatric Dentistry; 2005.(Council on Clinical Affairs). Available: http://www.aapd.org/media/policies_guidelines/p_cariesriskassess.pdf
31. American Academy of Pediatric Dentistry Foundation. Establishing a dental home: Using the American Academy of Pediatric Dentistry's Caries; 2007. Risk Assessment Tool (CAT) as a first step. http://www.aapdfoundation.org
32. Marinho VC. Cochrane reviews of randomized trials of fluoride therapies for preventing dental caries. Eur Arch Paediatr Dent. 2009;10(3):183-91.
33. Chedid SJ. Avaliação da quantidade de dentifrício fluoretado ou NaF A 0,02% no desenvolvimento de cárie em dentes decíduos: estudo in vitro utilizando modelo de ciclagens de Ph. [Tese]. São Paulo: Faculdade de Odontologia da Universidade de São Paulo; 1999. 102 p.
34. Chiarelli M, Rau LH, Scortegagna A. Gengivoestomatite herpética aguda. Revista Odonto. São Bernardo do Campo, SP. 2008;16(32):124-9.
35. Vieira TR, Peret ACAP, Péret Filho LA. Alterações periodontais associadas às doenças sistêmicas em crianças e adolescentes. Rev Paul Pediatr. 2010;28(2):237-43.
36. Sanabe ME, Cavalcante LB, Coldebella CR, Abreu-e-Lima FCB. Urgências em traumatismos dentários: classificação, características e procedimentos. Rev Paul Pediatr. 2009;27(4):447-51.
37. Fejerskov O, Manji F, Baelum V. The nature and mechanisms of dental fluorosis in man. J Dent Res. 1990;69(Special Issue):692-700.
38. Murakami C. Indicadores de risco associados à prevalência de erosão dentária em pré-escolares no Município de Diadema, São Paulo. [Tese]. São Paulo: Faculdade de Odontologia da Universidade de São Paulo; 2009.
39. Silva EL. Hábitos bucais deletérios. Rev Para Med. 2006;20(2):47-50.
40. Shinkai RSA, Santos LM, Silva FA, Nobre dos Santos M. Contribuição ao estudo da prevalência de bruxismo excêntrico noturno em crianças de 2 a 11 anos de idade. Rev Odontol Univ São Paulo. 1998;12(1):29-37.
41. Costa CC, Resende GB, Souza JM, Tavares SS, Almeida ICSS, Filho LCC. Estudo das manifestações bucais em crianças com diabetes e suas variáveis de correlação. Arq Bras Endocrinol Metab. 2004;48(3):374-78.
42. Buczynski AK, Castro GF, Souza IPR. O impacto da saúde bucal na qualidade de vida de crianças infectadas pelo HIV: revisão de literatura. Ciênc. Saúde Coletiva. 2008;13(6):1797-805.

15 Fotoproteção na infância

Natalia Cymrot
Jaqueline Christiane Lanaro Sgroi

> Após ler este capítulo, você estará apto a:
> 1. Discutir sobre a importância da fotoproteção na infância.
> 2. Compreender as diferentes radiações solares e suas ações na pele da criança.
> 3. Classificar os diferentes grupos de pele (fototipos) e identificar os indivíduos de maior risco à exposição solar.
> 4. Reconhecer os principais fatores de risco para câncer de pele.
> 5. Orientar sobre as medidas essenciais para a fotoproteção nas diversas idades da criança.

INTRODUÇÃO

O sol mantém a vida na terra promovendo a fotossíntese, gerando calor, bem estar, controle do biorritmo e síntese de vitamina D. No entanto, a radiação ultravioleta (RUV) também é apontada como indutora de prejuízos à saúde. Sendo assim, apesar de a pele representar uma barreira protetora contra desordens físicas, químicas e biológicas, a exposição prolongada à luz solar sem medidas de proteção apropriadas pode resultar em queimaduras, fotodermatoses e neoplasias cutâneas.

Mudanças comportamentais da população em todo o mundo levaram ao aumento da exposição à RUV, por meio da disseminação de atividades ao ar livre e uso de indumentária que permite maior exposição de áreas do corpo. Além disso, a camada de ozônio tem sido reduzida, permitindo uma maior passagem da RUV[1]. Uma consequência imediata da adoção dessas práticas é a maior vulnerabilidade da pele à ação carcinogênica do sol, uma vez que, na maioria das vezes, essa exposição se faz de forma excessiva e desprotegida[2-4]. Quanto maior a exposição solar, maior o risco de câncer de pele.

RADIAÇÃO ULTRAVIOLETA

O sol é capaz de emitir um amplo espectro de radiações eletromagnéticas que se diferenciam conforme o comprimento de onda que apresentam[2,3] (Tabela 15.1). Quase todas podem atuar de forma benéfica; porém, quando a quantidade de energia absorvida é superior à dose tolerável, os riscos são inevitáveis.

Tabela 15.1 – Espectro eletromagnético da luz solar[2,3]

Tipo de radiação	Subtipo	Comprimento de onda	% do espectro magnético
Raios X		0,1 a 10 nm	
Raios ultravioleta	A	UVA 2 – 321 a 340 nm / UVA 1 – 340 a 400 nm	
	B	290 a 320 nm	3%
	C	100 a 280 nm	
Luz visível		400 a 700 nm	37%
Raios infravermelhos	Curtos	700 a 10^4	60%
	Longos	10^4 a 10^5	
Ondas de rádio		10^5 a 3×10^{23}	

UVA 1: ultravioleta 1; UVA 2: ultravioleta 2.

A camada de ozônio filtra totalmente a radiação ultravioleta C (RUVC), 90% da radiação ultravioleta B (RUVB) e escassamente a radiação ultravioleta A (RUVA). A relação RUVA:RUVB que chega à Terra é 20:1[5]. Em um dia ensolarado, há 90 a 95% de ultravioleta A (UVA) e 5 a 10% de ultravioleta B (UVB).

Características da Radiação Ultravioleta

- RUVA: é responsável pelo bronzeamento e pelo envelhecimento precoce da pele (exposição prolongada). Reage com o O_2 molecular, produzindo espécies reativas capazes de induzir reações inflamatórias cutâneas e danos ao DNA celular[3]. Sua intensidade sofre poucas oscilações durante todo o dia ou as estações do ano.
- RUVB: é responsável pela maioria dos prejuízos agudos e crônicos à pele, por danificar o DNA, causar fotoimunossupressão, eritema, queimaduras e câncer de pele, principalmente em pessoas de pele clara. Sua intensidade é maior das 10:00 às 16:00 horas, em altas altitudes e baixas latitudes.
- RUVC: não atinge a superfície terrestre, pois é filtrada pela camada de ozônio da estratosfera. É bastante prejudicial, não estimula o bronzeamento e causa queimaduras solares e câncer.

Índice UV é a medida da intensidade de RUV para o dia seguinte, levando em conta a posição do sol, nuvens, altitude, camada de ozônio e outros dados[6]. É mínimo se entre 0 e 2, baixo se de 3 a 4, moderado se de 5 a 6, alto se de 7 a 9 e muito alto se maior que 10. Medidas de fotoproteção devem ser adotadas mesmo se for mínimo.

Radiação Ultravioleta e Vidros

A RUVA (321 a 400 nm) ultrapassa a maior parte dos vidros comuns, mas não os laminados. Os vidros coloridos bloqueiam mais a RUVA que os claros. Películas automotivas com cor reduzem a transmissão de luz, calor e RUV. O RUVB (290 a 320 nm) não ultrapassa os vidros comuns.

Efeitos da Luz Ultravioleta na Pele

Precoces

Pigmentação imediata

A pigmentação da pele é uma defesa que reduz a penetração de RUVA e RUVB. Nos primeiros dias de exposição ao sol, o mecanismo de produção de melanina começa a ser ativado às custas da oxidação do pigmento já produzido, resultando em uma coloração marrom-acinzentada transitória da pele, induzida pelos raios UVA e pela luz visível. Inicia-se em minutos, dura de 1 a 2 horas e não tem função protetora ao DNA celular[1]. Nesse período, devem ser utilizados filtros solares com fatores de proteção mais elevados[1]. Pessoas de pele clara reagem com maior intensidade a menores doses de RUV, enquanto as de pele negra encontram-se mais protegidas.

Eritema

Resulta da vasodilatação e do aumento do volume sanguíneo ao nível da derme, produzidos pela exposição à radiação solar. Sua intensidade depende do tipo e da espessura da pele, da quantidade de melanina na epiderme, da sua capacidade de produção melanínica após a exposição solar e da intensidade da radiação. Costuma desenvolver-se de 4 a 8 horas após a exposição e atinge o pico após 12 a 24 horas, quando começa a desaparecer.

Queimaduras

São causadas pela RUVB. Caracterizam-se por eritema intenso, que aparece de 4 a 6 horas após a exposição, acompanhado de sensação de queimação, dor e até vesículas ou bolhas. Pode acompanhar-se de sintomas sistêmicos, como febre, mal estar, cefaleia e, em casos extremos, colapso cardiovascular. O quadro esmaece em 72 horas, quando a pigmentação e uma descamação começam e se desenvolver[1]. Banhos frios de imersão, compressas frias com chá de camomila, produtos refrescantes e calmantes contendo calamina, cânfora, mentol, azuleno e *aloe vera* podem ajudar a diminuir o ardor, e hidratantes podem ser úteis. Casos mais intensos podem necessitar de corticosteroides de uso tópico ou oral, associados a analgésicos. Deve-se evitar a reexposição da pele queimada ou a que acabou de se recuperar de uma queimadura, pois esta fica mais fina e muito mais sensível.

Bronzeamento tardio

Representa uma reação de proteção da pele à exposição ao sol, pelo dano no DNA celular. É decorrente de nova produção de melanina. Inicia-se de 24 a 72 horas após a exposição aos RUV e atinge um pico entre 7 e 10 dias, podendo manter-se por semanas a meses.

Tendo em vista as respostas eritematosas e pigmentares, é possível classificar a pele em seis diferentes grupos (Tabela 15.2)[8]. A identificação do fototipo é útil para apontar indivíduos com maior risco de danos pela exposição solar.

Tabela 15.2 – Tipos de pele[8]

Fototipo	Cor da pele	Resposta ao sol	Sensibilidade
I	Branca clara	Sempre queima, nunca bronzeia	Muito sensível
II	Branca	Sempre queima, bronzeia pouco	Muito sensível
III	Branca a morena clara	Queima e bronzeia moderadamente	Sensível
IV	Morena-escura	Queima pouco, sempre bronzeia	Pouco sensível
V	Parda	Raramente queima, sempre bronzeia	Pouquíssimo sensível
VI	Preta	Nunca queima, sempre bronzeia	Menos sensível

Fototoxicidade e fotoalergia

São reações mais comuns em adultos que em crianças e frequentemente associadas à RUVA[7]. A fotossensibilidade química corresponde a uma reação cutânea resultante da administração tópica ou sistêmica de agentes químicos ou drogas concomitantes à exposição solar. A fototoxicidade é uma forma de fotossensibilidade química que independe da ativação imunológica, já que a reação pode ocorrer na primeira exposição ao agente. As primeiras manifestações clínicas da fototoxicidade costumam surgir entre 8 e 24 horas após a exposição luminosa[2,9]. A fitofotodermatite é um exemplo, no qual furocumarínicos de extratos de plantas ativados pela RUVA promovem eritema e hiperpigmentação intensos na pele, bem delimitados e com formatos bizarros. Exemplos são o limão, a lima, o figo e a bergamota.

A fotoalergia é bem menos frequente que a fototoxicidade e depende da hipersensibilidade tipo 4, mediada por células ou complexo antígeno-anticorpo dirigidos contra antígenos formados a partir da interação da luz com substâncias químicas ou proteínas teciduais. Algumas drogas encontram-se mais comumente envolvidas nessas reações e incluem sulfonamidas, tretinoína, tetraciclina e tiazidas[2,9].

Tardios

Envelhecimento da pele

A pele apresenta duas vias de envelhecimento: o envelhecimento intrínseco ou cronológico, que é regido pelo relógio biológico e associado a fatores genéticos, hormonais e químicos, e o fotoenvelhecimento, que se refere ao envelhecimento precoce, resultante da exposição cumulativa principalmente aos raios UVA, que penetram nas camadas mais profundas da derme, induzindo a formação de radicais livres e enzimas denominadas metaloproteinases, que degradam fibras colágenas e elásticas. A pele torna-se ora atrófica, ora espessada, flácida, com variações na pigmentação (hipo e/ou hipercromias), fragilidade vascular e rugas[10].

Carcinogênese

No Brasil, o câncer mais frequente é o de pele, correspondendo a cerca de 25% de todos os tumores diagnosticados em todas as regiões geográficas, segundo o Ministério da Saúde. No ano de 2010, o risco estimado foi de 56 casos novos a cada 100 mil homens e 61 para cada 100 mil mulheres[11]. É incomum nos negros e na infância, na ausência de condições predisponentes, e raramente é fatal, quando bem tratado[2].

A RUV é responsável por mais de 90% dos cânceres de pele e é considerada um carcinógeno completo. A RUVB é a mais influente, uma vez que danifica o DNA dos queratinócitos e dos melanócitos e suprime o sistema imunológico[1]. A RUVA é menos mutagênica, mas também causa imunossupressão, aumento de expressão do gene P53 nos queratinócitos, *sunburn cells*, promoção tumoral e inibição do reparo do DNA, tendo importância na gênese do melanoma, mais que dos carcinomas.

Na pele saudável, existem mecanismos reparadores do DNA aos danos da RUV. O principal gene envolvido na supressão tumoral é o P53, um antioncógene localizado no cromossomo 17, ativado quando da exposição à RUV. Ele promove mecanismos reparadores e, quando estes falham, a apoptose celular. Mutações nesse gene causam a perda da apoptose UV-induzida dos queratinócitos. Exposições posteriores e repetidas levam à expansão clonal de células contendo essa mutação[12].

O risco de câncer de pele é maior em pessoas de pele, cabelos e olhos claros, com grande tendência a se queimar e pequena ou nenhuma a se bronzear após exposição solar, história familiar de câncer de pele, grande número de nevos, exposição repetida ao raio X, contato com alguns químicos, como arsênico, além da presença de cicatrizes de queimaduras. Exposições precoces e intensas na infância constituem o principal fator de risco para o desenvolvimento dos cânceres de pele. Pesquisas indicam que a utilização de FPS 15 durante os primeiros 18 anos de vida previnem 80% dos cânceres de pele não melanoma[13].

A exposição cumulativa à luz solar por períodos prolongados está relacionada ao aparecimento de carcinoma espinocelular e carcinoma basocelular, que constituem os cânceres de pele mais comuns. Por outro lado, o melanoma e o carcinoma basocelular se relacionam com exposição da pele a grandes quantidas de radiação solar de forma episódica e relativamente infrequente[2], acompanhada de queimaduras solares e formação de bolhas.

Embora o melanoma maligno seja o câncer de pele mais agressivo, em menores de 20 anos representa apenas 1 a 3% das malignidades[14]. No entanto, sua incidência aumentou 2,9% ao ano, de 1973 a 2001[14], representando o câncer que mais aumenta sua incidência, no mundo todo[15]. O risco de desenvolvimento de melanoma se elevou de 1:1.500 em 1935 para 1:75 em 2000[15]. Fatores que contribuem para esse aumento de incidência são redução da camada de ozônio, maior exposição solar e as câmaras de bronzeamento artificial.

São fatores de risco para melanoma a presença de nevos displásicos (maiores que 6 mm, com mais de uma cor, bordas irregulares e assimétricas) e nevos congênitos (principalmente os gigantes), que são seus precursores, e o número elevado de nevos[1,16]. Sua incidência aumenta em indivíduos portadores da síndrome do nevo displásico (autossômica dominante) e naqueles com história pessoal ou de parentes de primeiro grau com melanoma. A alta exposição episódica suficiente para produzir queimadura em crianças e adolescentes aumenta o número de nevos e o risco de melanoma. Isto porque essa é a fase de pico de atividade melanocítica, e os melanócitos encontram-se mais vulneráveis à RUV, resultando em alteração de seu DNA com potencial de transformação maligna, evitável com medidas de fotoproteção. Presença de efélides (sardas) na infância indicam risco maior para melanoma[17].

Algumas evidências da influência da radiação solar na gênese do melanoma incluem ser mais frequente em indivíduos portadores de xeroderma pigmentoso (que não têm mecanismos de reparação do DNA aos danos da RUV); menor incidência de mortalidade por melanoma na raça branca, conforme aumenta a latitude; e ocorrência predominantemente em brancos (cuja mortalidade é 5 vezes maior), com incidência cerca de 10 vezes maior que em negros, havendo, de modo geral, uma correlação inversa entre a incidência de melanoma e a pigmentação da pele.

O bronzeamento artificial por meio das lâmpadas ou das camas bronzeadoras, embora primariamente utilizem RUVA, também tem sido associado ao aumento do risco de melanoma em alguns estudos[2,3].

Fotoproteção

Pode ser dividida em endógena e exógena. A endógena se refere aos mecanismos biológicos de proteção, como espessamento da camada córnea, reparação do DNA, síntese de moléculas antioxidantes, citocinas e produção de melanina. Esta absorve os fótons da RUV e as espécies reativas de oxigênio e, posicionando-se acima do núcleo celular, protege o DNA[18].

Medidas de fotoproteção exógena

O horário menos recomendado para a exposição solar situa-se entre 10 e 16 horas[2,19], por ser mais intensa a radiação UVB (devendo-se praticar os devidos ajustes quanto ao horário de verão).

Sombra

As barracas de lona ou algodão, comumente utilizadas na praia, absorvem cerca de 50% da RUV. Aquelas confeccionadas em náilon permitem a passagem de 95% dos raios e, portanto, conferem menor proteção[19]. A luz do sol é refletida por areia (25%), concreto, neve (90%) e água, atingindo a pele mesmo na sombra. A posição mais segura é a um metro do final da sombra, na qual essa reflexão não é mais significativa. A RUV penetra a 60 cm de profundidade na água e, portanto, esta não é um bom fotoprotetor. As nuvens promovem uma falsa sensação de proteção, pois bloqueiam os raios infravermelho, diminuindo a sensação de calor, mas filtros solares devem ser utilizados, pois nesses dias há 80% da radiação solar em relação a dias de sol.

Filtros solares

A utilização de filtros solares tornou-se a medida de fotoproteção mais difundida[4] e, quando devidamente selecionados e aplicados, são muito eficientes e capazes de proteger a pele de danos agudos e crônicos da RUV. Ao serem aplicados à pele, atuam refletindo ou absorvendo os RUV, caracterizando sua natureza física ou química, respectivamente. A maior parte dos filtros disponíveis comercialmente faz uma combinação de ambos. É importante seu uso diário, pois aproximadamente 80% da RUV que o corpo recebe vem do dia a dia na cidade, e não de finais de semana na praia ou na piscina.

Existem evidências laboratoriais de absorção sistêmica de filtros solares, mas não foi demonstrada sua toxicidade até o momento[20].

O fator de proteção solar (FPS) indica a potência do filtro em relação à proteção conferida aos raios UVB e expressa a razão entre o tempo necessário para se produzir eritema mínimo na pele na qual foi aplicado e o tempo necessário para produzir o mesmo eritema na pele desprotegida. Assim, um produto com FPS 15 deve permitir um tempo de exposição ao sol sem produzir queimadura 15 vezes maior do que um indivíduo teria sem estar protegido[2]. Todo filtro solar tem um número que determina o seu FPS, que pode variar de 2 a 100. O FPS não mede a proteção contra os raios UVA, que é obtida por meio do PPD (*persistent pigment darkening*). O mais indicado é que o valor do PPD seja de pelo menos um terço do FPS, ou seja, para um protetor FPS 30, o PPD precisa ser de 10.

Enquanto o FPS 2 bloqueia 50% da RUVB, o FPS 15 bloqueia 93%, o FPS 30 filtra 96,7% e o FPS 40 filtra 97,8%. Nota-se que a proteção aumenta pouco a partir do FPS30. No entanto, o tempo em que o filtro solar continuará a absorver os raios UV será maior quanto maior for o FPS, diminuindo a frequência da reaplicação. O FPS mais alto possui uma permanência maior na pele, decorrente de uma fórmula mais estável – a chamada fotoestabilidade. A proteção do FPS é considerada conforme segue: de >2 e <15, baixa, >15 e <30 média, >30 e <50 alta e >50 muito alta.

Existem protetores solares em diferentes veículos, como: serum, emulsões, espumas, géis, óleos, bastões, aerossóis e associados a produtos cosméticos. Peles oleosas combinam melhor com veículo tipo serum, espumas, gel ou gel creme. Embora quanto maior o FPS, em geral, o produto tende a ser mais gorduroso. Independente do veículo, atualmente estão disponíveis no mercado produtos com FPS altos e uma cosmética cada vez melhor. Por meio de esferas de polímeros de estireno acrilato é possível aumentar a eficácia dos filtros solares, e pela microencapsulação, mesclar filtros antes incompatíveis, além de diminuir a chance de dermatites de contato.

Produtos mais modernos, contêm substâncias reparadoras do DNA (endonucleases)[8,21] e antioxidantes (vitamina C, E, carotenoides, polifenóis do chá verde e flavonoides).

Alguns termos que aparecem nas embalagens são:

- Hipoalergênico: utiliza substâncias que geralmente não provocam alergias (ex: PABA).
- Livre de óleo ou *oil free*: filtros cujos veículos não contêm substâncias oleosas. Mais indicados para pessoas de pele oleosa ou com tendência à acne.
- Não comedogênico: filtros que não obstruem os poros, evitando assim a formação de comedões (cravos). Também são indicados para pessoas de pele oleosa e com tendência à acne.
- Resistência a água: a formulação retém pelo menos 70% do valor do FPS inicial após 40 minutos submersão. A prova d'água: a formulação retém pelo menos 70% do valor do FPS inicial após 80 minutos de submersão.

Infelizmente, no Brasil, os filtros solares possuem um custo excessivamente alto, considerando o poder aquisitivo de grande parte da população, o que, muitas vezes, impede sua utilização.

Orientações para a utilização de filtros solares

Para a exposição diária casual aos RUV, filtros com FPS 15 são suficientes[2,19], mas pessoas de pele clara devem usar FPS 30 ou maior. É importante que a proteção abranja as RUVA e RUVB.

A aplicação dos filtros solares deve ser feita 20 a 30 minutos antes da exposição solar ou do mergulho em água e reaplicado no momento da exposição, repetindo o uso a cada duas horas, ou, mais frequentemente, se houver transpiração excessiva, natação, ou uso de toalhas, ainda que ditos "resistentes à água"[19]. A reaplicação incrementa a fotoproteção em 2 a 3 vezes[22]. Nas crianças, é preferível que a primeira aplicação seja feita ainda em casa, pois é difícil convencê-las a esperar 20 minutos para poder mergulhar.

Deve-se espalhar o filtro de maneira uniforme e abundante por toda a superfície corporal que será exposta ao sol, com a pele seca e na quantidade adequada. A quantidade necessária para que a proteção atinja o FPS e PPD contidos na embalagem, seria de 2 mg/cm^2 ou, para um adulto de 70 quilos, ou, aproximadamente 30 gramas para o corpo todo (o que equivale a uma xícara de café). Na prática, se aplica entre 0,5 e 1,3 mg/cm^2, de modo que a proteção corresponde a 20-50% da indicada na embalagem.

Áreas como orelhas, nuca, lábios, áreas calvas e o dorso dos pés não devem ser esquecidas.

Na faixa etária pediátrica, recomenda-se o uso das formulações em creme ou loção, pois os filtros em gel ou spray saem mais facilmente; a maioria dos géis contém álcool e os sprays não formam uma camada espessa e homogênea. É aconselhável que o produto esteja registrado para uso infantil e, neste caso, terá FPS superior a 30. Na impossibilidade da aplicação de produtos da linha infantil, é possível utilizar protetores solares da linha adulto em crianças a partir dos 2 anos de idade, devendo-se, nestes casos, estar mais alerta para o aparecimento de reações alérgicas.

Para minimizar o ardor dos olhos no mergulho, são preferíveis os filtros solares exclusivamente físicos para a face, o que se aplica às crianças, que esfregam os olhos após mergulhar. Estes também são mais aderentes.

Os filtros exclusivamente físicos, como o óxido de zinco e dióxido de titânio, apresentam baixo poder de sensibilização e, normalmente, são conhecidos como produtos *baby*. Inicialmente, a consistência mais densa destes produtos tornava difícil sua aplicação pois deixavam uma película de coloração branca ou acastanhada sobre a pele, tornando sua cosmética desagradável. Hoje em dia, existem filtros físicos com formulações micronizadas, com partículas reduzidas em 50 a 90% em relação ao tamanho original (100 a 300 nm), e cosmética bem mais aceitável[23]. Estão recomendados para qualquer faixa etária, e seu caráter hipoalergênico os torna bastante apropriados para a utilização em crianças, especialmente para aquelas com idade inferior a 2 anos.

Não existem estudos consistentes que atestem a segurança do uso de filtros solares antes do sexto mês de vida[24]. Até esta faixa etária, a pele apresenta maior capacidade de absorção e os sistemas biológicos de metabolização e excreção de drogas estão incompletamente desenvolvidos, ocorrendo maior risco de toxicidade. Além disso, a quantidade de melanina presente na pele é menor que em crianças maiores, tornando os bebês mais vulneráveis a queimaduras. Por estes motivos, é recomendável que os bebês com menos de 6 meses mantenham-se fora do contato direto com a luz solar, abrigando-se à sombra[2], ou usando roupas com proteção solar. Sob circunstâncias normais, as crianças se expõem anualmente á radiação UVB três vezes mais que os adultos. Considerando-se que os danos provocados pelo abuso de exposição solar é cumulativo, é importante que cuidados especiais sejam tomados desde a infância. Estima-se que 50 a 80% da radiação solar acumulada durante toda a vida ocorre até os 18 anos de idade[25].

As recomendações de fotoproteção devem atingir todas as crianças, com atenção especial dirigida aos portadores de xeroderma pigmentoso, crianças com evidência de exposição solar excessiva, por exemplo, as portadoras de efélides e aquelas com alto risco de desenvolverem melanoma.

Aproximadamente 47% da radiação solar diária que as crianças recebem, ocorre no recreio da escola, e portanto, devem aplicar filtros solares antes de irem à escola.

A proteção das crianças é responsabilidade dos pais. Elas adquirem o hábito quando ensinadas na infância a se protegerem do sol. Vários estudos mostram que a fotoproteção tende a diminuir com a idade, principalmente na adolescência, além de aumentar o bronzeamento artificial. Nesse momento, são fundamentais as medidas educativas[26].

Roupas

O uso de roupas é o método mais prático de fotoproteção[2]. As roupas podem proporcionar um barreira contra a RUV e serem uma boa opção para a prática de esportes ao ar livre ou aquáticos e em situações que dificultem a reaplicação do filtro solar ou, até mesmo, no caso das crianças com menos de 6 meses. Lã e poliéster são bastante protetores, enquanto algodão, linho, acetato e rayon são menos. Em roupas comuns, tecidos com trama fechada são melhores, e as cores escuras aumentam de 3 a 5 vezes a proteção[18,27]. Camisetas de algodão têm fator de proteção ultravioleta (FPU) de 5 a 9, que diminui se o tecido é molhado.

Nas roupas especiais, que vêm com proteção solar, o FPU designa a quantidade de proteção até a máxima proteção de FPU 50+, que indica o quanto a RUV é absorvida pelo tecido. Por exemplo, um tecido com FPU de 50 permite que somente 1/50 da radiação que atinge a superfície do tecido passe através dele e, portanto, absorve 98% da RUV, mesmo após as lavagens. Nessas roupas especiais, o bloqueio da RUV independe da cor do tecido.

Fotoproteção sistêmica

São substâncias utilizadas por via oral, que apresentam como vantagens a proteção da totalidade da pele, independente da forma de aplicação. Destacam-se betacaroteno, *polipodium leucotomos*, vitaminas C e E e polifenóis do chá verde. Os estudos mostram resultados contraditórios, e não há estudos comprovando a eficácia em crianças.

A PROTEÇÃO DOS OLHOS E DOS CABELOS

Pode ser feita por meio da utilização de chapéus com aba, viseiras e bonés, pois eles são capazes de reduzir a exposição dos olhos à RUVB em até 50%. Um bom chapéu de sol deve ter abas longas, que protejam as orelhas, o nariz e os lábios. O uso de óculos de sol também deve ser encorajado[2], principalmente para pessoas de olhos claros, que têm maior sensibilidade à luz solar, pois 99% da RUV é absorvida pelos olhos e é capaz de produzir danos, como pterígio, catarata e retinopatia solar[28].

Podem ser aplicados também cremes com protetores solares para os cabelos antes da exposição solar.

PROTEÇÃO SOLAR × VITAMINA D

A vitamina D pode ser obtida de três fontes: endógena (via de absorção cutânea de RUVB), pela dieta (p.ex., óleo de peixe e leite fortificado) e por suplementação (cápsulas de 400 a 5.000 UI). Seus níveis séricos são obtidos por meio da dosagem de 25-hidroxivitamina D [25(OH)D] e idealmente devem ser maiores que 50 nmol/L em crianças e 80 nmol/L em adultos[29,30].

A Academia Americana de Dermatologia recomenda que a vitamina D não seja obtida por meio da RUVB, devido a seus riscos, mas sim por suplementação exógena. Para crianças e adolescentes, essa suplementação seria de 400 UI/dia e, para adultos com fatores de risco para deficiência de vitamina D, de 1.000 UI (enquanto a dose máxima segura seria de 2.000 UI/dia[31], sob o risco de hipercalcemia, se excedida). O colecalciferol (vitamina D3) é a forma mais recomendada para suplementação. O uso regular de filtro solar parece não comprometer a participação da RUV no processo de formação de vitamina D, possivelmente porque, devido à ausência de proteção total, a quantidade de radiação que atinge a pele é suficiente para manter a produção endógena da vitamina. Exposições curtas de 20% da superfície corpórea (braços ou pernas, 5 minutos ao dia), em horários de pico de RUVB, já são suficientes para a produção endógena de vitamina D em pessoas de pele clara. Para peles escuras, é necessário de 5 a 10 vezes mais tempo[32].

FILTROS SOLARES × REPELENTES DE INSETOS

Repelentes que contêm N,N-dietil-meta-toluamida (DEET), principalmente se aplicados primeiro, aumentam a absorção de filtros solares[33]. Podem ser usados concomitantemente, aplicando-se o filtro primeiro, ou com um intervalo. Produtos que combinam repelentes e filtros solares são contraindicados.

CUIDADOS COM A PELE APÓS O SOL

Banho morno a frio, sabonetes hidratantes e cremes ou loções hidratantes ajudam a recuperar a hidratação da pele. Produtos contendo ureia e lactato de amônio são hidratantes mais potentes e indicados para peles mais ressecadas, embora possam ser irritantes em alguns casos e menos indicados para crianças portadoras de dermatite atópica.

BRONZEAMENTO ARTIFICIAL

Nos últimos anos, um grande número de pessoas tem recorrido a fontes artificiais emissoras de ultravioleta para o bronzeamento da pele. Um estudo quantitativo analisou as lâmpadas dos aparelhos de bronzeamento comumente utilizados e mostrou irradiância superior à do sol, na ordem de 10 a 15 vezes para os RUVA e de 0,21 a 2,5 para os RUVB[34]. Cada 30 minutos de bronzeamento artificial correspondem a 3 a 4 horas de exposição solar, conferindo, portanto, um risco maior para o desenvolvimento de câncer de pele[3] e configurando um comportamento de risco que deve ser desestimulado[3,26]. Os adeptos são, na sua maioria, indivíduos jovens que, mesmo experimentando reações adversas pelo uso inadequado dos aparelhos, não têm a intenção de abandonar a prática.

Uma alternativa seria o uso tópico de produtos autobronzeadores à base de di-hidroxiacetona, que reage com aminoácidos da camada córnea, produzindo compostos castanho-enegrecidos denominados melanoidinas, que são depositados na pele, escurecendo-a. O efeito inicia-se em 1 hora e dura em torno de 5 dias. Não trazem risco algum, mas não têm qualquer função fotoprotetora, mantendo-se a necessidade de aplicação de filtros solares. Por outro lado, existem os cremes bronzeadores, que são corantes hidrossolúveis que tingem temporariamente a pele e são removidos com água e sabão.

CONCLUSÕES

A RUV é capaz de produzir danos à pele, incluindo aqueles de potencial carcinogênico. A excessiva exposição ao sol durante a infância tem sido associada ao subsequente desenvolvimento de câncer de pele na vida adulta. As medidas de fotoproteção são essenciais para evitar os efeitos nocivos do sol sobre a pele, devendo ser iniciadas em fases precoces da vida.

- As medidas de fotoproteção devem incluir exposição em horários mais apropriados (entre 10 e 16 horas) e uso de roupas, chapéus com abas, óculos e filtros solares.
- Para a exposição diária casual à RUV, filtros com FPS 15 são suficientes. Pessoas de pele muito clara ou submetidas à exposição solar prolongada podem necessitar de FPS 30 ou mais elevados.
- A aplicação do filtro deve acontecer 30 minutos antes da exposição, com reaplicações a cada duas horas ou menos, se houver transpiração excessiva ou natação.
- Lactentes com menos de 6 meses não devem manter contato direto com a luz solar e, para eles, os filtros solares disponíveis atualmente no mercado não são recomendados.
- O bronzeamento artificial é considerado um comportamento de risco e deve ser desestimulado.
- A vitamina D deve ser obtida por meio da suplementação exógena, e não da RUVB, em crianças e adolescentes.

REFERÊNCIAS BIBLIOGRÁFICAS

1. American Academy of Pediatrics. Policy Statement – Ultraviolet radiation: a hazard to children and adolescents. Council on Environmental Health and Section on Dermatology. Pediatrics. 2011;127(3):588-97.
2. Committee on Environmental Health. Ultraviolet light: a hazard to children. Pediatrics. 1999;104:328-33.
3. Souza SRP, Fischer FM, Souza JMP. Bronzeamento e risco de melanoma cutâneo: revisão da literatura. Rev Saúde Pública 2004;38(4):588-98.
4. Cokkinides V, Weinstock M. Trends in sunburns, sun protection practices, and attitudes toward sun exposure protection and tanning among US adolescents, 1998-2004. Pediatrics. 2006;118:853-64.
5. Jones Caballero M, Fernandez Peñas P. Peusta AL dia em fotoprotecíon: tipos, indicaciones, novedades y controvérsias. Dermatología Práctica. 2008;16:4-16.
6. National Weather Service Climate Prediction Center. UV índex: information. Available: http://www.cpc.ncep.noaa.gov/products/stratosphere/uv_index/uv_what.shtml (acesso 12 jan 2006).
7. Hornung RL, O'Hara M. Photoprotection. In: Harper J, Orange A, Prose N. Textbook of Pediatric Dermatology. Massachusetts: Blackwell Publishing Ltd; 2006.
8. Purim KSM, Leite N. Fotoproteção e exercício físico. Rev Bras Med Esporte. 2010;16(3):224-9.
9. Filgueira AL. Afecções por agentes físicos. In: Cucé LC, Festa NC. Manual de Dermatologia. 1ª ed. Rio de Janeiro: Atheneu; 1990. p.399-414.
10. Yaar M, Gilchrest BA. Photoageing: mechanism, prevention and therapy. Br J Dermatol. 2007;157(5):874-87.
11. Brasil. Ministério da Saúde, Instituto Nacional de Câncer. Estimativas 2010: Incidência de câncer no Brasil. Rio de Janeiro: Instituto Nacional de Câncer; 2009. Disponível em: http://www.inca.gov.br/estimativa/2010 (acesso 01 dez 2010).
12. Matsumura Y, Ananthaswamy HN. Molecular mechanisms of photo – carcinogenesis. Front Biosci. 2002;7:D765-D783.

13. Balk SJ, O'Connor KG, Saraiya M. Counseling parents and children on sun protection: a national survey of pediatricians. Pediatrics. 2004;114:1056-64.
14. Mones JM, Ackerman AB. Melanomas in prebubescent children: review comprehensivel, critique historically, criteria diagnostically, and course biologically. Am J Dermatophatol. 2003;25(3):223-38.
15. Rigel DS. Cutaneous ultraviolet exposure and its relashionship to the development of skin cancer. J Am Acad Dermatol. 2008;58(5 suppl 2):S129-32.
16. Naeyaert JM, Brochez L. Displastic nevi. N Engl J Med. 2003;349(23):2233-40.
17. Gilchrest BA, Eller MS, Geller AC, Yaar M. The pathogenesis of melanoma induced by ultraviolet radiation. N Engl J Med. 1999;340(17):1341-8.
18. Gilaberte Y, Coscojuela C, Sáenz de Santamaria MC, González S. Fotoprotección. Actas Dermosifiliogr. 2003;94:271-93.
19. Gentil T, Porto R, Fantoni A. Proteção contra câncer de pele começa na infância. DermatOnline [serial online] 2003 Nov. Available: http://www.sbd.org.br/medicos/atualidade/noticia.
20. Janjua NR, Mogensen B. Andersson A, et al. Systemic absorption of the sunscreens benzophenone-3, octyl-methoxycinnamate, and 3-(4-methyl-benzylidene) camphor after whole-body topical application and reproductive hormone levels in humans. J Invest Dermatol. 2004;123(1):57-61.
21. Basilico G, Roger CA, Seigelchifer M, Kerner N. UV-specific DNA repair recombinant fusion enzyme: a new stable pharmacologically active principle suitable for photoprotection. Photochem Photobiol. 2006;82:1016-23.
22. Eide MJ, Weinstock MA. Public health challenges in sun protection. Dermatol Clin. 2006;24:119-24.
23. Valdivielso-Ramos M, Herranz JM. Actualización em fotoprotección infantil. An Pediatr (Barc). 2010;72(4):282.e1-282.e9.
24. Morelli JG, Weston WL. What sunscreen should I use for my 3-month-old baby? Pediatrics 1993;92:882.
25. Wesson KM, Silverberg NB. Sun protection education in the United States: what we know and what need to be taught. Cutis. 2003;71:71.
26. Brent RL, Weitzman M. The pediatrician's role and responsibility in educating parents about environmental risks. Pediatrics. 2004;113:1167-72.
27. Hoffman K, Laperre J, Avermaete A, Altmeyer P, Gambrichler T. Defined UV protection by apparel textiles. Arch Dermatol. 2001;137:1089-94.
28. Wong SC, Eke T, Ziakas NG. Eclipse burns: a prospective study of solar retinopathy following the 1999 solar eclipse. Lancet. 2001;357(9251):199-200.
29. Holick MF. Vitamin D deficiency. N Engl J Med. 2007;357(3):266-81.
30. Sage RJ, Lim HW. Recommendations on photoprotection and vitamin D. Dermatologic Therapy. 2010;23:82-5.
31. 1997 RDA Standing Committee on Scientific Evaluation of dietary reference intakes: calcium, phosphorus, magnesium, vitamin D, and fluoride. Washington, DC: National Academy Press; 1997. p.250-87.
32. Holick MF. Sunlight and vitamin D for bone health and prevention of autoimmune diseases, cancers, and cardiovascular disease. Am J Clin Nutr. 2004;80(6 suppl):1678S-1688S.
33. Wang T, Gu X. In vitro percutaneous permeation of the repellant DEET and the sunscreen oxybenzone across humsn skin. J Pharm Pharm Sci. 2007;10(1):17-25.
34. Miller AS, Hamilton SL. Wester UG, Cyr WH. Na analysis of UVA emissions from sunlamps and potential importance for melanoma. Photochem Photobiol. 1998;68:63-70.

16 Prevenção da doença cardiovascular aterosclerótica na infância

Maria Helena Valente
Filumena Maria da Silva Gomes
Ana Maria de Ulhôa Escobar
Sandra J. F. E. Grisi

> Após ler este capítulo, você estará apto a:
> 1. Justificar a abordagem ativa relacionada à prevenção das doenças cardiovasculares (DCV) ateroscleróticas na infância.
> 2. Reconhecer e priorizar os principais fatores de risco e de proteção para a DCV na infância.
> 3. Realizar a triagem clínica e laboratorial de cada um dos fatores de risco para a DCV na infância.
> 4. Reconhecer as recomendações relacionadas a cada fator de risco para a prevenção da DCV na infância.

INTRODUÇÃO

Ao longo dos dois últimos séculos, a revolução tecnológica e industrial resultou em uma mudança drástica do perfil de morbidade e mortalidade da população mundial, com predomínio das doenças e das mortes causadas por doenças crônicas não transmissíveis, como as doenças cardiovasculares (DCV).

De acordo com a Organização Mundial da Saúde (OMS), a DCV secundária à aterosclerose destaca-se nas estatísticas atuais de saúde como a principal causa de morte e incapacidade nas sociedades industrializadas e em desenvolvimento, sendo responsável por 30% do total de mortes no mundo, com quase 15 milhões de óbitos por ano, sendo a maioria deles (9 milhões) nos países em desenvolvimento, com a doença arterial coronária e o acidente vascular cerebral tendo relação com 80% desses óbitos[1,2].

No Brasil, estima-se que a DCV responda por aproximadamente 20% dos óbitos nos indivíduos com mais de 20 anos, com o agravante de ocorrer em idades mais precoces do que em outros países[3].

Na atualidade, o enfoque no tratamento das DCV tem sido fortemente dirigido para a prevenção secundária ou terciária, centrando-se na população que já tem a doença, embora às vezes sem manifestações clínicas (forma assintomática), ou na população doente que já apresenta manifestações e complicações. No entanto, embora as manifestações clínicas dessa condição se apresentem como um problema clínico na vida adulta, ela tem início precoce na infância ou mesmo na vida intrauterina, sendo modulada ao longo da vida pela herança genética e influenciada por fatores de risco potencialmente modificáveis, o que justifica a prevenção primária na infância e na adolescência[4,5]. A grande compreensão da evolução da DCV e de seus fatores de risco precoces na vida é fundamental para a realização da prevenção primária, assim como para um melhor entendimento da patogênese da doença.

Assim, evidências convincentes acumuladas a partir da década de 1980 vinculam o processo aterosclerótico precoce na infância ou mesmo na vida intrauterina à presença precoce dos efeitos adversos dos fatores de risco, que tipicamente persistem e se mantêm da infância à vida adulta, aumentando a exposição ao estímulo aterogênico[5,6].

Cinco das dez principais ameaças mundiais para a saúde relacionam-se com as doenças crônicas não transmissíveis (DCNT), como hipertensão arterial (HA), tabagismo, consumo de álcool, hipercolesterolemia, sobrepeso e obesidade[7]. O aumento mundial da obesidade é relacionado às mudanças nos padrões alimentares e à inatividade física (60% da população mundial)[8]. Alimentos com alta densidade calórica e com alto teor de gorduras saturadas e carboidratos refinados substituíram as tradicionais dietas com legumes, frutas e produtos integrais. O estilo de vida moderno e a inserção da mulher no mercado de trabalho exigem a realização das refeições "fora de casa", aumentando a frequência aos restaurantes *fast-food*, com acesso prejudicado à dieta saudável e com maior risco de obesidade[8]. Soma-se a isso a ingestão disseminada de bebidas adoçadas com açúcar, potencializando o ganho de peso e aumentando a incidência de diabetes melito tipo 2[9]. Padrões alimentares pouco saudáveis são muitas vezes combinados com menor atividade física.

Dessa forma, é de grande importância para a pediatria atual o reconhecimento do papel da DCV na carga de doenças e o fato de que, embora esse distúrbio se apresente como um problema clínico no adulto, o processo patológico de aterosclerose se estabelece precocemente na vida, com raízes no período pré-natal e na infância.

ATEROSCLEROSE

A aterosclerose humana é uma doença inflamatória complexa no início e no estabelecimento, é crônica, de origem multifatorial e ocorre como uma decorrência da agressão endotelial, caracterizada por uma resposta fibroproliferativa[10].

É determinada pela suscetibilidade genética individual e pelas agressões na parede arterial, como a hipercolesterolemia, o diabetes e o tabagismo, que figuram como fatores de risco para o início e a manutenção da lesão endotelial, com as primeiras alterações relacionadas ao acúmulo de macrófagos nas estrias de lipídios no endotélio dos vasos sanguíneos[10].

O processo inicial da formação da placa aterosclerótica ocorre pela agressão ao endotélio vascular por diversos fatores de risco, como a elevação de lipoproteínas aterogênicas (*low density lipoproteins colesterol* – LDL-c, *very low density lipoproteins colesterol* – VLDL-c e remanescentes de quilomícrons), hipertensão arterial ou tabagismo[10]. Como consequência da agressão, ocorre uma disfunção endotelial com o aumento da permeabilidade da íntima às lipoproteínas plasmáticas, determinando a retenção das mesmas no espaço subendotelial[10]. Com isso, as partículas de LDL retidas passam a sofrer oxidação, o que faz com que ocorra a exposição de diversos neoepítopos, tornando-as imunogênicas, com o que a aterogênese se estabelece enquanto processo inflamatório persistente[10]. O depósito de lipoproteínas na parede arterial, processo-chave no início da aterogênese, ocorre de maneira proporcional à concentração dessas lipoproteínas no plasma.

Outra manifestação da disfunção endotelial que se soma ao aumento da permeabilidade das lipoproteínas é o surgimento de moléculas de adesão leucocitária na superfície endotelial, processo estimulado pela presença de LDL oxidada[10]. As moléculas de adesão são responsáveis pela atração de monócitos e linfócitos para a parede arterial, mantendo um amplo processo inflamatório. Induzidos por proteínas quimiotáticas, os monócitos migram para o espaço subendotelial, onde se diferenciam em macrófagos, que passam a captar as LDL oxidadas. Os macrófagos repletos de lípides são chamados de células espumosas, que são os principais componentes das estrias gordurosas, lesões macroscópicas observadas no início do processo de aterosclerose[10].

A agressão continuada da superfície endotelial favorece a deposição e a agregação de plaquetas. Estas, por sua vez, produzem fatores de crescimento que estimulam a migração e a proliferação de células musculares lisas, contribuindo para a formação de uma camada neoíntima e para a evolução da placa[10].

A placa aterosclerótica plenamente desenvolvida é constituída por elementos celulares, componentes da matriz extracelular e do núcleo lipídico. Esses elementos formam, na placa aterosclerótica, o núcleo lipídico (rico em colesterol) e a capa fibrosa (rica em colágeno)[10]. As placas estáveis caracterizam-se por predomínio de colágeno, organizado em capa fibrosa espessa, escassas células inflamatórias e núcleo lipídico de proporções menores[10]. As placas instáveis apresentam atividade inflamatória intensa, especialmente nas suas bordas laterais, com grande atividade proteolítica, núcleo lipídico proeminente e capa fibrótica tênue.

A ruptura dessa capa expõe material lipídico altamente trombogênico, levando à formação de um trombo sobrejacente. Esse processo, também conhecido por aterotrombose, é um dos principais determinantes das manifestações clínicas da aterosclerose[10,11].

A disfunção endotelial está presente em todas as fases evolutivas da aterosclerose, comprometendo a reatividade vascular com perda do relaxamento arterial dependente do endotélio[10]. As artérias afetadas perdem elasticidade e se estreitam gradativamente, podendo se romper. A ruptura das placas parece estar relacionada com as suas características morfológicas e bioquímicas, e não somente com seu grau de estenose[10,11]. Pequenas rupturas ou tromboses podem ocorrer ao longo da vida, determinando remodelação das placas, frequentemente sem manifestações clínicas[11]. Todavia, a magnitude do evento cardiovascular é determinada pelo grau de trombose sobreposta à placa rota.

Embora a aterosclerose se manifeste clinicamente na idade adulta média e tardia, é bem conhecido que ela se inicia muito cedo na vida, muitas vezes durante a infância e eventualmente na gestação, e mantém um desenvolvimento assintomático durante muitas décadas, com sua patogenia modulada ao longo da vida pela herança genética, pelo estilo de vida e pelos fatores de risco potencialmente preveníveis[10-12].

A identificação das crianças que estão sob o risco de desenvolver a aterosclerose pode permitir que intervenções precoces atrasem o processo aterosclerótico, prevenindo ou retardando a DCV[10,11].

EVIDÊNCIAS DA ATEROSCLEROSE PRECOCE NA INFÂNCIA

A doença aterosclerótica se estabelece silenciosamente durante a infância, como um processo de agressão persistente que progride na adolescência e que, na idade adulta e nos idosos, acarreta a DCV[13,14]. A aterosclerose passou então, gradualmente, de um modelo de doença crônico-degenerativa (e exclusivamente de pacientes de idade avançada) para um modelo de doença inflamatória crônica subclínica, presente já na infância.

O interesse pela aterosclerose na infância e na adolescência data do século XIX e, desde então, vêm sendo apresentados na literatura relatos da existência de lesões arteriais nessa faixa etária, baseados em achados anatomopatológicos.

Estudos de autópsia em crianças e adultos jovens que morreram de causas não cardiovasculares têm demonstrado o desenvolvimento precoce da aterosclerose.

A publicação que chamou a atenção do mundo para a origem precoce da aterosclerose foi sobre o estudo de autópsias realizadas nos soldados jovens mortos na Guerra da Coreia[15], que constatou mais de 70% dos jovens de 22 anos de idade com evidência de aterosclerose em suas artérias coronárias[14-17]. A angiografia coronária *post mortem* e a dissecção do coração dos soldados americanos mortos no Vietnã demonstraram que 45% apresentavam alguma evidência de aterosclerose, com 5% destes com evidência de aterosclerose coronariana grave[16].

Outra evidência mostrou a alta incidência de macrófagos carregados de lipídios nas camadas íntimas da aorta e das artérias coronarianas de jovens crianças americanas mortas em acidentes rodoviários, com mais de 50% das crianças com idade entre 10 e 14 anos com evidências de aterosclerose precoce[17].

Estudo no Japão revelou a presença de estrias gordurosas em 29% das aortas nos menores de 1 ano e de 3,1% nas artérias coronárias de crianças entre 1 e 9 anos de idade[18,19].

O *Bogalusa Heart Study*[20] analisou material de necropsia e a presença *ante mortem* dos níveis séricos de lipoproteínas em diferentes grupos etários desde o nascimento. O estudo observou que a presença de placas fibrosas nas coronárias aumentou com a idade, de aproximadamente 50% entre 2 e 15 anos de idade para 85% entre 21 e 39 anos, e a prevalência de lesões de placa fibrosa aumentou de 8% entre 2 e 15 anos para 69% entre 26 e 39 anos[20]. A prevalência e a extensão da aterosclerose aumentaram de acordo com idade, índice de massa corporal (IMC), pressão arterial e níveis séricos de colesterol total (CT) e LDL-colesterol (LDL-C). O grau de envolvimento aumenta com a piora da gravidade e o maior número de fatores de risco[20]. Tracy et al. apontaram que a presença de múltiplos fatores de risco concomitantes, como altos níveis de CT, LDL e VLDL e HA associados às já comprovadas influências diretamente proporcionais dos níveis séricos do CT e das LDL e, indiretamente, das lipoproteínas de alta densidade (HDL) na aorta, antes da morte, propiciaram o aparecimento de estrias gordurosas e agravaram a patogenia aterosclerótica nas coronárias e na aorta, fortalecendo a ideia de sinergismo de efeito sobre a evolução das lesões[21,22].

No estudo *The Pathobiological Determinants of Atherosclerosis in Youth (PDAY)*, em cerca de 1.530 necropsias em indivíduos jovens entre 15 e 19 anos de idade, em metade das coronárias e em todas as aortas, havia lesões ateroscleróticas[23]. Na análise da progressão das lesões ateroscleróticas em jovens na faixa etária de 15 a 34 anos, observou-se influência dos níveis de LDL e VLDL, intolerância à glicose, hipertensão arterial, tabagismo e obesidade na presença de níveis reduzidos de HDL na evolução precoce da aterosclerose na aorta e na coronária direita. O percentual de superfície intimal envolvida com estrias aumentou com a idade e foi associado com níveis elevados de LDL-C e reduzidos de HDL-C, hipertensão, obesidade e tolerância diminuída à glicose[23,24]. Aproximadamente 3 mil indivíduos mortos por causas externas tiveram amostras de sangue *post mortem* analisadas e concluiu-se que a prevalência e a extensão das lesões aumentaram rapidamente entre 15 e 34 anos de idade e que a doença aterosclerótica deve ser prevenida o mais precocemente possível[23-25].

No *Muscatine Study*, a ultrassonografia de carótida foi utilizada para avaliação da espessura íntima-média das paredes vasculares, e os dados foram associados aos níveis de CT e índice de massa corporal (IMC)[26]. Semelhante aos resultados obtidos no *Bogalusa Heart Study* e no *Young Finns Study*[24], os dados reafirmaram a ligação entre a exposição aos fatores de risco (LDL, IMC, pressão sistólica elevados e presença de tabagismo) em jovens e o aparecimento de aterosclerose subclínica no adulto jovem[27].

Em relação aos estudos epidemiológicos no Brasil, Giuliano et al. acompanharam 1.053 indivíduos jovens do município de Florianópolis (SC) e constataram que níveis séricos elevados de colesterol acompanhavam o excesso de peso[28].

Na região metropolitana do Rio de Janeiro, 68,4% das crianças apresentaram alterações dislipidêmicas na faixa etária dos 5 aos 9 anos[29].

EPIDEMIOLOGIA DOS FATORES DE RISCO NA INFÂNCIA

Os riscos para a DCV aumentam com a idade e, a cada dez anos, existe a possibilidade de aumentar o risco de morte por DCV em 2,5 vezes[30]. A magnitude dos fatores de risco e a ocorrência de manifestações clínicas aparecem mais tardiamente em mulheres do que em homens[29-31].

Com relação à suscetibilidade genética, 41% dos filhos de pais com doença coronária cardíaca apresentam um ou mais fatores de risco para a aterosclerose[32].

No Brasil, a DCV, que se manifesta como doença arterial coronariana, cerebrovascular e insuficiência cardíaca, é a principal responsável pelo contingente de óbitos, respondendo por cerca de 25% das internações hospitalares e consumindo 13% dos recursos assistenciais à saúde[3].

De acordo com relatos da OMS, a prevalência de obesidade infantil tem crescido em torno de 10 a 40% na maioria dos países[33].

No Brasil, nas três últimas décadas, observa-se o aumento do sobrepeso e da obesidade nos diferentes extratos econômicos, especialmente nas classes mais altas, com mudanças relevantes nos menores de 5 anos, nas regiões menos desenvolvidas e redução nas mais desenvolvidas[3,34,35].

A análise da antropometria de crianças e adolescentes do Inquérito sobre *Standard Life* (SLS) de crianças e adolescentes entre 2 e 17 anos de idade de todo o Brasil em 1997 mostrou que a prevalência de obesidade foi de 10,1%, sendo maior no Sudeste que na região Nordeste, com valores de 11,9 e 8,2%, respectivamente[36]. Dados apontam para um aumento de 8,5% na prevalência de sobrepeso em adolescentes de 10,4 e 6,6% nas regiões Sudeste e Nordeste, e a prevalência de obesidade de 3%, sendo 4,2 e 1,7% nas regiões Sudeste e Nordeste, respectivamente[36,37].

Estudo populacional recente realizado em Santos (SP) revelou prevalência de sobrepeso e obesidade de 15,7% em crianças e de 18% em adolescentes[35].

No Brasil, os dados relacionados aos fatores de risco na infância e na adolescência para a DCV mostram uma prevalência da hipertensão arterial sistêmica primária, que varia de 0,8 a 8,2%[37,38], com a hipertensão arterial frequentemente associada com sobrepeso ou obesidade e tendendo a progredir ao longo da vida, mantendo níveis mais elevados que seus pares e com tendências a se tornarem adultos hipertensos[38-40].

A dislipidemia, definida como valores anormais para a idade dos níveis circulantes de lipídios ou lipoproteínas, pode ser causada por alterações na produção, no catabolismo ou no *clearance,* como consequência de fatores genéticos e/ou ambientais, dieta inadequada e/ou estilo de vida sedentário. De acordo com o Programa Nacional de Educação em Colesterol, níveis altos de triglicérides, aumento da fração LDL-C e redução do HDL-C são os principais preditores da DCV[41,42].

A fração HDL-C apresenta uma dupla atividade protetora em relação ao risco para a DCV no organismo. A redução do risco para a DCV se deve à capacidade do HDL-C para realizar o transporte reverso de colesterol, ou seja, removê-lo das células e transportá-lo para o fígado para ser excretado. Além disso, o HDL-C também previne a oxidação e a agregação das partículas de LDL-C no endotélio vascular, reduzindo o potencial aterogênico dessa lipoproteína[41,42].

A prevalência da hipercolesterolemia variou entre 10 e 35%. Nos estudos epidemiológicos em crianças e adolescentes, encontraram-se taxas de 22% de hipertrigliceridemia, 6% de LDL-C elevado e 5% de HDL-C diminuído[28,41,42].

Entre as crianças e os adolescentes de Florianópolis, 23% foram classificados com baixos níveis da fração protetora do colesterol (HDL-C) e 25% com altos níveis de não HDL-C, de acordo com os critérios brasileiros[42]. Esse estudo também mostrou a associação significante entre os níveis baixos de HDL-C e altos de proteína C reativa[50], com associação significante entre os altos níveis de não HDL-C e circunferência abdominal, etnia africana e alta renda familiar[42].

No Brasil, até a década de 1980, o tabagismo estava presente entre estudantes do ensino fundamental e do ensino médio em 1 a 34% dos jovens entrevistados, com o aumento do tabagismo entre as mulheres jovens[43].

A prevalência do sedentarismo entre crianças e adolescentes brasileiros varia de 42 a 93,5%, dependendo do critério utilizado[44].

FATORES DE RISCO PARA A DOENÇA CARDIOVASCULAR ATEROSCLERÓTICA

O fator de risco de uma doença pode ser definido como as características biológicas mensuráveis de um indivíduo que precedem um desfecho bem definido da doença (p.ex., o infarto do miocárdio), predizem tal desfecho e se encontram diretamente no caminho causal biológico. Fatores de risco são de particular importância porque ajudam a identificar os indivíduos assintomáticos que têm uma probabilidade maior de desenvolver a doença no futuro, em comparação com a população em geral.

O conceito de fator de risco para a DCV foi introduzido pela primeira vez em um artigo do *Framingham Heart Study*, em 1961, que vinculou a presença de antecedentes de condições específicas ou de fatores de risco tradicionais, como o colesterol elevado, a hipertensão, o diabetes melito e o tabagismo, com a DCV futura[45].

Embora esses fatores de risco sejam insuficientes para identificar o risco absoluto, eles são fortemente associados com a presença de doença vascular aterosclerótica e explicam 75 a 90% dos eventos[45]. Com modelos convencionais de previsão de risco, como o *Framingham Risk Score*, a ausência desses fatores de risco é associada com uma probabilidade muito baixa de iniciar a DCV[45].

Crianças e jovens que eventualmente venham a apresentar fatores de risco, com a idade, tendem a apresentar maior probabilidade do surgimento do processo aterosclerótico e consequente desenvolvimento da DCV, por outro lado, o controle de alguns dos fatores de risco independentes, reduz de forma importante a morbidade e mortalidade secundárias à aterosclerose[26,45,46].

Os principais fatores de risco tradicionais para a DCV (Quadro 16.1) são idade, dislipidemias (isto é, a elevação do LDL-colesterol ou então a redução do HDL-colesterol), hipertensão arterial sistêmica (HAS), tabagismo e diabetes melito como fatores independentes para a aterosclerose[26]. Além desses fatores independentes, existe uma série de outros fatores predisponentes que potencializam os fatores independentes, como a história familiar precoce de doença isquêmica cardíaca, etnia, obesidade (principalmente a do tipo central), sedentarismo e fatores psicossociais[46]. Um terceiro grupo de fatores de risco, cujo papel na aterogênese é provável (embora ainda não totalmente demonstrado), é denominado grupo de fatores condicionais[46]. Nesse grupo, encontram-se triglicérides, lipoproteína(s), proteína C reativa ultraespecífica (PCR_{UE}), LDL pequena e densa, fibrinogênio e fatores inflamatórios. Estes últimos são considerados por alguns autores apenas marcadores, e não fatores de risco da DCV[12,26,45,46]. O entendimento da menopausa como um fator de risco a mais para a doença isquêmica cardíaca (DIC) tem sido discutido.

Quadro 16.1 – Fatores de risco tradicionais para doença cardiovascular na criança[46]

Constitucional
- História familiar de aterosclerose
- Idade
- Gênero

Comportamentos/estilo de vida
- Nutrição/dieta
- Inatividade física
- Exposição ao tabaco
- Exposição perinatal

Fisiológicos
- Pressão sanguínea
- Lipídios
- Obesidade
- Metabolismo da glicose e resistência à insulina

Diagnósticos médicos*
- Diabetes melito (tipos 1 e 2)
- Doença renal crônica/estágio final

*Outros diagnósticos, como a doença de Kawasaki (inflamatória, pós-vasculite), doença intestinal inflamatória crônica, lúpus eritematoso sistêmico, artrite reumatoide juvenil, duração do sono e apneia obstrutiva do sono, têm sido sugeridos como fatores de risco[46].

Evidências convincentes acumuladas vinculam o processo aterosclerótico de início precoce na infância, ou mesmo na vida intrauterina, à presença dos efeitos adversos dos fatores de risco, que tipicamente persistem e se mantêm da infância à vida adulta, aumentando a exposição ao estímulo aterogênico.

As evidências atuais indicam que a aterosclerose se inicia na infância como um processo de agressão persistente, motivo pelo qual a identificação das crianças que estão sob o risco para desenvolver a aterosclerose pode permitir que intervenções precoces atrasem o processo aterosclerótico, prevenindo ou retardando a DCV[12,13].

A presença, a magnitude, a duração e o número de fatores de risco presentes na infância se relacionam com a progressão das lesões nos vasos sanguíneos, assim como com a extensão da alteração vascular aterosclerótica na DCV precoce no adulto, com isso o pediatra acaba sendo o responsável pela saúde cardiovascular do indivíduo nas primeiras décadas de vida[7,17].

Os fatores de risco cardiovasculares tendem a se agregar e, frequentemente, são vistos em conjunto no mesmo indivíduo, no qual a associação aumenta a probabilidade de eventos cardiovasculares, uma vez que cada fator de risco tende a reforçar o outro e, consequentemente, a morbidade e a mortalidade associadas, o que reforça a necessidade da prevenção primária da DCV, com o rastreamento do perfil de risco cardiovascular nas supervisões de saúde da criança e do adolescente normal[6,10,17]. A associação de vários fatores de risco cardiometabólicos em um mesmo indivíduo, com interações prejudiciais entre os mesmos e o endotélio vascular, ocorre geralmente durante as primeiras duas décadas da vida[6].

Assim como no adulto, na criança e no adolescente se observa a associação entre alguns fatores de risco: sobrepeso/obesidade com as alterações da pressão arterial (PA), perfis lipídicos e de carboidratos[4,6]. A obesidade central se associa diretamente com a insulinemia basal e com os níveis de triglicérides[12]. O estudo de Bogalusa mostrou a importante relação inversa entre o HDL-C e a obesidade, assim como o fato de crianças com altos valores de HDL-C apresentarem PA e LDL-C menores[26,27].

A associação entre hipertensão, sobrepeso/obesidade, dislipidemias, hiperinsulinemia, hiperglicemia, intolerância à glicose, redução do HDL-C e disfunção endotelial é chamada de síndrome metabólica (SM), em cuja fisiopatologia a resistência à insulina parece ter papel central[12,47,48]. Nessa síndrome, a hiperinsulinemia ativaria o sistema nervoso simpático, com maior retenção renal de sódio e estímulo ao crescimento celular, fatores considerados de risco para a DCV[47-49].

A persistência dos fatores de risco descrita pelo fenômeno do *tracking* e a piora com o avanço da idade enfatizam a importância de medidas que promovam a saúde cardiovascular e a redução dos riscos para a aterosclerose desde a infância[21].

Recentemente, têm sido propostos novos fatores de risco não tradicionais ou biomarcadores para DCV em crianças, relacionados à inflamação, fatores pró-trombóticos e estresse oxidativo, e resistência à insulina também pode interagir com os fatores de risco tradicionais, levando à DCV[49].

Tendo em vista a epidemia de obesidade no mundo, tais fatores de risco não tradicionais se relacionariam com as consequências metabólicas e fisiopatológicas do excesso de adiposidade, ocupando lugar central no caminho para a DCV[48]. Assim, a disfunção do adipócito enquanto desequilíbrio energético em um ambiente obesogênico leva a hiperplasia e hipertrofia do tecido adiposo, resultando em disfunção dos adipócitos[49]. Essa disfunção se manifesta como estresse oxidativo e disfunção mitocondrial, com a secreção alterada de adipocinas, inflamação e resistência à insulina ao nível celular[49]. O desequilíbrio energético provoca a circulação excessiva de glicose e triglicérides, levando a hipertrofia e hiperplasia dos adipócitos e a uma variedade de tensões resultantes de processos inflamatórios no tecido adiposo[49].

Quando a hipertrofia e a hiperplasia são insuficientes para absorver o excesso de nutrientes circulantes, a capacidade dos adipócitos para armazenar triglicerídeos e glicose fica sobrecarregada, levando à disfunção dos adipócitos[49].

O acúmulo excessivo de lipídios leva ao aumento da atividade do retículo endotelial (RE), que, em última análise, pode sobrecarregar a capacidade dessa organela de produzir corretamente as proteínas. A lipotoxicidade e o excesso de ácidos graxos livres que não podem mais ser acomodados se manifestam a nível celular, em parte como disfunção do RE. Nesse estado de estresse do RE, várias funções críticas passam a ocorrer de forma inadequada, incluindo a lipogênese, criação de gotículas lipídicas de triglicérides e metabolismo lipídico, regulação da circulação do colesterol e lipoproteínas chave[49]. Tal disfunção se caracteriza por inflamação local, infiltração de células inflamatórias e elevação das citocinas pró-inflamatórias que ativam as vias inflamatórias adicionais[49]. Ocorre então a alteração na composição dos produtos secretados pelos adipócitos, contribuindo para a resistência à insulina local e sistêmica, em parte pela ativação da ação da quinase sobre os receptores de insulina[49].

Pelo estresse, o RE produz mais proteína que o habitual, mas com os mecanismos que regulam a qualidade dessas proteínas sendo incapazes de acompanhar o aumento da produção[49]. Com isso, passa a existir um grande número de proteínas com mau funcionamento, entupindo literalmente as células e prejudicando a funcionalidade normal[46]. Os mecanismos compensatórios em que a síntese de proteínas é reduzida e as proteínas disfuncionais são destruídas pode ser suprimido pela persistência e pelo excesso de nutrientes, e a célula pode sofrer apoptose[49].

Assim, o processo de excesso de nutrientes é a hipótese para explicar as elevações persistentes dos triglicerídeos circulantes ao nível do organismo, enquanto manifestação clínica da disfunção dos adipócitos[49].

Todos esses processos atuam sobre diversos órgãos no corpo, contribuindo para o desenvolvimento de eventos cardiovasculares[46], conforme a Figura 16.1.

Alguns estudos propõem conexões entre as exposições perinatais e a disfunção dos adipócitos, sugerindo que o fornecimento insuficiente ou excessivo de nutrientes em pontos críticos do desenvolvimento fetal pode aumentar a propensão das células de gordura para armazenar lipídios e/ou levar à adipogênese, que, por sua vez, aumenta o risco para a obesidade mais tarde na vida[49].

O aumento indesejado da gordura visceral está associado ao estresse, via liberação de cortisol e catecolaminas. Citocinas oriundas do tecido adiposo visceral induzem o estado de inflamação crônica subclínica e resistência à insulina, que deterioram o metabolismo glicolipídico.

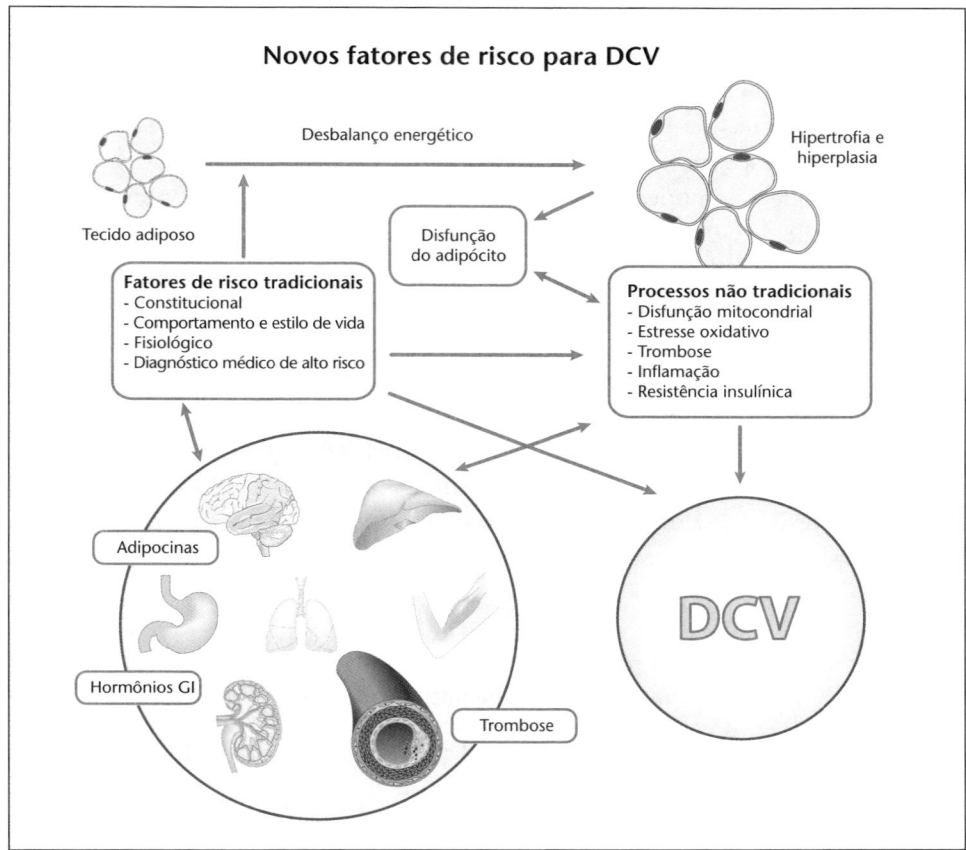

Figura 16.1 Novos conceitos na fisiopatologia da doença cardiovascular[49]. DCV: doença cardiovascular.

O papel do tecido adiposo enquanto órgão secretor é produzir proteínas bioativas chamadas coletivamente de adipocinas[49,50]. A produção desregulada de adipocinas participa na patogênese de comorbidades associadas à obesidade, incluindo metabolismo anormal de lipídios e glicose, saciedade alterada, aumento da inflamação, hemostasia desordenada e angiogênese, elevação da pressão arterial e disfunção cardiovascular[49,50]. Essas adipocinas se comunicam tanto dentro do tecido adiposo como vinculam o tecido adiposo com outros sistemas de órgãos, podendo funcionar como o denominador comum intercelular, mediando o desenvolvimento da DCV no estado obeso[49,50].

A leptina tem efeito sistêmico sobre o apetite e o metabolismo e é uma das adipocinas mais estudadas[49,50]. A sua relação com fatores inflamatórios é intrigante, e uma melhor compreensão da relação entre leptina e fatores de risco cardiovascular é necessária[49,50].

A adiponectina é um hormônio adiposo-específico que tem propriedades anti-inflamatórias e de sensibilização à insulina que, em contraste com as outras adipocinas, é protetor contra obesidade e distúrbios relacionados a ela[49,50]. Nas crianças, a adiponectina se correlaciona com maior magreza, menor sensibilidade ao PCR, menor espessura da camada média-intimal e sensibilidade à insulina[49,50]. É promissor que a adiponectina seja favoravelmente modificável por simples mudanças do estilo de vida, com a utilização dos níveis de adiponectina total ou adiponectina de alto peso molecular ganhando espaço para se estabelecer como um biomarcador para a sensibilidade à insulina e/ou como um fator de risco para DCV[49,50], como mostra a Figura 16.2.

Apesar dos avanços na compreensão dos fatores de risco não tradicionais/biomarcadores para a DCV, a utilidade clínica dos mesmos permanece limitada nas crianças por causa de associações inconsistentes e falta de replicação dos resultados[34,49]. Com a crescente conexão entre a obesidade infantil e a DCV, os biomarcadores produzidos a partir de tecido adiposo e aqueles com papéis na inflamação e no estresse oxidativo são cada vez mais estudados, com a possi-

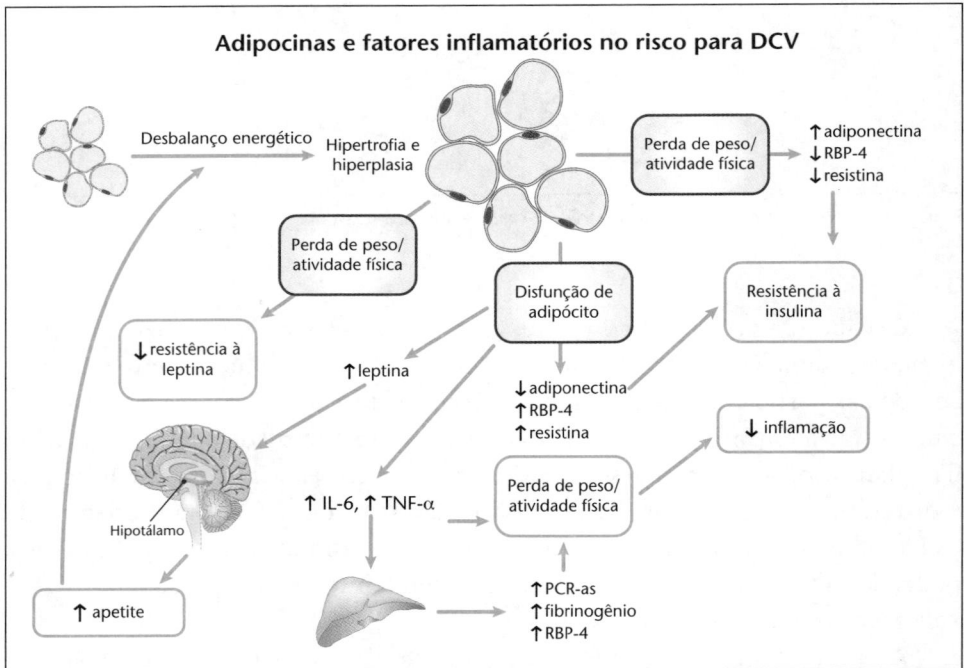

Figura 16.2 Adipocinas e fatores inflamatórios no risco para doença cardiovascular[49]. DCV: doença cardiovascular; IL-6: interleucina-6; PCR-as: proteína C reativa de alta sensibilidade; RBP-4: proteína ligada ao retinol-4; TNF-α: fator de necrose tumoral alfa.

bilidade de estratégias terapêuticas mais direcionadas para prevenir a DCV em idades precoces[49,50].

Atualmente, não há dados convincentes para recomendar testes de rotina em crianças para a avaliação dos fatores de risco não tradicionais/biomarcadores.

Muitos dos fatores de risco para as DCV são modificáveis por meio da tomada de medidas preventivas específicas, pelo que a redução dos mesmos na criança pode atuar no processo de aterosclerose subclínico, diminuindo o risco de DCV no adulto.

Nesse sentido, a maioria dos países desenvolveu diretrizes destinadas à prevenção da aterosclerose na infância, por meio do controle dos fatores de risco. No Brasil, a primeira Diretriz de Prevenção da Aterosclerose na Infância e Adolescência foi lançada no ano de 2005 e, desde então, tornou-se referência para o estabelecimento de estratégias individuais e populacionais no controle dos fatores de risco para a prevenção precoce da aterosclerose[51].

História Familiar de Doença Cardiovascular Aterosclerótica Precoce

A avaliação dos riscos para a saúde cardiovascular da criança e do adolescente deve considerar a ocorrência de DCV precoce na família, pela forte tendência do agrupamento da aterosclerose nas famílias[32,52]. Estudos consideram a história prematura de DCV nos parentes de primeiro grau (pais e irmãos) como o melhor preditor individual de risco para a DCV, mesmo quando os pacientes com dislipidemia hereditária são excluídos. Se os pais da criança ainda forem jovens para terem sofrido DCV, a história familiar positiva será definida como infarto do miocárdio documentado, documentação angiográfica da DCV, angina de peito ou morte súbita cardíaca de parentes de primeiro e segundo graus (pais, irmãos, avós ou tios e primos consanguíneos). A presença de histórico multigeracional de DCV precoce positivo nos familiares de primeiro e segundo graus indica risco cinco vezes maior de aterosclerose para a criança (em relação aos controles)[52].

A história clínica deve buscar DCV precoce positiva nos familiares, o que significa antes dos 55 anos para homens e antes dos 65 anos para as mulheres[32,52]. Essa história familiar deve ser atualizada anualmente nas supervisões de saúde ou a qualquer hora, caso se torne positivo[52].

Com o objetivo de estabelecer a saúde cardiovascular do indivíduo, devem-se obter informações sobre a presença de obesidade, hipertensão arterial, dislipidemias, diabetes melito e tabagismo na família[52]. Diversos estudos observaram que crianças e adolescentes com o colesterol sérico aumentado, particularmente o LDL-C, frequentemente pertenciam a famílias com alta incidência de DCV prematura[52].

A identificação de crianças que apresentam alguns desses fatores de risco orienta para a necessidade de avaliação e seguimento dos pais, pois, pelo fenômeno da agregação familiar dos fatores de risco, estes podem apresentar risco aumentado para a DCV[52]. Pais com fatores de risco significantes devem ser encaminhados para avaliação[52].

História Pregressa do Indivíduo

Condições adversas (relacionadas com a nutrição), ambiente hormonal e metabolismo materno presentes intraútero e precocemente durante a infância podem comprometer o feto e a criança, determinando alterações na estrutura corporal, na função e no metabolismo, que se relacionam com a presença de doença crônica na vida adulta do indivíduo, segundo o fenômeno denominado "programação" do desenvolvimento[53,54].

Ao ser exposto à desnutrição intrauterina, seja por menor aporte de substratos ou por insuficiência placentária, o feto altera o seu metabolismo de modo a precaver-se dessas carências e manter a sobrevivência, aumenta a resistência periférica à insulina e secreta menor quantidade deste hormônio, visando manter a glicemia estável[53,54]. Assim, o feto fica protegido das consequências da hipoglicemia e poupa a glicose que, para ele, é escassa. A consequência desse chamado fenótipo poupador seria a diminuição do tamanho fetal e um menor peso ao nascer[53,54].

A teoria do fenótipo poupador desenvolvida por Hales teve origem na associação entre o retardo de crescimento fetal (ou da criança jovem) e o desenvolvimento da intolerância à glicose e da síndrome metabólica no adulto[55]. Portanto, vicissitudes e carências intrauterinas funcionariam como uma prefiguração metabólica do viver após o nascimento[56].

A redução do crescimento fetal e do peso de nascimento não são as causas das doenças do adulto e suas consequências em longo prazo, mas os marcadores da resposta fetal a um ambiente intrauterino limitado, que resultaria em alterações teciduais e de desenvolvimento de órgãos, que podem não estar presentes ao nascimento, mas podem implicar em alterações na vida adulta[53-55].

A programação fetal é uma manifestação do desenvolvimento quando o sistema tem uma plasticidade e sensibilidade a alterações do ambiente precoce, como na fase intrauterina[53-55]. A plasticidade do desenvolvimento é definida como um fenômeno no qual um genótipo pode dar origem a um grande número de estados morfológicos e fisiológicos diferentes, em resposta a distintas condições ambientais durante o desenvolvimento, que requer a modulação estável da expressão gênica, e mediada por processos epigenéticos, como a metilação do DNA e modificações das histonas[53-55].

Estudos mostram que a subnutrição em gestantes acarreta obesidade na sua prole, redução da massa muscular esquelética, alteração da sensibilidade à insulina, alteração do metabolismo hepático, redução no número de néfrons, hipertensão arterial e alteração da função endotelial (associada à alteração da regulação de apetite, nível de atividade física e controle neuroendócrino)[53-55].

Assim, antecedentes de crianças nascidas pequenas para a idade gestacional, consequentes ao retardo do crescimento intrauterino (RCIU) ou à prematuridade, podem se associar à maior incidência de DCV, hipertensão arterial sistêmica e aterosclerose, intolerância à glicose, diabetes melito tipo 2 e síndrome metabólica[53-55]. A macrossomia ou obesidade fetal (GIG), independentemente da idade gestacional ou do gênero, também é relacionada com o desenvolvimento tardio de obesidade, diabetes melito e dislipidemia, reafirmando a associação epidemiológica entre os níveis lipídicos fetais e o risco para DCV[53-55].

Fatores ambientais atuando no início da vida podem ter uma influência importante no risco das doenças crônicas dos adultos, com o antecedente de obesidade nos primeiros cinco anos de vida se associando com a maior probabilidade de obesidade e suas consequências na vida adulta[53-56].

Dislipidemias

As dislipidemias são anormalidades do metabolismo de lipoproteínas, que incluem elevação do colesterol total (CT), do *colesterol low density lipoproteins* (LDL-C) e dos triglicérides (TG) ou deficiência de *colesterol high density lipoproteins* (HDL-C). Esses distúrbios podem ser familiares e/ou adquiridos, sendo a dislipidemia monogênica relacionada à condição genética da mesma forma que a hipercolesterolemia[51].

As dislipidemias multifatoriais são causadas por fatores de risco que incluem elementos ambientais, como obesidade e dieta, ou por fatores genéticos frequentemente não identificados.

A associação entre as dislipidemias, que repercutem sobre os níveis das lipoproteínas em circulação e nas concentrações dos seus diferentes componentes, e a aterosclerose é claramente estabelecida na literatura. Na atualidade, com a vida moderna, as crianças vivenciam a progressão silenciosa de uma epidemia relacionada às dislipidemias, que pode agravar as taxas de morbidade e mortalidade pelas DCV nos anos da vida adulta.

Os lípides presentes no plasma, importantes do ponto de vista fisiológico e clínico, são os ácidos graxos, os TG, os fosfolípides e o colesterol. As lipoproteínas são responsáveis pelo transporte dos lípides no plasma, sendo compostas por lípides e proteínas, as chamadas apolipoproteínas. As lipoproteínas LDL-C e HDL-C são ricas em colesterol, mas existem ainda outras classes, como as lipoproteínas de densidade intermediária (IDL) e a lipoproteína a (Lpa).

Entre as crianças e os adolescentes, três grupos de dislipidemia podem ser identificados por meio da triagem[51]:

- Monogênicas não identificadas, como a hipercolesterolemia familiar.
- Causas secundárias não identificadas para as dislipidemias.
- Multifatorial (poligênica ou relacionada aos fatores de risco).

As dislipidemias, consequentes à ingestão excessiva de gorduras saturadas e aterogênicas, são apontadas como importantes fatores de risco para a DCV[51].

Nos adultos, os principais estudos epidemiológicos estabeleceram uma forte associação positiva entre os níveis totais de LDL-C e a incidência da mortalidade e da morbidade pela DCV[51]. Essa relação se estabelece em um *continuum* de tempo, relacionado aos níveis de LDL-C, em que níveis mais altos dessa fração determinam maior risco para DCV[51].

A dislipidemia raramente determina algum efeito adverso na infância, mas o seu efeito a longo prazo deve ser considerado.

Ocorre forte agregação familiar relacionada aos níveis de colesterol, sendo que crianças com níveis elevados de CT, LDL-C, TG e apolipoproteína-B (apo-B) e níveis baixos de HDL-C e apolipoproteína-A (apo-A) pertencem a famílias com alta incidência de DCV, quando comparadas àquelas com níveis normais[51]. Esse é um resultado provável da soma de fatores genéticos e ambientais, como consumo de dieta rica em gorduras saturadas e colesterol e hábitos sedentários de vida[51].

Estudos em crianças com morte acidental evidenciaram a correlação entre os níveis lipídicos e a deposição de gordura nas artérias, com lesões iniciais da aterosclerose (*fatty streaks*) na aorta abdominal aos 3 anos de idade e na artéria coronária aos 10 anos[51].

A triagem da dislipidemia, a partir dos 2 anos para a avaliação da saúde cardiovascular, está indicada nas situações definidas no Quadro 16.2[51].

Quadro 16.2 – Situações indicativas para o rastreamento da dislipidemia em crianças e adolescentes[51]

- Pais ou avós com história de aterosclerose precoce, em idade < 55 anos para homens e < 65 anos para mulheres
- Pais portadores de hipercolesterolemia (CT > 240 mg/dL)
- Presença de outros fatores de risco para doença cardiovascular, como:
  - Hipertensão arterial, obesidade, diabetes melito e tabagismo
  - Dieta rica em gorduras saturadas e/ou ácidos graxos trans
- Utilização de drogas ou presença de doenças que cursam com dislipidemia (aids, hipotireoidismo, ARJ etc.)
- Manifestações clínicas de dislipidemias, como xantomas, xantelasmas, arco corneal, dores abdominais recorrentes e pancreatites

(continua)

Quadro 16.2 – Situações indicativas para o rastreamento da dislipidemia em crianças e adolescentes[51] (continuação)

- Recém-nascidos pequenos para a idade gestacional:
  – Iniciar a coleta aos 6 meses de idade
  – Se forem encontrados valores normais, repetir dosagem aos 2 anos. No caso de valores alterados, avaliar dieta e repetir coleta aos 18 e aos 24 meses
- Toda criança, a partir de 10 anos de idade, deve passar por uma determinação do colesterol total por meio de exame em sangue capilar da polpa digital

ARJ: artrite reumatoide juvenil.

A dislipidemia é definida como níveis de CT, LDL-C ou TG maiores que os níveis correspondentes ao percentil 95 (P_{95}) para idade e gênero, estando os valores de referência propostos para os lípides séricos na infância e na adolescência descritos na Tabela 16.1[51].

Tabela 16.1 – Valores de referência lipídica propostos para a faixa etária de 2 a 19 anos[51]

Lípides	Desejáveis (mg/dL)	Limítrofes (mg/dL)	Aumentados (mg/dL)
Colesterol total	< 150	150 a 160	≥ 170
Colesterol LDL	< 100	100 a 129	≥ 130
Colesterol HDL	≥ 45	–	–
Triglicérides	< 100	100 a 129	≥ 130

Níveis de TG entre 100 e 200 mg/dL geralmente estão relacionados à obesidade e, acima de 200 mg/dL, a alterações genéticas.

A partir da triagem inicial dos níveis de CT, as crianças com valores de CT > 150 mg/dL e < 170 mg/dL deverão ser orientadas em relação a mudanças de estilo de vida, devendo repetir esse exame anualmente[51]. Crianças com níveis de CT > 170 mg/dL deverão ser submetidas a uma análise completa dos lípides séricos, após jejum de 12 horas[57]. Quando for necessária a determinação do perfil lipídico na infância, a fração LDL-C deve ser avaliada, utilizando-se a fórmula de Friedewald, válida para concentrações plasmáticas de triglicérides < 400 mg/dia[51].

LDL-C 5 CT 2 (HDL-C 1 TG/5)

O diagnóstico e o tratamento das hipercolesterolemias são baseados na avaliação dos níveis plasmáticos de CT e da fração LDL-C, considerando que os níveis séricos de lipídios e lipoproteínas variam durante o crescimento, com diferenças relacionadas à etnia, ao sexo e à maturação sexual[51].

A triagem da dislipidemia deve obedecer ao algoritmo desenvolvido na Figura 16.3[51].

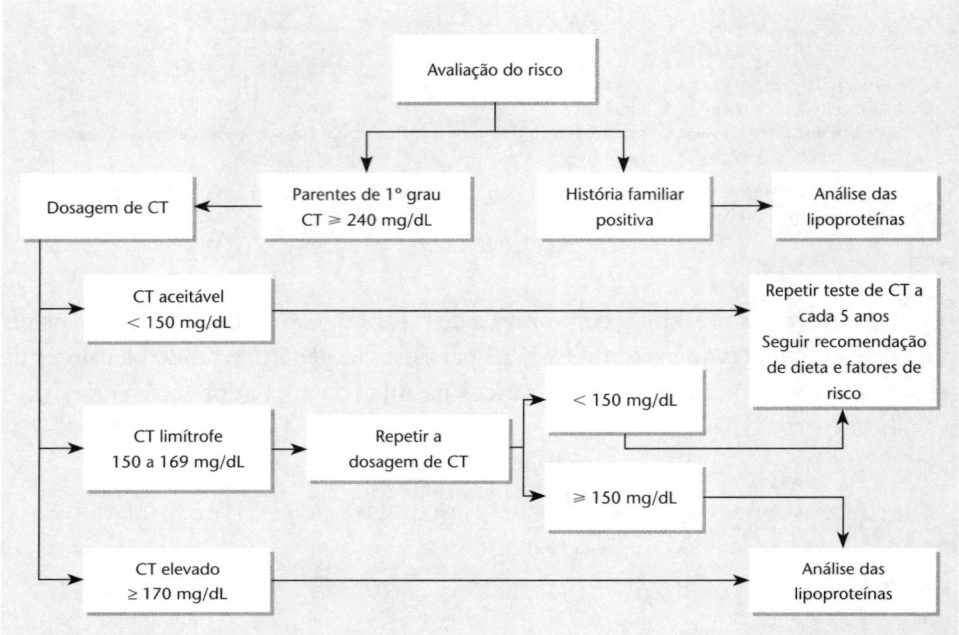

Figura 16.3 Triagem da dislipidemia em crianças e adolescentes[51]. CT: colesterol total.

Sobrepeso e Obesidade

A obesidade pode ser definida como uma condição de acúmulo anormal ou excessivo de gordura no organismo, no qual se observam alterações metabólicas extensas e intensas que comprometem a saúde da criança e do adolescente nos mais variados aspectos. O peso excessivo é um fator de risco "chave" para muitas doenças crônicas nas quais a adiposidade afeta os órgãos[58,59].

Há um número considerável de alterações metabólicas e fisiológicas associadas à obesidade, como depósito de estrias de gordura nas paredes vasculares e formação de placas ateroscleróticas, intolerância à glicose, diabetes melito não insulino-dependente, hiperinsulinemia, anormalidades lipídicas (incluindo níveis baixos de HDL e altos de TG), hiperleptinemia, hipertensão arterial, hipertrofia do ventrículo esquerdo, disfunção do sistema nervoso simpático, síndrome metabólica e disfunção endotelial[58,59].

A obesidade pode ser compreendida como um agravo de caráter multifatorial determinado pela maneira de viver e pelas condições efetivas de vida e saúde de sociedades, que envolve fatores genéticos, endócrino-metabólicos, ambientais, culturais e econômicos, relacionados à prática alimentar e à atividade física, que conjuntamente proporcionam o acúmulo excessivo de energia. A história familiar é muito importante na obesidade, com a criança com ambos os pais obesos tendo 80% de chances para desenvolver obesidade; essa situação cai para 40% se apenas um dos pais for obeso e para apenas 7% quando nenhum deles possuir tal enfermidade[51].

A idade do início é útil para distinguir entre a alimentação excessiva e as causas genéticas de sobrepeso, uma vez que o sobrepeso sindrômico geralmente se inicia antes dos 2 anos de idade[51].

O exame clínico implica a tomada das medidas antropométricas de todas as crianças, em todas as consultas, com o IMC de todas as crianças com mais de 2 anos calculado pelo menos uma vez durante o ano[51,59].

O parâmetro mais difundido para o diagnóstico de sobrepeso e obesidade na criança e no adolescente é o IMC, isto é, correlação do peso do indivíduo (em kg) com o inverso de sua altura (em m²), por se ligar estritamente à adiposidade. O IMC é calculado pelo índice de Quetelet, pelo qual o IMC = peso (kg)/altura (m)² permite a comparação sequencial no mesmo paciente[59].

As curvas populacionais de IMC específicas para o sexo e a idade, com valores a partir dos 2 até os 20 anos, do *National Center for Health Statistics* (NCHS) 2000, devem ser utilizadas como referência para os percentis de IMC[59]. Os pontos de corte descritos na Tabela 16.2 devem ser utilizados para o diagnóstico relativo ao tamanho do corpo da criança ou do adolescente. O diagnóstico de obesidade relaciona-se a valores de IMC iguais ou maiores do que aqueles do P_{95} da curva de IMC do NCHS, e o de sobrepeso com valores de IMC iguais ou maiores do que P_{85} e menores do que o P_{95}[59].

Tabela 16.2 – Definições relacionadas ao índice de massa corpórea (IMC)[59]

Definição	IMC
Peso normal	$> P_5$ e $< P_{85}$
Sobrepeso	Entre P_{85} e P_{95}
Obesidade	$\geq P_{95}$

As pregas cutâneas, a circunferência abdominal e o índice cintura-quadril também devem ser avaliados, pois a forma de distribuição do tecido adiposo pelo corpo se relaciona de modo importante com o estabelecimento de problemas metabólicos[58,59]. O aumento da concentração de adipócitos na região intra-abdominal é associado ao desenvolvimento da resistência insulínica e ao aparecimento de marcadores da síndrome metabólica, isto é, diferente do outro tipo de depósito de adipócitos na região subcutânea, portanto, a obesidade truncal relaciona-se ao diabetes melito e à doença inflamatória endotelial[60].

Entre crianças e adolescentes, a circunferência abdominal é um bom preditor da adiposidade visceral, como nos adultos, e o aumento excessivo do perímetro abdominal é associado ao aumento do risco de doença crônica, à morte prematura e a altos custos com saúde[60]. O referencial mais utilizado é o desenvolvido por Fernandez et al., que utilizaram dados do NHANES III para determinar os percentis 10º, 25º, 50º, 75º e 90º para a circunferência abdominal por gênero, como mostrado na Tabela 16.3[60].

Tabela 16.3 – Valores estimados do perímetro abdominal, segundo a regressão por percentil para crianças e adolescentes, de acordo com o sexo[60]

Idade (anos)	Percentis para meninos					Percentis para meninas				
	10º	25º	50º	75º	90º	10º	25º	50º	75º	90º
2	43,2	45	47,1	48,8	50,8	43,8	45	47,1	49,5	52,2
3	44,9	46,9	49,1	51,3	54,2	45,5	46,7	49,1	51,9	55,3
4	46,6	48,7	51,1	53,9	57,6	46,9	48,4	51,1	54,3	58,3
5	48,4	50,6	53,2	56,4	61	48,5	50,1	53	56,7	61,4
6	50,1	52,4	55,2	59	64,4	50,1	51,8	55	59,1	64,4
7	51,8	54,5	57,2	61,5	67,8	51,6	53,5	56,9	61,5	67,5
8	53,5	56,1	59,3	64,1	71,2	53,2	55,2	58,9	63,9	70,5
9	55,3	58	61,3	66,6	74,6	54,8	56,9	60,8	66,3	73,6
10	57	59,8	63,3	69,2	78	56,3	58,6	62,8	68,7	76,6
11	58,7	61,7	65,4	71,7	81,4	57,9	60,3	64,8	71,1	79,7
12	60,5	63,5	67,4	74,3	84,8	59,5	62	66,7	73,5	82,7
13	62,2	65,4	69,5	76,8	88,2	61	63,7	68,7	75,9	85,8
14	63,9	67,2	71,5	79,5	91,6	62,6	65,4	70,6	78,3	88,8
15	65,6	69,1	73,5	81,9	95	64,2	67,1	72,6	80,7	91,9
16	67,4	70,9	75,6	84,5	98,4	65,7	68,8	74,6	83,1	94,9
17	69,1	72,8	77,6	87	101,8	67,3	70,5	76,5	85,5	98
18	70,8	74,6	79,6	89,6	105,2	68,9	72,2	78,5	87,9	101

As crianças e os adolescentes obesos devem realizar avaliações frequentes do perfil lipídico, da glicemia e da insulinemia de jejum e da pressão arterial[60]. Particularmente importante para a perspectiva de prevenção da DCV são as comorbidades associadas ao sobrepeso da criança, incluindo dislipidemia aterogênica, hipertensão arterial, hipertrofia do ventrículo esquerdo, resistência à insulina e agrupamento e *tracking* dos fatores de risco[58].

Metabolismo dos Carboidratos

A síndrome da resistência à insulina, com seus componentes de hiperinsulinemia, obesidade, hipertensão e hiperlipidemia, é reconhecida como um dos precursores principais da aterosclerose e do diabetes melito tipo 2, com a obesidade com papel particularmente relevante[60]. Crianças e adolescentes com sobrepeso podem mostrar níveis elevados de insulina de jejum, de lipídios e de pressão arterial[58].

Nas crianças e nos jovens, as relações entre os componentes da síndrome da resistência à insulina e o seu papel como um preditor da DCV no adulto e do diabetes melito tipo 2 não estão inteiramente esclarecidas; são, porém, evidências crescentes que sugerem uma forte conexão entre resistência à insulina, sobrepeso, níveis anormais de lipídios e hipertensão arterial na infância[51]. A hiperglicemia pode levar a glicação de proteínas extracelulares aterogênicas, geração de radicais livres com aumento do estresse oxidativo e de produtos terminais de glicação avançada. Tais produtos se ligam a receptores vasculares no endotélio, ao músculo liso e aos fibroblastos, determinando aumento da permeabilidade vascular, da coagulação, da diminuição da trombólise, da maior proliferação celular e do aumento da produção de proteínas da matriz extracelular, que, se somados à geração de radicais livres pela hiperglicemia, podem promover a aterogênese[51].

Os processos associados à hiperglicemia estão envolvidos no espessamento da membrana basal, na formação de matriz extracelular, na angiogênese, no aumento da permeabilidade vascular, na proliferação de células musculares lisas, no aumento da adesão de células inflamatórias, na redução da fibrinólise e na exacerbação da disfunção endotelial[51].

Parece haver associação entre a hipertensão arterial e o metabolismo glicídico, com resistência à vasodilatação mediada pela insulina, alteração da função endotelial, maior atividade do sistema nervoso simpático, retenção de sódio, sensibilidade vascular aumentada ao efeito vasoconstritor das aminas pressóricas e maior atividade do fator de crescimento, determinando a proliferação das paredes da musculatura lisa.

A síndrome de resistência à insulina deve ser rastreada nas crianças e nos adolescentes de risco para a presença ou para o desenvolvimento do diabetes melito tipo 2, conforme descrição do Quadro 16.3, utilizando a glicemia de jejum como ferramenta de triagem.

Quadro 16.3 – Crianças e adolescentes de risco para a presença ou o desenvolvimento do diabetes melito tipo 2[51]

- História familiar positiva de diabetes melito tipo 2
- Predisposição devido à etnia:
  – Índios americanos, hispânicos, asiáticos e habitantes das ilhas do Pacífico
- Sobrepeso ou obesidade
- Sinais ou condições associadas à resistência à insulina:
  – Acantose *nigricans*, hipertensão arterial, dislipidemia e síndrome dos ovários policísticos

Crianças e adolescentes que não apresentam sinal de diabetes melito tipo 2, mas se deparam com outro fator mórbido associado à resistência à insulina, como obesidade, hipertensão e colesterol alto, permanecem em risco para DCV e diabetes melito tipo 2 futuros[51].

Além da glicemia de jejum, para o diagnóstico da resistência à insulina pode-se dosar a insulinemia plasmática em jejum, que pode mostrar os seguintes valores:

- Normal: < 15 mU/L.
- Limítrofe alto: 15 a 20 mU/L.
- Alto: > 20 mU/L.

Para avaliar a sensibilidade à insulina, alguns índices têm sido desenvolvidos, como o *Homeostasis Model Assessment* (HOMA), enquanto método mais sensível e específico para essa finalidade[51].

Hipertensão Arterial

A prevalência e o diagnóstico da HA na criança e no adolescente vêm aumentando como consequência da epidemia de obesidade, e, também, devido ao reconhecimento da HA após o desenvolvimento de valores normativos da pressão sanguínea para crianças e adolescentes[61].

Considerando o fenômeno de *tracking*, a detecção da HA nas supervisões de saúde de crianças e adolescentes pode se estender até a vida adulta, com impacto para a DCV no adulto[51,61].

A HA secundária é mais comum no pré-adolescente, com a maioria dos casos relacionados à doença renal. A HA primária, ou essencial, é mais comum em adolescentes com múltiplos fatores de risco, como obesidade e história familiar de hipertensão[51,61].

A hipertrofia do ventrículo esquerdo é a evidência clínica mais proeminente do comprometimento do órgão-alvo pela HA infantil, que pode ser observada em 41% de crianças e adolescentes com HA[51].

Entre todos os fatores de risco citados pelo *Framingham Study*, a HA tem sido indicada como um dos mais potentes antecedentes para DCV, sendo relacionada ao maior espessamento médio-intimal da carótida, à menor complacência das grandes artérias e ao maior risco de acidentes cerebrovasculares e insuficiência cardíaca e renal[4,20].

Além de gênero, idade e altura do indivíduo, os fatores genéticos e ambientais também podem se relacionar com os valores da pressão arterial (PA)[51,60]. Na criança e no adolescente, o tamanho do corpo, avaliado pelo IMC do indivíduo, é o determinante mais importante para os níveis da PA, preponderantemente a pressão arterial sistólica (PAS)[51,61].

Os fatores genéticos que influenciam a PA na infância são PA dos pais e irmãos, sensibilidade ao sal e obesidade, enquanto os fatores ambientais importantes se relacionam ao nível socioeconômico, ao peso ao nascer e à atividade física[51,61].

A *American Heart Association* (AHA) sustenta a recomendação de que, a partir dos 3 anos de idade, todas as crianças devem ter sua PA avaliada pelo menos uma vez no ano nas consultas de supervisão da saúde[10]. Quando houver fator de risco para a HA, essa aferição deverá ocorrer mais precocemente.

A classificação para a PA na infância e na adolescência se encontra na Tabela 16.4[61].

Tabela 16.4 – Classificação da pressão arterial em crianças e adolescentes[61]

Nomenclatura	Critério
▪ Normal	PAS e PAD < P_{90}
▪ Pré-hipertensão	PAS ou PAD ≥ P_{90}, mas < P_{95} PA ≥ 120/80 mmHg para adolescentes
▪ Hipertensão	PAS ou PAD ≥ P_{95}
▪ Hipertensão – estágio 1	PAS ou PAD entre P_{95} e P_{99}, mais 5 mmHg
▪ Hipertensão – estágio 2	PAS ou PAD > P_{99}, mais 5 mmHg

PA: pressão arterial; PAD: pressão arterial diastólica; PAS: pressão arterial sistólica.

As Tabelas 16.5 e 16.6 registram os valores da PA, conforme gênero, idade e percentil de altura, desenvolvidos pelo *National High Blood Pressure Education Program Working Group on High Blood Pressure in Children and Adolescents* (NHBPEP)[61].

Quando a medida da PA corresponder à faixa da pré-hipertensão, uma nova medida deve ser realizada no prazo máximo de 6 meses. Quando a PA exceder o P_{95}, a medida deve ser repetida em mais duas ocasiões distintas. Quando a PAS e/ou a pressão arterial diastólica (PAD) em repouso igualar ou exceder o P_{95} em três ocasiões distintas, deve-se realizar o diagnóstico de HA, com encaminhamento da criança ou do adolescente a um especialista[61].

Tabagismo

Há mais de 30 anos, o *Advisory Committee on Smoking and Health*, dos Estados Unidos, identificou o tabagismo como a principal causa de morte evitável, fator de risco mais importante em termos de doenças preveníveis e incapacitantes no adulto e hábito com raízes na infância, uma vez que a dependência à nicotina geralmente começa na adolescência ou mesmo antes, por volta dos 8 anos[62].

Tabela 16.5 – Níveis de pressão sanguínea para o gênero feminino por idade e percentil de altura[61]

Idade (anos)	Percentil da pressão arterial	Pressão sistólica (mmHg) Percentil de altura							Pressão diastólica (mmHg) Percentil de altura						
		5	10	25	50	75	90	95	5	10	25	50	75	90	95
1	50	83	84	85	86	88	89	90	38	39	39	40	41	41	42
	90	97	97	98	100	101	102	103	52	53	53	54	55	55	56
	95	100	101	102	104	105	106	107	56	57	57	58	59	59	60
	99	108	108	109	111	112	113	114	64	64	65	65	66	67	67
2	50	85	85	87	88	89	91	91	43	44	44	45	46	46	47
	90	98	99	100	101	103	104	105	57	58	58	59	60	61	61
	95	102	103	104	105	107	108	109	61	62	62	63	64	65	65
	99	109	110	111	112	114	115	116	69	69	70	70	71	72	72
3	50	86	87	88	89	91	92	93	47	48	48	49	50	50	51
	90	100	100	102	103	104	106	106	61	62	62	63	64	64	65
	95	104	104	105	107	108	109	110	65	66	66	67	68	68	69
	99	111	111	113	114	115	116	117	73	73	74	74	75	76	76
4	50	88	88	90	91	92	94	94	50	50	51	52	52	53	54
	90	101	102	103	104	106	107	108	64	64	65	66	67	67	68
	95	105	106	107	108	110	111	112	68	68	69	70	71	71	72
	99	112	113	114	115	117	118	119	76	76	76	77	78	79	79
5	50	89	90	91	93	94	95	96	52	53	53	54	55	55	56
	90	103	103	105	106	107	109	109	66	67	67	68	69	69	70
	95	107	107	108	110	111	112	113	70	71	71	72	73	73	74
	99	114	114	116	117	118	120	120	78	78	79	79	80	81	81
6	50	91	92	93	94	96	97	98	54	54	55	56	56	57	58
	90	104	105	106	108	109	110	111	68	68	69	70	70	71	72
	95	108	109	110	111	113	114	115	72	72	73	74	74	75	75

Prevenção da doença cardiovascular aterosclerótica na infância

Idade	Percentil PA	5%	10%	25%	50%	75%	90%	95%	5%	10%	25%	50%	75%	90%	95%
7	99	115	116	117	119	120	121	122	80	80	80	81	82	83	83
	50	93	93	95	96	97	99	99	55	55	56	57	58	58	59
	90	106	107	108	109	111	112	113	69	70	70	71	72	72	73
	95	110	111	112	113	115	116	116	73	74	74	75	76	76	77
8	99	117	118	119	120	122	123	124	81	81	82	82	83	84	84
	50	95	95	96	98	99	100	101	57	57	57	58	59	60	60
	90	108	109	110	111	113	114	114	71	71	71	72	73	74	74
	95	112	112	114	115	116	118	118	75	75	75	76	77	78	78
9	99	119	120	121	122	123	125	125	86	85	83	84	85	85	86
	50	96	97	98	100	101	102	103	61	61	58	59	60	61	61
	90	110	110	112	113	114	116	116	75	75	72	73	74	75	75
	95	114	114	115	117	118	119	120	79	79	76	77	78	79	79
10	99	121	121	123	124	125	127	127	87	86	84	84	85	86	87
	50	98	99	100	102	103	104	105	62	62	59	60	61	61	62
	90	112	112	114	115	116	118	118	76	76	73	74	75	75	76
	95	116	116	117	119	120	121	122	80	80	77	78	79	79	80
11	99	123	123	125	126	127	129	129	88	87	85	86	86	87	88
	50	100	101	102	103	105	106	107	63	63	60	61	62	63	63
	90	114	114	116	117	118	119	120	77	77	74	75	76	76	77
	95	118	118	119	121	122	123	124	81	81	78	79	80	80	81
12	99	125	125	126	128	129	130	131	89	88	86	87	87	88	89
	50	102	103	104	105	107	108	109	64	64	61	62	63	63	64
	90	116	116	117	119	120	121	122	78	78	75	76	77	77	78
	95	119	120	121	123	124	125	126	82	82	79	80	81	81	82
13	99	127	127	128	130	131	132	133	90	89	87	88	88	89	90
	50	104	105	106	107	109	110	110	65	65	62	63	64	65	65

(continua)

Tabela 16.5 – Níveis de pressão sanguínea para o gênero feminino por idade e percentil de altura[61] (continuação)

Idade (anos)	Percentil da pressão arterial	Pressão sistólica (mmHg) Percentil de altura							Pressão diastólica (mmHg) Percentil de altura						
		5	10	25	50	75	90	95	5	10	25	50	75	90	95
	90	117	118	119	121	122	123	124	76	76	76	77	78	79	79
	95	121	122	123	124	126	127	128	80	80	80	81	82	83	83
	99	128	129	130	132	133	134	135	87	87	88	89	89	90	91
14	50	106	106	107	109	110	111	112	63	63	63	64	65	66	66
	90	119	120	121	122	124	125	125	77	77	77	78	79	80	80
	95	123	123	125	126	127	129	129	81	81	81	82	83	84	84
	99	130	131	132	133	135	136	136	88	88	89	90	90	91	92
15	50	107	108	109	110	111	113	113	64	64	64	65	66	67	67
	90	120	121	122	123	125	126	127	78	78	78	79	80	81	81
	95	124	125	126	127	129	130	131	82	82	82	83	84	85	85
	99	131	132	133	134	136	137	138	89	89	90	91	91	92	93
16	50	108	108	110	111	112	114	114	64	64	65	66	66	67	68
	90	121	123	123	124	126	127	128	78	78	79	80	81	81	82
	95	125	126	127	128	130	131	132	82	82	83	84	85	85	86
	99	132	133	134	135	137	138	139	90	90	90	91	92	93	93
17	50	108	109	110	111	113	114	115	64	65	65	66	67	67	68
	90	122	122	123	125	126	127	128	78	79	79	80	81	81	82
	95	125	126	127	129	130	131	132	82	83	83	84	85	85	86
	99	133	133	134	136	137	138	139	90	90	91	91	92	93	93

Prevenção da doença cardiovascular aterosclerótica na infância 291

Tabela 16.6 – Níveis de pressão sanguínea para o gênero masculino por idade e percentil de altura[61]

Idade (anos)	Percentil da pressão arterial	Pressão sistólica (mmHg) Percentil de altura							Pressão diastólica (mmHg) Percentil de altura						
		5	10	25	50	75	90	95	5	10	25	50	75	90	95
1	50	80	81	83	85	87	88	89	34	35	36	37	38	39	39
	90	94	95	97	99	100	102	103	49	50	51	52	53	53	54
	95	98	99	101	103	104	106	106	54	54	55	56	57	58	58
	99	105	106	108	110	112	113	114	61	62	63	64	65	66	66
2	50	84	85	87	88	90	92	92	39	40	41	42	43	44	44
	90	97	99	100	102	104	105	106	54	55	56	57	58	58	59
	95	101	102	104	106	108	109	110	59	59	60	61	62	63	63
	99	109	110	111	113	115	117	117	66	67	68	69	70	71	71
3	50	86	87	89	91	93	94	95	44	44	45	46	47	48	48
	90	100	101	103	105	107	108	109	59	59	60	61	62	63	63
	95	104	105	107	109	110	112	113	63	63	64	65	66	67	67
	99	111	112	114	116	118	119	120	71	71	72	73	74	75	75
4	50	88	89	91	93	95	96	97	47	48	49	50	51	51	52
	90	102	103	105	107	109	110	111	62	63	64	65	66	66	67
	95	105	107	109	111	112	114	115	66	67	68	69	70	71	71
	99	113	114	116	118	120	121	122	74	75	76	77	78	78	79
5	50	90	91	93	95	95	96	98	50	51	52	53	54	55	55
	90	104	105	106	108	110	111	112	65	66	67	68	69	69	70
	95	108	109	110	112	114	115	116	69	70	71	72	73	74	74
	99	115	116	116	120	121	123	123	77	78	79	80	81	81	82
6	50	91	92	94	95	98	99	100	53	53	54	55	56	57	57
	90	105	106	106	110	111	113	113	68	68	69	70	71	72	72
	95	109	110	112	114	115	117	117	72	72	73	74	75	76	76

(continua)

Tabela 16.6 – Níveis de pressão sanguínea para o gênero masculino por idade e percentil de altura[61] (continuação)

Idade (anos)	Percentil da pressão arterial	Pressão sistólica (mmHg) Percentil de altura							Pressão diastólica (mmHg) Percentil de altura						
		5	10	25	50	75	90	95	5	10	25	50	75	90	95
	99	115	117	119	121	123	124	125	60	80	81	82	83	84	84
7	50	92	94	95	97	99	100	101	55	55	56	57	58	59	59
	90	105	107	109	111	113	114	115	70	70	71	72	73	74	74
	95	110	111	113	115	117	118	119	74	74	75	76	77	78	78
	99	117	118	120	122	124	125	126	82	82	83	84	85	86	86
8	50	94	95	97	99	100	102	102	56	57	58	59	60	60	61
	90	107	109	110	112	114	115	116	71	72	72	73	74	75	75
	95	111	112	114	116	118	119	120	75	76	77	78	79	79	80
	99	119	120	122	123	125	127	127	83	84	85	86	87	87	88
9	50	95	96	98	100	102	103	104	57	58	59	60	61	61	62
	90	109	110	111	114	115	117	118	72	73	74	75	76	76	77
	95	113	114	116	118	119	121	121	76	77	78	79	80	81	81
	99	120	121	123	125	127	128	129	84	85	86	87	88	88	89
10	50	97	98	100	102	103	105	106	58	59	60	61	61	62	63
	90	111	112	114	115	117	119	119	73	73	74	75	76	77	78
	95	115	116	117	119	121	122	123	77	78	79	80	81	81	82
	99	122	123	125	127	128	130	130	85	86	86	88	88	89	90
11	50	99	100	102	104	105	107	107	59	59	60	61	62	63	63
	90	113	114	115	117	119	120	121	74	74	75	76	77	78	78
	95	117	118	119	121	123	124	125	78	78	79	80	81	82	82
	99	124	125	127	129	130	132	132	86	86	87	88	89	90	90
12	50	101	102	104	106	108	109	110	59	60	61	62	63	63	64

Idade	BP%	SBP (Height percentile)							DBP (Height percentile)						
		5th	10th	25th	50th	75th	90th	95th	5th	10th	25th	50th	75th	90th	95th
13	90	115	116	116	120	121	123	123	74	75	75	76	77	78	79
	95	119	120	122	123	125	127	127	78	79	80	81	82	82	83
	99	126	127	129	131	133	134	135	86	87	88	89	90	90	91
14	50	104	105	106	108	110	111	112	60	60	61	62	63	63	64
	90	117	118	120	122	124	125	126	75	75	76	77	78	79	79
	95	121	122	124	126	128	129	130	79	80	80	81	82	83	83
	99	128	130	131	133	135	136	137	87	87	88	89	90	91	91
15	50	105	107	109	111	113	114	115	60	61	62	63	64	65	65
	90	120	121	123	125	126	128	128	75	76	77	78	79	79	80
	95	124	125	127	128	130	132	132	80	80	81	82	83	84	84
	99	131	132	134	136	138	139	140	87	88	89	90	91	92	92
16	50	109	110	112	113	115	117	117	61	62	63	64	65	66	66
	90	122	124	125	127	129	130	131	76	77	78	79	80	81	81
	95	126	127	129	131	133	134	135	81	81	82	83	84	85	85
	99	134	135	136	138	140	142	142	88	89	90	91	92	93	93
17	50	111	112	114	116	118	119	120	63	63	64	65	66	67	67
	90	125	126	128	130	131	133	134	78	78	79	80	81	82	82
	95	129	130	132	134	135	137	137	82	83	83	84	85	86	87
	99	136	137	139	141	143	144	145	90	90	91	92	93	94	94

Atribui-se ao uso do tabaco 30% das mortes por câncer em geral, 90% por câncer de pulmão, 25% das mortes por doença coronariana, 85% por doença pulmonar obstrutiva crônica e 25% por doença cerebrovascular[62].

Atualmente, há mais de 1 bilhão de fumantes no mundo (cerca de 18% da população total), dos quais 4 milhões morrem anualmente devido ao vício[62]. Aproximadamente 1/3 da população mundial com mais de 14 anos fuma com regularidade, com esse hábito aumentando entre a população feminina e nos países em desenvolvimento[62].

Exames de ultrassonografia mostram que a exposição ao fumo afeta negativamente a função arterial, com restrição ao fluxo sanguíneo carotídeo, com o efeito crescente relacionado com a exposição à fumaça do cigarro[62].

O tabagismo passivo também aumenta o risco de DCV, pelo que deve ser evitado. Qualitativamente, o ar disponível para o fumante passivo tem a mesma composição do ar do fumante: óxidos de nitrogênio, nicotina, monóxido de carbono, pH maior e mais amônia e maior quantidade de nitrosaminas e aminas aromáticas[62].

Os riscos gerais atribuídos ao tabaco são doença coronariana, especialmente infarto agudo do miocárdio, doença oclusiva periférica com aterosclerose aortoilíaca, femoralpoplítea, aneurisma de aorta abdominal, doença cerebrovascular com hemorragia subaracnóidea e tromboembolismo[62].

A história sobre o hábito de fumar deve ser obtida de todas as crianças e adolescentes com mais de 10 anos durante as consultas de supervisão de saúde; o médico deve perguntar sobre a experiência do paciente com cigarros, se algum irmão ou amigo fuma ou se ele usa o cigarro rotineiramente[62]. Para crianças ou adolescentes fumantes habituais, deve-se perguntar em que idade iniciou o hábito, o número e o tipo de cigarros que utiliza por dia, se gostariam de parar de fumar e se necessitam de ajuda para isso[62]. A história sobre o hábito de fumar dos pais e de outros membros da casa deve ser obtida e atualizada.

Inatividade Física e Lazer Sedentário

A atividade física praticada de forma regular por crianças e adolescentes proporciona uma série de benefícios: estimula o convívio social, aumenta a autoestima, melhora a força muscular, contribui para o fortalecimento dos ossos e para a manutenção de articulações, músculos e ossos saudáveis, favorece o funcionamento do sistema imunológico, estimula o desenvolvimento, auxilia no controle do peso, reduz a gordura e aumenta a massa muscular, previne ou retarda o desenvolvimento da hipertensão sistêmica, diminui a incidência da maioria das doenças crônicas e degenerativas, como as DCV, além de reduzir os sentimentos de depressão e ansiedade[63].

O estilo de vida ativa regular cada vez mais vem sendo considerado como um dos principais indicadores de saúde[63].

No entanto, o crescente processo de urbanização, a especulação imobiliária, o crescimento da violência e o excesso de veículos motorizados nas vias públicas têm determinado intensas restrições à atividade física na infância. Sabe-se que a atividade física de crianças e jovens declinaram nas duas últimas décadas, com participação diminuída em esportes e com o acesso facilitado aos jogos da televisão, ao computador e aos *videogames*. Uma criança, atualmente, gasta em média 600 kcal diárias a menos do que se gastava há 50 anos.

Evidências científicas demonstram que a inatividade física e o sedentarismo aumentam o risco de obesidade, diabetes melito tipo 2 e doenças coronarianas e que estilos de vida ativos na infância reduzem a morbidade e a mortalidade para a DCV[63].

Segundo o *Centers for Disease Control and Prevention* (CDC), todas as crianças e adolescentes, a partir dos 2 anos, devem realizar 60 minutos de atividade física de moderada a intensa, durante 5 ou, preferencialmente, 7 dias por semana para não serem considerados sedentários[63]. A I Diretriz de Prevenção da Aterosclerose na Infância e na Adolescência preconiza a necessidade de incentivar a criança e o adolescente a participar ativa e prazerosamente de atividades não estruturadas, de jogos e de esportes organizados[51]. Orienta também para a prática de atividade física apropriada para cada idade e fase de desenvolvimento, por no mínimo 30 minutos, em todos os dias da semana[51,63].

Atualmente, observa-se que a atividade física diminui, enquanto os momentos de lazer sedentário diante de televisão, *videogame* e computador, durante muitas horas por dia passam a fazer parte do estilo de vida das crianças. O lazer recreacional passou a ser no interior das casas, onde uma criança assiste hoje, em média, a 27 horas de televisão por semana, atividade somente ultrapassada em horas pelo tempo de sono[63].

A avaliação da atividade física deve ser examinada em relação à duração e ao nível de exercício, bem como ao tempo gasto com atividades físicas junto com a família. Além disso, também é conveniente verificar o tempo gasto em jogos eletrônicos, televisão e computador. Quando o tempo de inatividade recreacional ou lazer sedentário ultrapassar 2 horas por dia, diagnostica-se o sedentarismo.

Dieta Aterogênica

O Brasil atual vive uma fase avançada da transição nutricional, na qual as crianças e os jovens realizaram uma rápida trajetória do estado de desnutrição para o de nutrição excessiva, o que levou a um grande percentual de crianças e jovens com peso excessivo[57].

As mudanças nos padrões de consumo alimentar sofreram intensas e rápidas modificações se associando ao grave cenário epidemiológico de doenças crônicas, como obesidade, diabetes melito tipo 2, hipertensão arterial e DCV[57].

O tipo e a quantidade de alimentos oferecidos às crianças nas unidades familiares mostram o consumo excessivo de alimentos de baixo teor nutricional e alta densidade energética, processados com composições dietéticas pouco saudáveis (guloseimas e refrigerantes), com altos teores de gorduras saturadas e trans, ingestão excessiva de carboidratos simples e sal, e consumo insuficiente de frutas, hortaliças e de fibras de um modo geral[57].

O consumo de gorduras saturadas e ácidos graxos trans deteriora o perfil lipídico do plasma, com a ingestão de alimentos ricos em colesterol acima da recomendação associada ao aumento dos níveis de CT e LDL-C séricos[57].

A vida moderna e a incorporação da mulher no mercado de trabalho traz a "epidemia de falta de tempo" dos tempos atuais, que encurtou o período dedicado à preparação e à realização das refeições, com implicações sobre o tipo de alimento a ser consumido pela criança e maior frequência a restaurantes e *fast-food*. Com isso, o consumo de alimentos *in natura* pelas crianças é cada vez menor e substituído pelos processados[57].

O alto teor energético da dieta da modernidade se deve especialmente ao consumo de gorduras, com efeitos deletérios para o sistema cardiovascular. Soma-se a isso a ingestão precoce de elevados teores de sódio e aditivos, presentes nos alimentos processados e naqueles preparados fora do ambiente domiciliar.

A criança submetida às mensagens subliminares veiculadas pela televisão é incentivada a consumir alimentos pobres em nutrientes e ricos em energia. Infelizmente, tais teores de inadequação também são observados nos lanches e nos alimentos consumidos nas escolas.

Para o diagnóstico da dieta aterogênica, pode ser utilizado o recordatório alimentar de 24 horas ou de 3 dias (2 dias da semana e 1 do final de semana), que consiste em definir e quantificar os alimentos ou as bebidas ingeridas durante o período[57].

O questionário de frequência alimentar permite também a obtenção de informações adicionais sobre grupos de alimentos, em particular os consumidos de forma habitual, enfocando a detecção da ingestão excessiva de ácidos graxos saturados e trans, sódio, carboidratos simples e frituras[57].

A Estratégia Global para a Promoção da Alimentação Saudável, Atividade Física e Saúde da OMS incentiva o aumento do consumo de frutas, verduras e legumes e a restrição ao consumo de gorduras, especialmente as saturadas[57].

Cronicamente, dietas ricas em gorduras alteram a microbiota intestinal, favorecendo inflamações e resistência à insulina; e provocam elevação da LDL-C circulante predispondo à aterogênese[57]. Em contraste, dietas com elevadas proporções de gorduras insaturadas e de fibras alimentares têm sido associadas à proteção contra as doenças crônicas[57]. Os benefícios da elevada ingestão de gorduras mono e poli-insaturadas, combinados aos efeitos antioxidantes de micronutrientes presentes nos vegetais *in natura*, refletem-se em mudanças favoráveis em células de diversos órgãos, reduzindo sistemicamente o estresse oxidativo e, em particular na parede arterial, minimiza a deposição de lipoproteínas e o processo aterosclerótico[57].

PREVENÇÃO PRIMÁRIA DA DOENÇA CARDIOVASCULAR ATEROSCLERÓTICA

A abordagem relacionada à prevenção primária deve considerar o curso da vida humana, segundo fases distintamente identificadas, que ocorrem em um *continuum*, em que uma se funde na outra, com as influências perturbadoras sofridas em cada uma delas, podendo ter impacto subsequente ao longo da vida. As evidências existentes indicam que a prevenção primária da DCV aterosclerótica deve começar na infância, período da vida em que seria mais eficaz o controle dos fatores de risco no início da vida.

As Diretrizes para a Promoção da Saúde Cardiovascular de todas as crianças se encontram no Quadro 16.4.

Quadro 16.4 – Diretrizes para dieta, atividade física e tabagismo[51]

Dieta
- Equilibrar a ingestão calórica e a atividade física para atingir ou manter o peso do corpo saudável
- Consumir dieta rica em vegetais e frutas
- Escolher grãos integrais e alimentos ricos em fibras
- Consumir peixes pelo menos duas vezes na semana (ácidos graxos e ômega 3)
- Limitar sua ingestão de gorduras saturadas < 7% da energia, colesterol < 300 mg/dia e gordura trans < 1% da energia
- Minimizar a ingestão de bebidas e alimentos com açúcar
- Escolher e preparar alimentos com pouco ou sem sal (ingestão de sódio 2,3 g/dia)
- Se houver consumo de álcool, que seja com moderação

Tabagismo
- Perguntar sobre tabagismo pelos pais em cada consulta
- Perguntar sobre tabagismo pela criança depois dos 10 anos
- Aconselhar evitar o tabagismo oferecido em casa por irmãos e amigos, na escola e no trabalho

Atividade física
- Aconselhar pessoas jovens a realizar pelo menos 60 minutos de atividade física moderada a vigorosa todos os dias
- Atividade física deve ser agradável para crianças e jovens
- Para adolescentes, treinamento de resistência (10 a 15 repetições de moderada intensidade) pode ser combinado com atividade aeróbica
- Lazer sedentário deve ser limitado. Por exemplo, limitar tempo de televisão, jogos eletrônicos e mídia digital a 2 horas por dia

ABORDAGEM INDIVIDUAL

A abordagem individual deve ser iniciada por meio de uma avaliação detalhada do perfil total de risco para a DCV. A questão central, na promoção da saúde cardiovascular e na prevenção da doença, é a intervenção desenhada para normalizar os níveis de exposição aos fatores de risco, e para evitar e/ou deter o processo da doença aterosclerótica, avaliados e seguidos em cada uma das supervisões de saúde da criança saudável. Para tanto, recomenda-se a avaliação sobre atividade física, dieta, utilização do tabaco e história familiar de DCV e de outros fatores de risco.

Para todas as crianças, devem ser avaliados os comportamentos de pais/cuidadores, incluindo os padrões de fumo no domicílio. Deve-se considerar como parte importante da avaliação dos riscos a história familiar multigeracional de DCV aterosclerótica (DCVA) (incluindo a idade de início) e a história de diagnóstico e tratamento dos fatores de risco e comorbidades (Tabela 16.7), assim como a observação das diretrizes para intervenções relacionadas à redução do risco cardiovascular em crianças e adolescentes com riscos identificados (Tabela 16.8).

Tabela 16.7 – Avaliação do risco cardiovascular e condutas[13,46,51]

Fatores/indicadores de risco	Recomendações
História familiar	Realizar a avaliação da história familiar nas supervisões de saúde e atualizá-la regularmente. Obter dados sobre história familiar de DCVA multigeracional, diabetes, obesidade, hipertensão, dislipidemia e tabagismo
Níveis de lipídios e lipoproteínas	
Colesterol total ■ Aceitável: < 150 mg/dL	■ O alvo da triagem para os lipídios deve ser a criança ≥ 2 anos com história familiar de DCVA prematura, diabetes e dislipidemia
■ Limítrofe: 150 a 169 mg/dL	■ Triar crianças com qualquer outro fator de risco, como sobrepeso
■ Elevado: ≥ 170 mg/dL	■ Triar crianças cuja história familiar de DCVA, diabetes e/ou dislipidemia é desconhecida
	■ Toda criança a partir dos 10 anos deve ter uma determinação do CT de sangue capilar da polpa digital
LDL-C: ■ Desejável: < 100 mg/dL ■ Limítrofe: 100 a 129 mg/dL ■ Elevado: ≥ 130 mg/dL	■ A média de 2 medidas de lipídios deve ser utilizada para a indicação do tratamento (ver Tabela 16.8)
Triglicérides: ■ Desejável: < 100 mg/dL ■ Limítrofe: 100 a 129 mg/dL ■ Elevado: ≥ 130 mg/dL	
HDL-C*: ■ ≥ 45 mg/dL	

(continua)

Prevenção da doença cardiovascular aterosclerótica na infância   299

Tabela 16.7 – Avaliação do risco cardiovascular e condutas[13,46,51] (continuação)

Fatores/indicadores de risco	Recomendações
Níveis de pressão sanguínea sistólica (PAS) e diastólica (PAD): • Normal: PAS e PAD < P_{90} para idade, sexo e P_{altura} • Pré-hipertensão: PAS ou PAD ≥ P_{90}, mas < P_{95} e PA ≥ 120/80 mmHg para adolescentes • Hipertensão**: PAS ou PAD ≥ P_{95} • Hipertensão (estágio 1): PAS ou PAD entre P_{95} e P_{99}, mais 5 mmHg • Hipertensão (estágio 2): PAS ou PAD > P_{99}, mais 5 mmHg	• As medidas de PA devem ser interpretadas com base na idade, no sexo e na altura. Percentis de PA estão disponíveis no site: http://www.nhlbi.nih.gov/guidelines/hypertension/child_tbl.htm • A PA de toda criança ≥ 3 anos deve ser medida pelo menos 1x/ano
Tamanho do corpo • IMC normal: P_{5-85} • Sobrepeso: IMC ≥ P_{85} e < P_{95} • Obesidade: IMC ≥ P_{95}	• Calcular IMC de toda criança ≥ 2 anos e registrar no gráfico de IMC do NCHS pelo menos uma vez por ano • O tamanho do corpo deve ser avaliado pelos gráficos de IMC disponíveis no site: http://www.cdc.gov/growthcharts/
Comportamentos relacionados à saúde • Uso de tabaco ou exposição passiva a ele • Atividade física de moderada a vigorosa intensidade pelo menos 30 minutos/dia, em todos os dias da semana. O ideal é de 60 minutos/dia de atividade física, de moderada a vigorosa intensidade • Hábitos sedentários: > 2 h/dia de inatividade física • Ingestão dietética inadequada: – Excesso de açúcar, de bebidas doces, de suco de frutas, de gorduras saturadas e trans e de sal – < 5 porções/dia de frutas e vegetais; < 3 porções/dia de lácteos; < 6 porções/dia de produtos integrais • Não tomar o desjejum • Realizar poucas refeições com a família • Tamanho exacerbado das porções de alimento	• Avaliar os hábitos relacionados à saúde em toda visita, incluindo tabaco e exposição passiva a ele • Aconselhar: – A participação em atividade física de moderada a vigorosa intensidade por pelo menos 30 minutos/dia, na maior parte dos dias da semana. Preferencialmente 60 minutos/dia, todos os dias – A atividade física por meio de jogo ativo ao ar livre, da volta da escola a pé ou de bicicleta e da prática de esportes – O treino de resistência para adolescentes (10 a 15 repetições de moderada intensidade) combinado com atividade aeróbica • Avaliar padrões de ingestão alimentar em toda supervisão de saúde • Avaliar a relação energia ingerida *versus* necessidades energéticas para garantir a manutenção dos processos de crescimento e desenvolvimento

DCVA: doença cardiovascular aterosclerótica; CT: colesterol total; LDL-C: lipoproteína de baixa densidade; HDL-C: lipoproteína de alta densidade; IMC: índice de massa corporal; NCHS: *National Center for Health Statistics*.
*LDL-C deve ser < 100 mg/dL nas crianças com diabetes.
**Hipertensão é definida como a média da PAS e/ou PAD que é ≥ P_{95} para sexo, idade e altura em 3 ou mais ocasiões isoladas.

Tabela 16.8 – Diretrizes para intervenções relacionadas à redução do risco cardiovascular nas crianças e nos adolescentes com riscos identificados[13,46,51]

Intervenção sobre o risco	Recomendações
Tratamento do colesterol sérico	
▪ Meta: CT < 150 mg/dL	▪ CT > 150 mg/dL e < 170 mg/dL: orientar os pais em relação à tomada de medidas para mudança de estilo de vida; deve-se repetir o exame ▪ Se o resultado do exame de CT continuar > 150 mg/dL, solicitar análise completa dos lípides após jejum de 12 horas ▪ CT ≥ 170 mg/dL: realizar a análise completa de lípides, após jejum de 12 horas
▪ Meta: LDL-C < 100 mg/dL	▪ Quando o LDL-C estiver acima do esperado, iniciar mudanças terapêuticas no estilo de vida, incluindo dieta (< 7% de calorias de gorduras saturadas, < 200 mg colesterol), em conjunto com nutricionista ▪ Considerar opções para diminuir LDL-C na dieta (aumentar fibras totais na dieta de acordo com a idade), com ênfase nas fibras viscosas como farelo de aveia e pectina, sendo acrescidos 5 g até os 20 anos, no total de 25 g/dia, em conjunto com nutricionista ▪ Enfatizar a manutenção do peso e o aumento da atividade física ▪ Quando LDL-C persistir acima das metas, avaliar causas secundárias (hormônio tireoestimulante, testes de função hepática e renal e urinálise) ▪ Considerar terapêutica farmacológica se LDL-C > 190 mg/dL sem qualquer outro fator de risco para DCVA presente; ou LDL-C > 160 mg/dL com outro fator de risco presente, como PA elevada, diabetes, sobrepeso, história importante de DCVA prematura; ou se os objetivos do tratamento não forem atingidos após a triagem para mudança terapêutica do estilo de vida
Outros lipídios e lipoproteínas	
▪ Metas: triglicérides < 100 mg/dL e HDL-C ≥ 45 mg/dL	▪ Intervenção farmacológica para dislipidemia deve ser realizada com a colaboração de médico especialista em pacientes pediátricos ▪ Triglicérides elevados e HDL-C reduzido são frequentemente observados no contexto do sobrepeso com resistência à insulina ▪ Mudanças terapêuticas do estilo de vida devem incluir manutenção do peso, com ingestão e gasto energético apropriados. Diminuir a ingestão de lanches com alimentos de alta densidade energética, tais como açúcar e bebidas adocicadas, refrigerantes, sucos de frutas e bebidas esportivas ▪ Quando os triglicérides persistirem elevados, avaliar causas secundárias tais como diabetes, doença da tireoide, doença renal e abuso de álcool ▪ Nenhuma intervenção farmacológica é recomendada para a criança com elevação isolada dos triglicérides, a menos que esta seja muito acentuada (o tratamento deve ser iniciado quando os triglicérides forem > 400 mg/dL para proteger dos níveis de triglicérides pós-prandiais de 1.000 mg/dL, pelo aumento do risco de pancreatite)

(continua)

Tabela 16.8 – Diretrizes para intervenções relacionadas à redução do risco cardiovascular nas crianças e nos adolescentes com riscos identificados[13,46,51] (continuação)

Intervenção sobre o risco	Recomendações
Tratamento para pressão arterial elevada	
■ Meta: PAS e PAD < P_{95} para idade, gênero e P_{altura}	■ Promover o objetivo de atingir o peso apropriado ■ Reduzir o sódio da dieta ■ Enfatizar o aumento do consumo de frutas e vegetais
■ Com comorbidades: PAS e PAD < P_{90} para idade, sexo e altura	■ Quando a PA persistir > P_{95}, considerar causas secundárias como doença renal e coarctação da aorta ■ Considerar terapêutica farmacológica para indivíduos com PA > P_{95} quando a mudança do estilo de vida não trouxer melhora e houver evidências de alterações nos órgãos-alvo (hipertrofia do ventrículo esquerdo, microalbuminúria e anormalidade vascular renal) ■ O início da medicação para a hipertensão requer a individualização do tratamento, com considerações sobre idade e etnia, assim como avaliação do especialista
Tratamento do peso e metas de tratamento baseadas nos percentis de IMC e estado de saúde	
■ IMC < P_{85} para idade e gênero. Peso e altura normais – Meta: manter o percentil do IMC para prevenir o sobrepeso e a obesidade ■ IMC P_{85-95} para idade e gênero. Sobrepeso – Meta: manutenção do IMC com a idade para reduzir o IMC < P_{85}; se IMC > 25 kg/m² manter o peso ■ IMC ≥ P_{95} para idade e gênero. Obesidade – Meta: manutenção do peso nas crianças jovens ou perda de peso para adolescentes, com redução gradual do percentil de IMC ■ IMC ≥ 30 kg/m². *Cut point* para obesidade no adulto – Meta: perda gradual de peso (1 a 2 kg/mês) para atingir o IMC saudável ■ IMC ≥ P_{95} para idade e sexo com comorbidade presente – Meta: perda gradual de peso (1 a 2 kg/mês) para atingir o IMC saudável. Avaliar a necessidade de tratamento das condições associadas	■ Diretrizes principais: – Estabelecer metas individuais para o tratamento e considerar idade, grau de sobrepeso e presença de comorbidades – Envolver a família e os principais cuidadores no tratamento – Disponibilizar avaliação e monitorização frequentes – Considerar aspectos comportamentais, psicológicos e sociais no ganho de peso e no plano de tratamento – Fornecer recomendações para as mudanças na dieta, aumentando a atividade física diária e diminuindo as atividades sedentárias – As recomendações devem ser desenhadas segundo características, necessidades e origens da criança e da família, podendo ser implementadas no ambiente familiar e projetadas para promover o crescimento e o desenvolvimento ótimo da criança na família

CT: colesterol total; LDL-C: lipoproteínas de baixa densidade-colesterol; HDL-C: lipoproteínas de alta densidade-colesterol; PA: pressão arterial; DCVA: doença cardiovascular aterosclerótica; PAS: pressão arterial sistólica; PAD: pressão arterial diastólica; IMC: índice de massa corpórea.

CONCLUSÕES

A DCV secundária à aterosclerose é responsável por 30% da mortalidade no mundo, e segundo a OMS a maioria das mortes ocorre em países em desenvolvimento.

A DCV inicia-se na vida intrauterina e na infância, modulada pela herança genética e influenciada por fatores de risco modificáveis.

As diretrizes, para todas as crianças e adolescentes, para a promoção da saúde cardiovascular são:

1. Manutenção do peso corpóreo adequado, pois a prevenção do excesso de peso limita a hipertensão arterial no futuro; sendo que na hipertensão arterial ligada à obesidade, a redução de peso é a terapia primária mais significativa.
2. Praticar atividade física regularmente, de preferência com 60 minutos de atividade diária, aliada à restrição de atividades sedentárias.
3. Alimentação com limite de sódio e gorduras; e rica em frutas, vegetais e fibras alimentares.
4. Evitar o tabagismo.
5. Medida periódica da pressão arterial sistêmica a partir dos 3 anos de idade, ou antes se a criança tiver fatores de risco associados.
6. Dosagem de lípidios séricos a partir dos 10 anos de idade, ou antes se for de grupo de risco.
7. Todas as intervenções anteriores devem ser baseadas na família da criança, para aumentar a efetividade das orientações.

REFERÊNCIAS BIBLIOGRÁFICAS

1. Lloyd-Jones D, Adams R, Carnethon M, Simone G, Ferguson TB, Flegal K, et al. Heart disease and stroke statistics – 2009 update: a report from the American Heart Association Statistics Committee and Stroke Statistics Subcommittee. Circulation. 2009;119(3):480-6.
2. World Health Organization. Preventing chronic diseases: a vital investment: WHO Global Report. Geneva: WHO; 2005.
3. Ministério da Saúde. Secretaria de Vigilância em Saúde. Departamento de Análise de Situação de Saúde. Saúde Brasil 2008 – 20 anos de sistema único de saúde (SUS) no Brasil/Ministério da Saúde, Secretaria de Vigilância em Saúde, Departamento de Análise de Situação de Saúde. Brasília: Ministério da Saúde; 2009.
4. Berenson GS, Blonde CV, Farris RP, Foster TA, Frank GC, Srinivasan SR, et al. Cardiovascular disease risk factor variables during the first year of life. Am J Dis Child. 1979;133(10):1049-57.
5. Napoli C, Glass CK, Witztum JL, Deutsch R, D'Armiento FP, Palinski W. Influence of maternal hypercholesterolaemia during pregnancy on progression of early atherosclerotic lesions in childhood: Fate of Early Lesions in Children (FELIC) study. Lancet. 1999;34(9186):1234-41.
6. Li S, Chen W, Srinivasan SR, Bond MG, Tang R, Urbina EM, et al. Childhood cardiovascular risk factors and carotid vascular changes in adulthood: the Bogalusa Heart Study. JAMA. 2003;290(17):2271-6.
7. World Health Organization. Preventing chronic diseases: a vital investment: WHO Global Report. Geneva: WHO; 2005.
8. Naska A. Eating out, weight and weight gain. A cross-sectional and prospective analysis in the context of the EPIC-PANACEA study. Int J Obes (Lond). 2011;35(3):416-26.
9. Franks PW. Childhood obesity, other cardiovascular risk factors, and premature death. N Engl J Med. 2010;362:(6):485-93.
10. Sposito AC, Caramelli B, Fonseca FAH. IV Diretriz Brasileira Sobre Dislipidemias e Prevenção da Aterosclerose. Departamento de Aterosclerose da Sociedade Brasileira de Cardiologia. Arq Bras Cardiol. 2007;88(Supl 1):2-19.

11. Sitia S, Tomasoni L, Atzeni F, Ambrosio G, Cordiano C, Catapano A, et al. From endothelial dysfunction to atherosclerosis. Autoimmun Rev. 2010;9(12):830-4.
12. McGill HC, McMahan CA, Gidding SS. Preventing heart disease in the 21st century: implications of the Pathobiological Determinants of Atherosclerosis in Youth (PDAY) study. Circulation. 2008;117:(9):1216-27.
13. Hayman LL, Meininger JC, Daniels SR, McCrindle BW, Helden L, Ross J, et al. American Heart Association Committee on Atherosclerosis, Hypertension, and Obesity in Youth of the Council on Cardiovascular Disease in the Young; American Heart Association Council on Cardiovascular Nursing; American Heart Association Council on Epidemiology and Prevention; American Heart Association Council on Nutrition, Physical Activity, and Metabolism. Primary prevention of cardiovascular disease in nursing practice: focus on children and youth: a scientific statement from the American Heart Association Committee on Atherosclerosis, Hypertension, and Obesity in Youth of the Council on Cardiovascular Disease in the Young, Council on Cardiovascular Nursing, Council on Epidemiology and Prevention, and Council on Nutrition, Physical Activity, and Metabolism. Circulation. 2007;116(3):344-57.
14. Françoso LA, Coates V. Evidências anatomopatológicas do início da aterosclerose na infância e adolescência. Arq Bras Cardiol. 2002;78(1):131-42.
15. Enos WF, Holmes RH, Beyer J. Coronary disease among United States soldiers killed in action in Korea: preliminary report. J Am Med Assoc. 1953;152(12):1090-3.
16. McNamara JJ, Molot MA, Stremple JF, Cutting RT. Coronary artery disease in combat casualties in Vietnam. JAMA. 1971;216(7):1185-7.
17. Stary HC. Evolution and progression of atherosclerotic lesions in coronary arteries in children and young adults. Arteriosclerosis. 1989;9(Suppl 1):I19-32.
18. Tanaka K, Masuda J, Imamura T, Sueishi K, Nakashima T, Sakurai I, et al. A nation-wide study of atherosclerosis in infants, children and young adults in Japan. Atherosclerosis. 1988;72(2-3):143-56.
19. Imakita M, Yutani C, Strong JP, Sakurai I, Sumiyoshi A, Watanabe T, et al. Second nation-wide study of atherosclerosis in infants, children and young adults in Japan. Atherosclerosis. 2001;155(2):487-97.
20. Berenson GS, Wattigney WA, Tracy RE, Newman WP 3rd, Srinivasan SR, Webber LS, et al. Atherosclerosis of the aorta and coronary arteries and cardiovascular risk factors in person aged 6 to 60 years and studied at necropsy (The Bogalusa Heart Study). Am J Cardiol. 1992;70(9):851-8.
21. Tracy RE, Newman WP, Wattigney WA, Berenson GS. Risk factors and atherosclerosis in youth: autopsy findings of The Bogalusa Heart Study. Am J Med Sci. 1995;310(Suppl 1):S37-S41.
22. Berenson GS, Srinivasan SR, Bao W, Newman WP 3rd, Tracy RE, Wattigney WA. Association between multiple cardiovascular risk factors and atherosclerosis in children and young adults. The Bogalusa Heart Study. N Engl J Med. 1998;338(23):1650-6.
23. The Pathobiological Determinants of the Atherosclerosis in Youth (PDAY) Research Group. Natural history of aortic and coronary atherosclerosis lesions in youth: findings from the PDAY Study. Arterioscler Thromb. 1993;13(9):1291-8.
24. Strong JP, Malcom GT, McMahan CA, Tracy RE, Newman WP 3rd, Herderick EE, et al. Prevalence and extent of atherosclerosis in adolescents and young adults: implications for prevention from the Pathobiological Determinants of Atherosclerosis in Young Study. JAMA. 1999;281(8):727-35.
25. McGill HC Jr, McMahan CA, Zieske AW, Sloop GD, Walcott JV, Troxclair DA, et al. Associations of coronary heart disease risk factors with the intermediate lesion of atherosclerosis in youth. The Pathobiological Determinants of Atherosclerosis in Youth (PDAY) Research Group. Arterioscler Thromb Vasc Biol. 2000;20(8):1998-2004.
26. Davis PH, Dawson JD, Riley WA, Lauer RM. Carotid intimal-medial thickness is related to cardiovascular risk factors measured from childhood through middle age: the Muscatine Study. Circulation. 2001;104:2815-9.
27. Raitakari OT, Juonala M, Kahonen M, Taittonen L, Laitinen T, Mäki-Torkko N, et al. Cardiovascular risk factors in childhood and carotid intima-media thickness in adulthood: the Cardiovascular Risk in Young Finns Study. JAMA. 2003;290(17):2277-83.

28. Giuliano IC, Coutinho MS, Freitas SF, Pires MM, Zunino JR, Ribeiro PQ. Lípides séricos em crianças e adolescentes da rede escolar de Florianópolis - Estudo Floripa Saudável 2004. Arq Bras Cardiol. 2005;85(2):85-91.
29. Gama SR, Carvalho MS, Chaves CRMM. Prevalência em crianças de fatores de risco para as doenças cardiovasculares. Cad Saúde Pública. 2007;23(9):2239-45.
30. Pellanda LC, Echenique L, Barcellos LMA, Maccari J, Borges FK, Zen BL. Doença cardíaca isquêmica: a prevenção inicia durante a infância. J Pediatr (Rio J). 2002;78(2):91-6.
31. Rabelo LM. Fatores de risco para doença aterosclerótica na adolescência. J Pediatr. 2001;77(Supl 2):153-64.
32. Romaldini CC, Issler H, Cardoso AL, Diament J, Forti N. Fatores de risco para aterosclerose em crianças e adolescentes com história familiar de doença arterial coronariana prematura. J Pediatr (Rio J). 2004;80(2):135-40.
33. Ebbeling CB, Pawlak DB, Ludwig DS. Childhood obesity: public health crisis, common sense cure. Lancet. 2002;360(9331):473-82.
34. Balaban G, Silva GAP. Prevalência de sobrepeso e obesidade em crianças e adolescentes de uma escola da rede privada de Recife. J Pediatr (Rio J). 2003;77(2):96-100.
35. Costa RF, Cintra IP, Fisberg M. Prevalência de sobrepeso e obesidade em escolares da cidade de Santos. Arq Bras Endocrinol Metab. 2006;50(1):60-7.
36. Sichieri R, Castro JFG, Moura AS. Fatores Associados ao Padrão de Consumo alimentar da População brasileira urbana. Cad Saúde Pública. 2003;19(Supl 1):S47-S53.
37. Instituto Brasileiro de Geografia e Estatística (IBGE). Comunicação Social. Pesquisa de orçamentos Familiares POF-2002-2003: Excesso de peso atinge 38,8 milhoes de Adultos brasileiros. [On line]. 2004. Disponível em: http://www.ibge.gov.br/home/presidencia/noticias/noticia_impressao.php?id_noticias = 278. (acesso 23 ago 2007).
38. Gabriel CG, Corso AC, Caldeira GV, Gimeno SG, Schmitz BA, Vasconcelos FA. Overweight and obesity related factors in schoolchildren in Santa Catarina State, Brazil. Arch Latinoam Nutr. 2010;60(4):332-9.
39. Gus I, Harzhein E, Zaslavsky C, Medina C, Gus M. Prevalência, reconhecimento e controle da hipertensão arterial sistêmica no estado do Rio Grande do Sul. Arq Bras Cardiol. 2004;83(5):424-8.
40. Salgado CM, Carvalhaes JTA. Hipertensão arterial na infância. J Pediatr (Rio J). 2003;79(Supl 1):S115-S124.
41. Giullum RF. Indices of adipose tissue distribution, apolipoproteins B and AI, lipoprotein (a), and triglyceride concentration in children aged 4–11 years: The Third National Health and Nutrition Examination Survey. J Clin Epidemiol. 2001;54:367-75.
42. Giuliano I, Freitas S, Coutinho M, Zunino J, Caramelli B, Berenson G. Distribution of HDL–cholesterol and non-HDL–cholesterol in Brazilian children and adolescents – The Floripa study. Nutr Metab Cardiovasc Dis. 2011;21(1):33-8.
43. Galduróz JCF, Noto AR, Carlini E. IV Levantamento sobre o uso de drogas entre estudantes de 1º e 2º graus de dez capitais brasileiras - 1997. São Paulo: Departamento de Psicobiologia do Centro Brasileiro de Informações sobre Drogas Psicotrópicas da Unifesp - CEBRID; 1997. p.1-130.
44. Silva MAM, Rivera IR, Ferraz MRMT, AJT Pinheiro, Alves SWS, Moura AA, et al. Prevalência de fatores de risco cardiovascular em crianças e adolescentes da rede de ensino da cidade de Maceió. Arq Bras Cardiol. 2005;84(5):387-92.
45. Kannel WB, Dawber TR, Kagan A, Revotskie N, Stokes J 3rd. Factors of risk in the development of coronary heart disease–six year follow-up experience: the Framingham Study. Ann Intern Med. 1961;55:33-50.
46. Kavey RE, Allada V, Daniels SR, Hayman LL, McCrindle BW, Newburger JW, et al. Cardiovascular risk reduction in high-risk pediatric patients: a scientific statement from the American Heart Association Expert Panel on Population and Prevention Science; the Councils on Cardiovascular Disease in the Young, Epidemiology and Prevention, Nutrition, Physical Activity and Metabolism, High Blood Pressure Research, Cardiovascular Nursing, and the Kidney in Heart Disease;

and the Interdisciplinary Working Group on Quality of Care and Outcomes Research. Circulation. 2006;114(24);2710-38.
47. Meigs JB, Mittleman MA, Nathan DM, Tofler GH, Singer DE, Murphy-Sheehy PM, et al. Hyperinsulinemia, hyperglycemia, and impaired hemostasis. The Framingham Offspring Study. JAMA. 2000;283(2):221-8.
48. Lloyd-Jones DM, Leip EP, Larson MG, D'Agostino RB, Beiser A, Wilson PW, et al. Prediction of lifetime risk for cardiovascular disease by risk factor burden at 50 years of age. Circulation. 2006;113(6):791-8.
49. Balagopal P, Ferranti SD, Cook S, Daniels SR, Gidding SS, Haymann LL, et al. Nontraditional risk factors and biomarkers for cardiovascular disease: mechanistic, research, and clinical considerations for youth: a scientific statement from the American Heart Association. Circulation. 2011;123(23):2749-69.
50. Muhlhausler B, Smith SR. Early-life origins of metabolic dysfunction: role of the adipocyte. Trends Endocrinol Metab. 2009;20(2):51-7.
51. Giuliano ICB, Caramelli B, Pellanda L, Duncan B, Mattos S, Fonseca FAH (eds.). I Diretriz de Prevenção da Aterosclerose na Infância e na Adolescência. Arq Bras Cardiol. 2005;85(Supl VI):3-36.
52. Reis EC, Kip KI, Marroquin OC, Kiesau M, Hipps L Junuir, Peters RE, et al. Screening children to identify families at increased risk for cardiovascular disease. Pediatrics. 2006;118(6):E1789-97.
53. Osmond C, Barker DJP. Fetal, infant, and childhood growth are predictors of coronary heart disease, diabetes, and hypertension in adult men and women. Environ Health Perspect. 2000;108(Suppl 3):545-53 .
54. Barker DJP, Osmond O, Golding J, Kuh D, Wadsworth MEJ. Growth in utero, blood pressure in childhood and adult life, and mortality from cardiovascular disease. BMJ. 1989;298(6673):564-7.
55. Hales CN, Barker DJP, Clark PMS, Cox LJ, Fall C, Osmon PD, et al. Fetal and infant growth and impaired glucose tolerance at age 64. BMJ. 1991;303(6809):1019-22.
56. Barker DJP, Osmond C. Infant mortality, childhood nutrition, and ischaemic heart disease in England and Wales. Lancet. 1986;i(8489)1077-81.
57. Ferreira SRG. Alimentação, nutrição e saúde: avanços e conflitos da modernidade Cienc. Cult. 2010;62:31-4.
58. Silver AE, Beske SD, Christou DD, Donato AJ, Moreau KL, Eskurza I, et al. Overweight and obese humans demonstrate increased vascular endothelial NAD(P)H oxidase-p47(phox) expression and evidence of endothelial oxidative stress. Circulation. 2007;115(5):627-37.
59. Centers for Disease Control and Prevention. BMI-body mass index: BMI for children and teens. Available: http://www.cdc.gov/nccdphp/dnpa/bmi/bmi-for-age.htm. (acesso 15 ago 2007).
60. Fernadez JR, Redden DT, Pietrobelli A, Allison DB. Waist circumference percentiles in nationally representative samples of African-American, European-American, and Mexican-American children and adolecents. J Pediatr. 2004;145(4):439-44.
61. National High Blood Pressure Education Program Working Group on High Blood Pressure in Children and Adolescents. The fourth report on the diagnosis, evaluation, and treatment of high blood pressure in children and adolescents. Pediatrics. 2004;114(2):555-76.
62. Kallio K, Jokinen E, Raitakari OT, Siltala M, Volanen I, et al. Tobacco smoke exposure is associated with attenuated endothelial function in 11-year-old healthy children. Circulation. 2007;115(25):3205-12.
63. Task Force on Community Preventive Services. Recommendations to increase physical activity in communities. Am J Prev Med. 2002;22(Suppl):67-72.

17 Tuberculose na criança e no adolescente

Heloisa Helena de Sousa Marques
Maria Aparecida Figueiredo Aranha

> Após ler este capítulo, você estará apto a:
> 1. Descrever a epidemiologia da tuberculose.
> 2. Identificar os mecanismos fisiopatológicos da tuberculose.
> 3. Identificar a clínica da tuberculose em crianças.
> 4. Reconhecer as dificuldades do diagnóstico e o roteiro adotado no Brasil.
> 5. Tratar e acompanhar o paciente.

INTRODUÇÃO

A tuberculose (TB) continua a ser uma das doenças mais frequentes no mundo e uma das principais causas de mortalidade. É um dos problemas de saúde prioritários no mundo, e o Brasil, juntamente com outros 21 países, albergam 80% dos casos mundiais da doença[1,2].

A TB na infância deve ser encarada como um evento-sentinela em saúde pública, pois a fonte de transmissão é um adulto bacilífero, na maioria das vezes, membro da família. A abordagem diagnóstica e terapêutica é difícil em crianças por causa da inespecificidade dos sinais e dos sintomas da TB e da baixa positividade dos exames diretos e das culturas. Deve-se lembrar que em crianças, sobretudo nas menores de cinco anos, a gravidade da doença é maior, observando-se risco aumentado de progressão e disseminação da doença[1-3].

No Brasil, desde 2002, o Ministério da Saúde adotou o sistema de pontuação para o diagnóstico da TB na infância, desenvolvido por Sant'Anna et al. e revisado recentemente; o seu uso visa auxiliar na identificação de crianças doentes[1,4].

O pediatra geral deve, portanto, conhecer como a tuberculose evolui na sociedade, seu comportamento na infância, na adolescência e no adulto e quais as situações de maior vulnerabilidade e estar apto a realizar o diagnóstico, tratar e seguir exercendo uma vigilância ativa[1,2].

EPIDEMIOLOGIA

Em 2007, a Organização Mundial de Saúde (OMS) estimou a incidência de TB no mundo em mais 9 milhões de casos por ano. O Brasil ocupa o 19º lugar em números de casos e é o 108º na incidência por 100 mil habitantes. A taxa de incidência no Brasil vem se reduzindo gradativamente, e os dados de 2010 revelam a ocorrência de 71 mil novos casos por ano e de 4.800 óbitos anuais. A doença persiste como a terceira causa de morte entre as doenças infecciosas e a primeira causa de morte dos pacientes com síndrome de imunodeficiência adquirida (aids)[5,6].

TRANSMISSÃO E PATOGENIA

A *Mycobacterium tuberculosis (M. tuberculosis)*, também conhecida como bacilo de Koch (BK), é a bactéria causadora da tuberculose. As micobactérias são bacilos finos, não encapsulados, aeróbios e intracelulares facultativos. São álcool ácido-resistentes, característica utilizada para sua identificação em laboratório; podem ter longos períodos de dormência, e seu tempo de geração é longo (de 14 a 20 horas).

A doença é transmitida por partículas ou núcleos de gotículas contendo a *M. tuberculosis* que são expelidos durante fala, tosse, espirro ou canto de pessoas com TB pulmonar ou laríngea. O contato domiciliar é a principal fonte de infecção da criança e pode ser identificada em até 90% dos casos, quando pesquisada ativamente. As fontes de infecção para as crianças, em um estudo, foram mães (25%), pais (15 a 25%), tios e tias (24 a 30%) e avós ou outros parentes (7 a 20%)[7].

Os bacilos da tuberculose alcançam os alvéolos pulmonares, são fagocitados por macrófagos alveolares, monócitos intersticiais e células dendríticas, multiplicam-se e, durante esse período, ocorre a disseminação linfo-hematogênica. A lesão característica da TB na primoinfecção é o granuloma, ou tuberculoma. Por volta da décima semana após a infecção, o granuloma é circundado por halo de linfócitos e começa a ocorrer a necrose caseosa central. Os bacilos fagocitados pelos macrófagos se disseminam pelo organismo para vários locais, como meninges, ossos, fígado, pâncreas, gânglios etc.[8].

O controle imunológico da TB inicia-se pela imunidade natural, seguida pela resposta celular à micobactéria predominantemente tipo Th1 com aumento da população CD4+, que induz a produção de interferon-gama (IFN-gama) e CD8+, que atuam após 2 a 6 semanas de infecção. Em crianças menores de dois anos, observa-se resposta funcional diminuída de macrófagos e células dendríticas e um predomínio da resposta celular tipo Th2, o que parece predispor a uma doença disseminada pela dificuldade de contenção da micobactéria no granuloma[9]. Na Figura 17.1, são mostrados de forma esquemática os principais mecanismos imunológicos efetores na tuberculose.

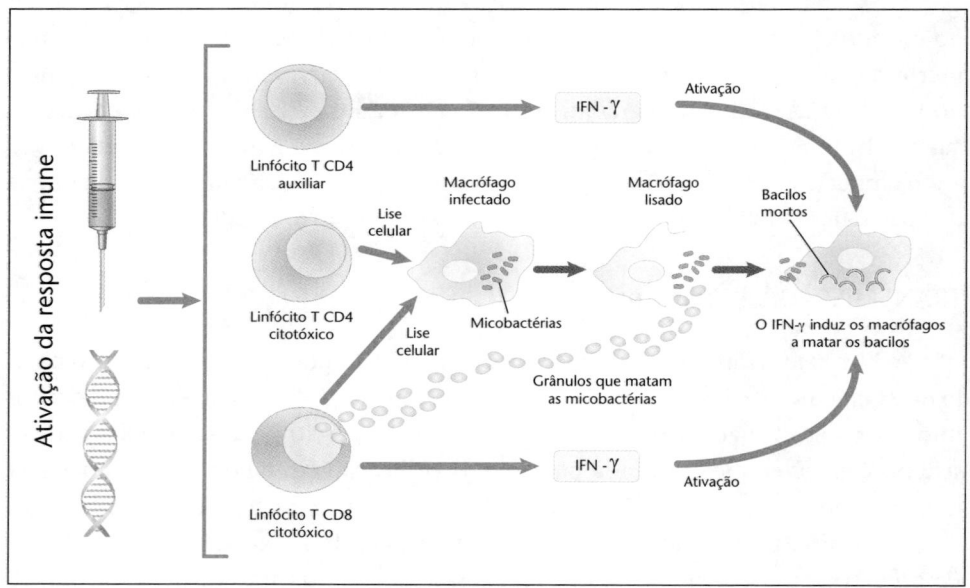

Figura 17.1 Mecanismos imunológicos efetores da tuberculose.

A resposta tecidual inicial à invasão da bactéria é exsudativa, seguida por uma resposta granulomatosa, durante a qual o paciente desenvolve a hipersensibilidade tardia que é característica da doença. A infecção pela *M. tuberculosis* geralmente se inicia no parênquima dos lobos pulmonares inferiores, passando em seguida para os nódulos linfáticos das regiões hilares, de onde alcança vários órgãos e tecidos pela corrente sanguínea. A infecção do parênquima pulmonar e dos nódulos linfáticos da região hilar é chamada de complexo primário e, juntamente com os focos infecciosos que se formam em diferentes órgãos e tecidos, determina a infecção primária. Esses focos infecciosos são encontrados principalmente onde há uma tensão apropriada de oxigênio, que favorece a proliferação do *M. tuberculosis*, isto é, nos ápices pulmonares, rins, extremidades dos ossos longos, nódulos linfáticos, etc. Embora a bactéria esteja viva nesses focos, ela se encontra em estado de latência, uma vez que não se multiplica ou o faz de maneira insignificante e irregular. Esse estado infeccioso é denominado de tuberculose-infecção, para contrastar com o estado oposto, denominado de tuberculose-doença. Na maioria das vezes, o único sinal de existência de tuberculose-infecção é a presença de hipersensibilidade tardia, que pode ser demonstrada pela realização da prova intradérmica de tuberculina. Alguns indivíduos, entretanto, podem também apresentar o complexo primário calcificado, chamado complexo de Gohn, visível em exame radiológico dos pulmões. O tempo necessário para a reativação de um foco de infecção latente é bastante variável, podendo ser meses ou anos. Em muitos indivíduos, ele permanece latente por toda vida, e existem na literatura diversos estudos sobre a provável influência da idade, do sexo, dos fatores étnicos e da constituição genética para a reativação[10-12].

A tuberculose na infância também pode ser distinguida em três estágios: exposição, infecção e doença. O risco de desenvolvimento da doença é idade-dependente. Estima-se que, sem tratamento, cerca de 30 a 40% das crianças menores de um ano de idade, 5 a 20% das crianças entre 1 e 5 anos e 10 a 20% dos jovens com 10 a 15 anos progridem para doença pulmonar ativa nos primeiros dois anos após a infecção primária. Os quadros de doença mais grave, como meningite e tuberculose miliar, são mais frequentes (2 a 20%) nas crianças menores de dois anos de idade[13].

Outras condições clínicas que determinam alteração da resposta imune celular, como em crianças com infecção pelo vírus da imunodeficiência humana (HIV), sob tratamento quimioterápico, corticoterapia ou outras drogas ou imunobiológicos que causam imunossupressão, também estão relacionadas com risco aumentado de doença.

MANIFESTAÇÕES CLÍNICAS DA TUBERCULOSE PULMONAR

Os sintomas clínicos são relativamente pobres, existindo um contraste com os achados radiológicos que, às vezes, são bastante pronunciados. Cerca de metade das crianças com alterações radiológicas consideráveis são assintomáticas ou oligossintomáticas. Quando existem queixas, as mais comuns são tosse seca, febre baixa, falta de apetite, perda ou redução do ganho ponderoestatural e, ocasionalmente, sudorese vespertina. As crianças menores podem ter sintomas mais exuberantes, incluindo tosse mais intensa, febre mais elevada, chiado no peito, anorexia e emagrecimento. O exame torácico é quase sempre inocente. O principal problema do diagnóstico da tuberculose na criança reside em pensar "tuberculose" em primeiro lugar[14]. Cruz e Starke publicaram as frequências relativas de sinais e sintomas em crianças e adolescentes, que estão destacadas na Tabela 17.1[15].

Tabela 17.1 – Frequência relativa de sinais e sintomas de tuberculose pulmonar, segundo faixa etária[15]

Faixa etária	Lactente (0 a 2 anos)	Criança (pré-escolar e escolar)	Adolescente (10 a 20 anos)
Sintomas			
Inapetência/adinamia/anorexia	Comum	Comum	Comum
Febre (< 38,5°C, vespertina, > 15 dias)	Comum	Comum	Incomum
Sudorese noturna	Rara	Rara	Incomum
Tosse crônica (> 21 dias)	Comum	Comum	Comum
Tosse produtiva	Rara	Rara	Comum
Hemoptise	Rara	Rara	Incomum
Sinais			
Perda de peso (< 10%)	Comum	Comum	Comum
Atraso do desenvolvimento	Comum	Comum	Raro
Sibilância	Comum	Incomum	Incomum
Dispneia/taquipneia	Comum	Rara	Rara
Diminuição de sons pulmonares	Comum	Rara	Incomum

Para alcançar o diagnóstico, recomenda-se seguir um roteiro organizado visando à investigação de casos com suspeita de TB e tomando como base os seguintes elementos:

- História clínica cuidadosa, incluindo história de contato e sintomas sugestivos de TB.
- Exame clínico, inclusive avaliação do crescimento e do desenvolvimento.
- Prova tuberculínica.
- Confirmação bacteriológica, sempre que possível.
- Outros exames quando disponíveis.
- Sorologia anti-HIV (em áreas de alta incidência).

O Ministério da Saúde do Brasil preconiza o quadro de pontuação (Quadro 17.1) para a abordagem diagnóstica inicial nos casos de suspeita clínica de TB. Tomando-se por base os estudos que permitiram a validação do sistema de pontuação do Ministério da Saúde, é possível adotar o ponto de corte de 30 pontos, a critério médico, para se iniciar o tratamento do paciente[1,4,5].

Quadro 17.1 – Escore clínico-epidemiológico para o diagnóstico de crianças menores de 10 anos e adolescentes com baciloscopia negativa, infectados ou não pelo vírus da imunodeficiência humana[5]

Quadro clínico-radiológico		Contato com adulto com tuberculose	Teste tuberculínico	Estado nutricional
Febre ou sintomas, como tosse, adinamia, expectoração, emagrecimento e sudorese, > 2 semanas (acrescentar 15 pontos)	Adenomegalia ou padrão miliar Condensação ou infiltrado (com ou sem escavação) inalterado por > 2 semanas, evoluindo com piora ou sem melhora com antibióticos comuns (acrescentar 15 pontos)	Próximo, nos últimos dois anos (acrescentar 10 pontos)	≥ 10 mm em vacinados com vacina antituberculose (BCG) há menos de dois anos ou ≥ 5 mm em vacinados há mais de dois anos ou não vacinados (acrescentar 15 pontos)	Desnutrição grave (acrescentar 5 pontos)
Assintomático ou com sintomas < 2 semanas (0 ponto)	Condensação ou infiltrado de qualquer tipo < 2 semanas (acrescentar 5 pontos)			Eutrofia ou desnutrição não grave (0 ponto)
Infecção respiratória com melhora após uso de antibióticos para germes comuns ou sem antibióticos (subtrair 10 pontos)	Radiografia normal (subtrair 5 pontos)		< 5 mm (0 ponto)	

Interpretação da pontuação:
- ≥ 40 pontos: diagnóstico muito provável
- 30 a 35 pontos: diagnóstico possível
- ≤ 25 pontos: diagnóstico pouco provável

DIAGNÓSTICO

O estabelecimento definitivo do diagnóstico em pediatria é difícil, pois, na maioria das crianças, a tuberculose é paucibacilar. Os principais exames complementares empregados na prática são apresentados a seguir.

Prova Tuberculínica

Desde 1939, a prova tuberculínica tem sido utilizada para o teste de infecção latente pelo BK, realizada com o teste intradérmico de Mantoux empregando 2 unidades de tuberculina (0,04 mcg) de derivado de proteína purificada (lote de RT 23) com leitura em 72 horas (48 a 96 horas), cuja aferição é realizada pelo maior diâmetro transversal da enduração da lesão, e não pelo eritema. A positividade do teste indica infecção pelo *M. tuberculosis* ou pelo *M. bovis* e aparece 2 a 12 semanas após o contágio.

A prova tuberculínica pode ser indicativa de infecção por *M. tuberculosis* mesmo nas crianças vacinadas com vacina antituberculose (BCG). No Quadro 17.2, está assinalada a sua interpretação em crianças com suspeita de TB.

Radiografia de Tórax

O quadro mais sugestivo é o complexo bipolar (foco de condensação pulmonar e aumento ganglionar hilar). As adenopatias hilares e/ou paratraqueais são importantes achados de suspeição e podem ser responsáveis por atelectasias ou hiperinsuflação localizadas. Outros achados são pneumonia e derrame pleural. Nas formas de disseminação hematogênica, encontra-se a imagem característica denominada miliar (infiltrado intersticial retículo ou micronodular). Deve-se valorizar, também, a dissociação clinicorradiológica, quando se observa extenso comprometimento pulmonar sem a devida repercussão clínica. A tomografia computadorizada permite melhor identificação de adenomegalias pouco evidenciadas à radiografia simples de tórax, TB endobrônquica, pericardite e cavitações iniciais ou bronquiectasias[12].

Diagnóstico Microbiológico

Apesar da baixa positividade da baciloscopia do escarro em crianças com provável tuberculose, bem como a cultura, devem-se obter espécimes clínicos apropriados. A pesquisa do bacilo da TB é feita em lavado gástrico, secreção respiratória, escarro, urina, espécimes obtidos pela broncoscopia, líquido pleural e punção liquórica, sangue, medula óssea e material de biópsia. O lavado gástrico, método mais utilizado para a pesquisa em pediatria, deve ser feito por três manhãs consecutivas. A pesquisa do lavado broncoalveolar (LBA) em crianças não parece oferecer melhores resultados que a do suco gástrico, com a desvantagem de o LBA ser um procedimento invasivo. A cultura é feita tradicionalmente no meio de Lowenstein-Jensen (6 a 8 semanas de incubação) ou pode-se utilizar meio líquido (Middlebrook 7H12) com a adição de ácido palmítico marcado com carbono 14 radioativo; assim, o crescimento do bacilo liberará CO_2, que será detectado por meio da câmera de leitura radiométrica (BACTEC®). As suas vantagens são rapidez do diagnóstico (5 a 10 dias) e maior sensibilidade, mas é um método caro[13].

Outros Métodos Complementares de Diagnóstico

A técnica de reação em cadeia da polimerase (PCR) para o diagnóstico da TB é uma alternativa, porém em crianças os estudos ainda são insuficientes. Outra técnica, como o ensaio imunoenzimático (ELISA) utilizando antígenos recombinantes específicos para o *M. tuberculosis*, ainda apresenta baixa sensibilidade. Uma nova geração de testes rápidos denominados *interferon releases assays* (IGRA) mede a produção de interferon-gama (INF-gama) produzida pela resposta de células T aos antígenos específicos da *M. tuberculosis*, como o ESAT-6 e o CFP-10. Eles são transcritos de regiões específicas do genoma da bactéria, na qual há ausência dos antígenos do BCG e de outras micobactérias. Existem dois *kits* comerciais recentemente aprovados pelo *Food and Drug Administration* (FDA): o Quantiferon TB GOLD e sua variável, e o Elispot-TB[16]. As suas principais vantagens seriam a obtenção do diagnóstico, no máximo, em 24 horas, com uma única coleta de sangue, não interferência do tempo de aplicação da vacina BCG e melhor sensibilidade que a prova tuberculínica. A sensibilidade média do Quantiferon situa-se ao redor de 70% e a do Elispot, de 90%, com especificidades de 96 e 93%, respectivamente, no diagnóstico de TB em adultos. Esses testes parecem promissores, e os estudos para verificar o seu papel no diagnóstico de TB na criança estão em curso[17].

A dosagem de atividade da enzima adenosina deaminase (ADA), que é sintetizada pelos linfócitos T e monócitos ativados e se encontra elevada em tuberculose de pleura (> 40 U/L), pericárdica, peritoneal e de sistema nervoso central (> 9 U/L), pode ser útil em um caso suspeito de TB, pois, apesar de não ser método específico, apresenta boa sensibilidade[18].

MANIFESTAÇÕES CLÍNICAS E DIAGNÓSTICO DA TUBERCULOSE EXTRAPULMONAR

As manifestações extrapulmonares da TB na criança ocorrem em cerca de 25% do total de casos. Algumas localizações são mais frequentes, como gânglios periféricos (67%), envolvimento do sistema nervoso central (13%), pleura (6%), miliar (5%) e ossos (4%). A TB do aparelho digestivo (peritonite e intestinal), a pericardite, a geniturinária e a cutânea são mais raras. Em geral, a positividade bacteriológica da TB extrapulmonar é mais baixa ainda que na forma pulmonar. Na Tabela 17.2, está a descrição de alguns aspectos que podem auxiliar no diagnóstico da TB extrapulmonar.

Tabela 17.2 – Tuberculose extrapulmonar na criança: aspectos clínicos e diagnósticos

Forma	Manifestações clínicas	Imagenologia/radiografia	Diagnóstico*
Meningoencefalite	Vômitos, irritabilidade, febre, inapetência, fontanela abaulada, convulsões, rigidez da nuca, envolvimento dos nervos cranianos, sinais de localização e coma	Radiologia pulmonar alterada em 50 a 70% dos casos: padrão miliar ou outro TAC de crânio: dilatação ventricular, realce na base, áreas de infarto e tuberculomas	Liquor: pleocitose moderada (até 500 células/mm^3), predomínio de mononucleares, proteínas aumentadas e glicose reduzida. Solicitar baciloscopia e cultura ADA > 9 U/L
Ganglionar	Adenomegalia cervical unilateral volumosa, com ou sem fistulização escrófula	A ultrassonografia pode demonstrar a presença de gânglios com conteúdo caseoso	A biópsia ou o estudo AP dos gânglios revela granulomas com necrose caseosa e baciloscopia positiva
Pleural	Tosse, dor pleural, dificuldade respiratória e decúbito antálgico	Derrame pleural e unilateral	Líquido pleural de aspecto amarelo citrino, predomínio linfocitário e proteínas aumentadas ADA > 40 U/L
Osteoarticular	Choro persistente, dificuldade para deambular, presença de giba, tumoração na coluna, artralgia ou artrite e impotência funcional	Na radiografia de coluna: destruição de vértebras (mal de Pott). A RNM de coluna revela, além da destruição de vértebras, também abcessos paravertebrais	Em geral, os dados clínicos e de imagem são suficientes para o diagnóstico. Se realizar a biópsia dos abcessos paravertebrais, solicitar baciloscopia e cultura

* Solicitar nas amostras a realização de baciloscopia e cultura e, sempre que disponível, a reação de polimerase em cadeia (PCR) para tuberculose ou métodos imunoenzimáticos.

ADA: dosagem de adenosina deaminase; AP: anatomopatológico; RNM: ressonância nuclear magnética; TAC: tomografia axial computadorizada.

TRATAMENTO

Os esquemas de tratamento de TB para crianças até 10 anos, segundo as normas do Ministério da Saúde do Brasil, estão descritos nas Tabelas 17.3 e 17.4. A tolerância dos esquemas é muito boa na infância. Pode haver ocorrência de efeitos adversos leves, como diarreia e vômitos que podem ser contornados com a suspensão por 2 ou 3 dias do esquema terapêutico. Quando este é reiniciado, geralmente os efeitos não tornam a aparecer. Os efeitos adversos graves, como icterícia acompanhada de elevação acentuada de transaminases, obrigam a suspensão dos medicamentos por alguns dias até que haja melhora clínica. Depois disso, as drogas podem ser reiniciadas uma a uma, começando-se pela pirazinamida, seguida de isoniazida e, por último, rifampicina.

Tabela 17.3 – Esquema básico para crianças até 10 anos, indicado nos casos novos de todas as formas de tuberculose pulmonar e extrapulmonar, inclusive infectados pelo vírus da imunodeficiência humana[5]

Fases do tratamento	Drogas	Peso do doente			
		Até 20 kg	Entre 20 e 35 kg	Entre 35 e 45 kg	Mais de 45 kg
		mg/kg/dia	mg/dia	mg/dia	mg/dia
1ª fase (2 meses – RHZ)	R	10	300	450	600
	H	10	200	300	400
	Z	35	1.000	1.500	2.000
2ª fase (4 meses – RH)	R	10	300	450	600
	H	10	200	300	400

R: rifampicina; H: isoniazida; Z: pirazinamida.

Tabela 17.4 – Esquema indicado para a forma meningoencefálica da tuberculose em crianças de até 10 anos[5]

Fases do tratamento	Drogas	Doses para todas as idades	Peso do doente			Dose máxima
			Entre 20 e 35 kg	Entre 35 e 45 kg	Mais de 45 kg	
		mg/kg/dia	mg/dia	mg/dia	mg/dia	mg/dia
1ª fase (2 meses – RHZ)	R	10 a 20	300	450	600	600
	H	10 a 20	200	300	400	400
	Z	35	1.000	1.500	2.000	2.000
2ª fase (7 meses – RH)	R	10 a 20	300	450	600	600
	H	10 a 20	200	300	400	400

R: rifampicina; H: isoniazida; Z: pirazinamida.

Observações:
- Nos casos de concomitância entre TB meningoencefálica e qualquer outra localização, usar este esquema.
- Na meningoencefalite tuberculosa, deve ser associado corticosteroide ao esquema anti-TB: prednisona oral (1 a 2 mg/kg/dia) por quatro semanas ou dexametasona intravenosa nos casos graves (0,3 a 0,4 mg/kg/dia), por 4 a 8 semanas, com redução gradual da dose nas quatro semanas subsequentes.
- A fisioterapia na TB meningoencefálica deverá ser iniciada o mais cedo possível.

    A partir dos 10 anos, em adolescentes, o esquema de tratamento foi recentemente modificado com o acréscimo de etambutol como quarta droga ao esquema tríplice anteriormente preconizado. O esquema de tratamento no Brasil, para pessoas com mais de 10 anos de idade, conta com comprimidos dispersíveis com os fármacos associados. É a formulação 4 em 1, conhecida como dose fixa combinada (DFC), que visa melhorar a adesão dos pacientes e tem a vantagem de ser solúvel e em pequena quantidade de água. Assim, o início de tratamento em adolescentes preconizado pelo MS deve ser feito com rifampicina, isoniazida, pirazinamida e etambutol[4,11] (Tabelas 17.5 e 17.6).

Tabela 17.5 – Esquema básico para o tratamento de tuberculose para adultos e adolescentes (2 RHZE/4 RH)[5]

Regime	Fármacos	Faixa de peso	Unidades/dose	Meses
2 RHZE Fase intensiva	RHZE 150/75/400/275 comprimido em dose fixa combinada	20 a 35 kg	2 comprimidos	2
		36 a 50 kg	3 comprimidos	
		> 50 kg	4 comprimidos	
4 RH Fase de manutenção	RH comprimido ou cápsula de 300/200 ou 150/100	20 a 35 kg	1 comprimido ou cápsula de 300/200 mg	4
		36 a 50 kg	1 comprimido ou cápsula de 300/200 + 1 comprimido ou cápsula de 150/100 mg	
		> 50 kg	2 comprimidos ou cápsulas de 300/200 mg	

RHZE: rifampicina, isoniazida, pirazinamida, etambutol; RH: rifampicina e isoniazida.

Tabela 17.6 – Esquema para a forma meningoencefálica da tuberculose em adultos e adolescentes (maiores de 10 anos)[5]

Regime	Fármacos	Faixa de peso	Unidades/dose	Meses
2 RHZE Fase intensiva	RHZE 150/75/400/275 comprimido em dose fixa combinada	35 kg	2 comprimidos	2
		36 a 50 kg	3 comprimidos	
		> 50 kg	4 comprimidos	
7 RH Fase de manutenção	RH comprimido ou cápsula de 300/200 ou 150/100	35 kg	1 comprimido ou cápsula 300/200 mg	7
		36 a 50 kg	1 comprimido ou cápsula de 300/200 + 1 comprimido ou cápsula de 150/100 mg	
		> 50 kg	2 comprimidos ou cápsulas de 300/200 mg	

RHZE: rifampicina, isoniazida, pirazinamida, etambutol; RH: rifampicina e isoniazida.

É muito importante que, antes de se iniciar o tratamento, seja feita a orientação do responsável pela criança acerca dos esquemas terapêuticos, sua importância, duração, efeitos colaterais possíveis e riscos do abandono. Como a não adesão e o abandono são os principais problemas durante o tratamento, devem ser evitados com atividades de educação para a saúde. Recomenda-se o tratamento supervisionado que consiste na supervisão da ingestão da medicação na unidade básica de saúde (UBS) ou na residência por um profissional de saúde, durante 3 vezes por semana nos primeiros 2 meses, e na observação semanal até o final do tratamento. Na Tabela 17.7, estão destacados os principais eventos adversos às diferentes drogas e as respectivas condutas para seu controle.

Tabela 17.7 – Efeitos colaterais das drogas e recomendações

	Efeitos	Drogas	Conduta
Menor	Náuseas, vômitos, epigastralgia e dor abdominal	R, H e Z	Reformular o horário da medicação, medicar após refeições e avaliar função hepática
	Artralgia ou artrite	H e Z	Medicar com AAS
	Neuropatia periférica (queimação de extremidade)	H e E	Medicar com piridoxina
	Cefaleia e mudança de comportamento (euforia, insônia, ansiedade e sonolência)	H	Orientar que os efeitos apresentarão melhora
	Suor e urina cor de laranja	R	Orientar que é pela rifampicina
	Prurido cutâneo	H e R	Medicar com anti-histamínico
	Hiperuricemia	Z e E	Orientação dietética
	Febre	R e H	Orientar que os efeitos apresentarão melhora
Maior	Exantemas	R	Suspender o tratamento; reintroduzir o tratamento droga a droga após resolução; substituir o esquema nos casos graves ou reincidentes
	Psicose, crise convulsiva, encefalopatia e coma	H	Substituir por estreptomicina + etambutol
	Neurite óptica	H e E	Substituir
	Hepatotoxicidade	Todas as drogas	Suspender o tratamento e encaminhar para unidade de referência
	Nefrite intersticial	R	Suspender o tratamento e encaminhar para unidade de referência
	Rabdomiólise, com mioglobinúria e insuficiência renal	Z	Suspender o tratamento e encaminhar para unidade de referência
	Hipoacusia, nistagmo e vertigem	Estreptomicina	Suspender o tratamento e encaminhar para unidade de referência

AAS: ácido acetilsalicílico; R: rifampicina; H: isoniazida; Z: pirazinamida; E: etambutol.

CONTROLE DOS CONTATOS

Segundo a recomendação do Programa Nacional de Tuberculose, a atividade de controle de contatos deve ser considerada uma ferramenta importante para prevenir o adoecimento e diagnosticar precocemente casos de doença ativa e deve ser priorizado e realizado fundamentalmente pela atenção básica. Os serviços devem se estruturar para que essa prática de grande repercussão para o controle da TB seja otimizada.

Definições para Proceder ao Controle de Contatos

O caso índice envolve todo paciente com TB pulmonar ativa, prioritariamente com baciloscopia positiva.

O contato é definido como toda pessoa que convive no mesmo ambiente com o caso índice no momento do diagnóstico da TB. Esse convívio pode se dar em casa e/ou em ambientes de trabalho, instituições de longa permanência, escola ou pré-escola. A avaliação do grau de exposição do contato deve ser individualizada considerando-se a forma da doença, o ambiente e o tempo de exposição.

Tendo em vista que crianças com TB, em geral, desenvolvem a doença após transmissão por um contato adulto bacilífero, preconiza-se a investigação de todos os seus contatos, independentemente da forma clínica da criança, a fim de se identificar não somente os casos de infecção latente da tuberculose (ILTB), mas principalmente o caso índice, interrompendo assim a cadeia de transmissão.

Os contatos menores de 5 anos, pessoas com HIV/aids e portadores de condições consideradas de alto risco devem ser prioridades no processo de avaliação de contatos e tratamento de ILTB. Destacar que, nas crianças assintomáticas consideradas contatos, deve-se realizar a prova tuberculínica (PT) e a radiografia de tórax na primeira consulta. Se PT ≥ 5 mm (em crianças não vacinadas com BCG, crianças vacinadas há mais de 2 anos ou portadoras de qualquer condição imunossupressora) ou ≥ 10 mm (em crianças vacinadas com BCG há menos de 2 anos), tratar ILTB. Se PT não preencher os critérios acima, repeti-la em 8 semanas. Em caso de conversão, tratar ILTB. O tratamento de ILTB é feito com isoniazida na dose de 5 a 10 mg/kg/dia, durante 6 meses. O resumo dessa conduta está apresentado na Figura 17.2.

Deve-se dar atenção especial quando o contato TB é um recém-nascido, isto é, coabitante do caso índice bacilífero. Nesses casos, o recém-nascido não deverá ser vacinado ao nascer. A isoniazida é administrada por três meses e, após esse período, faz-se a PT. Se o resultado da PT for ≥ 5 mm, a quimioprofilaxia (QP) deve ser mantida por mais três meses; caso contrário, interrompe-se o uso da isoniazida e vacina-se com BCG.

COMPLICAÇÕES E PROGNÓSTICO

O prognóstico da TB na criança varia de acordo com a forma clínica de apresentação. Em geral e sob a estratégia denominada *directly observed therapy short course* (DOTS)[19,20] preconizada pela OMS, a tuberculose primária causada por micobactéria sensível ao esquema de tratamento tem taxa de cura ao redor de 95%. No entanto, as formas disseminadas, a doença miliar e a meningite tuberculosa têm

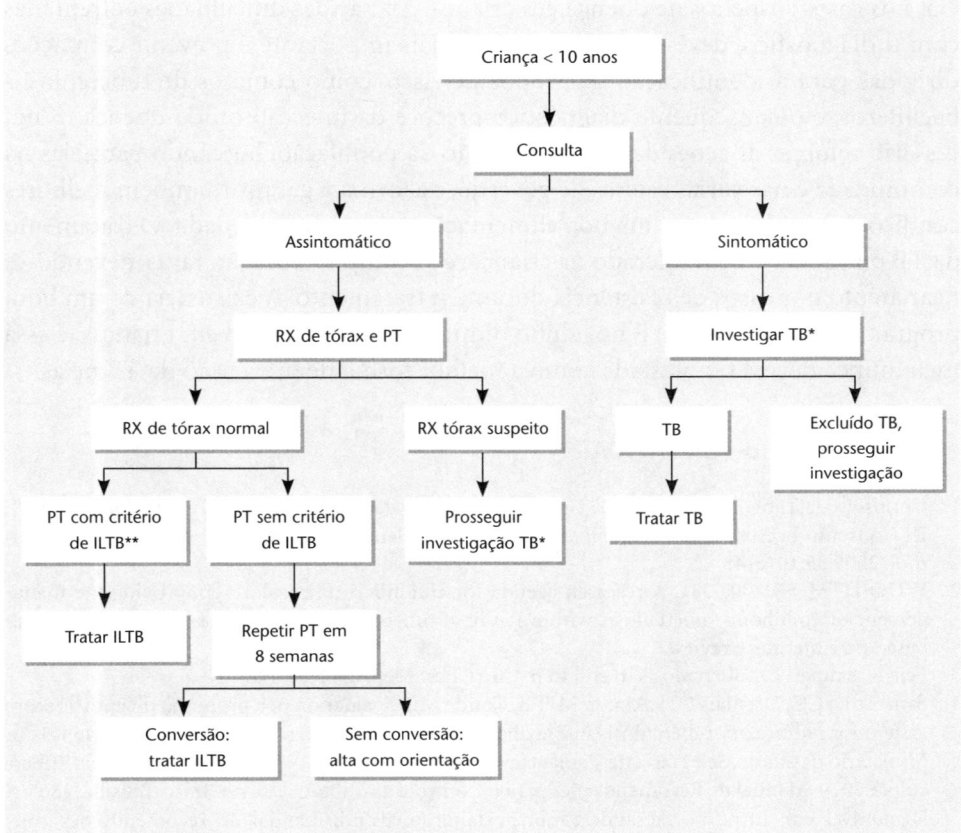

Figura 17.2 Controle de contatos de tuberculose na infância. RX: radiografia; ILTB: infecção latente da tuberculose; PT: prova tuberculínica; TB: tuberculose.

* Para investigar TB, empregar a Tabela 17.2.

** PT ≥ 5 mm (em crianças não vacinadas com BCG, crianças vacinadas há mais de 2 anos ou portadoras de qualquer condição imunossupressora) ou ≥ 10 mm (em crianças vacinadas com BCG há menos de 2 anos).

prognóstico mais reservado. Taxas mais elevadas de sequelas e mortalidade também são observadas em crianças pequenas, menores de 5 anos de idade e naquelas com diagnóstico tardio, com tempo de duração da doença superior a 2 meses.

A suspeita clínica e o diagnóstico precoce são fundamentais para se garantir os melhores resultados terapêuticos na infância.

CONCLUSÕES

Para o diagnóstico de TB na infância, é importante a valorização dos dados clínicos, epidemiológicos e radiológicos compatíveis com a doença. O Ministério da Saúde do Brasil preconiza o sistema de pontuação para abordar o diagnóstico inicial nos casos suspeitos de doença em criança. Apesar das dificuldades enfrentadas com o diagnóstico, deve-se destacar que o mais importante é prevenir com ações dirigidas para a identificação de grupos de risco, como contatos de tuberculosos bacilíferos, e o consequente diagnóstico precoce da infecção ou da doença. É necessário reforçar as ações de conscientização da população, buscando parcerias na comunidade e nas várias esferas de governo, de forma a garantir também melhores condições de vida, como uma boa alimentação e moradia adequada. O tratamento da TB pulmonar é bem tolerado na criança, e as complicações são raras, devendo-se ficar atento nos casos de resistência durante o tratamento. A existência de um bom programa de controle da TB no adulto diminuiu os casos de TB em crianças, e essa meta nunca deverá ser afastada como a melhor forma de prevenção da TB nelas.

REFERÊNCIAS BIBLIOGRÁFICAS

1. Comissão de Tuberculose da SBPT. Grupo de Trabalho das Diretrizes para Tuberculose da SBPT. III Consenso Brasileiro de Tuberculose: Diretrizes Brasileiras para Tuberculose 2004. J Bras Pneumol. 2009;35:1018-48.
2. WHO/HTM/TB/2007.381. A research agenda for childhood tuberculosis. Improving the management of childhood tuberculosis within national tuberculosis programmes: research priorities based on a literature review.
3. Feja K, Saiman L. Tuberculosis in children. Clin Chest Med. 2005;26:295-312.
4. Sant´Anna CC, Orfaliais CTS, March MFPB, Conde MB. Evaluation of a proposed diagnostic score system for pulmonary tuberculosis in Brazilian children. Int J Tuberc Lung Dis. 2006;10:463-5.
5. Ministério da Saúde. Secretaria de Vigilância em Saúde. Programa Nacional de Controle da Tuberculose 2010. Manual de Recomendações para o Controle da Tuberculose no Brasil. Brasília, 186 pg. Disponível em: http://portal.saude.gov.br/portal/arquivos/pdf/manual_de_recomendacoes_controle_tb_novo.pdf (acesso abril 2011).
6. Ministério da Saúde. Secretaria de Vigilância em Saúde. Programa Nacional de Controle da Tuberculose. Situação da Tuberculose no Brasil. Brasília, 33 pg. Disponível em: http://www.saude.gov.br/svs (acesso abril 2011).
7. Loeffler AM. Pediatric tuberculosis. Semin Respir Infect. 2003;18:272-91.
8. Lima RJ, Madi K. Patogenia e anatomia patológica. In: Sant´Anna CC. Tuberculose na infância e na adolescência. Rio de Janeiro: Atheneu; 2002. p.35-42.
9. Solé D. Imunidade e hipersensibilidade. In: Sant´Anna CC. Tuberculose na infância e na adolescência. Rio de Janeiro: Atheneu; 2002. p.29-33.
10. Marais BJ, Gie RP, Schaaf HS, Hesseling AC, Obihara CC, Starke JJ, et al. The natural history of childhood tuberculosis: a critical review of literature from the pre-chemotherapy era. Int J Tuberc Lung Dis. 2004;8:392-402.
11. Fenton MJ, Vermeulen MW. Immunopathology of tuberculosis: roles of macrophages and monocytes. Infect Immun. 1996;64:683-90.
12. Morcillo N. Tuberculosis in children. In: Palomino JC, Leão SC, Ritacco V, editores. Tuberculosis. 2007. p.525-58. Disponível em: http://www.TuberculosisTextbook.com (acesso jan 2011).
13. Swaminathan S, Rekha B. Pediatric tuberculosis: global overview and challenges. Clin Infect Dis Suppl. 2010;50(Suppl 3):S184-94.
14. Hoskyns W. Paediatric tuberculosis. Postgrad Med J. 2003;79:272-8.
15. Cruz AT, Starke JR. Clinical manifestations of tuberculosis in children. Paediatric Respiratory Reviews. 2007;8:107-17.

16. Menzies D, Pai M, Comstock G. Meta-analysis: new tests for the diagnosis of latent tuberculosis infection: areas of uncertainty and recommendations for research. Ann Intern Med. 2007;146:340-54.
17. Lewinsohn DA, Lobato MN, Jereb JA. Interferon-gamma release assays: new diagnostic tests for Mycobacterium tuberculosis infection, and their use in children. Curr Opin Pediatr. 2010;22:71-6.
18. Feres MC, Martino MC, Maldijian S, Batista F, Gabriel Júnior A, Tufik S. Laboratory validation of an automated assay for the determination of adenosine deaminase activity in pleural fluid and cerebrospinal fluid. J Bras Pneumol. 2008;34:1033-9.
19. Matiru R, Ryan T. The global drug facility: a unique, holistic and pioneering approach to drug procurement and management. Bull World Health Organ. 2007;85(5):348-53.
20. WHO. The stop TB strategy, building on and enhancing DOTS to meet the TB – related millennium development goals. Geneva: WHO; 2006. Report no WHO/htm/STB/2006.37.

18 Triagem geniturinária

Vera Hermina Kalika Koch

> Após ler este capítulo, você estará apto a:
> 1. Identificar as principais alterações do aspecto, do volume e da dinâmica da urina.
> 2. Realizar anamnese e exame físico completos para identificar anormalidades congênitas associadas a doenças renais.
> 3. Reconhecer a importância da ecografia fetal como exame de triagem de defeitos do trato geniturinário.
> 4. Classificar a hipertensão arterial, as alterações de volume urinário; e avaliar o ritmo de filtração glomerular.

INTRODUÇÃO

O diagnóstico de doenças renais e urológicas baseia-se em dados de história clínica, exame físico e exames subsidiários pertinentes. O acometimento renal ou de vias urinárias pode ocorrer isoladamente ou como parte de uma agressão multissistêmica. A manifestação clínica pode se dar com sinais e sintomas evidentes ou de maneira insidiosa e oligoassintomática.

HISTÓRIA CLÍNICA

Didaticamente, é possível classificar as manifestações clínicas mais frequentemente encontradas nas doenças renais e urológicas em alterações do aspecto, do volume ou da dinâmica miccional; alterações do balanço hidreletrolítico; sintomas gerais inespecíficos; e apresentação assintomática[1].

Alterações do Aspecto da Urina

Cor

A urina normal, recém emitida, é de cor amarelada. A coloração anormal da urina pode ter diferentes origens, sendo mais frequente a urina de cor vermelha ou acastanhada, causada por mioglobinúria, hemoglobinúria ou presença maciça de glóbulos vermelhos na urina, denominada hematúria macroscópica. Menos frequentemente, essa coloração pode estar associada à ingestão de beterraba, de amora ou de corantes presentes em alimentos, à presença de uratos urinários, à síndrome da fralda vermelha (*S. marcescens* não patogênica), à administração de adriamicina, fenolftaleína, pirídio ou fenitoína ou ainda à presença de porfirinas. A administração de antimaláricos (primaquina e quinicrina), vitaminas do complexo B, nitrofurantoína, metronidazol, sulfonamidas ou cáscara pode provocar a formação de urina acastanhada, assim como presença de bilirrubinas e caroteno. A urina pode tornar-se alaranjada devido à ingestão de fenazopiridinas, rifampicina e warfarina. Coloração azul-esverdeada pode estar associada à utilização de adriamicina, amitriptilina ou indometacina, à síndrome da fralda azul – hipercalcemia, nefrocalcinose ou indicanúria – e à infecção por *Pseudomonas*.

A detecção de sangue na urina pode ser feita com tiras reagentes impregnadas com uma mistura de peróxido orgânico e tetrametilbenzidina, que, em contato com hemoglobina, mioglobina ou produtos de degradação das mesmas, adquirem cor azulada. Esse método é mais sensível à hemoglobina/mioglobina livre que às hemácias intactas. Resultados falsos-negativos podem ocorrer na presença de formol ou concentração urinária elevada do ácido ascórbico. Resultados falsos-positivos podem ocorrer com urina alcalina (ou seja, pH superior a 9) ou contaminação por agentes oxidantes utilizados para limpeza do períneo.

Se uma amostra de urina for positiva para sangue na fita, um exame microscópico, padrão-ouro para confirmação diagnóstica da hematúria, deve ser realizado para avaliação da existência de hemácias. Se após a centrifugação da amostra de urina o sedimento for de cor vermelha/marrom, trata-se provavelmente de sangue na urina. Se o sobrenadante for vermelho/marrom e o sedimento não for de cor vermelha, provavelmente a urina vermelha/marrom não é decorrente da presença de sangue, mas de outra substância, como hemoglobina ou mioglobina livres. A diferenciação entre hemoglobina e mioglobina pode ser feita por imunodifusão.

O episódio hematúrico deve ser caracterizado quanto a duração, periodicidade e fase da micção em que foi verificado, assim como quanto aos sinais e aos sintomas concomitantes. A hematúria relacionada a glomerulonefrite pós-infecciosa resolve--se frequentemente em 2 a 3 semanas e raramente recorre. Na nefropatia por imunoglubilina A (IgA), uma das apresentações conhecidas é a hematúria recorrente macroscópica associada à infecção de vias aéreas de repetição. A presença de sangue no jato inicial da micção sugere origem uretral, enquanto a hematúria terminal pode estar associada a alterações vesicais.

Urina turva

Pode ser causada pela presença de bactérias ou cristais. A concomitância de odor fétido favorece o diagnóstico de infecção urinária.

Eliminação de cálculos urinários

A eliminação de cálculos pela urina é incomum na faixa etária pediátrica e está frequentemente associada à hematúria macro ou microscópica, à disúria e polaciúria ou à cólica renal. A litíase urinária na infância é geralmente causada por precipitação na urina de sais de cálcio, ácido úrico, fosfato amoníaco magnesiano (estruvita) ou cistina e exige pronta investigação diagnóstica.

Alterações do Volume Urinário

O volume urinário depende, na criança normal, da quantidade de solutos a ser excretada e do estado de hidratação. Nessa situação, a diurese diminui em resposta à hipoperfusão renal e aumenta após ingestão excessiva de líquidos.

No recém-nascido, a primeira micção ocorre nas primeiras 24 horas em 92% casos e em até 48 horas de vida em 98% dos neonatos. A ausência de diurese após o terceiro dia de vida sugere fortemente problemas renais e/ou urológicos.

A quantidade média de líquido ingerido pela criança é de 100 mL/kg para os primeiros 10 kg de peso, 50 mL/kg para cada quilo de peso entre 10 e 20 kg e 20 mL/kg para cada quilo de peso acima de 20 kg. O volume médio de diurese de uma criança normal aproxima-se da metade do volume ingerido. No recém-nascido, a diurese normal é de aproximadamente 2 mL/kg/hora.

Entre as alterações do volume urinário, define-se:

- Anúria: supressão completa da diurese.
- Oligúria: diurese < 500 mL/24 horas/1,73 m^2 ou > 1 mL/kg/hora no recém-nascido.
- Poliúria: diurese > 2.000 mL/24 horas/1,73 m^2.

Na criança com alterações nefrourológicas e perda funcional renal, o volume urinário deixa de ter relação direta com a quantidade de soluto a ser excretada e o volume de líquido ingerido. Nesse caso, os demais dados de anamnese e o exame físico devem servir de orientação para o diagnóstico diferencial do problema. A presença de oligoanúria no recém-nascido, associada à palpação de bexiga de volume aumentado e de consistência pétrea, favorece o diagnóstico de uropatia obstrutiva por válvula de uretra posterior. A criança oligúrica em vigência de edema generalizado sugere a possibilidade de doença parenquimatosa renal. A história de poliúria associada a irritabilidade, episódios repetidos de desidratação e/ou sem causa aparente, acompanhada de deficiência de ganho ponderoestatural, sugere como possibilidades diagnósticas a diurese osmótica, o diabetes insípido central ou nefrogênico ou as doenças tubulares renais.

Anormalidades da Dinâmica Miccional

Distúrbios da continência urinária

A aquisição de continência urinária na criança normal depende da maturação do controle neurológico da micção e do crescimento vesical. Ao longo desse processo maturativo, a criança adquire inicialmente noção de enchimento vesical, aprende posteriormente a inibir a micção e é finalmente capaz de promovê-la sob comando.

A continência urinária diurna é geralmente adquirida até 3 anos de idade. A continência noturna está presente em 85% das crianças de 5 anos de idade e em 93% daquelas com 8 anos.

Chama-se enurese a perda involuntária de urina em idade na qual o controle vesical já deveria ter se estabelecido. Ela pode ser diurna e noturna ou só noturna, primária ou secundária. A enurese noturna primária é, em geral, uma condição benigna. As demais situações exigem investigação especializada de alterações orgânicas ou psicológicas[2].

A concomitância de micções normais associadas à perda involuntária persistente de urina sugere o diagnóstico de ureter ectópico com abertura abaixo do assoalho vesical.

Alterações do jato urinário

A observação do jato urinário é uma parte obrigatória do exame físico da criança com suspeita de problema urológico. A micção infrequente ou dificultosa e a presença de jato urinário fraco e entrecortado são manifestações de inadequação do mecanismo de esvaziamento vesical (bexiga neurogênica) ou de doença obstrutiva do trato urinário inferior, como válvula de uretra posterior.

A retenção urinária é rara na criança. Pode ser causada por anomalia congênita obstrutiva, alterações neurológicas do controle miccional, tumores ou cálculos vesicais, necessitando de atenção urológica urgente.

Urgência miccional e polaciúria

A polaciúria, ou aumento na frequência da micções, pode ser devido ao aumento do volume urinário, à diminuição da capacidade vesical ou à irritabilidade vesical, esta última frequentemente presente na infecção urinária. Chama-se disúria a queixa de dor à micção, que pode ser sintoma de infecção urinária, vulvovaginites ou balanopostites.

Distúrbios do Balanço Hidreletrolítico

Desidratação

Problemas renais ou urológicos, quando associados a alterações tubulointersticiais, frequentemente se acompanham de quadros de desidratação. A desidratação pode ser hipo, normo ou hipernatrêmica, dependendo da porção tubular acometida.

A hipernatremia é especialmente encontrada no diabetes insípido central ou nefrogênico, no qual a perda de água não se acompanha de depleção salina. Nas demais formas de acometimento tubular, observa-se perda concomitante de água e eletrólitos e quadros de desidratação normo ou hiponatrêmica, comumente associados a alterações do equilíbrio acidobásico. As tubulopatias manifestam-se, em geral, de forma precoce e se apresentam clinicamente como quadros de febre e/ou desidratação de repetição, irritabilidade e má aceitação alimentar, com má ingestão de líquidos, vômitos frequentes e baixo ganho ponderoestatural. A associação desse quadro clínico com a presença de deformidades ósseas sugestivas de raquitismo favorece o diagnóstico de falência funcional do túbulo proximal, denominada síndrome de Fanconi.

Edema

O edema é resultante da expansão do volume extracelular. Nas fases iniciais, nota-se edema predominantemente palpebral pela manhã, que, por redistribuição, melhora no decorrer do dia. Com a progressão da doença, o edema torna-se generalizado com acometimento de membros inferiores e formação de ascite. Na síndrome nefrítica aguda, o edema se instala abruptamente por expansão aguda do volume extracelular e é acompanhado de diminuição do ritmo de filtração glomerular, hipertensão arterial e hematúria macro ou microscópica. Na síndrome nefrótica, o edema se instala insidiosamente, resultante de uma diminuição da pressão coloidosmótica plasmática por perda proteica urinária maciça com retenção hidrossalina secundária. O desequilíbrio coloidosmótico plasmático determina profundas alterações metabólicas, gerando hiperlipidemia e tendência a hipercoagulabilidade sanguínea.

A distinção entre quadros nefróticos e nefríticos é geralmente feita com facilidade. No entanto, quadros intermediários ou nefrótico-nefríticos podem ocorrer; nesses casos, o diagnóstico diferencial deve se basear em dados de história clínica, exame físico e exames subsidiários pertinentes.

Sintomas Gerais

Deficiência de ganho ponderoestatural, atraso no desenvolvimento puberal, apatia, anorexia, vômitos e má aceitação alimentar são queixas muito associadas a doenças crônicas. A doença renal crônica (DRC) pode ser definida como a queda do ritmo de filtração glomerular (RFG) para níveis menores que 60 mL/min/1,73 m² ou a presença de anormalidades estruturais ou funcionais do rim detectadas por exame de sangue, urina, imagem ou biópsia renal, por um período ⩾ 3 meses, independente da alteração do RFG, com ênfase à proteinúria persistente como importante marcador de lesão renal.

A gravidade da DRC é dividida em estágios de 1 a 5 que refletem a piora progressiva do RFG[3].

Em um estudo retrospectivo, a prevalência de complicações em 366 crianças acompanhadas em um único centro, com estágios 1 a 5 de DRC, demonstrou hipertensão arterial em 70% dos casos, anemia em 37%, osteodistrofia renal em 17%, retardo de crescimento em 12% e distúrbios hidreletrolíticos ou acidobásicos em 12% dos pacientes[4].

Apresentação Assintomática

Alterações renais ou urológicas podem ser diagnosticadas em exames de rotina de pacientes assintomáticos. A avaliação de rotina, por meio de exames subsidiários, para detecção precoce de problemas renais ou urológicos está indicada em crianças e adolescentes com antecedente familiar de doenças nefrourológicas geneticamente determinadas.

Antecedentes Pessoais

Anormalidades dos rins e das vias urinárias estão presentes em múltiplas doenças congênitas sindrômicas. Entre as alterações congênitas frequentemente associadas a doença renal ou urológica, podem ser citadas anomalias do pavilhão auditivo, surdez neurossensorial, anomalias mamárias e malformações cardiovasculares e gastrointestinais.

A presença de história de febre prolongada, artralgias/artrites, *rash* cutâneo ou sintomas de doença pulmonar pode sugerir o diagnóstico de doença sistêmica, como lúpus eritematoso sistêmico, artrite reumatoide juvenil e vasculites em geral, nas quais o acometimento renal deve ser sempre pesquisado. O mesmo cuidado deve ser tomado em caso de pacientes com história pregressa ou atual de uso de drogas potencialmente nefrotóxicas.

Convulsões podem ocorrer devido a uremia, hipertensão arterial, vasculites sistêmicas ou distúrbios eletrolíticos, como hipo ou hipernatremia, hipocalcemia ou hipomagnesemia. Tetania pode ocorrer por hipocalcemia ou alcalose metabólica. Hipertensão arterial grave pode se apresentar como paralisia facial.

Antecendentes Familiares

As doenças renais geneticamente determinadas podem advir de herança autossômica dominante, autossômica recessiva, ligada ao X ou poligênica. A pesquisa completa de antecedentes familiares é, portanto, essencial para a avaliação clínica do paciente, contribuindo para o diagnóstico definitivo e para o aconselhamento genético futuro.

Antecedentes Obstétricos

O acompanhamento rotineiro da evolução gestacional por ecografia fetal possibilita a detecção precoce de múltiplas anormalidades do aparelho urinário. O achado mais frequente é hidronefrose, cuja etiologia pode ser variada, necessitando de esclarecimento diagnóstico definitivo após o nascimento. O achado de oligoidrâmnio é preocupante, pois pode estar relacionado à baixa produção de urina pelo feto por disfunção renal grave, como na displasia ou agenesia renal bilateral ou na uropatia obstrutiva grave, por exemplo, na válvula de uretra posterior.

EXAME FÍSICO

No Período Neonatal

O exame físico do recém-nascido deve ser meticuloso na observação dos aspectos gerais e específicos dos diversos aparelhos e na detecção de malformações isoladas ou combinadas.

Malformações de pavilhão auditivo, artéria umbilical única e defeitos do aparelho cardiovascular e do trato gastrointestinal, especialmente a imperfuração anal, estão associados a malformações renais. No entanto, a pesquisa de alterações renais em pacientes portadores de sequências, síndromes e associações com componente renal conhecido parece ser a pista mais segura para a detecção precoce de anomalias nefrourológicas no neonato.

Estudos populacionais têm demonstrado que, em média, 60% das crianças com alterações renais congênitas são sindrômicas.

Chama-se sequência, ou complexo morfogenético, a alteração isolada de uma estrutura no início da gestação, que induz secundariamente a outras alterações estruturais em cascata. A sequência pode ocorrer isoladamente ou como parte de uma síndrome. Chama-se síndrome um conjunto de múltiplos defeitos primários em um ou vários sistemas causados geralmente por um único agente etiológico de origem genética, infecciosa ou ambiental. Outra possibilidade é o achado de conjuntos de malformações que não chegam a constituir uma sequência ou síndrome, mas que se apresentam em grupo, em uma frequência maior que a explicável por obra do acaso e se denominam associações.

Entre as sequências mais reconhecidas na prática clínica, destacam-se[1]:

- Sequência do oligoidrâmnio (ou sequência de Potter): falta de líquido amniótico, resultante de diminuição da função renal com pequena produção de urina, levando à compressão, atraso de crescimento e deformidades fetais. O fácies fetal é caracteristicamente achatado, os membros contorcidos e os pulmões hipoplásicos por compressão da caixa torácica.
- Sequência neurogênica: alterações da coluna lombossacra (meningomielocele, teratoma sacral ou agenesia sacral) que afetam a inervação autônoma da bexiga fetal, levando a um tipo de obstrução do esvaziamento vesical, denominado bexiga neurogênica.

Entre as associações conhecidas, destaca-se por frequência a de VATER/VACTER/VACTERL, acrônimo para anomalias vertebrais e anais, fístula traqueoesofágica e defeitos radiais e renais. A presença de malformações cardíacas concomitantes caracteriza a associação de VACTER, e a presença de alterações concomitantes de membros é conhecida pela sigla VACTERL.

Na Criança

O acometimento renal pode afetar potencialmente múltiplos aspectos do exame físico geral e específico por aparelhos.

Exame físico geral

Retardo de crescimento, atraso no desenvolvimento puberal, hipertensão arterial, sinais de anemia e deformidades esqueléticas podem sugerir doença renal crônica. Apatia ou irritabilidade, desnutrição, sinais clínicos de desidratação e presença de taquipneia podem refletir alterações do equilíbrio hidreletrolítico e acidobásico, como as decorrentes de tubulopatias.

O edema se desenvolve, em geral, após aumento de pelo menos 10% do volume extracelular. Pode ser secundário ao aumento do volume intravascular, como na síndrome nefrítica, ou pode ser devido à expansão do compartimento intersticial por diminuição da pressão coloidosmótica do plasma, como na síndrome nefrótica.

Exame físico especial

Sistema nervoso

O exame neurológico deve ser sempre realizado com cuidado. Nos casos de suspeita de bexiga neurogênica, é necessária uma atenção especial à pesquisa do tônus do esfincter anal e às provas de sensibilidade perineal. Os pacientes com tônus esfincteriano normal e sensibilidade perineal adequados têm melhor prognóstico de alcançar evolutivamente dinâmica miccional normal.

Olhos

O exame oftalmológico pode oferecer várias pistas diagnósticas em doenças renais. A presença de cristais de cistina ao exame de lâmpada de fenda fecha o diagnóstico de cistinose. Há aumento na incidência de nefroblastoma em pacientes com aniridia. O uso crônico de corticosteroide pode levar à opacificação lenticular posterior. O exame de fundo de olho é essencial na avaliação da hipertensão arterial sistêmica e do diabetes melito. A degeneração tapetorretiniana, assim como a retinite pigmentosa, podem fazer parte de várias síndromes com componente renal.

Pavilhão auditivo

Alterações renais podem ser encontradas em portadores de malformações do pavilhão auditivo. A surdez neurossensorial pode estar associada à síndrome de Alport e a casos de acidose tubular renal. O paciente com problemas renais pode se apresentar com surdez de causa iatrogênica devido ao emprego de aminoglicosídios ou furosemida em doses elevadas.

Sistema cardiovascular e pulmonar

A avaliação precisa do estado hemodinâmico é sempre fundamental ao paciente com doença renal. Devem ser analisados pulso e frequência cardíaca, pressão arterial (PA) e perfusão periférica. Os valores obtidos para pressão sistólica e diastólica devem ser comparados a tabelas de valores populacionais normais para sexo, idade e percentil de estatura.

Define-se o valor normal de PA em pediatria com base em percentis; o valor de PA sistólica e diastólica encontra-se normal quando inferior ao valor do percentil 90 para idade, sexo e percentil de estatura.

A pré-hipertensão é definida nas crianças a partir de valores de PA iguais ou superiores ao percentil 90 e inferiores ao percentil 95 para idade, sexo e percentil de estatura. Nos adolescentes, a pré-hipertensão é definida por valores de PA ≥ 120/80 mmHg e < percentil 95 para idade, sexo e percentil de estatura. A hipertensão arterial pediátrica é considerada a partir de valores de PA iguais ou superiores ao percentil 95 para idade, sexo e percentil de estatura, confirmados em três ocasiões subsequentes. A hipertensão arterial pode ser subdividida em dois estágios[5]:

- Hipertensão estágio 1: corresponde a valores de medida entre o percentil 95 e 5 mmHg acima do percentil 99.
- Hipertensão estágio 2: corresponde a valores acima do limite superior do estágio 1.

A hipertensão do avental branco é definida como a situação clínica na qual o paciente apresenta valores de pressão arterial acima do percentil 95 em ambulatório ou consultório médico, com medidas normais em ambientes não relacionados à prática clínica. Esse diagnóstico requer a utilização da monitoração ambulatorial de PA[4].

A hipotensão postural configura, na criança, um sinal frequente de hipovolemia oculta. Em pacientes de terapia intensiva, a medida da pressão venosa central é frequentemente necessária para estudo hemodinâmico mais completo.

A presença de cardiomegalia pode ser em decorrência do aumento do volume intravascular ou do déficit de função da bomba cardíaca. Sopros podem indicar alterações cardíacas congênitas ou adquiridas. A pericardite é uma das complicações do estado urêmico avançado.

O achado de taquidispneia acompanhado de crepitações finas nas bases pulmonares indica edema pulmonar, enquanto a taquipneia sugere acidose metabólica.

Abdome

A presença de distensão abdominal pode ocorrer por causa de ascite, aumento do volume renal por hidronefrose ou tumores, distensão vesical por retenção urinária ou ausência de musculatura da parede abdominal característica da síndrome de *prune belly*. Os tumores abdominais da infância são causados, em ordem decrescente de frequência, por hidronefroses, tumor de Wilms e neuroblastoma. O rim normal só é palpável no neonato. A palpação de massa em topografia renal em outras faixas etárias deve ser prontamente investigada com exames subsidiários. A pesquisa de aumento do volume da bexiga deve ser feita por palpação e percussão da região suprapúbica; em caso positivo, a criança deve ser reexaminada após a micção. A persistência de massa palpável pós-miccional em baixo ventre sugere tratar-se de retenção urinária. As obstruções de via urinária baixa podem se manifestar pela presença de bexiga palpável em hipogástrio, de consistência aumentada, tensa, lisa e de forma arredondada. Casos suspeitos de retenção urinária devem ser encaminhados para diagnóstico com urgência.

O achado de hepatoesplenomegalia em pacientes com alterações renais pode sugerir doenças infecciosas, autoimunes ou neoplásicas ou, ainda, a associação frequente da doença policística renal autossômica recessiva com fibrose hepática congênita.

A avaliação dos órgãos genitais deve ser cuidadosa. A hipospadia, nome dado ao deslocamento da uretra para a face ventral do pênis ou para o períneo, é uma das anomalias urológicas mais frequentes, ocorrendo em média em 8:1.000 nascimentos. A epispadia, ou deslocamento da uretra para a face dorsal do pênis, ocorre raramente como alteração isolada e, em geral, associa-se à extrofia completa de bexiga. O achado de ambiguidade genital deve ser elucidado com urgência e pode ser relacionado a quadros de hermafroditismo verdadeiro, pseudo-hermafroditismo masculino ou feminino ou disgenesias gonadais puras ou mistas. O pseudo-hermafroditismo feminino está frequentemente associado à síndrome adrenogenital. A criptorquidia bilateral pode constituir-se em achado isolado ou ser parte do conjunto de malformações da síndrome de *prune belly*. O aumento de volume da bolsa escrotal pode, quando indolor, estar relacionado à presença de hérnia inguinoscrotal, hidrocele ou, mais raramente, processos neoplásicos. A queixa de dor, concomitantemente ao aparecimento de aumento de volume escrotal, pode ser secundária a um processo inflamatório agudo ou à torsão testicular e merece pronto esclarecimento diagnóstico.

A imperfuração anal está frequentemente associada a alterações nefrourológicas complexas. O toque retal tem importância na avaliação do paciente com suspeita de retenção urinária para pesquisa de massas pélvicas.

Pele e mucosas

O exame da pele pode revelar o *rash* malar típico do lúpus eritematoso sistêmico, a lesão purpúrica da síndrome de Henoch-Schönlein, de distribuição predominantemente em nádegas e membros inferiores, ou as manchas café com leite da neurofibromatose. Unhas distróficas podem estar associadas à síndrome *nail-patella* (displasia ungueal, malformações ósseas e acometimento parenquimatoso renal).

O atraso na dentição primária ou secundária pode estar relacionado à insuficiência renal crônica.

EXAMES SUBSIDIÁRIOS

A investigação morfofuncional do aparelho urinário pode ser feita por meio da análise laboratorial de amostras de sangue e urina e por métodos de imagem. Em casos selecionados, indica-se a realização de biópsia renal para elucidação diagnóstica definitiva.

A urina pode ser analisada como amostra isolada ou como urina de 24 horas. A amostra é utilizada mais comumente para observação da coloração urinária, testes com fitas reagentes, microscopia óptica e cultura.

A urina normal é, em geral, amarelada. A urina de cor vermelha pode estar associada à presença de hemácias, hemoglobina ou mioglobina livre, às porfirias, à excreção aumentada de uratos ou pode ocorrer após ingestão de beterraba. A alcaptonúria, a tirosinose e a melanúria levam à produção de urina de cor castanho-escura. A excreção de biliverdina dá à urina cor esverdeada. As fitas reagentes, dependendo do tipo de reagente presente, possibilitam o diagnóstico rápido da faixa de pH e densidade urinários e da presença anormal de glicose, proteína, hemoglobina, mioglobina, cetonas, nitritos e produtos de degradação de leucócitos na urina. A microscopia óptica da urina avalia a contagem de hemácias, leucócitos, células e cilindros, o dismorfismo eritrocitário e a presença de cristais no material enviado. A microscopia óptica urinária encontra-se alterada em múltiplas situações clínicas de acometimento do aparelho urinário, sendo, portanto, útil como teste de triagem de lesão nefrourológica de modo geral. A cultura de urina é o exame indispensável para o diagnóstico e o seguimento dos casos de infecção urinária. A urina deve ser colhida com assepsia rigorosa e encaminhada imediatamente ao laboratório para semeadura.

A urina de 24 horas é empregada para quantificação da excreção de eletrólitos, proteínas totais, frações proteicas específicas de alto e baixo peso molecular e metabólitos. É muito utilizada na avaliação do paciente com problemas nefrourológicos, tendo como inconveniente a necessidade de internação para coleta de material na criança sem controle esfincteriano adequado. Nesse caso, pode ser substituída, para análise de várias substâncias, pela avaliação da relação dessa substância com a creatinina em amostra isolada de urina. A avaliação da proteinúria é um exame importante na caracterização das glomerulopatias. No estudo da litíase urinária, a avaliação da excreção urinária de cálcio, ácido úrico, citrato, oxalato e cistina, entre outros, fornece as bases do diagnóstico etiológico do problema. A concentração urinária de sódio, feita em amostra isolada de urina, pode, em casos de oligúria, ser útil na diferenciação entre insuficiência renal pré-renal e necrose tubular aguda.

As concentrações plasmáticas de ureia e creatinina são índices muito utilizados de função glomerular, encontrando-se aumentados nos casos de insuficiência renal.

A avaliação do ritmo de filtração glomerular é feita por meio de depuração de inulina ou de radioisótopos para fins de pesquisa e pela depuração de creatinina na rotina clínica. Para o cálculo da depuração ou clearance de creatinina, utilizam-se as fórmulas[6]:

$$\frac{U \times V}{P}$$

em que:

U: concentração urinária de creatinina
V: fluxo urinário (mL/min)
P: concentração plasmática de creatinina

ou

em que:

$$\frac{P \times K}{E}$$

P: concentração plasmática de creatinina (mg/dL)
E: estatura (cm)
K: constante que varia com a idade, sendo:
– 0,45: recém-nascidos de até 15 meses de idade
– 0,55: crianças de 2 a 12 anos de idade e mulheres adultas
– 0,70: adolescentes e adultos masculinos

A primeira fórmula fornece o resultado em mL/min para a superfície corpórea do paciente, devendo o mesmo ser transformado para mL/min/1,73 m². A segunda fórmula já apresenta o resultado final em mL/min/1,73 m².

O achado de hemácias crenadas e plaquetopenia em hemograma de paciente com insuficiência renal sugere o diagnóstico de síndrome hemolítico-urêmica. A tríade proteinúria maciça ($\geq$ 50 mg/kg/dia ou 3,5 gramas/24 horas), hiperlipidemia e hipoalbuminemia configura o diagnóstico laboratorial de síndrome nefrótica. A hipocomplementemia à custa predominantemente de C3, associada a quadro de edema, hipertensão e hematúria, favorece o diagnóstico de glomerulonefrite pós-infecciosa. A síndrome de Fanconi, ou falência funcional do túbulo proximal, geralmente cursa em sua forma completa com normo (hipo) natremia, hipocalemia, acidose metabólica com ânion *gap* normal, hipofosfatemia, glicosúria e aminoacidúria. O raquitismo da doença renal crônica caracteriza-se por hipocalcemia, hiperfosfatemia, aumento de fosfatase alcalina e hiperparatireoidismo secundário.

A indicação para realização de qualquer tipo de exame complementar, assim como a interpretação dos resultados obtidos, dependerá dos dados de anamnese e exame físico e das possibilidades diagnósticas a serem esclarecidas.

O estudo ecográfico de vias urinárias é uma metodologia não invasiva e está indicado para qualquer situação clínica que se beneficie da avaliação morfológica do aparelho urinário. A avaliação da permeabilidade vascular do pedículo renal e da aorta pela técnica do Doppler é um complemento da ultrassonografia de rins e vias urinárias de rotina, o mesmo ocorrendo com a avaliação ecográfica pré e pós-miccional, útil para o diagnóstico inicial das disfunções miccionais. Dados referenciais para medidas renais em crianças saudáveis de 1 mês a 18 anos de idade podem ser encontrados em textos específicos[7].

Métodos radioisotópicos podem ser utilizados para diagnóstico da formação de cicatrizes renais (cintilografia renal estática com Tc-DMSA) ou para avaliação de obstruções do trato urinário superior ou do RFG separado de cada rim (cintilografia renal dinâmica, por exemplo, com Tc-DTPA). O refluxo vesicureteral pode ser diagnosticado por meio da uretrocistografia miccional. O estudo urodinâmico fornece subsídios fundamentais para o diagnóstico e o tratamento da bexiga neurogênica. A arteriografia renal é uma técnica invasiva reservada para diagnóstico e eventual tratamento de casos de hipertensão renovascular por angioplastia.

O estudo radiológico de ossos longos, mãos e punhos é utilizado para diagnóstico e acompanhamento da idade óssea e/ou da osteodistrofia renal na criança com doença renal crônica. A tomografia computadorizada é util principalmente no diagnóstico de massas pélvicas e tumores renais. A ressonância magnética ainda tem pouca aplicação no paciente nefrourológico, sendo mais utilizada para investigação da medula espinhal em portadores de bexiga neurogênica.

A biópsia renal está indicada em casos selecionados para diagnóstico de doenças parenquimatosas renais. É comumente realizada por via percutânea, e o material obtido é encaminhado para estudo por microscopia óptica, eletrônica e imunofluorescência.

CONCLUSÕES

A triagem geniturinária se baseia principalmente em dados de anamnese e exame físico, a partir dos quais será possível encaminhar investigação complementar para elucidação diagnóstica. Tendo em vista a grande prevalência de doenças congênitas como causadoras de doença renal crônica, a avaliação dos antecedentes familiares e obstétricos e o levantamento dos dados da ecografia fetal são fundamentais para o encaminhamento diagnóstico final.

REFERÊNCIAS BIBLIOGRÁFICAS

1. Shenoy M, Webb NJA. Clinical evaluation. In: Avner ED, Harmon WE, Niaudet P, Yoshikawa, (eds.) Pediatric Nephrology. 6ª ed. Berlim: Springer-Verlag; 2009. p.477-90.
2. Fergusson DM, Hons BA, Horwood LJ, Shannon FT. Factors related to the age of attainment of nocturnal bladder control: an 8-year longitudinal study. Pediatrics. 1986;78(5):884-90.
3. National Kidney Foundation, NKF, K/ DOQI clinical practice guidelines for chronic kidney disease: evaluation, classification, and stratification. Am J Kidney Dis. 2002;39(Suppl 1):S1-S266.
4. Wong H, Mylrea K, Feber J, Drukker A, Filler G. Prevalence of complications in children with chronic kidney disease according to KDOQI. Kidney Int. 2006;70:585-90.
5. National High Blood Pressure Education Program Working Group on High Blood Pressure in Children and Adolescents. The fourth report on the diagnosis, evaluation, and treatment of high blood pressure in children and adolescents. Pediatrics. 2004;114:555-76.
6. Schwartz GJ, Brion LP, Spitzer A. The use of plasma creatinine concentration for estimating glomerular filtration rate in infants, children and adolescents. Pediatr Clin N A. 1987;34(3):571-90.
7. Kadioglu A. Renal measurements, including length, parenchymal thickness, and medullary pyramid thickness, in healthy children: what are the normative ultrasound values? AJR Am J Roentgenol. 2010;194:509-15.

19 Transtorno do déficit de atenção e hiperatividade

Ângelo Raphael Tolentino de Rezende
Erasmo Barbante Casella

> Após ler este capítulo, você estará apto a:
> 1. Definir o transtorno de déficit de atenção e hiperatividade (TDAH).
> 2. Descrever as fisiopatologias associadas ao TDAH.
> 3. Identificar os vários quadros clínicos do TDAH.
> 4. Levantar a suspeita do diagnóstico de TDAH.
> 5. Aplicar as várias formas de tratamento.

INTRODUÇÃO

O transtorno do déficit de atenção e hiperatividade (TDAH) é a desordem neuropsiquiátrica mais comum da infância, tendo como sinais cardinais níveis crônicos prejudiciais de desatenção, hiperatividade e impulsividade.

Afeta indivíduos de todas as faixas etárias, da infância à vida adulta, influenciando o comportamento no convívio em diversos âmbitos: social, familiar, escolar e profissional.

HISTÓRICO E EPIDEMIOLOGIA

Os primeiros relatos clínicos sobre hiperatividade e desatenção datam de 1854, e foram feitos por Hoffman[1] na Alemanha. Porém, foi em 1902 que George Still[2] (pediatra inglês) realizou a primeira publicação em revista médica (*Lancet*) sobre o tema.

Ao longo dos anos, a nomenclatura foi sofrendo modificações, assim como o entendimento do transtorno.

A atual nomenclatura e seus respectivos critérios são do Manual Diagnóstico e Estatístico de Transtornos Mentais, quarta edição (DSM-IV)[3], de 1994. Em 2000, houve apenas uma revisão textual do mesmo. Espera-se que a próxima edição (DSM-V) esteja disponível no início de 2013 e importantes mudanças estão previstas, visando um aprimoramento fenotípico do transtorno.

Nos anos 1980, ainda segundo o DSM-III, os critérios enfatizavam mais a desatenção e a impulsividade como aspectos definidores do transtorno, além de criar dois subtipos: com e sem hiperatividade.

Todavia, tais critérios sofreram alterações no DSM-IV, empregado neste capítulo, em que são descritos três subtipos[3]:

- Combinado (50 a 75%).
- Predominantemente desatento (20 a 30%).
- Predominantemente hiperativo-impulsivo (cerca de 15%).

Na Europa, há uma tendência da utilização do CID-10, o qual possui algumas diferenças em relação ao DSM. Considerado mais rigoroso que o DSM em seus critérios diagnósticos, é de se imaginar que, quando utilizado, a frequência do TDAH seja menor.

Em 2007, Polanczyk et al.[4] encontraram uma prevalência de 5,25% de TDAH por meio de revisão sistemática de estudos de prevalência e análise de metarregressão.

O TDAH inicia-se na infância, atinge a adolescência (60 a 70%) e pode chegar até a idade adulta em cerca de 50% dos casos, e é mais frequente em meninos que em meninas, na ordem de 2,4 a 2,5:1[5]. Diversos motivos são propostos para explicar tais números: um deles residiria no fato de os meninos apresentarem mais sintomas hiperativos e impulsivos que as meninas, facilitando-lhes o diagnóstico. Em contrapartida, as meninas, mais prevalentes no subtipo desatento, passariam despercebidas, pois seu comportamento interfere menos no universo alheio.

ETIOLOGIA

As causas exatas ainda não são conhecidas. Entretanto, fatores genéticos e ambientais participam na gênese desse transtorno. Os efeitos genéticos e ambientais que levam ao desenvolvimento dos sintomas de TDAH não são independentes. Muito pelo contrário, eles interagem entre si, corroborando nos diferentes fenótipos encontrados nesse transtorno.

As causas ambientais podem ser classificadas em pré, peri e pós-natais, como toxemia, eclâmpsia, pós-maturidade fetal, duração do parto, baixo peso ao nascer, hemorragia pré-parto, idade materna, alcoolismo e tabagismo.

É fundamental ressaltar que a maioria dos estudos envolvendo fatores ambientais apenas encontrou associações, não suportando relação de causa e efeito. Não se pode negar que o ambiente exerce influência no TDAH, podendo piorá-lo em muitos casos, acrescido, é claro, da predisposição genética de cada indivíduo.

Apesar de limitações metodológicas, encontram-se disponíveis inúmeros estudos envolvendo gêmeos, que dão suporte à premissa de que até 80% da etiologia do TDAH pode ser atribuído a fatores genéticos.

Trabalhos recentes têm focado no entendimento da interação entre genética e fatores ambientais na formação do fenótipo TDAH.

Nos últimos anos, a genética molecular no TDAH, por meio da análise dos genes que codificam componentes dos sistemas dopaminérgicos, noradrenérgicos e, mais recentemente, serotoninérgicos, tem aumentado bastante. Estudos apontam participação desses neurotransmissores na gênese do transtorno.

Kieling et al.[6] avaliaram a forte interação entre fatores ambientais (álcool e fumo), gestacionais e ambiente psicossocial conturbado, associados à presença de determinados polimorfismos gênicos, gene da proteína transportadora de dopamina (DAT1), gene do receptor D4 da dopamina (DRD4) e gene do receptor de acetilcolina (CHRNA4), corroborando em sintomas de TDAH.

O primeiro relato de associação do TDAH e o gene DAT1 foi feito por Cook et al.[7] Os autores investigaram um polimorfismo de número variável de repetições tandem, isto é, repetições da sequência de dois ou mais nucleotídeos (*variable number tandem repeat* – VNTR) localizado na região 3' do gene DAT1. Foi identificada associação com o alelo de 480 pb (pares de base) pelo método risco relativo de haplótipos (HRR), correspondendo a 10 cópias da unidade de repetição de 40 pb (alelo 10R). Vários estudos apontaram respostas semelhantes no que tange à associação causa/efeito entre DAT1 e TDAH.

O gene DRD4 é um dos mais pesquisados no tocante à associação entre subtipo específico de TDAH, nível de gravidade e quociente de inteligência (QI).

Recente estudo de neuroimagem entre gêmeos monozigóticos, tanto concordantes quanto discordantes para problemas envolvendo atenção e hiperatividade, por exemplo, sugeriu que diferentes regiões do cérebro podem estar implicadas em problemas atencionais quando a etiologia dos sintomas é primariamente genética ou ambiental.

Boa parte dos atuais estudos de genética molecular sobre TDAH foca no sistema dopaminérgico. Contudo, estudos futuros devem se atentar à importância dos receptores de norepinefrina como fator de risco genético para TDAH, já que Pliszka et al.[8] (1996) e Levy e Hobbes[9] (1988) constataram que importantes evidências apontam participação da norepinefrina, tanto na desatenção quanto na hiperatividade-impulsividade do transtorno.

FISIOPATOLOGIA E NEUROQUÍMICA DO TRANSTORNO DO DÉFICIT DE ATENÇÃO E HIPERATIVIDADE

Os pacientes com TDAH apresentam alterações reconhecidas em regiões e circuitos cerebrais relacionados ao controle, tanto dos sintomas cardinais (atenção, hiperatividade e impulsividade) como aqueles associados a um adequado funcionamento executivo, salientando-se estruturas e circuitos associados às regiões pré-frontais, lobo parietal, gânglios da base e cerebelo.

De acordo com os conhecimentos adquiridos a partir de estudos moleculares, de neuroimagem, neuropsicológicos e farmacológicos, as catecolaminas desempenham papel fundamental no controle dessas regiões, e as evidências indicam que alterações no funcionamento adequado das vias e dos circuitos associados a esses neurotransmissores (NT) estão associadas às disfunções observadas nos pacientes com TDAH.

Vários pesquisadores têm investigado a possibilidade de outros NT estarem envolvidos, pelo menos secundariamente, no controle das funções executivas e da atenção, como o ácido gama-aminobutírico (GABA) e a acetilcolina (ACL). Todavia, esses conhecimentos ainda estão em processo de evolução e, neste capítulo, procura-se dar ênfase aos conhecimentos relacionados às catecolaminas: a dopamina (DA) e a noradrenalina (NE).

Catecolaminas: Vigília, Atenção e Funções Executivas

A DA e a NE são importantes na manutenção da vigília e da atenção, além de possuírem uma eficiente função executiva. Ambas são originárias do metabolismo dos aminoácidos fenilalanina e tirosina, sendo que a NE é originada a partir da hidroxilação da DA pela dopamina (DOPA) hidroxilase. Elas apresentam provavelmente funções complementares, havendo diferenças nas vias dopaminérgicas e noradrenérgicas nos aspectos das origens e das projeções.

Via noradrenérgica

A via noradrenérgica origina-se no *locus coeruleus*, que está localizado na ponte e projeta-se superiormente de modo difuso para todo o cérebro. A projeção mais ampla dessa via sugere a importância da NE em duas particularidades da situação de vigília, denominadas de despertar comportamental tônico ou fásico.

A NE é fundamental na manutenção da atenção em situações mais rotineiras, como assistir uma aula ou ler um livro de pouco interesse, que se refere ao que é denominado despertar tônico, ou seja, o estado normal de vigília para a maioria das funções do dia a dia.

Além disso, a NE é importante também na regulação das respostas às situações de risco e na retenção de fatos, principalmente com componente emocional, que é um exemplo de despertar fásico, ou seja, o que ocorre durante aqueles momentos em que o indivíduo tem de aumentar ainda mais o seu estado normal de alerta.

Um exemplo da atuação noradrenérgica pode ser identificado em uma situação de risco, como andando em uma rua escura do centro de uma cidade grande, como São Paulo, e repentinamente o indivíduo ouve uns passos, representando um andar rápido e vindo em sua direção por trás. Nesse instante, é preciso associar uma série de atitudes e pensamentos, como olhar para o local do som e tentar decidir se há realmente perigo, se há possibilidade de escapar, etc. Esse processo de interpretação dos dados obtidos pelas áreas sensitivas primárias e interpretação do significado está mais relacionado às vias noradrenérgicas. No caso em questão, a NE tem papel importante no alerta, na interpretação dos sinais e no tipo de reação a ser tomada.

Assim, além de um papel mais contínuo, normalmente denominado tônico, quando a NE está associada à manutenção da vigília e à capacidade de prontidão de respostas, esse neurotransmissor atua também de modo fásico, ocorrendo uma maior descarga a partir do *locus coeruleus*, determinando uma ativação maior das áreas cerebrais responsáveis pela captação e pela interpretação mais adequada dos estímulos, no caso, possibilitando uma resposta mais adequada à situação do indivíduo que se aproxima.

Os estudos de Aston-Jones et al.[10,11] demonstraram que os neurônios noradrenérgicos do *locus coeruleus* apresentam descargas variáveis de acordo com o nível de alerta do indivíduo e o tipo de prontidão de resposta necessária a determinado estímulo. Observaram que, durante os períodos de sonolência, as descargas são baixas tanto para o modo tônico como para o fásico. Nos momentos de alerta normal, as descargas tônicas são moderadas, e as fásicas (como as que ocorrem em determinadas situações que possam permitir ao animal uma resposta de fuga) variam dependendo da necessidade da situação. Por outro lado, em situações de estresse, as descargas são elevadas durante a fase tônica e diminutas nas situações fásicas, prejudicando a qualidade da resposta necessária.

A DA e a NE, de modo geral, apresentam uma atuação particular em diferentes receptores. A NE atua em três famílias de adrenorreceptores (alfa 1, alfa 2 e beta – 1, 2, e 3).

De acordo com MacDonald et al.[12] (1997), existem 3 tipos de receptores alfa 2 em humanos. Os subtipos alfa-2A e alfa-2C estão distribuídos em várias regiões cerebrais, incluindo áreas pré-frontais, enquanto o subtipo alfa-2B predomina no tálamo. Pesquisas em roedores demonstraram que o subtipo alfa-2A é o receptor mais importante para a estimulação dos neurônios das áreas pré-frontais pela NE, ao observar que os animais que recebiam drogas alfa-agonistas e que não apresentavam o subtipo de receptor alfa-2C intensificavam as descargas em neurônios pré-frontais e tinham melhores resultados comportamentais, diferentemente do que ocorria quando o roedor não apresentava o subtipo alfa-2A. O tipo de resultado decorrente da ativação de um outro receptor varia de acordo com a quantidade liberada de NE, e tem sido observado que doses moderadas estimulam receptores pós-sinápticos alfa-2A, de modo diverso do que ocorre com uma estimulação insuficiente ou excessiva. Em situações de elevados níveis de NE, como aquelas associadas ao estresse, os receptores predominantemente estimulados são os alfa-1 e beta, determinando respostas menos satisfatórias no rendimento normal do indivíduo ou em experimentos que avaliem testes de função executiva.

Estudos experimentais em animais e humanos demonstram esses conhecimentos de modo inequívoco, quando se observa a estimulação de receptores alfa-2A do córtex pré-frontal com medicações, como a clonidina e, principalmente, a guanfacina, e melhores resultados em testes de função executiva (FE).

Além da ativação do tipo de receptor de NE em áreas pré-frontais e o padrão de respostas aos testes de FE assinalados, acredita-se que as regiões cerebrais posteriores, destacando-se principalmente o lobo parietal, apresentam uma menor capacidade de detecção adequada de estímulos, por uma diminuição na relação sinal/ruído quando ocorre a estimulação de receptores beta e alfa-1, e melhores respostas aos mesmos tipos de estímulos, pelo aumento da relação sinal/ruído ao ocorrer estimulação dos adrenorreceptores alfa-2A. Isso quer dizer que a NE, atuando em receptores alfa-2A, permitiria uma maior saliência do estímulo alvo em relação ao ruído, que seria o elemento distrator.

Assim, diferentemente da DA que atua predominantemente suprimindo o ruído da relação sinal/ruído, a NE aumenta o sinal do estímulo principal.

Uma particularidade importante ainda a ser destacada dentro do tema consiste no reconhecimento, por meio de estudos neurofisiológicos, que os neurônios das áreas pré-frontais, diferente de outras regiões cerebrais, apresentam uma habilidade de manter uma informação *online*, mesmo diante de estímulos distratores. Estudos avaliando memória operacional em macacos permitiram que os neurônios de áreas pré-frontais continuassem a apresentar descargas elétricas relacionadas a um primeiro estímulo, mesmo diante da presença de outro competitivo, enquanto neurônios de regiões temporais, por exemplo, deixavam de apresentar descargas assim que surgisse um outro estímulo paralelo. A capacidade desses neurônios parece estar associada às características dos microcircuitos locais, onde haveria a presença de interneurônios relacionados a fenômenos de excitação recorrente.

Via dopaminérgica

A via dopaminérgica inicia-se a partir do mesencéfalo, mais especificamente do tegmento ventral e na substância *nigra, pars compacta*, com projeções corticais e para a região dos gânglios da base. Em relação às projeções dopaminérgicas corticais, são conhecidas três vias: a nigroestriatal, a mesolímbica e a mesocortical.

As projeções dopaminérgicas corticais permitem a ativação de regiões pré-frontais, responsáveis pelas capacidades de planejamento, resolução de problemas, modificação de estratégias, memória operacional, inibição de fatores distratores e também de comportamentos e pensamentos inapropriados.

As projeções dopaminérgicas para as regiões pré-frontais são separadas, de modo a ativar três sub-regiões diferentes, com funções mais ou menos específicas:

a. Pré-frontal dorsolateral, que está associada a controle da memória operacional, organização, planejamento e capacidade de mudança de estratégias.
b. Região do cíngulo cognitivo (dorsal anterior), que atua inter-relacionando a atenção, memória operacional e resolução de conflitos. Essa região é fundamental na capacidade de suprimir os fatores distratores, tanto externos como internos, além da demonstração de pensamentos ou feições que possam implicar em algo desagradável ao outro.
c. Região orbitofrontal, que permite o controle dos impulsos e da reatividade que possa determinar um prejuízo social e nas relações interpessoais, incluindo as respostas exageradas, como agressões verbais ou físicas[13-17].

Além das projeções dopaminérgicas corticais, também existem aquelas para as regiões dos gânglios da base (nigroestriatal) e as projeções mesolímbicas para o *núcleo accumbens*. Estas últimas estão associadas à capacidade de atenção de acordo com as recompensas mais imediatas e explicam o melhor rendimento para qualquer indivíduo em situações de alto conteúdo emocional e ainda o motivo pelo qual pacientes com TDAH possam ter uma boa concentração em situações de alto interesse ou com resultados de recompensa imediata, como um jogo de *videogame*, por exemplo.

As mesmas observações válidas para a NE se estendem para a DA em relação à variação da descarga neuronal correspondente, de acordo com o nível de alerta e a qualidade de resposta do indivíduo, ou seja, quantidades moderadas de DA nas sinapses estão associadas a bons resultados no dia a dia e em testes de FE, diferentemente do que é observado quando ocorrem níveis elevados desse NT. Essas constatações podem ser exemplificadas por meio do estudo de Cai e Arnsten[18], que avaliaram a variação da memória operacional em macacos, relacionada à administração de doses crescentes de um agonista dopaminérgico. Esses autores observaram que a memória operacional melhorava à medida que se elevava a dose da medicação. Porém, a partir de um determinado nível, doses maiores estavam associadas à queda evidente nos resultados dos testes[18].

Assim como a NE, a DA também determina diferentes resultados de ação de acordo com o tipo de receptor estimulado. São conhecidas duas famílias de receptores dopaminérgicos, a D1, incluindo os receptores D1 e D5, e a D2, que inclui os receptores D2, D3 e D4. Vale comentar que a NE também apresenta uma alta afinidade para receptores D4, que hoje é considerado mais um receptor catecolaminérgico.

A família de receptores D1 está distribuída no córtex pré-frontal, havendo um predomínio da subfamília D1 nas camadas corticais mais superiores e da subfamília D5 nas camadas corticais mais inferiores.

Os receptores da família D2 estão concentrados na camada 5 do córtex cerebral, que apresenta conexões com o *striatum*. Os receptores D4 estão concentrados em interneurônios ricos em GABA e parecem inibir a transmissão gabaérgica. Os pacientes com insuficiente estímulo de receptores D4 terão uma inadequada inibição de neurônios gabaérgicos que, desse modo, determinarão uma maior supressão dos neurônios corticais.

A DA exerce suas ações em áreas pré-frontais por meio da estimulação de receptores D1, que são os predominantes nessa localização. O papel dos receptores da família D2, incluindo as subfamílias D2, D3 e D4, é menos conhecido, embora níveis elevados de estimulação de receptores D4 no córtex pré-frontal, como o que se observa no estresse exagerado, possam estar associados ao menor rendimento observado. A ativação desses receptores nessas situações poderia estar associada às descargas de NE exageradas, já que o receptor D4 pode ser estimulado tanto pela DA como pela NE.

Destaca-se ainda que a eficiência de NT, DA e NE nas sinapses não está apenas relacionada a uma maior carga liberada, mas também ao tipo de receptor disponível e à quantidade de proteínas reguladoras da recaptura de ambos os NT para os neurônios pré-sinápticos (DAT para a DA e NET para a NE). A concentração do NT, do receptor para esse NT e da proteína transportadora, seja a DAT ou a NET, não é uniforme nas diversas regiões cerebrais, e o significado e a importância desse conhecimento ainda não estão completamente entendidos. Essas três variáveis ocorrem em proporções iguais na região dos gânglios da base, incluindo o *accumbens,* o caudado e o putâmen e também na substância nigra. Todavia, sabe-se que nesses locais a DAT é o principal fator na eficiência da transmissão dopaminérgica. Em outros locais, como as áreas pré-frontais, a quantidade de DAT é relativamente pequena proporcionalmente à de DA e, nesses casos, as outras variáveis passam a ter maior importância na ação dopaminérgica. Mais especificamente em relação à reabsorção sináptica da DA nessas regiões, vale lembrar que esse NT também pode ser recapturado pelo neurônio pré-sináptico por meio da NET (que ocorre em maiores concentrações nas áreas pré-frontais ou ainda por outros mecanismos menos esclarecidos, como por difusão ou degradação metabólica por meio da catecol-O-metil--transferase – COMT – e monoamino-oxidase – MAO).

Catecolaminas e Transtorno do Déficit de Atenção e Hiperatividade

As regiões e os circuitos cerebrais associados ao controle da atenção, conforme recordado anteriormente, apresentam extensas quantidades de receptores dopaminérgicos e noradrenérgicos.

Os pacientes com TDAH de origem genética e aqueles decorrentes de alterações das regiões e dos circuitos cerebrais associados, incluindo lobo parietal, área pré-frontal, gânglios da base e cerebelo, demonstram evidentes relações com distúrbios de funcionamento inadequado das vias catecolaminérgicas. Vale lembrar que os estudos genéticos relacionados ao TDAH estão muito associados às catecolaminas e suas vias. Várias pesquisas relacionadas a esse tema permitem afirmar, de modo consistente, o papel das catecolaminas em relação aos sintomas e aos sinais dos pacientes com TDAH. É possível citar, entre outros, aqueles que evidenciaram associação com os genes relacionados ao DAT e ainda aos receptores D1, D4 e D5, além de outros ligados a NE, como em relação à enzima dopamina beta-hidroxilase e ao receptor alfa-2a.

A seguir, procura-se rever algumas das principais evidências que reforçam o papel das catecolaminas nos pacientes com TDAH, tornando mais fácil a compreensão da terapêutica medicamentosa, assim como permitindo um maior esclarecimento da neurobiologia desse distúrbio.

A constatação inicial, já em 1937 por Bradley[19], de que medicações estimulantes (que permitem uma melhor ação das catecolaminas) melhoravam os sintomas de pacientes agitados, impulsivos e com déficit no controle atencional pode atualmente, com os conhecimentos adquiridos das pesquisas científicas, ser considerada uma inferência inicial do papel da alteração do funcionamento catecolaminérgico adequado nos pacientes com TDAH, já que se sabe da capacidade da benzedrina, uma anfetamina, em aumentar a concentração dopaminérgica nas sinapses[19].

Desde então, vários outros estudos têm demonstrado de modo cada vez mais inequívoco o relacionamento de distúrbios nos circuitos cerebrais associados a essas catecolaminas como responsáveis pelos sinais e sintomas apresentados pelos pacientes com TDAH. Pacientes com lesões cerebrais nas mesmas áreas relacionadas anteriormente passam a demonstrar os mesmos tipos de sintomas. Em paralelo, os estudos genéticos de cunho molecular têm apontado repetidamente o papel desses NT catecolaminérgicos nos pacientes com TDAH.

NEUROIMAGEM E TRANSTORNO DO DÉFICIT DE ATENÇÃO E HIPERATIVIDADE

As pesquisas com neuroimagem também têm assinalado alterações significativas em regiões ricas em receptores dopaminérgicos e noradrenérgicos e associadas às funções alteradas nos pacientes com TDAH. Alterações anatômicas demonstrando menores áreas cerebrais em grupos de pacientes com TDAH, mais especificamente o cíngulo cognitivo, a área pré-frontal dorsolateral, os gânglios da base, o cerebelo e o lobo parietal, foram constatadas por vários estudos.

Os primeiros estudos nesse sentido mostraram uma redução volumétrica global nos indivíduos com TDAH. Sete de doze estudos evidenciaram inclusive redução total cerebral e especialmente do hemisfério direito comparado aos controles.

Posteriormente, os estudos mudaram de foco, concentrando-se em áreas específicas que poderiam ter correlação clínico-biológica com o TDAH. São elas: cerebelo, corpo caloso e núcleos da base.

Medidas cerebelares apontaram redução de volume dos lóbulos da região posteroinferior do vérmis cerebelar, sugerindo possível participação do cerebelo no processo atencional.

Alterações morfométricas são detectadas nas zonas anterior e posterior do corpo caloso em indivíduos com TDAH.

Já o córtex pré-frontal pode ser dividido em cinco regiões: pré-frontal (orbital, dorsolateral e mesial), pré-motora e motora. Todos os estudos que mediram pelo menos uma dessas sub-regiões constataram reduções volumétricas em indivíduos com TDAH comparado a seus controles.

Nas ultimas décadas, estudos de neuroimagem funcional têm avançado rapidamente, provendo luz no que se refere à neurobiologia e sobre os efeitos dos diferentes tratamentos empregados em indivíduos com TDAH.

Atualmente, existem várias técnicas que podem ser consideradas de neuroimagem funcional: *single photon emission computed tomography* (SPECT), *positron emission tomography* (PET) e ressonância magnética funcional (RMf).

Para melhor compreender como se organiza a atividade cerebral durante determinada tarefa cognitiva, técnicas de neuroimagem funcional são empregadas, associadas à magnetoencefalografia, para integrar a alta resolução espacial da primeira à alta resolução temporal da segunda.

Os estudos de RMf envolvendo TDAH têm focado em tarefas inibitórias, já que este seria um dos déficits primários do transtorno. Tais estudos revelam hipoativação do córtex pré-frontal direito e do núcleo caudado. Uma das grandes contribuições dessa técnica de imagem foi encontrar alterações na porção anterior do giro do cíngulo, também chamada porção cognitiva do cíngulo. Tal região tem papel importante na atenção, na cognição, no controle motor e nas decisões baseadas no sistema de recompensas.

Apesar dos avanços das técnicas de neuroimagem (estrutural e funcional), seu papel atual se restringe ao campo das pesquisas, ou seja, o diagnóstico continua baseado na avaliação clínica do especialista.

Mais recentemente ainda, destacam-se os estudos de Shaw et al.[20] (2007) que, avaliando a espessura cortical de pacientes com TDAH, em relação a controles normais, assinalam alterações na maturação cerebral dos portadores desse distúrbio, principalmente nas áreas pré-frontais, destacando ainda mais a região pré-frontal dorsolateral e o cíngulo.

QUADRO CLÍNICO

Frequentemente, TDAH é a primeira desordem neuropsiquiátrica a aparecer na infância, enquanto outros distúrbios surgem na infância tardia, na adolescência ou na vida adulta.

O diagnóstico é eminentemente clínico, tendo suas bases fundamentadas no DSM-IV da Academia Americana de Psiquiatria.

O quadro clínico se baseia na presença de níveis inapropriados e prejudiciais de desatenção, hiperatividade e impulsividade.

Além das variações de apresentação decorrentes da idade, o reconhecimento e o diagnóstico desse transtorno são frequentemente complicados pela presença de outros transtornos comórbidos. Muitos profissionais não estão aptos a identificar essas importantes variáveis pela escassez de treinamento formal na área de saúde mental.

Pacientes com TDAH enfrentam dificuldades frequentes na vida, tanto na esfera acadêmica como na social e na ocupacional.

Melhorar o nível de atendimento a esses pacientes implica em ganhos para sociedade. Obtendo melhores taxas de aproveitamento escolar pelas crianças e pelos adolescentes, pode-se ter adultos mais produtivos e com mais qualidade de vida.

Existem outras ferramentas utilizadas para complementar o diagnóstico, mas que não são essenciais para o mesmo, conhecidos como reforçadores de diagnóstico. Por exemplo, determinadas escalas de comportamento e testagens neuropsicológicas.

De acordo com o DSM-IV, o indivíduo deve preeencher seis ou mais dos seguintes critérios de desatenção ou hiperatividade/impulsividade:

1. Seis (ou mais) dos seguintes sintomas de desatenção persistiram por pelo menos seis meses, em grau mal adaptativo e inconsistente com o nível de desenvolvimento:

– Desatenção:
   a. Frequentemente deixa de prestar atenção a detalhes ou comete erros por descuido em atividades escolares, de trabalho ou outras.
   b. Com frequência tem dificuldades para manter a atenção em tarefas ou atividades lúdicas.
   c. Com frequência parece não escutar quando lhe dirigem a palavra.
   d. Com frequência não segue instruções e não termina seus deveres escolares, tarefas domésticas ou deveres profissionais (não devido a comportamento de oposição ou incapacidade de compreender instruções).
   e. Com frequência tem dificuldade para organizar tarefas e atividades.
   f. Com frequência evita, antipatiza ou reluta a envolver-se em tarefas que exijam esforço mental constante (como tarefas escolares ou deveres de casa).
   g. Com frequência perde coisas necessárias para tarefas ou atividades (p.ex., brinquedos, tarefas escolares, lápis, livros ou outros materiais).
   h. É facilmente distraído por estímulos alheios às tarefas.
   i. Com frequência apresenta esquecimento em atividades diárias.

2. Seis (ou mais) dos seguintes sintomas de hiperatividade persistiram por pelo menos seis meses, em grau mal adaptativo e inconsistente com o nível de desenvolvimento:
– Hiperatividade:
   a. Frequentemente agita as mãos ou os pés ou se remexe na cadeira.
   b. Frequentemente abandona sua cadeira em sala de aula ou outras situações nas quais se espera que permaneça sentado.
   c. Frequentemente corre ou escala em demasia, em situações nas quais isso é inapropriado (em adolescentes e adultos, pode estar limitado a sensações subjetivas de inquietação).
   d. Com frequência tem dificuldade para brincar ou se envolver silenciosamente em atividades de lazer.
   e. Está frequentemente "a mil" ou muitas vezes age como se estivesse "a todo vapor".
   f. Frequentemente fala em demasia.

– Impulsividade:
   g. Frequentemente dá respostas precipitadas antes de as perguntas terem sido completadas.
   h. Com frequência tem dificuldade para aguardar sua vez.
   i. Frequentemente interrompe ou se mete em assuntos de outros (p.ex., intromete-se em conversas ou brincadeiras).

Ainda de acordo com o DSM-IV, não se pode fazer o diagnóstico apenas com os critérios citados anteriormente. A seguir estão os demais critérios:

a. Alguns sintomas de hiperatividade/impulsividade ou desatenção que causaram prejuízo estavam presentes antes dos 7 anos de idade.
b. Algum prejuízo causado pelos sintomas está presente em dois ou mais contextos (p.ex., na escola – ou trabalho – e em casa).
c. Deve haver claras evidências de prejuízo clinicamente significativo no funcionamento social, acadêmico ou ocupacional.
d. Os sintomas não ocorrem exclusivamente durante o curso de um transtorno invasivo do desenvolvimento, esquizofrenia ou outro transtorno psicótico e não são melhor explicados por outro transtorno mental (p.ex., transtorno do humor, transtorno de ansiedade, transtorno dissociativo ou um transtorno da personalidade).

Existem três tipos identificados de TDAH descritos pelo DSM-IV:

- TDAH tipo combinado: preenche critérios para desatenção e hiperatividade/impulsividade durante os últimos seis meses.
- TDAH tipo predominantemente desatento: preenche apenas os critérios de desatenção durante os últimos seis meses.
- TDAH tipo predominantemente hiperativo/impulsivo: preenche apenas os critérios de hiperatividade/impulsividade durante os últimos seis meses.

O tipo desatento de TDAH está presente em 20 a 30% dos relatos de casos clínicos, e sua prevalência parece aumentar com a idade[21].

Já o tipo hiperativo/impulsivo, que tem prevalência menor que 15% em relatos de casos clínicos em crianças, quase não existe em adultos.

E, finalmente, o tipo mais comum de TDAH é o combinado, presente em até 50 a 75% dos casos. Esse é o subtipo mais estudado e o único com estudos longitudinais.

TRATAMENTO

Baseado em pesquisas atuais, incluindo o *Multimodality Treatment Study of Children with ADHD* (MTA), há um forte consenso de que o tratamento primário do TDAH seja medicamentoso e que sintomas acessórios sejam beneficiados por tratamento multimodal (uma combinação de medicação e tratamentos alternativos). Tal orientação encontra suporte em três grandes academias: Academia

Americana de Neurologia, Academia Americana de Psiquiatria da Criança e do Adolescente e Academia Americana de Pediatria, assim como por outros consensos internacionais. Apesar de alguns tratamentos alternativos (p.ex., nutrição e exercícios físicos) terem sido relacionados à melhora de comorbidades psiquiátricas, há limitada evidência para se afirmar que tragam benefícios diretos ao TDAH.

O tratamento medicamentoso determina acentuada melhora nos sintomas cardinais, que são desatenção, hiperatividade e impulsividade, bem como nos aspectos cognitivos, acadêmicos e sociais.

Apesar dos excelentes resultados da terapêutica medicamentosa, tem-se reconhecido a importância de uma abordagem mais global do portador de TDAH para o sucesso desses pacientes nas diferentes atividades do dia a dia. A ação dos medicamentos, melhorando a memória operacional, a atenção e as capacidades de efetuar as atividades rotineiras de modo mais rápido e de ter um controle mais adequado da impulsividade permitem que o paciente esteja pronto para adquirir novas capacidades, seja na escola seja nas atividades sociais e familiares. Todavia, essas medicações não serão capazes de isoladamente preencher todas as falhas adquiridas previamente ou mesmo serão suficientes para que o portador de TDAH possa explorar todo o seu potencial.

Desse modo, várias outras intervenções são necessárias, variando em intensidade e tipo, de acordo com cada caso. Esses são os objetivos da abordagem multimodal, que consiste em atuar em múltiplos setores, por meio de diferentes técnicas e profissionais, de acordo com as necessidades de cada paciente.

De modo geral, as intervenções multimodais podem ser divididas em algumas frentes: psicoeducação dos familiares e do portador do TDAH; intervenções na escola; e intervenções fora da escola.

Psicoeducação

Os familiares e o paciente devem ser orientados a respeito dos conhecimentos mais atuais sobre o TDAH e das bases neurobiológicas e genéticas, com o objetivo de que compreendam as dificuldades apresentadas, diminuindo o sentimento de culpa em relação aos insucessos, e que ajudem para que o tratamento seja o mais eficaz possível. Deve ser efetuada orientação sobre o tipo de medicação – quando for o caso –, o tempo de ação, seus efeitos colaterais e eventuais interações com outras substâncias.

A psicoeducação deve ser efetuada de modo contínuo durante o acompanhamento do portador de TDAH. A relação da família com a escola e a educação da criança é um fator indispensável para o sucesso do paciente com TDAH. Os pais devem ser encorajados a intensificar a comunicação com a escola e também a procurarem atuar como facilitadores no desenvolvimento das amizades dos filhos.

É fundamental que os pais compreendam que devem atuar de modo ativo e colaborativo em relação à escola, estando atentos às queixas contra o seu filho, evitando interpretações que possam sugerir algo pessoal contra os mesmos. Além disso, os pais devem também compreender a necessidade de adequarem as expectativas para a criança com TDAH e sempre valorizar os progressos alcançados em relação aos resultados da própria criança.

Intervenções Escolares

A escola deve atuar em colaboração com a família e os terapeutas no sentido de permitir algumas modificações que possam determinar maior motivação e aprendizado do portador de TDAH. Alguns passos podem ajudar muito, como um plano educacional individualizado que inclua ajuste curricular, modificações na classe (assentos e estímulos) e maior tempo para testes; orientação para facilitar o estudo e sobre organização e planejamento. Uma metodologia de ensino mais interativa, na qual se estimule a participação dos alunos, e a utilização de exemplos concretos durante o processo de ensino, já que as crianças com TDAH, de modo geral, têm maior dificuldade com situações abstratas, são favoráveis ao sucesso desses alunos.

O professor deve ter conhecimentos do TDAH e ter um papel motivador, efetuando reforços positivos. Atualmente, sabe-se da importância desse tipo de atitude na intensidade da liberação dopaminérgica e que ausência de um reforço positivo em situações esperadas determina uma progressiva diminuição de carga dopaminérgica e consequente menor ativação das áreas relacionadas ao controle atencional e dos impulsos.

Intervenções Fora da Escola

Na maioria das vezes, diante de um portador de TDAH e distúrbio de aprendizado, as intervenções apenas na escola são insuficientes, embora frequentemente os professores e os coordenadores da escola sugiram inicialmente reforço e algumas modificações unicamente no próprio ambiente.

Em geral, além das sugestões já apontadas anteriormente para o comportamento dos pais, é fundamental que, especificamente em relação aos distúrbios de aprendizado, sejam efetuadas avaliações e acompanhamentos por diferentes tipos de profissionais, de acordo com cada caso. Desse modo, poderá ser necessário um acompanhamento fonoaudiológico em casos de distúrbio associado da leitura e/ou da linguagem, de um psicólogo, quando ocorrem distúrbios comportamentais importantes, depressão ou ansiedade excessiva, de um psicopedagogo, diante da dificuldade de organização ou capacidade de estudo, ou ainda de profissionais que possam aprimorar eventuais distúrbios da coordenação da criança, como psicomotricista ou terapeuta ocupacional.

Eficácia da Terapêutica Medicamentosa do Transtorno do Déficit de Atenção e Hiperatividade

A primeira descrição da utilização de medicamentos para a melhora de sintomas de hiperatividade, impulsividade e déficit atencional foi efetuada por Charles Bradley[19], que publicou em 1937 um estudo com a benzedrina. Mais de 70 anos depois, apesar do desenvolvimento de conhecimentos a respeito da neurobiologia, da genética, da neuropsicologia e da neuroimagem a respeito do TDAH, os estimulantes permanecem como a primeira opção no tratamento desse transtorno[14]. O metilfenidato (MFD), em 1957, foi o primeiro estimulante a ser aprovado pelo *Food and Drug Administration* (FDA) para o tratamento do TDAH. Essa medicação, apesar de apresentar grande eficácia, tem o inconveniente de apresentar curta duração de ação, tendo surgido nos últimos 10 anos novas formulações, com ações mais duradouras, como o MFD *spheroidal oral drug absorption system* (SODAS) e *osmotic controlled-release system* (OROS), a apresentação transdérmica do isômero do MFD e da lisina-dextroanfetamina, que permitiram uma maior adesão ao tratamento, evitando-se o esquecimento de doses ou situações constrangedoras relacionadas à necessidade da ingestão de novas doses da medicação.

O tratamento medicamentoso do TDAH tem sido extremamente estudado, com inúmeras pesquisas utilizando métodos de avaliação do tipo duplo cego e randomizado que confirmam a eficácia desse tipo de terapêutica.

Não é possível discorrer sobre a terapêutica do TDAH sem destacar também as medicações não estimulantes, como a imipramina, os agonistas alfa-adrenérgicos, a bupropiona e a atomoxetina (ATX).

A maioria dos estudos que avaliam a eficácia das diferentes medicações para a terapêutica do TDAH compara a substância em pesquisa com placebo, havendo poucos estudos comparando uma medicação com outra. Desse modo, a análise da eficácia das diferentes medicações disponíveis tem sido efetuada medindo-se o tamanho de efeito de cada uma.

Tamanho de efeito de uma medicação refere-se à comparação de sua eficácia em relação ao placebo para o tratamento de uma determinada doença. Corresponde à diferença entre um grupo de pacientes que recebeu a medicação e outro que recebeu placebo dividida pelo desvio-padrão combinado desses grupos. O tamanho de efeito dos estimulantes variou nos diversos estudos de 0,8 a 1,41, consideravelmente superior ao das outras medicações disponíveis, como a clonidina, a bupropiona e a imipramina, que apresentam tamanho de efeito de 0,6, e a atomoxetina, de 0,7 a 0,8. O modafinil, idealizado para a terapêutica da narcolepsia, apesar de não preconizado pelo FDA para o tratamento do TDAH, apresentou tamanho de efeito de 0,69 a 0,76. O tamanho de efeito igual ou maior que 0,6 é considerado grande, sendo definido como médio quando entre 0,3 e 0,5 e pequeno se menor que 0,3.

Os estimulantes, os MFD e as anfetaminas, por apresentarem maior tamanho de efeito e poucas reações indesejáveis, são considerados de primeira escolha para a terapêutica do TDAH e, de modo geral, apresentam resultados semelhantes. Greenhill et al., avaliando 141 pacientes, observaram que 50% apresentaram respostas semelhantes às duas substâncias, não sendo encontrada diferença significativa entre elas. Faraone e Glatt[22], em revisão de literatura comparando diferentes tipos de medicações para o tratamento de TDAH em adultos, também não observaram diferenças na eficácia entre os diferentes tipos de estimulantes.

As particularidades dos diferentes tipos de estimulantes determinam uma considerável heterogeneidade, não apenas na farmacocinética, como também na farmacodinâmica. Além disso, existem características específicas para cada paciente no tocante ao tipo de resposta para cada apresentação. As diferentes formulações apresentam vantagens e desvantagens em relação à rapidez de ação, ao momento de pico plasmático e à duração da ação. O profissional deve optar por uma das formulações disponíveis, de acordo com as particularidades de cada paciente, no que tange às suas atividades, que implicam em diferentes padrões de necessidade de cobertura dos sintomas.

Segurança e Tolerabilidade

Em relação a esses tópicos, será abordada cada medicação isoladamente, salientando a necessidade do conhecimento das várias possibilidades medicamentosas para o TDAH, pois, apesar de os estimulantes serem a primeira opção, aproximadamente 20 a 25% dos pacientes não têm resposta favorável ou não toleram os efeitos colaterais dessa classe de medicamento.

Metilfenidato

Após a absorção, o metilfenidato (MFD) é hidrolisado no fígado e 80% do seu conteúdo é transformado no ácido ritalínico, que é prontamente excretado. O restante é metabolizado por hidroxilação para *p*-hidroximetilfenidato, oxoritalínico e oxometilfenidato, todos farmacologicamente inativos.

Os efeitos colaterais mais comuns do MFD são diminuição do apetite e dificuldade para adormecer. Outras reações adversas menos comuns também não costumam ser graves, podendo ocorrer cefaleia, irritabilidade, desconforto abdominal e alterações do humor. A maioria desses efeitos diminui ou desaparece com o tempo ou com a diminuição da dose.

O MFD não deve ser utilizado em pacientes com glaucoma, durante gestação, hipertensão não controlada, psicoses e associado com inibidores da monoaminoxidase. Salienta-se que a utilização de álcool, juntamente ao MFD, determina aumento nos níveis de MFD e na formação do etilfenidato, com potencial de efeitos do tipo hipertensão e arritmias.

Vários estudos têm demonstrado a eficácia dos estimulantes em pacientes com TDAH, determinando menor número de acidentes, abuso de álcool e drogas ilícitas e melhor rendimento acadêmico e profissional. Ressalta-se o estudo de Biederman et al. (2009) com 140 pacientes com TDAH e 120 controles seguidos por um período de 10 anos, havendo evolução significativamente melhor nos pacientes tratados com estimulantes em relação aos que receberam outros tipos de medicamentos.

Em relação às pessoas com epilepsia, das quais cerca de 30% apresentam TDAH, referências antigas e sem comprovação científica apontavam que o MFD poderia diminuir o limiar convulsivo. As evidências atuais indicam que o metilfenidato pode ser utilizado com segurança em pacientes com epilepsia controlada. Em relação aos pacientes com epilepsia não controlada, algumas pesquisas sugerem o mesmo tipo de resultado, porém mais estudos ainda são necessários para uma conclusão mais definitiva.

No tocante à influência no crescimento, várias pesquisas têm sido publicadas. Destaca-se o *Multimodal Treatment Study* (MTA), que analisou inicialmente por 14 meses, de modo randomizado e cego, 579 pacientes com TDAH, entre 7 e 9 anos de idade. No final desse período, foi constatado menor crescimento no grupo dos pacientes tratados com medicação estimulante em relação aos pacientes tratados sem medicação. Essas crianças permaneceram em seguimento após o término do estudo inicial, mas, a partir daí, foi permitido que pudessem mudar de grupo terapêutico de acordo com a vontade de cada família. Swanson[23] apresentou no 161º encontro da Academia Americana de Psiquiatria, em 2008, os resultados de 10 anos de acompanhamento e, ao comparar os pacientes que receberam medicação por todo o período com os não medicados, referiu que o déficit de crescimento se manteve no grupo tratado. Salienta-se que essa observação deve ser vista com cuidado, pois, na verdade, esse estudo deixou de apresentar uma distribuição aleatória dos pacientes após os 14 meses iniciais e, na avaliação final apresentada por esse autor, foram comparados os casos que sempre foram medicados (provavelmente os mais graves) com aqueles nunca medicados (provavelmente os menos graves). Por outro lado, outros autores não observaram esse tipo de prejuízo com o tratamento medicamentoso prolongado em doses habituais. Destaca-se o estudo de Findling que, nesse mesmo encontro, apresentou os resultados de crianças tratadas com MFD de liberação lenta, não observando diferenças no crescimento entre os grupos tratados ou não.

A questão de um potencial prejuízo no crescimento de pacientes medicados com MFD não pode ser considerada como esclarecida. O ideal é que os pacientes sejam monitorados e, em relação àqueles que eventualmente apresentem alterações significativas nas curvas de crescimento, deve ser ponderada a relação custo/benefício, com eventual orientação de endocrinologista.

Em relação a efeitos cardiovasculares, embora possa ocorrer aumento discreto e geralmente transitório da pressão arterial e da frequência cardíaca, o MFD não está associado à maior incidência de morte súbita em pessoas sem cardiopatia prévia. A Academia Americana de Pediatria sugere que a utilização do estimulante possa ser realizada em pacientes com exame clínico normal, incluindo o sistema cardiovascular e sem história pessoal de arritmias, casos de morte súbita na família, miocardiopatias, precordialgia, palpitações, hipertensão arterial ou cansaço exagerado durante exercícios físicos. A avaliação com eletrocardiograma ou cardiologista deve ser efetuada no caso de alguma suspeita específica.

Alguns estudos indicavam que pacientes com história pessoal ou familiar de tiques apresentavam maior risco de desenvolver ou piorar os tiques ao receberem estimulantes. Todavia, estudos mais recentes, controlados e cegos apontam em sentido contrário, que os pacientes que desenvolvem tiques após a utilização de estimulantes representam casos que normalmente o fariam, sem a associação desse tipo de medicação.

Em relação à preocupação com potencial de abuso com o MFD, os estudos científicos não demonstram que ocorra a utilização do estimulante para outros fins que não o terapêutico, em pacientes adequadamente tratados e controlados. Os estudos de Willens et al. (2003) e Barkley et al. (2003), de modo contrário, demonstram que, na verdade, o tratamento com estimulantes diminui o risco de abuso de drogas ou álcool.

Existem pesquisas que demonstram que a utilização do MFD em pacientes com história de abuso de substâncias determinou não apenas melhora dos sintomas do TDAH, mas também diminuição da incidência de abuso. Diante disso, alguns autores têm considerado a utilização do MFD nesses casos, após avaliar os riscos-benefícios e considerando, ainda, a motivação para abstinência e a qualidade da relação médico-paciente.

Anfetaminas

As anfetaminas correspondem a outra classe de estimulantes utilizados para o tratamento do TDAH. Não disponíveis no momento no Brasil, apresentações de sais mistos de anfetaminas e, mais recentemente, a lisina-dextroanfetamina foram também avaliados em diversos estudos controlados e, além de apresentarem eficácia semelhante ao MFD, também apresentam o mesmo perfil de segurança e tolerabilidade. Nos locais em que existe a disponibilidade das duas classes de estimulantes, tem sido preconizado, diante do insucesso de uma delas, a troca para a outra antes da utilização de uma medicação não estimulante.

Atomoxetina

A atomoxetina (ATX) apresenta eficácia para a terapêutica do TDAH, atuando na inibição da recaptura da noradrenalina e, em menor intensidade, da dopamina. Por não atuar no núcleo *accumbens*, é classificada como não estimulante. Apesar de ser menos eficiente que os estimulantes, também tem papel na terapêutica do TDAH. Ressalta-se que, diferentemente dos estimulantes, a eficácia dessa medicação no controle dos sintomas cardinais do TDAH frequentemente só é atingida após seis semanas do início da terapêutica.

Os efeitos colaterais da ATX, em geral, também são leves. Podem ocorrer náusea, vômitos, sensação de fadiga e discreto aumento na frequência cardíaca e na pressão arterial. Muito raramente, foi descrita ideação suicida e, por isso, é aconselhada uma monitoração mais próxima nas primeiras quatro semanas. Foram relatados dois casos de insuficiência hepática grave na vigência dessa medicação, que se recuperaram com a retirada dela. De qualquer modo, tem sido preconizada a retirada da ATX se ocorrer icterícia ou alteração de enzimas hepáticas. A ATX é contraindicada em pacientes com glaucoma e lesão hepática, mas, por outro lado, não apresenta interação significativa com álcool ou mesmo com o MFD.

Newcorn et al., avaliando em estudo comparativo a ATX, o MFD e o placebo, observaram que as duas medicações foram superiores ao placebo. Todavia, o MFD foi superior à ATX.

Antidepressivos

Os antidepressivos tricíclicos, com destaque para a imipramina, também têm indicação na terapêutica do TDAH. Por apresentarem tamanho de efeito significativamente menor comparados aos estimulantes e também pela possibilidade de efeitos colaterais mais sérios, os *guidelines* para conduta medicamentosa em TDAH apresentam os antidepressivos tricíclicos como segunda ou terceira opção. O eletrocardiograma deve ser realizado antes e durante o uso de tricíclicos em crianças e adolescentes, pelo risco de comprometimento cardíaco, havendo relatos de morte súbita associada a doses elevadas. Outros efeitos colaterais relatados são boca seca, obstipação e taquicardia.

Agonistas alfa-adrenérgicos

Os agonistas alfa-adrenérgicos apresentam maior eficácia para situações de impulsividade, hiperatividade e agressividade, sendo pouco efetivos no déficit atencional. Essa classe de medicações pode estar indicada em pacientes com tiques ou insônia e apresentam tamanho de efeito de 0,6. Os principais efeitos colaterais são sonolência, vertigem, boca seca e hipotensão ortostática. Há relatos raros de morte súbita em pacientes na vigência de clonidina associada ao MFD e, embora tais eventos não pareçam estar relacionados de modo inequívoco aos medicamentos, a associação desses dois medicamentos deve ser feita com cautela.

Essa classe terapêutica não está indicada em situações nas quais há predomínio de sintomas de desatenção, estando contraindicada em pacientes com história de arritmias cardíacas, síncope ou depressão. A suspensão abrupta se associa a risco de desencadeamento de hipertensão arterial.

Bupropiona

A bupropiona é um antidepressivo da classe das aminocetonas que apresenta efeitos agonistas dopaminérgicos e noradrenérgicos, com eficácia moderada no TDAH e tamanho de efeito significativamente inferior ao observado com o uso de estimulantes.

Os efeitos colaterais são raros, incluindo insônia, perda de peso, ansiedade, agitação e boca seca. Ela apresenta risco levemente maior que o de outros antidepressivos para diminuição do limiar convulsígeno e tem sido contraindicada em pacientes com epilepsia, além daqueles com distúrbios alimentares.

Modafinil

O modafinil, utilizado primariamente para o tratamento da narcolepsia, também se mostrou efetivo para a terapêutica do TDAH, embora com tamanho de efeito menor que os estimulantes. Essa medicação pode apresentar efeitos colaterais, como insônia, cefaleia, diminuição do apetite e dor abdominal, que geralmente são leves ou moderados, porém também há referência a caso de efeito colateral mais grave, como a síndrome de Stevens-Johnson. Atualmente, essa medicação não está aprovada pelo FDA para o tratamento do TDAH.

CONCLUSÕES

O desenvolvimento das ciências que estudam o cérebro tem permitido, de modo crescente, uma compreensão mais adequada dos fenômenos que determinam a presença de distúrbios neurocomportamentais na população. Mais especificamente em relação ao TDAH, os progressos das pesquisas científicas nos últimos anos determinaram um melhor conhecimento, tanto das áreas e dos circuitos cerebrais envolvidos como dos mecanismos químicos associados.

Esses avanços têm facilitado muito a compreensão de diferentes formas de apresentação dos sinais e dos sintomas nesses pacientes e, principalmente, permitido a utilização da terapêutica medicamentosa de modo mais racional. Não se pode deixar de destacar a importância de uma busca ativa da presença de comorbidades, as quais, como já foi dito anteriormente, são frequentes e que, se não forem abordadas em paralelo, não permitirão o sucesso da terapêutica do portador do TDAH.

REFERÊNCIAS BIBLIOGRÁFICAS

1. Hoffmann H. Der Struwwelpeter. Berlin: DBGM; 1854.
2. Still GF. Some abnormal psychical conditions in childhood. Lancet. 1902;1:1008
3. American Psychiatric Association. Diagnostic and statistica. Manual of Mental Disorders. 4th ed. Washington: American Psychiatric Association; 1994.
4. Polanczyk G, Lima MS, Horta BL, Biederman J, Rohde LA. The worldwide prevalence of ADHD: a systematic review and metaregression analysis. Am J Psychiatry. 2007;164(6):942-48.
5. Polanczyk G, Jensen P. Epidemiologic considerations in attention deficit hyperactivity disorder: a review and update. Child Adolesc Psychiatric Clin N Am. 2008;17:245-60.
6. Kieling C, Goncalves RR, Tannock R, Castellanos FX. Neurobiology of attention deficit hyperactivity disorder. Child Adolesc Psychiatr Clin N Am. 2008;17:285-307.
7. Cook Jr EH, Stein MA, Krasowski MD, Cox NJ, Olkon DM, Kieffer JE, et al. Association of attention deficit disorder and the dopamine transporter gene. Am J Hum Gen. 1995;56(4):993-8.
8. Pliszka SR, McCracken JT, Maas JW. Catecholamines in attention-deficit hyperactivity disorder: current perspectives. J Am Acad Child Adolesc Psychiatry. 1996;35:264-72.
9. Levy F, Hobbes G. The action of stimulant medication in attention deficit disorder with hyperactivity: dopaminergic, noradrenergic, both? J Am Acad Child Adolesc Psychiatry. 1988;27:802-5.
10. Aston-Jones G, Cohen JD. Adaptive gain and the role of the locus coeruleus-norepinephrine system in optimal performance. J Comp Neurol. 2005;493:99-110.
11. Aston-Jones G, Rajkowski J, Cohen J. Role of locus coeruleus in attention and behavioral flexibility. Biol Psychiatry. 1999;46:1309-20.
12. MacDonald E, Kobilka BK, Scheinin M. Gene targeting-homing in on alpha 2-adrenoceptor-subtype function. Trends Pharmacol Sci. 1997;18:211-9.
13. Arnsten AF. Fundamentals of attention-deficit/hyperactivity disorder: circuits and pathways. J Clin Psychiatry. 2006;67(Suppl 8):7-12.
14. Arnsten AFT, Li BM. Neurobiology of executive functions: catecholamine influences on prefrontal cortical functions. Biol Psychiatry. 2005;57:1377-84.
15. Bush G, Frazier JA, Rauch SL, Seidman LJ, Whalen PJ, Jenike MA, et al. Anterior cingulate cortex dysfunction in attention-deficit/hyperactivity disorder revealed by fMRI and the Counting Stroop. Biol Psychiatry. 1999;45(12):1542-52.
16. Bush G, Luu P, Posner MI. Cognitive and emotional influences in anterior cingulate cortex. Trends Cogn Science. 2000;4:215-22.
17. Madras BK, Miller GM, Fischman AJ. The dopamine transporter and attention-deficit/hyperactivity disorder. Biol Psychiatry. 2005;57:1397-409.
18. Cai JX, Arnsten AF. Dose-dependent effects of the dopamine D1 receptor agonists A77636 or SKF81297 on spatial working memory in aged monkeys. J Pharmacol Exp Ther. 1997;283:183-9.
19. Bradley C. Benzedrine and dexedrine in the treatment of children's behavior disorders. Pediatrics. 1950;5(1):24-37.
20. Shaw P, Lerch J, Greenstein D, Sharp W, Clasen L, Evans A, et al. Longitudinal mapping of cortical thickness and clinical outcome in children and adolescents with attention-deficit/hyperactivity disorder. Arch Gen Psychiatry. 2006;63(5):540-9.
21. Kates WR, Frederikse M, Mostofsky SH, Folley BS, Cooper K, Mazur-Hopkins P, et al. MRI parcellation of the frontal lobe in boys with ADHD or Tourette syndrome. Psychiatry Res. 2002;116(1-2):63-81.
22. Faraone SV, Perlis RH, Doyle AE, et al. Molecular genetics of attention-deficit/hyperactivity disorder. Biol Psychiatry. 2005;57:1313-23.
23. Swanson JM, Kinsbourne M, Nigg J, Lanphear B, Stefanatos GA, Volkow N, et al. Etiologic subtypes of attention-deficit/hyperactivity disorder: brain imaging, molecular genetic and environmental factors and the dopamine hypothesis. Neuropsychol Rev. 2007;17(1):39-59.

24. Ascher JA, Cole JO, Colin JN, Feighner JP, Ferris RM, Fibiger HC, et al. Bupropion: a review of its mechanism of antidepressant activity. J Clin Psychiatry. 1995;56(9):395-401.
25. Barkley R. Behavioral inhibition, sustained attention, and executive functions: constructing a unified theory of ADHD. Psychol Bull. 1997;121:65-94.
26. Barkley RA, Fischer M, Smallish L, Fletcher K. The persistence of attention-deficit/hyperactivity disorder into young adulthood as a function of reporting source and definition of disorder. J Abnorm Psychol. 2002;111(2):279-89.
27. Benes FM. Carlsson and the discovery of dopamine. Trends in Pharmacological Sciences. 2001;22(1):46-7.
28. Birnbaum SG, Yuan PX, Wang M, Vijayraghavan S, Bloom AK, Davis DJ, et al. Protein kinase C overactivity impairs prefrontal cortical regulation of working memory. Science. 2004;306(5697):882-4.
29. Botting N, Powls A, Cooke RW, Marlow N. Attention-deficit hyperactivity disorders and other psychiatric outcomes in very low birth weight children at 12 years. J Child Psychol Psychiatry. 1997;38(8):931-41.
30. Bush G, Valera EM, Seidman LJ. Functional neuroimaging of attention-deficit/hyperactivity disorder: a review and suggested future directions. Biol Psychiatry. 2005;57:1273-84.
31. Bymaster FP, Katner JS, Nelson DL, Henrick-Luecke SK, Threlkeld PG, Heiligenstein JH, et al. Atomoxetine increases extracellular levels of norepinephrine and dopamine in prefrontal cortex of rat: a potential mechanism for efficacy in attention deficit/hyperactivity disorder. Neuropsychopharmacology. 2002;27(5):699-711.
32. Castellanos FX, Giedd JN, Berquin PC, Walter JM, Sharp W, Tran T, et al. Quantitative brain magnetic resonance imaging in girls with ADHD. Arc Gen Psych. 2001;58(3):289-95.
33. Castellanos FX, Giedd JN, Marsh WL, Hamburger SD, Vaituzis AC, Dickstein DP, et al. Quantitative brain magnetic resonance imaging in attention deficit hiperactivity disorder. Arch Gen Psychiatry. 1996;53(7):607-16.
34. Castellanos FX, Lee PP, Sharp NW, Jeffries NO, Greenstein DK, Clasen LS, et al. Developmental trajectories of brain volume abnormalities in children and adolescents with ADHD. JAMA. 2002;288(14):1740-8.
35. Castellanos FX, Tannock R. Neurosciencettficit/hyperactivity disorder: the search for endophenotypes. Nat Rev Neurosci. 2002;3:617-28.
36. Castellanos FX. Anatomic magnetic resonance imaging studies of attention-deficit/hyperactivity disorder. Dialogues Clin Neuroscience. 2002;4:444-8.
37. Castellanos FX. Toward a pathophysiology of attention-deficit/hyperactivity disorder. Clin Pediatr. 1997;36:381-93.
38. Coghill D, Seth S. Do the diagnostic criteria for ADHD need to change? Comments on the preliminary proposals of the DSM-5 ADHD and Disruptive Behavior Disorders Committee. Eur Child Adolesc Psychiatry. 2011;20:75-81.
39. Connor DF, Edwards G, Fletcher KE, Baird J, Barkley RA, Steingard RJ. Correlates of comorbid psychopathology in children with ADHD. J Am Acad Child Adolesc Psychiatry. 2003;42(2):193-200.
40. Coull JT, Nobre AC, Frith CD. The noradrenergic alpha 2 agonist clonidine modulates behavioural and neuroanatomical correlates of human attentional orienting and alerting. Cereb Cortex. 2001;(1):73-84.
41. Doyle AE, Willcutt EG, Seidman LJ, Biederman J, Chouinard VA, Silva J, et al. Attention-deficit/hyperactivity disorder endophenotypes. Biol Psychiatry. 2005;57(11):1324-35.
42. Eastwood SL, Bumet PW, Gittins R, Baker K, Harrison PJ. Expression of serotonin 5-HT$_{2A}$ receptors in the human cerebellum and alterations in schizophrenia. Synapse. 2001;42(2):104-14.
43. Faraone SV, Biederman J. Neurobiology of attention-deficit/hyperactivity disorder. Biol Psychiatry. 1998;44:951-8.
44. Filipek PA, Semrud-Clikeman M, Steingrad R, Renshaw PF, Kennedy DN, Biederman J. Volumetric MRI analysis comparing subjects having ADHD with normal controls. Neurolgy. 1997;48(3):589-601.

45. Franowicz JS, Kessler LE, Borja CM, Kobilka BK, Limbird LE, Arnsten AF. Mutation of the alpha2A-adrenoceptor impairs working memory performance and annuls cognitive enhancement by guanfacine. J Neurosci. 2002;22:8771-7.
46. Funahashi S, Inoue M, Kubota K. Neurosci Delay-related activity in the primate prefrontal cortex during sequential reaching tasks with delay. Res. 1993;18(2):171-5.
47. Gainetdinov RR, Jones SR, Caron MG. Functional hyperdopaminergia in dopamine transporter knock-out mice. Biol Psychiatry. 1999;46(3):303-11.
48. Goldman-Rakic PS. Architecture of the prefrontal cortex and the central executive. Ann N Y Acad Sci. 1995;769:71-8.
49. Hill DE, Yeo RA, Campbell RA. Magnetic resonance imaging correlates of ADHD in children. Neuropsychology. 2003;17:496-506.
50. Jensen P. Clinical considerations for the diagnosis and treatment of AHD in the managed care setting. Am J Manag Care. 2009;15(5 Suppl):S129-40.
51. Jones BE. Modulation of cortical activation and behavioral arousal by cholinergic and orexinergic systems. Ann N Y Acad Sci. 2008;1129:26-34.
52. Kessler RC, Adler L, Barkley RA, Biederman J, Conners CK, Faraone SV, et al. Patterns and predictors of attention-deficit/hyperactivity disorder persistence into adulthood: results from the national comorbidity survey replication. Biol Psychiatry. 2005;57(11):1442-51.
53. Li BM, Mao ZM, Wang M, Mei ZT. Alpha-2 adrenergic modulation of prefrontal cortical neuronal activity related to spatial working memory in monkeys. Neuropsychopharmacology. 1999;21:601-10.
54. Ma CL, Arnsten AF, Li BM. Locomotor hyperactivity induced by blockade of prefrontal cortical alpha2-adrenoceptors in monkeys. Biol Psychiatry. 2005;57:192-5.
55. Makris N, Biederman J, Valera EM, Bush G, Kaiser J, Kennedy DN, et al. Cortical thinning of the attention and executive function networks in adults with attention-deficit/hyperactivity disorder. Cereb Cortex. 2007;17(6):1364-75.
56. Mazei MS, Pluto CP, Kirkbride B, Pehek EA. Effects of catecholamine uptake blockers in the caudate-putamen and subregions of the medial prefrontal cortex of the rat. Brain Res. 2002;936(1-2):58-67.
57. Mick E, Biederman J, Faraone SV, Sayer J, Kleinman S. Case-control study of attention-deficit hyperactivity disorder and maternal smoking, alcohol use, and drug use during pregnancy. J Am Acad Child Adolesc Psychiatry. 2002;41(4):378-85.
58. Millichap G. Etiologic classification of attention-deficit/hyperactivity disorder. Pediatrics. 2008;121:e358-65.
59. Mostofsky SH, Cooper KL, Kates WR, Denckla MB, Kaufmann WE. Smaller prefrontal and premotor volumes in boys with ADHD. Biol Psychiatry. 2002;52(8):785-94.
60. Mouradian RD, Sessler FM, Waterhouse BD. Noradrenergic potentiation of excitatory transmitter action in cerebrocortical slices: evidence for mediation by an alpha 1 receptor-linked second messenger pathway. Brain Res. 1991;546(1):83-95.
61. Oades RD, Sadile AG, Sagvolden T, Viggiano D, Zuddas A, Devoto P, et al. The control of responsiveness in ADHD by catecholamines: evidence for dopaminergic, noradrenergic and interactive roles. Develop Sci. 2005;8(2):122-31.
62. Organização Mundial de Saúde. Classificação de Transtornos Mentais e de Comportamento da CID-10: descrições clínicas e diretrizes diagnósticas. Porto Alegre: Artes Médicas; 1993.
63. Parikh V, Sarter M. Cholinergic mediation of attention: contributions of phasic and tonic increases in prefrontal cholinergic activity. Ann N Y Acad Sci. 2008;1129:225-35.
64. Quintero J, Navas M, Fernández A, Ortiz T. Advances in attention deficit hyperactivity disorder. What does neuroimaging provide us with? Actas Esp Psiquiatr. 2009;37(6):352-8.
65. Ramos BP, Arnsten AF. Adrenergic pharmacology and cognition: focus on the prefrontal cortex. Pharmacol Ther. 2007;113(3):523-36.

66. Raskind MA, Peskind ER, Kanter ED, Petrie EC, Radant A, Thompson CE, et al. Reduction of nightmares and other PTSD symptoms in combat veterans by prazosin: a placebo-controlled study. Am J Psychiatry. 2003;160(2):371-3.
67. Rohde LA, Barbosa G, Tramontina S, et al. Transtorno de déficit de atenção/hiperatividade: atualização diagnóstica e terapêutica. Rev Bras Psiquiatr. 2000;22(Suppl 2):7-11.
68. Rohde LA. Is there a need to reformulate attention deficit hyperactivity disorder criteria in future nosologic classifications? Child Adolesc Psychiatric Clin N Am. 2008;17:405-20.
69. Sagvolden T, et al. Rodent models of attention-deficit/hyperactivity disorder. Biol Psychiatry. 2005;57(11):1239-47.
70. Sari Y. Serotonin1B receptors: from protein to physiological function and behavior. Neurosci Biobehav Rev. 2004;28:565-82.
71. Seckl JR, Holmes MC. Mechanisms of disease: glucocorticoids, their placental metabolism, and fetal programming of adult pathophysiology. Nat Clin Pract Endocrinol Metab. 2007;3:479-88.
72. Seidman LJ, Valera EM, Makris N, Monuteaux MC, Boriel DL, Kelkar K, et al. Dorsolateral prefrontal and anterior cingulate cortex volumetric abnormalities in adults with attention-deficit/hyperactivity disorder identified by magnetic resonance imaging. Biol Psychiatry. 2006;60(10):1071-80.
73. Slotkin TA, MacKillop EA, Rudder CL, Rugde IT, Tate CA, Seidler FJ. Permanent, sex-selective effects of prenatal or adolescent nicotine exposure, separately or sequentially, in rat brain regions: indices of cholinergic and serotonergic synaptic function, cell signaling, and neural cell number and size at 6 months of age. Neuropsychopharmacology. 2007;32(5):1082-97.
74. Steere JC, Arnsten AF. The alpha-2A noradrenergic receptor agonist guanfacine improves visual object discrimination reversal performance in aged rhesus monkeys. Behav Neurosci. 1997;111:883-91.
75. Steinbusch HWM. Distribution of serotonin immunoreactivity in the central nervous system of the rat: cell bodies and terminals. Neuroscience. 1981;6:557-618.
76. Tanila H, Mustonen K, Sallinen J, Scheinin M, Riekkinen Jr P. Role of alpha2C-adrenoceptor subtype in spatial working memory as revealed by mice with targeted disruption of the alpha2C--adrenoceptor gene. Eur J Neurosci. 1999;11(2):599-603.
77. Teicher MH, Anderson CM, Polcari A, Glod CA, Maas LC, Renshaw PF. Functional deficits in basal ganglia of children with attention deficit/hyperactivity disorder shown with functional magnetic resonance imaging relaxometry. Nat Med. 2000;6(4):470-74.
78. Thapar A, Holmes J, Poulton K, Harrington R. Genetic basis of attention deficit and hyperactivity. Br J Psychiatry. 1999;174:105-11.
79. Valera EM, Faraone SV, Murray KE, Seidman LJ. Meta-analysis of structural imaging findings in attention-deficit/hyperactivity disorder. Biol Psychiatry. 2007;61(12):1361-9.
80. Van't Ent D, Lehn H, Derks EM, Hudziak JJ, Van Strien NM, Veltman DJ, et al. A structural MRI study in monozygotic twins concordant or discordant for attention/hyperactivity problems: evidence for genetic and environmental heterogeneity in the developing brain. Neuroimage. 2007;35(3):1004-20.
81. Van Tol HH, Bunzow JR, Guan HC, Sunahara RK, Seeman P, Niznik HB, et al. Cloning of the gene for a human dopamine D4 receptor with high affinity for the antipsychotic clozapine. Nature. 1991;350(6319):610-4.
82. Volkow ND, Wang CJ, Fowler JS, Telang F, Maynard L, Logan J, et al. Evidence that methylphenidate enhances the saliency of a mathematical task by increasing dopamine in the human brain. Am J Psychiatry. 2004;161(7):1173-80.
83. Volkow ND, Wang G, Fowler JS, Logan J, Gerasimov M, Maynard L, et al. Therapeutic doses of oral methylphenidate significantly increase extracellular dopamine in the human brain. J Neurosci. 2001;21(2):RC121.
84. Wang M, Tang ZX, Li BM. Enhanced visuomotor associative learning following stimulation of alpha 2A-adrenoceptors in the ventral prefrontal cortex in monkeys. Brain Res. 2004;1024(1-2):176-82.

85. Wang X, Zhong P, Yan Z. Dopamine D4 receptors modulate GABAergic signaling in pyramidal neurons of prefrontal cortex. J Neurosci. 2002;22(21):9185-93.
86. Wigal SB, Chae S, Patel A, Steinberg-Epstein R. Advances in the treatment of attention-deficit/hyperactivity disorder: a guide for pediatric neurologists. Semin Pediatr Neurol. 2010;17(4):230-6.

20 Recomendações das atividades físicas e esportivas

Ana Lucia de Sá Pinto
Maria Beatriz Moliterno Perondi

> Após ler este capítulo, você estará apto a:
> 1. Reconhecer a importância da prática de exercícios físicos e de atividade esportiva em crianças e adolescentes.
> 2. Identificar as definições clássicas da fisiologia do exercício e do treinamento desportivo.
> 3. Realizar o exame médico especializado para a pré-participação esportiva para crianças e adolescentes.
> 4. Orientar os exercícios físicos e atividades esportivas adequados às diferentes faixas etárias de crianças e adolescentes.
> 5. Orientar os cuidados adequados para a prática de exercícios físicos e atividades esportivas com crianças e adolescentes.
> 6. Reconhecer e orientar os riscos dos esportes competitivos para crianças e adolescentes.

INTRODUÇÃO

O exercício físico é fundamental para o crescimento e o desenvolvimento normal das crianças e dos adolescentes. Por meio dele, esses jovens aprendem a interagir socialmente, respeitando regras, compartilhando e competindo de forma saudável com seus pares. Além disso, o autoconhecimento e a autoestima também se desenvolvem pela atividade esportiva. Os benefícios físicos também são bem estabelecidos: a prática de exercícios físicos aumenta a massa óssea, a massa magra e a capacidade aeróbia, diminui a porcentagem de gordura corporal, ajuda a desenvolver habilidades motoras e cognitivas, além de interferir de forma positiva no crescimento e no desenvolvimento. A Academia Americana de Pediatria e o Colégio Americano de Medicina Esportiva recomendam, no mínimo, 60 minutos diários (que podem ser acumulados) de exercícios de moderada a alta intensidade para todas as crianças[1].

Estudos epidemiológicos demonstram que a inatividade física aumenta substancialmente a incidência relativa de doença arterial coronariana (45%), infarto agudo do miocárdio (60%), hipertensão arterial (30%), câncer de colo (41%), câncer de mama (31%), diabetes do tipo II (50%) e osteoporose (59%)[2]. Evidências também indicam que a inatividade física é independentemente associada a mortalidade, obesidade, maior incidência de queda e debilidade física em idosos, dislipidemia, depressão, demência, ansiedade e alterações do humor[3-8].

Em populações pediátricas, o sedentarismo é também considerado o principal fator responsável pelo aumento pandêmico na incidência de obesidade juvenil. Além disso, recentes achados sugerem que a inatividade física é um componente agravante do estado geral de saúde em crianças e adolescentes acometidos por várias doenças, incluindo as cardiovasculares, renais, endocrinológicas, neuromusculares, oncológicas e osteoarticulares[9-13].

Assim, torna-se evidente que a prática de exercícios físicos é uma medida terapêutica de suma relevância, tanto para a promoção de um crescimento saudável, como para ser considerada tratamento de primeira escolha em diversas doenças crônicas, como a obesidade e a hipertensão arterial[8].

CONCEITOS USADOS NA CIÊNCIA DO EXERCÍCIO FÍSICO

O Quadro 20.1 apresenta uma lista de definições clássicas da fisiologia do exercício e do treinamento desportivo[4,14,15].

Quadro 20.1 – Conceitos de atividades físicas[4,14,15]

Tipo de atividade	Descrição
Atividade física	Movimento corporal produzido pela contração da musculatura esquelética e que implica gasto energético acima dos valores basais
Exercício físico	Sequência planejada e estruturada de movimentos com o objetivo de promover a melhora ou a manutenção de uma capacidade física específica. O exercício físico está inserido dentro do contexto de atividade física
Esporte	Fenômeno cultural caracterizado por regras previamente estabelecidas e pela competição
Treinamento físico	Sequência de exercícios organizados ao longo de um período, com o objetivo de promover aumento do desempenho físico
Condicionamento aeróbio	Também denominado condicionamento cardiorrespiratório ou resistência aeróbia, refere-se à capacidade dos sistemas circulatório e respiratório de fornecer oxigênio durante um exercício físico prolongado
Condicionamento neuromuscular	Está relacionado à capacidade máxima do indivíduo de se opor a uma resistência externa (força máxima) ou de manter a produção de força submáxima por um período prolongado (resistência de força)
Flexibilidade	Refere-se à capacidade de movimentar uma articulação em amplitudes aumentadas Os exercícios de alongamento são utilizados para melhorar a flexibilidade de um indivíduo. O bom desenvolvimento da flexibilidade está ligado à promoção e à manutenção da funcionalidade

(continua)

Quadro 20.1 – Conceitos de atividades físicas[4,14,15] (continuação)

Tipo de atividade	Descrição
Exercício aeróbio	Exercício desempenhado em intensidade submáxima, permitindo a manutenção do esforço por períodos prolongados (acima de 10 min). É caracterizado pela realização de contrações de um mesmo grupo muscular em caráter rítmico e repetido. Exemplos incluem natação, ciclismo, caminhada e corrida de média e longa duração. Quando realizado em intensidade e frequência adequadas, promove ganhos no condicionamento aeróbio
Exercício de força	Exercício que utiliza resistência externa (sobrecarga) para produzir adaptações neuromusculares. Os exemplos mais comuns são os exercícios de levantamento de peso, conhecidos popularmente como musculação. Os exercícios de força podem ser estáticos (também conhecidos como isométricos) ou dinâmicos (também conhecidos como isotônicos). Contrações musculares isométricas referem-se àquelas em que a resistência externa se iguala à força interna (produzida pelos músculos), de modo que não há movimento articular

EXAME MÉDICO DE PRÉ-PARTICIPAÇÃO

É uma consulta médica que inclui uma extensa anamnese clínica e um exame físico detalhado, incluindo a avaliação osteoarticular e postural. O objetivo desse exame minucioso é não só afastar a presença de doença cardiovascular – uma vez que o risco de morte súbita na população pediátrica é pequeno –, mas detectar qualquer alteração no exame físico que possa contraindicar determinado exercício físico ou esporte (Quadro 20.2).

Quadro 20.2 – Exame de pré-participação em programas de exercício físico e esporte para crianças e adolescentes

Anamnese	O que avaliar
Prática de esporte anterior	Modalidade, idade de início e posição
Uso de medicamentos e suplementos	Tipo, dosagem e frequência
Sintomas	Dor articular, lombalgia, fadiga, dispneia, dor torácica e arritmias
Doenças atuais	Asma, diabetes, hipertensão arterial e baixa massa óssea
Antecedentes pessoais	Lesões osteomioarticulares, doenças infecciosas e cirurgias prévias
Antecedentes familiares	Doença cardiovascular e morte súbita
Exame físico	O que avaliar
Geral	Peso, estatura, índice de massa corpórea e composição corporal
Cardiopulmonar	Sopros cardíacos, arritmias, hipertensão arterial e broncoespasmo
Musculoesquelético	Escoliose, hiperlordose lombar e cervical, diferença de comprimento de membros, joelhos (valgo, varo e *recurvatum*), pés (normais, cavos ou planos), encurtamentos e hipotrofias musculares, mobilidade articular (hipermobilidade ou deformidade) e alterações na marcha (hiperpronação ou supinação durante a marcha)

O número de crianças e adolescentes que começam a praticar esportes competitivos está aumentando consideravelmente. A carga semanal de treinamento, dependendo da modalidade esportiva, varia de 15 a 30 horas por semana, além das competições no final de semana. Durante a prática esportiva, há um gasto calórico muito grande e, caso a ingestão calórica não seja suficiente para suprir os exercícios físicos e o crescimento, pode ocorrer uma deficiência no crescimento e, consequentemente, um comprometimento da estatura final dessas crianças e adolescentes. Por isso, é importante verificar se a estatura, o peso e o índice de massa corpórea (IMC) estão adequados de acordo com a faixa etária.

Durante a avaliação clínica, é importante ficar atento para a presença de gânglios e esplenomegalia (aumento do baço), que pode ser indicativo de doenças infecciosas, devendo o atleta ficar afastado das atividades não só pelo risco de contágio e fadiga intensa, mas principalmente pelo risco de ruptura do baço, que muitas vezes pode ocorrer espontaneamente. História prévia de rinite ou bronquite pode oferecer uma pista no caso de atletas com baixo desempenho ou sintomas de falta de fôlego durante os exercícios. É importante o interrogatório sobre os diversos aparelhos, assim como sobre os antecedentes pessoais, familiares e esportivos, vacinação e uso de medicamentos, vitaminas e suplementos[16,17].

Em algumas situações específicas, os exames laboratoriais para a avaliação da saúde geral e para avaliar uma possível sobrecarga de treinamento físico também podem ser solicitados.

Na avaliação cardíaca, é feita a verificação de pressão arterial, pulsos, frequência cardíaca e, por meio da ausculta, a verificação de arritmias e a presença de sopros. É importante que seja feito o diagnóstico diferencial entre um sopro funcional (que não altera a prescrição da atividade física) e um patológico. Neste caso, outros exames deverão ser feitos para elucidar o diagnóstico. O ecocardiograma é o exame de eleição para o diagnóstico de cardiopatias congênitas e para afastar o diagnóstico de cardiomiopatia hipertrófica, responsável por 48% dos casos de morte súbita em adolescentes e adultos jovens[18,19].

Ainda no exame de pré-participação, é possível detectar fatores de risco para lesões osteoarticulares, como escoliose, hiperlordose, alterações posturais, hipotrofias e encurtamentos musculares, uso de equipamentos esportivos inadequados para a faixa etária e calçados esportivos desapropriados para o esporte. Pode-se diagnosticar uma lesão e instituir o tratamento necessário durante a consulta e, depois da reabilitação, promover a volta para a prática esportiva. Isso ocorre principalmente nas crianças que já iniciaram o treinamento para um esporte específico[20].

Essa avaliação completa é uma grande oportunidade de discutir o risco do uso de anabolizantes, fumo, álcool, risco de gravidez e doenças sexualmente transmissíveis entre os adolescentes, assim como orientar sobre o esporte adequado para cada faixa etária, reforçar os benefícios da prática esportiva no desenvolvimento neuropsicomotor, ressaltar a influência benéfica do esporte na qualidade do sono e na diminuição do estresse e, principalmente, não permitir que as crianças pequenas sejam submetidas à especialização precoce de um único esporte, aumentando com isso o risco de lesões osteoarticulares do supertreinamento e a instalação do estresse emocional – provocado pela mudança de uma atividade que deveria ser prazerosa e divertida, mas que se torna uma eterna cobrança de um bom resultado[20].

EXERCÍCIO FÍSICO E ESPORTE

Idade de 2 a 5 Anos

Nessa faixa etária, os movimentos básicos estão sendo aprendidos e devem ser repetidos muitas vezes para que sejam aprimorados. Durante a atividade física ou a iniciação esportiva, as tentativas para executar os movimentos e os gestos esportivos consomem grande parte da concentração das crianças. Nesse período, a criança apresenta equilíbrio ainda pouco desenvolvido, pois, nessa fase, a integração dos estímulos visuais, vestibulares e proprioceptivos está sendo desenvolvida.

As crianças com menos de 6 anos de idade ainda não têm maturidade visual, sendo hipermetropes. Assim, ocorre dificuldade para perceber a velocidade e conseguir seguir um objeto em movimento, como uma bola. Perto dos 3 anos, a criança já é capaz de pular com os pés juntos, pegar uma bola grande com o apoio do tórax e atirá-la sem direção; consegue também correr para frente com velocidade. Com 4 anos, já consegue pular em um único pé, subir escadas, atirar uma bola usando movimentos mais amplos acima do ombro e apanhar uma bola grande apenas com as mãos; na corrida, consegue ir para a frente e para trás com agilidade. Também é possível correr em trote, pular várias vezes em um só pé, atirar uma bola utilizando o movimento corporal completo, apanhar uma bola pequena com as mãos e andar de triciclo ou bicicleta de rodinhas. Aos 5 anos, as crianças já apresentam a capacidade aeróbia, a força muscular, o equilíbrio e a coordenação mais desenvolvidos.

Os pré-escolares ainda são muito novos para os esportes organizados; assim, as atividades recreativas – sem regras rígidas – devem ser incentivadas. Outra característica dessa faixa etária é que eles têm dificuldade em manter a atenção por um período longo; dessa maneira, uma mesma atividade deve durar no máximo de 15 a 20 minutos. As habilidades fundamentais que fazem com que as crianças se movimentem em diferentes direções e superfícies devem ser enfatizadas, pois estimulam a integração do movimento corporal com outros sentidos, como a visão e o tato. Assim, proporcionar à criança atividades como correr, rolar, rastejar, pular, girar e escalar, em ambientes diferentes, como superfícies inclinadas, molhadas, com grama, lisas e esburacadas, pode ser muito interessante. A criança também precisa conhecer as propriedades físicas dos objetos, principalmente aqueles utilizados nos esportes, como tacos, raquetes, luvas, capacetes e bolas, e isso pode começar perto dos 5 anos de idade. É nessa fase que se criam conceitos como "forte e fraco", "pesado e leve", "macio e duro", "empurrar e puxar" e "atirar e receber".

É importante que as atividades sejam lúdicas e que os pais participem ativamente, incentivando e transmitindo segurança durante as atividades, medidas essas que são importantes para aumentar a adesão. Todas essas experiências integradas durante o crescimento ajudam a desenvolver as habilidades fundamentais para que as crianças possam lidar com os desafios físicos e mentais de cada esporte e ainda desenvolver a confiança para a realização dos gestos esportivos, para, consequentemente, diminuir a insegurança na participação nos esportes[21] (Quadro 20.3).

Quadro 20.3 – Recomendações esportivas de 2 a 5 anos de idade
- Atividades que podem ser realizadas: corridas, pequenas escaladas, chutes com bolas leves, brincadeiras de rolar, dança, arremesso com bolas leves, andar de bicicleta com rodinhas e brincadeiras na água
- A participação dos pais é fundamental
- Todas as atividades devem ser supervisionadas, lembrando sempre que nessa idade a criança ainda está aprimorando sua coordenação motora e não tem noção dos riscos envolvidos nas atividades físicas. Assim, os riscos de quedas, trombadas e outros traumas devem ser sempre antecipados, evitando acidentes que possam ser prevenidos

Idade de 6 a 10 Anos

O esporte para as crianças deve ser prazeroso, ou seja, lúdico e divertido. O ideal é que vários esportes possam ser "experimentados" nessa fase da vida, se possível ao mesmo tempo, desenvolvendo várias habilidades motoras e cognitivas e o conhecimento das regras de cada esporte, para que mais tarde a criança escolha o esporte de sua preferência. Nessa idade, as crianças já conseguem aprender regras, mas nem sempre conseguem segui-las; assim, jogos adaptados com regras mais flexíveis devem ser incentivados por pais, professores e técnicos, para que a criança sempre se divirta durante as atividades.

As reações de técnicos, pais e professores frente às atitudes e aos comportamentos das crianças, nesse nível de desenvolvimento, são fundamentais para ajudar na transição da infância para a adolescência, já que elas ainda estão desenvolvendo a capacidade de julgamento, resolução de problemas e autoconfiança. Esse processo será muito mais divertido e instrutivo se a atividade esportiva estiver focada no desenvolvimento de habilidades, na resolução de problemas, no manejo de emoções (como a raiva) e na consciência de coletividade, desenvolvendo a ideia de "resoluções de problemas cooperando com a equipe"[22,23].

A experiência da criança nos esportes pode ser negativa quando pressionada por pais ou técnicos muito exigentes ou ainda por limitação de opções ou condições locais e sociais. Quando a principal ênfase é dada para as vitórias e os prêmios, transformando o divertimento em estresse, a chance de que a criança continue na prática do esporte diminui com o tempo.

Estudos mostram que não existe relação entre o início precoce de treinamentos físicos intensos e especializados em uma modalidade esportiva e uma garantia de melhor desempenho no futuro do atleta. Ao contrário, alguns atletas que iniciam as atividades específicas antes de estarem completamente desenvolvidos podem ter problemas físicos e psicológicos, incluindo lesões por sobrecarga, síndrome de supertreinamento, depressão, ansiedade e distúrbios alimentares e, muitas vezes, abandonam o esporte antes da fase adulta[24].

O ideal é que a criança inicie o esporte competitivo – treinamento físico com mais de 6 horas por semana e campeonatos agendados – após os 10 anos de idade. Quando essa faixa etária não é respeitada (isso normalmente acontece com algumas modalidades esportivas, como a ginástica artística, a natação, o balé e o futebol), além do exame de pré-participação anteriormente descrito, o acompanhamento clínico deve ser feito com mais regularidade.

Nas crianças pré-púberes, não existem diferenças significativas com relação à altura, ao peso, à força muscular, à capacidade aeróbia e ao desenvolvimento das habilidades motoras entre meninos e meninas; por isso, as crianças nessa faixa etária podem participar de atividades mistas.

Com o crescimento, a coordenação motora e a atenção melhoram. A postura e o equilíbrio se tornam mais automáticos, e ocorre uma melhora nos reflexos. Ainda existe um desenvolvimento limitado da memória e uma dificuldade na tomada de decisões rápidas. A partir dessa idade, as crianças começam a ser capazes de seguir ordens objetivas e já iniciam a noção de equipe (Quadro 20.4).

> **Quadro 20.4 – Recomendações esportivas para crianças com 6 a 10 anos de idade**
> - Atividades organizadas e supervisionadas, como futebol, ginástica artística, natação, tênis, golfe, corridas e artes marciais
> - Permitir flexibilidade nas regras dos jogos
> - Manter o mínimo de competição
> - Os pais devem ficar atentos para não haver estresse para a criança

Idade de 9 a 10 Anos

Entre 9 e 10 anos de idade, a criança tem um grau de desenvolvimento cognitivo que permite entender e lembrar as regras e as estratégias de diversos esportes; em geral, estão prontas para praticar esportes mais complexos e entendem o significado de competição. A visão já está completamente desenvolvida (Quadro 20.5).

> **Quadro 20.5 – Recomendações esportivas para crianças com 9 e 10 anos de idade**
> - Todas as modalidades esportivas podem ser realizadas, incluindo as mais complexas, como os esportes de quadra (basquetebol, handebol e voleibol) e o atletismo
> - Enfatizar estratégias e regras dos diversos esportes
> - Preparo para início do esporte competitivo, se a criança desejar
> - Pais devem ficar atentos para não haver estresse para a criança

Cuidados para a Prática de Esportes com Crianças

As crianças apresentam variáveis fisiológicas com o exercício diferentes quando comparadas aos adultos. Assim, alguns cuidados devem ser tomados durante a prática de esportes.

Temperatura

As crianças têm uma menor capacidade de se adaptar aos extremos de temperatura (produzem mais calor, sentem menos sede, possuem um menor número de glândulas sudoríparas e têm uma superfície corpórea proporcionalmente maior que a dos adultos), ou seja, em ambientes muito frios pode ocorrer hipotermia e em ambientes muito quentes, hipertermia. Por isso, cuidados com a ingestão frequente de líquidos, adequação de roupas, uso de protetor solar e horários adequados para a prática dos esportes são fundamentais[24,25].

Uso de equipamentos de proteção e calçados esportivos

Vários esportes requerem o uso de protetores, como capacete, joelheiras, luvas e caneleiras, entre outros. É fundamental que os pais orientem a criança para que ela entenda a importância do uso dos equipamentos de proteção na estratégia de prevenção de lesões.

Dependendo da modalidade esportiva, variam os gestos esportivos e os tipos de piso, fazendo com que cada esporte requeira um calçado específico. Não estar com o calçado adequado, além de dificultar a realização da atividade, pode causar lesões osteomioarticulares.

Contraindicações à prática de exercícios físicos

Em algumas situações especiais, a prática de exercícios físicos deve ser suspensa, pois o aumento da demanda metabólica e hemodinâmica oferecerá riscos à criança ou ao adolescente. Alguns exemplos são febre, vômitos e diarreia, pneumonias, crise asmática grave, mononucleose, hepatites, doenças infecciosas febris, anemia aguda com hemoglobina abaixo de 8, insuficiência renal aguda, cardites e serosites, arritmias e hipertensão arterial sistêmica não controladas e desnutrição grave com perda maior que 35% do peso corporal[16,17,26].

Adolescentes

O exercício físico é fundamental para o crescimento e o desenvolvimento normal dos adolescentes. Por meio dele, esses jovens aprendem a interagir socialmente, respeitando as regras, compartilhando e competindo de forma saudável com seus pares. Além disso, o autoconhecimento e a autoestima também se desenvolvem com a prática esportiva.

Estudos mostram que adolescentes engajados em grupos esportivos apresentam menores taxas de evasão escolar, gravidez indesejada e uso de drogas ilícitas, tabaco e álcool. Ocorre uma maior habilidade motora e melhora na cognição. Os benefícios físicos também são bem estabelecidos, como um efeito positivo no crescimento, no aumento da capacidade aeróbia, da massa óssea e da força muscular, assim como diminuição da porcentagem de gordura e, consequentemente, controle do peso.

O esporte para adolescentes deve ser prazeroso, ou seja, lúdico e divertido. Deve ser escolhido, dentro das possibilidades disponíveis, o esporte que mais os agrada, sempre respeitando as características e as habilidades pessoais[23].

Os adolescentes que se destacam nos esportes podem apresentar conflitos entre as solicitações do esporte, da vida social e dos estudos. Para aqueles que se sobressaem e que realmente se transformam em atletas de elite, é fundamental a vigilância nos estudos e o acompanhamento rigoroso de aspectos clínicos, nutricionais e ortopédicos para que os treinos frequentes e intensos, assim como o envolvimento e a dedicação, não comprometam a saúde do jovem atleta[22].

Esporte e alterações fisiológicas durante a adolescência: crescimento e força muscular

Durante a adolescência, ocorre o crescimento da massa muscular tanto em meninas quanto em meninos, mas, com o aumento da produção de testosterona, esse crescimento se torna mais pronunciado nos meninos. Acontece também um aumento linear da força muscular em ambos os sexos, com os meninos apresentando, junto com o estirão de crescimento, uma aceleração do ganho de força. Na adolescência, o treino de força muscular pode ser realizado, contanto que seja prescrito e supervisionado por profissional capacitado. O trabalho adequado de fortalecimento muscular é realizado para prevenir lesões osteomioarticulares e melhorar alterações posturais e quadros dolorosos que o adolescente possa apresentar durante o seu desenvolvimento[27].

Massa óssea

A maior parte da aquisição de massa óssea ocorre durante a segunda década da vida. Assim, uma dieta adequada, com ingestão de cálcio e vitamina D, e exercícios físicos, tanto de força como de impacto, são fundamentais para alcançar um bom pico de massa óssea durante a adolescência.

Flexibilidade

O crescimento do esqueleto na adolescência precede o crescimento de músculos e tendões, contribuindo para uma diminuição da flexibilidade em alguns adolescentes, especialmente meninos.

Crescimento, desenvolvimento e treinamento

Os adolescentes, de acordo com o início da puberdade, podem ser divididos em maturadores precoces ou tardios. Os maturadores precoces, comparados com seus pares, são mais fortes, mais altos e se destacam em relação ao grupo da mesma idade, o que não quer dizer que serão atletas de elite, pois quando os outros atingirem o mesmo grau de maturação provavelmente terão as mesmas habilidades. O maturador tardio vai apresentar uma idade óssea atrasada em relação à sua idade cronológica, o que vai fazer com que ele seja menor e tenha menos força que seus pares até atingir a maturidade; em relação aos esportes, ele pode apresentar frustrações, ansiedade e desapontamento por não ser capaz de atingir as expectativas exigidas pela equipe naquele momento.

Estudos mostram que o treino regular ou a participação em esportes competitivos não afeta o início, a taxa ou a magnitude do pico da velocidade de crescimento, ou seja, o esporte isoladamente não interfere no crescimento. Por outro lado, é necessária uma atenção especial em relação ao aporte nutricional, que deve ser maior nos jovens atletas por causa de um maior consumo. O aporte nutricional inadequado pode alterar a velocidade de crescimento e comprometer a estatura final do indivíduo.

Durante a adolescência, podem ocorrer dificuldades em lidar com o ganho de peso, que acontece com o processo de crescimento. Jovens que participam de esportes de luta, como o judô, hesitam em mudar de categoria, com medo de serem derrotados em categorias com peso mais elevado. O mesmo pode ocorrer com as bailarinas, que acabam achando que estão com peso excessivo durante o crescimento na adolescência. Alguns deles iniciam dietas inadequadas que levam a distúrbios alimentares com grande prejuízo à saúde.

Ao entrar na adolescência, a maioria dos indivíduos está pronta para entrar em competições esportivas, embora ainda precisem de bastante estímulo dos pais e dos técnicos. Dependendo de suas habilidades e talentos, eles iniciam a escolha de um determinado esporte e se especializam. Alguns adolescentes podem ter dificuldades em coordenar suas habilidades esportivas por causa de seu crescimento rápido. Em um momento inicial, podem ficar um pouco descoordenados e desequilibrados, o que costuma se resolver em, no máximo, 6 meses.

Alguns adolescentes não escolhem nenhum esporte, às vezes porque não gostam ou por acharem que não têm habilidades suficientes para integrar uma equipe. Este último grupo deve ser incentivado a procurar uma prática esportiva que o agrade, sem a pressão de competições ou esportes em equipe. Por outro lado, deve-se ficar atento com adolescentes que queiram ganhar massa muscular, seja por exigência do esporte, como o futebol ou o tênis, ou por questão estética. Muitos iniciam práticas prejudiciais à saúde, como o treinamento de força muscular sem orientação adequada e, até mesmo, o uso de suplementos com anabolizantes. O uso de bebidas com estimulantes centrais (energéticos), como a cafeína, deve ser supervisionado, pois existem vários relatos de efeitos colaterais quando utilizadas durante os exercícios físicos, como arritmias, hipertensão e cefaleia[28] (Quadro 20.6).

Quadro 20.6 – Recomendações esportivas para adolescentes[28]
- O adolescente deve praticar rotineiramente algum esporte ou fazer qualquer exercício físico que o agrade
- O adolescente é quem deve decidir se quer participar de esporte competitivo ou não
- Muitas competições ou atividades recreativas ocorrem em viagens. Orientações devem ser dadas em relação a segurança, drogas e atividade sexual
- Usar sempre equipamentos de proteção
- Cuidado com o uso de suplementos alimentares e bebidas com estimulantes
- Manter toda a família engajada em um programa de exercícios físicos faz com que o adolescente acompanhe o comportamento, levando para a vida adulta um comportamento saudável

Riscos para as Crianças e Adolescentes em Esportes Competitivos

- Síndrome do supertreinamento: é caracterizada pela diminuição do desempenho, maior risco de infecções e alterações do humor e do sono e pode levar ao menor crescimento naquelas crianças e adolescentes que não atingiram o final da maturidade, além de diminuição do desempenho escolar. Pode ocorrer por causa da carga excessiva de treinamento, de períodos inadequados de descanso e sono ou de aporte calórico inadequado[20,29].
- Maior risco de infecções, principalmente gripes, sinusites e amigdalites, nos períodos de treino intenso ou próximo das competições[20].
- Comprometimento do crescimento por carências nutricionais, como falta de carboidratos, proteínas e alguns minerais, como o ferro, o zinco, o cálcio e a vitamina D[24].

- Maior risco de lesões osteomioarticulares por desequilíbrios musculares e maior tensão nas apófises, assim como fraturas por estresse pelos movimentos repetitivos do esporte[24].

CONCLUSÕES

Alguns estudos têm sido feitos na tentativa de estabelecer qual é o limiar do estresse físico, fisiológico e psicológico das crianças e dos adolescentes que praticam esporte, para que não sejam desenvolvidas lesões e alterações que possam interferir no processo de crescimento e desenvolvimento. Entretanto, em razão das variações individuais, entre os esportes e a intensidade de treinamento, a metodologia dos trabalhos científicos fica comprometida e os resultados ainda não são satisfatórios.

Não há dúvida de que a infância e a adolescência são os períodos mais adequados para o início de atitudes e comportamentos saudáveis. São períodos nos quais a criança está em processo de aprendizado constante e, portanto, aberta a novos conceitos. É relevante que os pais, os professores e os pediatras, que são as pessoas mais próximas delas, tenham hábitos saudáveis de alimentação e de práticas de atividade física, pois são essenciais modelos positivos durante esse processo de formação. Atualmente, já se sabe que o aumento de risco de doenças coronarianas, assim como a hipertensão, o diabetes melito tipo 2, a obesidade e outras enfermidades crônicas que acometem os adultos se deve, em grande parte, ao estilo de vida sedentário.

Entretanto, há uma segunda preocupação – exatamente oposta à falta de atividade física – que começa a surgir exatamente quando as crianças começam a praticar esportes. Algumas crianças são incentivadas a uma especialização por um único esporte e, consequentemente, são submetidas a um treinamento intenso e ao estresse das competições em uma idade muito precoce. A cobrança de alguns pais e técnicos por um bom desempenho também funciona como um fator a mais para aumentar o estresse emocional, e muitas vezes a criança acaba abandonando o esporte antes de atingir a idade certa para obter os melhores resultados.

REFERÊNCIAS BIBLIOGRÁFICAS

1. American Academy of Pediatrics, Council on Sports Medicine and Fitness; American Academy of Pediatrics, Council on School Health. Active healthy living: prevention of childhood obesity through increased physical activity. Pediatrics. 2006;117(5):1834-42.
2. Katzmarzyk PT, Janssen I. The economic costs associated with physical inactivity and obesity in Canada: an update. Can J Appl Physiol. 2004;29:90-115.
3. ACSM, American College of Sports Medicine, J Larry Durstine. ACSM's exercise management for persons with chronic diseases and disabilities. 3rd ed. Human Kinetics Publishers; 2009.
4. Garber CE, Blissmer B, Deschenes MR, Franklin BA, Lamonte MJ, Lee IM, et al. Quantity and quality of exercise for developing and maintaining cardiorespiratory, musculoskeletal, and neuro-

motor fitness in apparently healthy adults: guidance for prescribing exercise. Medicine & Science in Sports & Exercise. 2011;43(7):1334-59.
5. Gregg EW, Pereira MA, Caspersen CJ. Physical activity, falls, and fractures among older adults: a review of the epidemiologic evidence. J Am Geriatr Soc. 2000;48:883-93.
6. Grundy SM, Cleeman JI, Merz CN, Brewer HB Jr., Clark LT, Hunninghake DB, et al. Implications of recent clinical trials for the National Cholesterol Education Program Adult Treatment Panel III guidelines. Circulation. 2004;110:227-39.
7. Lautenschlager NT, Almeida OP. Physical activity and cognition in old age. Curr Opin Psychiatry. 2006;19:190-3.
8. Warburton DE, Nicol CW, Bredin SS. Health benefits of physical activity: the evidence. CMAJ. 2006;174:801-9.
9. Trost SG, Kerr J, Ward D, Pate RR. Physical activity and determinants of physical activity in obese and non-obese children. Int J Obesity (Lond). 2001;25(6):822-9.
10. McCambridge TM, Benjamin HJ, Brenner JS, Cappetta CT, Demorest RA, Council on Sports Medicine and Fitness, et al. Athletic participation by children and adolescents who have systemic hypertension. Pediatrics. 2010;125:1287-94.
11. Perondi BM, Muratti MD, Artioli G, Gualano B, Netto GZ, Carvalho B, et al. Acute lymphoblastic leukemia: efficacy and safety of high-intensity resistance training in children and adolescents. Medicine & Science in Sports & Exercise. 2009;41(5):489-90.
12. Gualano B, Sa Pinto AL, Perondi B, Leite Prado DM, Omori C, Almeida RT, et al. Evidence for prescribing exercise as treatment in pediatric rheumatic diseases. Autoimmun Rev. 2010;9:569-73.
13. Morris PJ. Physical activity recommendations for children and adolescents with chronic disease. Curr Sports Med Rep. 2008;7:353-8.
14. Manini TM, Everhart JE, Patel KV, Schoeller DA, Colbert LH, Visser M, et al. Daily activity energy expenditure and mortality among older adults. JAMA. 2006;296:171-9.
15. Promotion NCfCDPaH. Physical activity and health: a report of the surgeon general. In: Services USDoHaH (ed.). Atlanta, GA; 1996.
16. Keith BC. Infectious diseases in sports. Medicine & Science in Sports & Exercise. 2000;32(7):S431-8.
17. Harrington DW. Viral hepatitis and exercises. Medicine & Science in Sports & Exercise. 2000;32(7):S422-30.
18. Matos LDNJ, Caldeira NAO, Perlingeiro PS, Santos ILG, Negrao CE, Azevedo LF. Cardiovascular risk and clinical factors in athletes: 10 years of evaluation. Medicine & Science in Sports & Exercise. 2011;43(6):943-50.
19. Koch S, Cassel M, Linné K, Mayer F, Scharhag J. ECG and echocardiography for preparticipation screenings of paediatric athletes: is it worth it? Medicine & Science in Sports & Exercise. 2011;43(5):543-4.
20. Herring SA, Bergfeld JA, Bernhardt DT, O'Neill LB, Gregory A, Indelicato PA, et al. Issues for the adolescent athlete and the team physician: a consensus statement. Medicine & Science in Sports & Exercise. 2008;40(11):1997-2012.
21. Beets MW, Bornstein D, Dowda M, Pate RR. Compliance with national guidelines for physical activity in U.S. preschoolers: measurement and interpretation. Pediatrics. 2011;127(4):658-64.
22. Centers for Disease Control and Prevention. Physical activity for everyone - how much physical activity do you need? Disponível em: http://www.cdc.gov/physicalactivity/everyone/guidelines/index.html (acesso agosto 2011).
23. WHO Physical activity and young people. Disponível em: http://www.who.int/topics/physical_activity/en/ (acesso agosto 2011).
24. Committee on Sports Medicine and Fitness. Intensive training and sports specialization in young athletes. Pediatrics 2000;106:154-7.

25. Council on Sports Medicine and Fitness and Council on School Health, Bergeron MF, Devore C, Rice SG; American Academy of Pediatrics. Policy Statement – Climatic heat stress and exercising children and adolescents. Pediatrics. 2011;128(3):e741-7.
26. Stephen G. Rice and the Council on Sports Medicine and Fitness. Medical conditions affecting sports participation. Pediatrics. 2008;121(4):841-8.
27. Council on Sports Medicine and Fitness. Strength training by children and adolescents. Pediatrics. 2008;121:835-40.
28. Committee on Nutrition and the Council on Sports Medicine and Fitness. Sports drinks and energy drinks for children and adolescents: are they appropriate? Pediatrics. 2011;127:1182-9.
29. Joel S. Brenner and the Council on Sports Medicine and Fitness. Overuse injuries, overtraining, and burnout in child and adolescent athletes. Pediatrics. 2007;119:1242-5.

Seção IV

Ciclo do adolescente

Triagem do comportamento seguro 21

Filumena Maria da Silva Gomes
Ana Maria de Ulhôa Escobar
Renata Dejtiar Waksman
Alexandra Brentani
Alexandre Funcia de Azeredo Silva

> Após ler este capítulo, você estará apto a:
> 1. Compreender a epidemiologia das lesões por causas externas.
> 2. Reconhecer os principais fatores de risco e de proteção para lesões por causas externas.
> 3. Aplicar a abordagem diagnóstica e terapêutica das lesões por causas externas.
> 4. Fazer recomendações para prevenção de lesões por causas externas.

INTRODUÇÃO

A definição de lesões por causas externas se refere ao dano tecidual secundário à exposição aguda (inadvertida ou deliberada) a agentes físicos (térmicos, cinéticos, químicos, energia elétrica ou água) ou químicos (intoxicações). As lesões por causas externas não intencionais não são consideradas acidentes, porque podem ser entendidas, previsíveis e preveníveis[1].

A morbidade e a mortalidade por causas externas, isto é, injúrias não intencionais ou intencionais, são responsáveis, atualmente, pelo maior número de agravos à saúde em crianças e jovens no Brasil e no restante do mundo[2].

Nos países menos ricos das Américas, segundo dados da Organização Mundial da Saúde (OMS) e do Fundo das Nações Unidas para a Infância (UNICEF), as causas externas respondem por mais de 90% do total de mortes e representam 53% da morbidade das dez principais doenças[3,4]. No Brasil, constituem-se no grupo predominante de causas de morte a partir de 1 ano de idade, atingem percentuais superiores a 40% em adolescentes de 10 a 14 anos e superiores a 70% em adolescentes de 15 a 19 anos (Tabela 21.1)[2].

Tabela 21.1 – Principais causas de morte, do nascimento até os 19 anos, no Brasil, em 2002[2]

	< 1 ano nº (%)*	1 a 4 anos nº (%)*	5 a 9 anos nº (%)*	10 a 14 anos nº (%)*	15 a 19 anos nº (%)*
■ Doenças infectoparasitárias	139,5 (7,6)	11,5 (14,8)	2,6 (8)	2,1 (5,9)	2,7 (2,5)
■ Neoplasias	5,3 (0,3)	5,1 (6,6)	4,4 (13,5)	3,8 (10,7)	4,8 (4,5)
■ Doenças respiratórias	117,1 (6,4)	13,1 (16,9)	2,5 (7,7)	2,2 (6,2)	3,5 (3,3)
■ Afecções do período perinatal	1.022,9 (56)	0,6 (0,8)	0	0	0
■ Malformações congênitas	237,8 (13)	5,8 (7,5)	1,1 (3,4)	0,9 (2,5)	0,6 (0,6)
■ Causas externas	34,9 (1,9)	14,8 (19,1)	12,2 (37,4)	16,5 (46,3)	76,8 (72,2)
– Transporte	3,2 (0,2)	4 (5,2)	5,7 (17,5)	5,5 (15,4)	16 (15)
– Quedas	1,4 (< 0,1)	0,7 (0,9)	0,5 (1,5)	0,5 (1,4)	0,8 (0,8)
– Submersões	1,1 (< 0,1)	3,9 (5)	2,8 (8,6)	3,5 (9,8)	5,5 (5,2)
– Queimaduras	1,3 (< 0,1)	0,9 (1,2)	0,4 (1,2)	0,1 (0,3)	0,2 (0,2)
– Intoxicações	0,2 (< 0,1)	0,2 (0,3)	0	0	0,1 (0,1)
– Suicídios	0	0	0	0,6 (1,7)	3,4 (3,2)
– Homicídios	2,8 (0,1)	0,8 (1)	0,7 (2,1)	3,4 (9,6)	42,2 (39,7)
– Intenção indeterminada	4,6 (0,3)	1,4 (1,8)	0,8 (2,5)	1,1 (3,1)	5,4 (5)
Total	1.823,6 (100)	77,6 (100)	32,6 (100)	35,6 (100)	106,4 (100)

* Mortes/100.000 habitantes.

Em 2009, segundo dados do Departamento de Informática do Sistema Único de Saúde do Brasil (DATASUS – Ministério da Saúde, 2011)[5], as causas externas (lesões não intencionais e intencionais) vitimaram cerca de 20 mil menores de 19 anos (25,3% do total de mortes para essa faixa etária) – Figura 21.1[5].

Em menores de 1 ano, no Brasil, nas últimas quatro décadas, houve queda nos índices de mortalidade (cerca de 70%). Nessa faixa etária, as causas naturais preponderam largamente sobre as causas externas, e a principal causa externa de morte é a obstrução de vias aéreas (sufocação), seguida de acidentes envolvendo veículos automotores, quedas e afogamentos.

Nas idades entre 1 e 4 anos, chama a atenção, entre as causas de morte, a presença de causas infecciosas preveníveis, mas as causas externas já aparecem como as principais. Nesse grupo, os afogamentos competem com os eventos envolvendo veículos automotores na liderança das causas de morte, seguidos de sufocação, quedas e queimaduras.

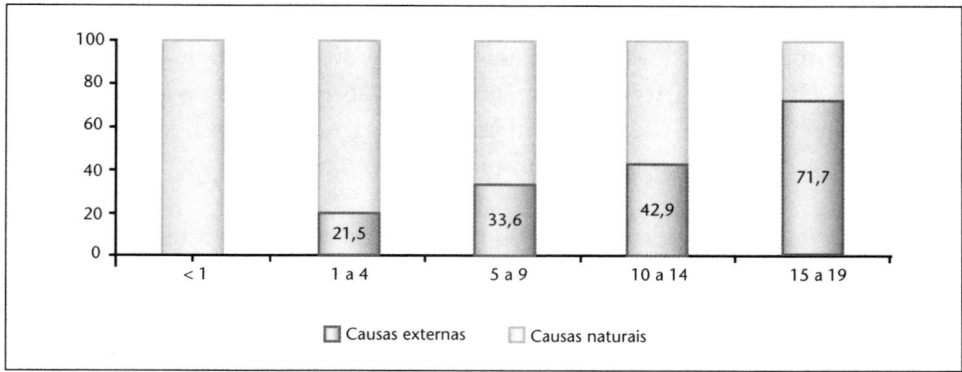

Figura 21.1 Proporção de mortes por causas externas em menores de 20 anos no Brasil em 2009[5] (% sobre o total de óbitos em cada idade).

Em crianças com idades entre 5 e 9 anos, as mortes consequentes a acidentes envolvendo veículos automotores ocupam o primeiro posto, seguidas de afogamentos, agressões, quedas e queimaduras.

Na faixa etária de 10 a 14 anos, as causas externas representam mais de 40% das mortes, lideradas pelos eventos no trânsito, seguidos pelas agressões. A situação se inverte ao analisar a fase seguinte (15 a 19 anos): as causas externas são responsáveis pela maioria das mortes (mais de 70%), sendo que em primeiro lugar estão os homicídios, seguidos pelos acidentes de trânsito.

Ao se analisar os dados relativos à morbidade (internações hospitalares de menores de 15 anos, pagas pelo Sistema Único de Saúde – SUS) por essas causas, observa-se que eles são ainda mais marcantes que os de mortalidade[5]. Anualmente, 1 em cada 10 crianças normais necessita de atendimento no SUS em virtude de injúrias físicas, que levam à ocupação de 10 a 30% dos leitos hospitalares e geram cerca de 3 casos de incapacitação permanente por cada 1.000 habitantes[6,7].

Entre as crianças que foram internadas, pode-se verificar que, contrariamente ao que ocorre na mortalidade, houve predomínio absoluto de quedas (mais de 53%), seguidas das lesões decorrentes de acidentes de trânsito e as que levam a queimaduras[8].

Quanto aos atendimentos em prontos-socorros e unidades de primeiro atendimento, em primeiro lugar estão as quedas, seguidas de queimaduras e mordidas de cães e, em sua maioria, são ferimentos mais leves que não levam à internação[8].

As cinco principais causas externas de morte não intencionais, entre crianças e adolescentes, por ordem decrescente de frequência são trânsito, afogamentos, queimaduras, quedas e intoxicações.

O modelo mais aceito de prevenção de lesões por causas externas é o de Haddon[9], que propõe que todas as lesões por causas externas são derivadas de cinco tipos de energia: cinética, química, térmica, elétrica e irradiação, e que as lesões por causas externas ocorrem quando a energia de um veículo ou agente é transferida para o corpo de uma criança. As estratégias para a prevenção delas são[9]:

- Reduzir a quantidade de energia produzida (p.ex., diminuir a temperatura da água quente do chuveiro, limitando a sua temperatura máxima).
- Prevenir a liberação de energia (p. ex., trava de gatilho de armas de fogo).
- Modificar a liberação da energia (p. ex., diminuir a inclinação das pistas de esqui).
- Separar a energia e a vítima no espaço ou no tempo (p. ex., construir calçadas para pedestres e ciclovias).
- Separar a energia e a vítima com barreiras (p. ex., com o uso de capacete em ciclistas).
- Modificar a superfície de contato (p. ex., colocar grama, areia ou material maleável ao redor de *playgrounds*).
- Fortalecer as estruturas que recebem energia (p. ex., por meio de condicionamento e alongamento bem realizados nos atletas).

Existem doze áreas de intervenções que podem modificar o impacto das lesões por causas externas, segundo o modelo de Haddon (Tabela 21.2)[9].

A tendência atual da atenção à saúde é o atendimento integrado de cada indivíduo, visando ao seu bem-estar biopsicossocial, com qualidade de vida, e levando em

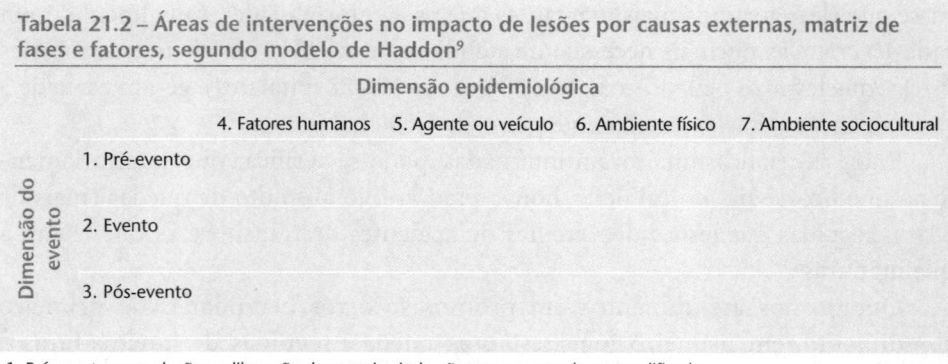

Tabela 21.2 – Áreas de intervenções no impacto de lesões por causas externas, matriz de fases e fatores, segundo modelo de Haddon[9]

		Dimensão epidemiológica			
		4. Fatores humanos	5. Agente ou veículo	6. Ambiente físico	7. Ambiente sociocultural
Dimensão do evento	1. Pré-evento				
	2. Evento				
	3. Pós-evento				

1. Pré-evento: a produção ou liberação de energia ainda não ocorreu e pode ser modificada.
2. Evento: a liberação de energia ocorreu, mas a transferência ao hospedeiro pode ser modificada.
3. Pós-evento: a energia foi transferida, mas a extensão do dano pode ser modificado.
4. Fatores humanos: corpo humano afetado pela transmissão de energia.
5. Agentes: carregam ou transferem a energia.
6. Ambiente físico: alterações no ambiente que modificam as fases do evento.
7. Ambiente sociocultural-político: atitudes e leis que podem afetar as fases do evento.

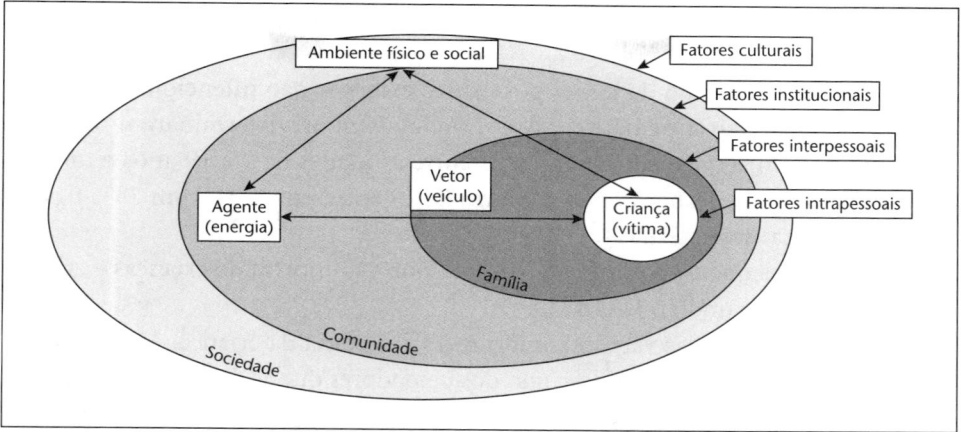

Figura 21.2 Modelo epidemiológico de Uri Bronfenbrenner integrado ao contexto das lesões por causas externas[10].

conta as suas condições ambientais, culturais e sociais, o que se constitui no modelo *kuhniano* da medicina. A Figura 21.2 mostra a integração do modelo epidemiológico clássico de Haddon, a matriz de fases e fatores, com o modelo socioecológico de Uri Bronfenbrenner, e mostra como as trocas de energia entre a criança e seu meio, inclusive com injúrias, são influenciadas por fatores socioambientais[10].

A Academia Americana de Pediatria desenvolveu estratégias para a promoção de segurança e prevenção de lesões por causas externas, que orienta os profissionais de saúde nos atendimentos de supervisão de saúde no que se refere ao conceito de comunidade segura[1] (anexo)[11].

ACIDENTES DENTRO DE CASA

Waisman et al.[12], em 2002, constataram que 51,9% das lesões por causas externas não intencionais na faixa etária de 0 a 14 anos aconteceram no lar, sendo maior o percentual dos eventos quanto mais nova a criança (1 a 4 anos)[12].

As características do ambiente doméstico podem facilitar a ocorrência de acidentes, como a inexistência de grades de proteção ou a guarda de produtos tóxicos em local inseguro[13]. Determinadas características ambientais também podem influenciar na gravidade das lesões, como o material inflamável de determinados móveis ou de materiais de construção da casa, que podem contribuir para a propagação de um incêndio.

Quedas

As quedas são o tipo de lesões por causas externas não intencionais mais frequentes na faixa etária pediátrica. Nos Estados Unidos, determinaram 38% dos atendimentos em serviços de emergência entre as idades de 0 e 19 anos e foram a principal causa de internação nos menores de 19 anos, em 2004, com 73% das internações por causas externas[14].

No Brasil, as quedas foram responsáveis por 443 mortes de crianças e adolescentes em 2002, segundo o DATASUS[15].

As causas das quedas variam conforme a faixa etária da criança. As crianças de 0 a 2 meses de idade caem por descuido dos cuidadores que as deixam cair; entre 3 e 11 meses caem dos móveis da casa, como trocadores, camas, andadores e carrinhos[16].

As quedas podem ser ainda classificadas conforme os tipos: no mesmo nível do piso, quedas de edifícios, de escadas, de camas ou outras mobílias, de árvores, do colo e outras.

As recomendações para a prevenção de quedas são[13]:

- Quando a criança está andando ou correndo no piso da casa:
  - Recolher brinquedos e objetos do piso.
  - Fixar tapetes com fita adesiva dupla-face ou forro antiderrapante de borracha.
  - Secar substâncias líquidas ou pastosas, ao caírem no chão, imediatamente.
  - Usar calçados que fiquem firmes nos pés e não escorreguem facilmente.
- Quando está perto de escadas:
  - Não deixar objetos ou tapetes nas escadas.
  - Instalar portões de segurança no início e no término das escadas.
  - Fechar os vãos das laterais das escadas.
  - Lembrar que andadores são contraindicados para crianças em geral, e podem levar a grandes traumas quando utilizados perto de escadas.
- Quando está no quarto e na cama:
  - Evitar brincadeiras com grande atividade física na cama.
  - Não colocar menores de 6 anos para dormir na parte de cima do beliche.
- Quando está em locais com janelas e varandas:
  - Verificar a presença de dispositivos de segurança, como travas, grades e redes de proteção em portas e janelas.
  - Não colocar móveis, como berço, cama ou trocador, perto de janelas.
  - Não permitir brincadeiras de crianças em escadas, telhados ou varandas.

É necessário que as crianças pequenas sejam supervisionadas por adultos cautelosos durante todo o tempo e tenham seus equipamentos adequados com devidas modificações no ambiente, visando à segurança dos lactentes[13].

Afogamentos

No Brasil, em 2002, segundo dados do DATASUS[15], morreram 1.001 crianças na faixa etária entre 0 e 9 anos vítimas de afogamentos e submersões acidentais. A maioria das crianças que se afogam é menor de 5 anos; 61% dessas mortes acontecem em piscinas particulares. O maior risco para afogamento está em piscinas no quintal da casa, quando há criança pequena desacompanhada. Entre as crianças menores de 1 ano de idade, os afogamentos ocorrem em piscinas, banheiras e piscinas pequenas (portáteis) e são consequência do descuido dos responsáveis. Para as crianças de 1 a 3 anos, 90% das mortes por afogamento acontecem em piscinas residenciais[17].

Os pais devem estar atentos a quatro pontos de segurança para que os afogamentos sejam evitados: supervisão, ambiente, equipamentos e educação[17].

1. Supervisão:
   - Não deixar crianças pequenas sozinhas em banheiras. Bacias e baldes também podem oferecer riscos: a criança, ao colocar a cabeça dentro deles, pode perder o equilíbrio e não conseguir tirá-la a tempo.
   - Permanecer próximo (distância de um braço) durante todo o tempo em que a criança pequena estiver na água, para poder agir com rapidez, se houver necessidade. Os pais não devem realizar atividades que possam distrair sua atenção, como cozinhar, ler ou telefonar.
   - Não deixar a criança nadar sem a supervisão de um adulto, apesar de que elas podem aprender a nadar a partir dos 4 anos. Se a criança não souber nadar, o responsável deverá ficar próximo a ela, de tal forma que a alcance com os braços todo o tempo.
   - Ao frequentar oceanos e lagos, ficar atento às mudanças de ondas e correntes.
2. Ambiente:
   - Praticar natação em local apropriado e com supervisão.
   - Toda a área da piscina deve ter cercas ou grades de, no mínimo, 1,22 m de altura.
   - O portão da piscina deve fechar-se automaticamente ao ser aberto, e a fechadura também deve ser automática.
   - Além de cercar a piscina, deve ser instalada cobertura na mesma e sistemas de alarme na porta ou na fechadura.
   - Evitar o acesso da criança aos reservatórios de água em casa, colocando fechaduras nas portas e tranca no vaso sanitário.
   - Esvaziar as piscinas portáteis e baldes logo após o uso.
3. Equipamentos:
   - As crianças devem usar equipamentos de segurança adequados.
4. Educação:
   - Ensinar as crianças a nadar e ter comportamento seguro na água.
   - Usar boias, mesmo ao brincar fora da água, mas próximo dela.

- Ter equipamento de resgate, telefone e números de emergência próximos à piscina.

Acidentes com Objetos Perfurocortantes

Lesões por causas externas não intencionais podem ser causadas por diversos objetos no lar, como talheres (facas e garfos), tesouras, agulhas, ferramentas (chaves de fenda e alicates) e objetos de vidro (vasos ou outros objetos de decoração, mesas, portas, janelas, copos, garrafas e espelhos).

As crianças pequenas devem usar copos plásticos ao tomar líquidos e nunca utilizar copos com rachaduras. Também não devem correr com copos ou garrafas de vidro na mão.

É importante orientar sobre os riscos de cortes e infecções como o tétano. Deve-se aproveitar a oportunidade para verificar a vacinação básica.

Queimaduras

As queimaduras ocorrem geralmente no lar, especialmente na cozinha, afetando mais as crianças de 1 a 4 anos de idade, e com o envolvimento de adultos tabagistas e que frequentemente estão alcoolizados. Após situações como essas, as crianças apresentam dor e sofrimento, ficam com sequelas e seu psiquismo é comprometido. Nos casos graves, a reabilitação é demorada, e há risco de perdas funcionais e prejuízo do crescimento ósseo. No Brasil, 266 pacientes entre 0 e 19 anos morreram vítimas de exposição a fumaça, fogo e chamas em 2002[13,15,18].

A escaldadura é o tipo mais frequente de queimadura entre os menores de 5 anos de idade e pode ser prevenida com chuveiros com termostato de temperatura máxima de 49°C. As queimaduras podem ocorrer também por bebidas, alimentos, óleo e outros líquidos quentes e podem atingir a criança no tronco, no ombro, no braço e no antebraço, no quadril, na coxa e na perna e, em menor grau, na cabeça e no pescoço. Ocorrem ainda queimaduras por líquidos inflamáveis (álcool, querosene, gasolina e produtos de limpeza) e pelo ferro de passar roupa[13,18].

As recomendações para a prevenção das queimaduras são[13]:

- Eletrodomésticos, fósforos e isqueiros devem ser manipulados somente por adultos.
- Não deixar crianças pequenas entrarem na cozinha; se houver necessidade, precisam ser supervisionadas.
- Ao manusear líquidos quentes, não cuidar de lactentes ao mesmo tempo.
- As crianças pequenas não devem cozinhar ou transportar líquidos quentes.
- A temperatura da água deve ser verificada antes do banho; a criança não deve ficar desacompanhada no banheiro, no balde ou na banheira.

- As travessas com alimentos devem ser colocadas no centro da mesa; não se deve usar toalhas grandes.
- Impedir o acesso de crianças pequenas a fios, linhas elétricas, tomadas e interruptores. Colocar protetores nas tomadas.
- Antes da exposição solar, todos os familiares devem passar protetor solar (FPS ≥ 30), usar chapéu e evitar a exposição ao sol entre 10 e 16 horas. Em caso de queimaduras, usar água corrente e, em seguida, ir ao hospital. Não colocar gelo nem tocar a pele queimada. Não se deve passar cremes, pomadas, manteiga e pasta de dente nem estourar as bolhas.

Animais Domésticos

A mordedura de cão em crianças pode ser grave, levando a sequelas emocionais e físicas, além do risco de transmissão de raiva. A criança muitas vezes provoca o animal de forma intencional (manipulando-o) ou não intencional (ao correr, gritar, pular, etc.), levando o cão a reagir[19].

Alguns cuidados devem ser tomados para evitar a ocorrência de mordeduras[19,20]:

- Manter os cães em local seguro, utilizando coleira e focinheira.
- Evitar a criação de raças perigosas.
- Educar os pais e as crianças sobre os perigos potenciais de conviver com animais.
- Nunca mexer com os animais enquanto eles estiverem se alimentando.
- Não importunar os animais, como puxar sua cauda, amarrar objetos em suas patas ou corpos ou chutá-los.
- Não prender os animais em locais apertados.
- Não mexer com animais desconhecidos. Se o fizer, somente se estiverem acompanhados de seus donos.
- Notificar os casos de agressão animal para a vigilância epidemiológica e verificar a necessidade da profilaxia da raiva humana, com soro ou vacina.

LESÕES POR CAUSAS EXTERNAS FORA DE CASA

As lesões por causas externas fora de casa têm aumentado em razão do aumento progressivo do número de automóveis circulantes, do crescimento urbano, industrial e da população, da falta de uma cultura social voltada para a segurança, da impunidade, da falta de legislação efetiva e das más condições das vias de circulação[21].

Nos países desenvolvidos, a redução de mortes por acidentes de trânsito foi significativa nos últimos 30 anos, devido ao aprimoramento dos veículos e às melhorias nas vias de circulação, além da maior adesão ao uso de cinto de segurança e à redução de motoristas alcoolizados[21].

Pedestres

O trânsito causa cerca de 1 milhão de mortes por ano em todo o mundo e leva a sequelas em 10 milhões de pessoas. Os maiores grupos de risco são as crianças e os pedestres, e estes chegam a 70% dos óbitos no trânsito[21] (Quadro 21.1).

Quadro 21.1 – Fatores de risco ligados a atropelamentos[21]
- Gênero masculino
- Idade entre 3 e 12 anos
- Maior número com ruas que são atravessadas pelo pedestre
- Atravessar no meio da quadra
- Horário diurno
- Horários de escola
- Moradias carentes com áreas de recreação externas
- Consumo de álcool pelo motorista
- Classes sociais desprivilegiadas
- Desemprego

Os tipos de atropelamento têm relação com a idade da criança: aos 2 anos, são mais frequentes na entrada das garagens; aos 4 anos, em estacionamentos; aos 5 anos, podem ser causados por veículos motorizados dando ré em vias de circulação; aos 6 anos, podem ocorrer em outros locais, como centros de quarteirões; e, aos 10 anos, nos cruzamentos[21].

Os motoristas envolvidos em atropelamentos geralmente estão em velocidade abusiva, alcoolizados, com atitudes inseguras, infringindo as regras de trânsito e não atentos aos pedestres (principalmente as crianças). Os atropelamentos de crianças são causados geralmente por motoristas homens com menos de 40 anos[21].

Algumas medidas de prevenção são recomendadas[21]:

- O pedestre deve andar sempre na calçada, longe do meio-fio, de preferência em sentido contrário ao dos veículos.
- Atravessar a rua usando a faixa própria de pedestres, obedecer à sinalização e, se não houver faixa, atravessar a rua perpendicularmente à calçada. Antes de atravessar, ficar longe do meio-fio, observar carros parados, olhar para os dois lados e estabelecer contato visual com o motorista, para ter certeza de que está sendo visto.
- Desenvolver estratégias de prevenção de acidentes, como estratégias educativas, modificações ambientais e outras medidas. Educar o pedestre sobre os perigos do trânsito e a necessidade de mudanças de comportamento. Os locais para a recreação devem ser adequados e somente se deve atravessar a rua com supervisão

e treinamentos adequados. Deve-se iniciar o treinamento já na pré-escola, e os pais também devem ser treinados para atuarem como modelos. As modificações ambientais abrangem acesso restrito a carros, sinalização intensa, diminuição do limite de velocidade nos locais frequentados por muitas crianças, não deixar que ocorram brincadeiras em portas de garagem e não permitir o acesso ao interior do veículo a crianças desacompanhadas.

Automóveis

Os fatores associados a lesões por causas externas em automóveis são o mau uso dos assentos infantis, o mau uso dos cintos de segurança e as interações com o *air bag*. A maioria das mortes de crianças menores de cinco anos de idade ocorre por falta de cinto de segurança ou por estarem com o seu uso inadequado. O fator mais importante associado ao uso do cinto de segurança em crianças pequenas é o uso de cinto pelos motoristas[22-24].

O Código de Trânsito Brasileiro estabelece que os menores de 10 anos devem ser transportados no banco traseiro e usar, individualmente, cinto de segurança ou sistema de retenção equivalente; o não cumprimento dessas normas é infração gravíssima. Transportar menores de 7 anos em motocicletas é infração gravíssima; se for em bicicletas, infração média[21].

O uso do cinto de segurança reduz em 71% as mortes de crianças em acidentes automobilísticos. Os menores de 12 anos, com altura inferior a 1,48 m devem ser transportados no banco traseiro dos automóveis. Crianças de até um ano de idade e 10 kg de peso devem ser transportadas em bebê-conforto ou cadeirinhas bidirecionais, fixadas aos bancos traseiros e voltadas para trás, de costas para o painel do carro, em posição semirreclinada e com uma correta utilização das alças de contenção e do *clip* peitoral. Crianças entre 1 e 6 anos (10 a 22 kg) devem ser transportadas em cadeirinhas voltadas para a frente. Escolares com até 36 kg devem ficar nos assentos elevadores ou assentos elevatórios para poderem usar o cinto de segurança de 3 pontos do próprio carro. Crianças com peso acima de 36 kg podem usar somente o cinto de segurança, desde que as dimensões corporais permitam o correto posicionamento do cinto. Deve-se lembrar o perigo que os *air bags* representam para crianças no banco da frente. Os recém-nascidos devem ser avaliados previamente quanto ao risco de transporte (Quadro 21.2)[21-24].

Nos carros com 4 portas, deve haver sempre um adulto junto às crianças, pois, se não houver um mecanismo de trava das portas traseiras do veículo, elas podem se abrir e a criança sair do carro em movimento[22].

Algumas regras de segurança no transporte de crianças:

- O uso de assento infantil deve ser iniciado no transporte do bebê da maternidade para casa. Nunca transportar um bebê no colo. O transporte de recém-nascidos em automóveis deve ser o mínimo possível, pois, mesmo em assentos infantis adequados, o risco de traumatismos continua existindo.
- O lugar mais seguro para transporte de crianças é no banco traseiro do automóvel e na posição central do mesmo; isso deve ocorrer com todas as crianças que tenham menos de 1,45 m de estatura.
- O melhor cinto de segurança é o de cinco pontos: dois nos ombros, dois no esterno e um entre as pernas. Prestar atenção na intensa variação de modelos de cadeiras e de carros.
- O cinto de segurança deve cruzar transversalmente o ombro da criança, nunca no pescoço ou atrás das costas, e na altura do quadril, nunca no abdome.
- A criança deve entrar e sair do carro sempre pelo lado da calçada.
- Não permitir o uso do banco dianteiro por crianças menores de 1,45 m de altura ou menores de 12 anos, especialmente nos carros com *air bag*.
- Os pais devem sempre usar cinto de segurança, pois o seu exemplo é a melhor forma de educar a criança.
- O pediatra deve perguntar em toda consulta como está sendo feito o transporte da criança (Tabela 21.3).

Bicicletas (e Também *Skates,* Patins e Patinetes)

É muito importante escolher um modelo de bicicleta adequado à idade e ao tamanho do ciclista, pois uma bicicleta muito grande ou pequena pode causar acidentes. A criança deve apoiar os pés inteiros no chão, mesmo estando sentada no banco. A bicicleta deve estar em perfeitas condições de uso, verificando-se periodicamente freios, pneus, regulagens e lubrificações.

A criança ou o adolescente deve usar sempre capacete, pois a maioria das mortes em quedas de bicicleta ocorre por traumatismo cranioencefálico[1,18,21].

Nas ruas com trânsito por carros, andar de bicicleta sempre pela faixa da direita, e não pelo meio da rua ou pela contramão. Não usar fones de ouvido enquanto se pedala: deve-se ficar atento aos sons de buzinas, freadas bruscas, vozes, etc.

Pipas (Também Denominadas *Papagaio, Maranhão, Pandorga* ou *Quadrado* em Outras Regiões)

As crianças devem empinar pipas em áreas abertas, como parques grandes, campos de futebol, praias ou montanhas, isto é, onde não haja fiação elétrica e também não corram o risco de serem atropeladas.

Tabela 21.3 – Como transportar as crianças no trânsito[21,22]

Grupo	Peso	Idade	Características	Assentos
0	Até 10 kg Altura aproximada de 72 cm	Até 1 ano	Fragilidade total, estrutura musculoesquelética insuficiente	Assento infantil no banco traseiro, de costas para o painel desde a maternidade
0+	Até 10 kg Altura aproximada de 80 cm	Até 18 meses	Idem ao anterior	Até 1 ano, assento infantil de costas para o painel. Após 1 ano, de frente para o painel
1	De 10 a 20 kg Altura aproximada de 1 m	De 1 a 3 anos	Fragilidade da coluna, musculatura insuficiente	Modelo reversível, de frente para o painel
2	De 15 a 25 kg Altura aproximada de 1 m	De 3 a 6 anos	Musculatura mais desenvolvida, elasticidade maior e envergadura limitada	Assento elevatório, com ou sem encosto
3	De 22 a 36 kg Altura inferior a 1,45 m	De 6 a 12 anos	Musculatura mais desenvolvida, pés não encostam no chão do veículo	Assento elevatório, cinto de três pontos do veículo
4	Estatura superior a 1,45 m	Cerca de 11 a 12 anos de idade	Dorso apoiado no encosto do banco, joelhos dobrados, pés no chão e cinto de segurança passando no meio do ombro	Cinto de três pontos do veículo, crianças e adolescentes devem estar no banco traseiro até os 12 anos

Os riscos de empinar pipa perto da rede elétrica são de choques elétricos e suas consequências, como queimaduras e até parada cardíaca.

Outro fator de risco ligado às pipas é o uso de uma mistura de cola e vidro moído aplicados à linha de empinar, com o intuito de cortar as linhas de outras pipas. Essa mistura, chamada de cerol, pode inadvertidamente agir como uma arma cortante e promover lesões, que podem levar a risco de morte ao entrar em contato com as próprias crianças, os pedestres e os motoqueiros.

Cuidado em Lugares Públicos (*Shopping Centers*)

Nos *shopping centers* e em lugares públicos em geral, os riscos de lesões por causas externas são os mesmos que existem em casa: escadas, quedas, vidros, etc, associados a outros específicos, como trânsito, escada rolante, elevadores, o de se perder, o de roubos e sequestros[21].

Algumas orientações específicas nesse sentido:

- Tomar cuidado com o trânsito quando estiver chegando ou saindo do local, mesmo no estacionamento.
- Dentro do *shopping*, tomar cuidado com as escadas, principalmente as escadas rolantes. A criança não deve sentar-se nos degraus, subir no corrimão ou andar no sentido inverso ao movimento da escada. Nos degraus, não se deve nunca colocar o pé nas faixas amarelas pintadas nas laterais dos degraus; seu sapato pode prender-se e causar acidentes graves.
- No elevador, não mexer nos botões. Antes de entrar, ter certeza de que o elevador está no andar. Não pular nem tentar abrir a porta com o elevador em movimento.
- Em parques de diversões, respeitar os limites de idade e altura para cada atração.

Segurança na Escola

Devem-se seguir as medidas anteriormente mencionadas para lugares públicos[16].

Com relação a materiais, como tintas e corantes, na maior parte dos casos eles são atóxicos; porém, em caso de dúvida, deve-se telefonar para o centro de intoxicações mais próximo. Sempre é necessária atenção com objetos cortantes (tesouras) ou perfurantes (lápis, clipes e canetas) deixados expostos ou caídos inadvertidamente no chão, especialmente no caso de crianças pequenas[21].

Segurança no Meio Rural

Pickett et al. observaram grande número de lesões por causas externas ocorridas em fazendas com as crianças e os adolescentes que ali residem ou estejam a passeio, que são relacionadas à participação em trabalhos[25].

Ações importantes para a prevenção desses acidentes[25]:

- Deve-se impedir que as crianças frequentem os locais de trabalho dos adultos, porque, nessa situação, há comprometimento da supervisão das crianças.
- Devem-se criar barreiras que impeçam a chegada da criança aos locais que ofereçam risco (proteção passiva).
- Guardar de maneira segura os objetos e equipamentos de uso rural, não permitindo que as crianças frequentem os locais onde são guardados.
- Desenvolver maneiras para cuidar com segurança das crianças, impossibilitando-lhes alcançar os locais de trabalho dos adultos.
- Criar normas para as atividades de lazer no meio rural.

CONCLUSÕES

As lesões por causas externas são a primeira causa de morte nas crianças maiores de um ano de idade[1,2].

O desenvolvimento nas diferentes faixas etárias das crianças determinam os diferentes tipos de lesões por causas externas[1,2].

Os veículos automotivos são os principais responsáveis pelas lesões por causas externas em crianças[1,2].

As estratégias preventivas, tanto ativas quanto passivas, são necessárias para a prevenção de lesões por causas externas[,2].

O médico deve ter participação ativa em suas comunidades, consultórios, ambulatório, escola, bairro e campanhas educativas, planejando ações de prevenção de lesões por causas externas e de promoção da saúde[1,2]. Durante a consulta médica, podem ser realizadas ações educativas relativas às ações preventivas na área de segurança, especialmente medidas antecipatórias que acompanhem o desenvolvimento da criança e do adolescente[26,27].

REFERÊNCIAS BIBLIOGRÁFICAS

1. Judy K. Unintentional injuries in pediatrics. Pediatrics in Review. 2011;32:431-9.
2. Blank D, Liberal EF. O pediatra e as causas externas de morbimortalidade. J Pediatr (Rio J). 2005;81(5 Supl):S119-22.
3. Peden M, McGee K, Krug E (eds.). Injury: a leading cause of the global burden of disease, 2000. Geneva: World Health Organization; 2002.
4. UNICEF. A league table of child deaths by injury in rich nations. Innocenti Report Card No 2. Florence: UNICEF Innocenti Research Centre; 2001. Available: http://www.unicef-icdc.org. (acesso dezembro 2009).
5. Óbitos por causas externas – Brasil. Fonte: MS/SVS/DASIS - Sistema de Informações sobre Mortalidade – SIM. 2009. Disponível em: http://tabnet.datasus.gov.br/cgi/deftohtm.exe?sim/cnv/ext10uf.def. (acesso julho 2011).
6. Lopez Fa, Campos D Jr. (orgs.). Tratado de Pediatria. Sociedade Brasileira de Pediatria. Barueri: Manole. 2007;3:59-144.
7. Gawryszewski VP, Rodrigues EM. The burden of injury in Brazil, 2003. Sao Paulo Med J. 2006;124(4):208-13.
8. Jorge MHPM, Koizumi MS. Acidentes na Infância: Magnitude e subsídios para a sua prevenção – (relatório de pesquisa) – II. São Paulo; 2010.
9. Hanfling MJ, Gill AC. Overview of pediatric injury prevention: epidemiology; history; application. ©2008 UpToDate®. Available: http://www.uptodate.com. (acesso 21 fev 2008).
10. Blank D. Controle de injúrias sob a ótica da pediatria contextual. J Pediatr (Rio J). 2005;81(5 Supl):S123-36.
11. American Academy of Pediatrics. Disponível em: http://www.healthychildren.org/english/safety--prevention (acesso em 30 nov 2011).

12. Waisman I, Núñez JM, Sánchez J. Epidemiología de los accidentes en la infancia en la Región Centro Cuyo. Rev Chil Pediatr. 2002;73:404-14.
13. Paes CE, Gaspar VL. As injúrias não intencionais no ambiente domiciliar: a casa segura. J Pediatr (Rio J). 2005;81(5 Supl):S146-54.
14. Phelan KJ, Khoury J, Kalkwarf H, Lanphear B. Residential injuries in U.S. children and adolescents. Public Health Rep. 2005;120(1):63-70.
15. Ministério da Saúde. Mortalidade. Óbitos por residência por faixa etária determinada segundo Capítulo CID-10 – Causas externas de morbidade e mortalidade – Brasil 2002. Disponível em: http://tabnet.datasus.gov.br/cgi/tabcgi.exe?sim/cnv/obtuf.def. (acesso 23 fev 2008).
16. Pickett W, Streight S, Simpson K, Brison RJ. Injuries experienced by infant children: a population--based epidemiological analysis. Pediatrics. 2003;111(4Pt1):E365-70.
17. Cody BE, Quraishi AY, Dastur MC, Mickalide AD. Clear danger: a national study of childhood drowning and related attitudes and behaviors. Washington (DC): National Safe Kids Campaign; 2004.
18. Dowd MD. Childhood injury prevention at home and play. Curr Opin Pediatr. 1999;11(6):578-82.
19. Martins CBG, Andrade SM. Mordedura de cão na infância e adolescência: análise da morbidade em município da Região Sul do Brasil. Pediatria (São Paulo). 2007;29(2):109-16.
20. Instituto Pasteur. Informações e Publicações – Manuais Técnicos do Instituto Pasteur. Disponível em: http://www.pasteur.saude.sp.gov.br/informacoes/informacoes_publicacoes.htm. (acesso 23 fev 2008).
21. Waksman RD, Pirito RM. O pediatra e a segurança no trânsito. J Pediatr (Rio J). 2005;81(5 Supl):S181-8.
22. American Academy of Pediatrics. Committee on Injury and Poison Prevention. Selecting and using the most appropriate car safety seats for growing children: guidelines for counseling parents. Pediatrics. 2002;109(3):550-3.
23. Oliveira SRL, Carvalho MDB, João PRD. Normas de segurança para o transporte de crianças em automóveis. Pediatria (São Paulo). 2007;29(2):129-43.
24. Durbin DR. Preventing motor vehicle injuries. Curr Opin Pediatr. 1999;11(6):583-7.
25. Pickett W, Brison RJ, Berg RL, Zentner J, Linneman J, Marlenga B. Pediatric farm injuries involving non-working children injured by a farm work hazard: five priorities for primary prevention. Inj Prev. 2005;11(1):6-11.
26. Campos JA, Paes CEN, Blank D, Costa DM, Pffeifer L, Waksman RD. Manual de segurança da criança e do adolescente. Sociedade Brasileira de Pediatria: Belo Horizonte; 2004.
27. Green M, Palfrey JS. Bright futures: guidelines for health supervision of infants, children, and adolescents. 2nd ed. Arlington, VA: National Center for Education in Maternal and Child Health; 2002. Available: www.brightfutures.org/bf2/about.html. (acesso 20 set 2007).

ANEXO[12]

Tópicos para Prevenção das Injúrias

1. Acidentes com veículos automotores:

- "Cadeirinha" específica infantil para o transporte, localizada no centro do banco traseiro.
- Assento infantil "de costas" para o painel até os 2 anos de idade da criança.
- Assento infantil elevatório no banco traseiro até 13 anos de idade ou 36 kg ou a altura de 1,45 m.
- Sempre checar as especificações de segurança do fabricante dos assentos infantis.
- Uso adequado de cinto de segurança.

2. Afogamentos ou submersões:

- Fechar completamente as piscinas acima de 1,22 m de altura e ter portão com trava automática.
- Vestir as crianças com colete salva-vidas quando brincar próximo de piscinas ou no lazer próximo de água ou em barcos.
- Não deixar a criança sozinha durante o banho.
- Supervisionar atentamente as crianças quando estiverem em áreas de piscinas, praias e rios (ficar no máximo a um braço de distância da criança).
- Ensinar as crianças a nadar e a ter normas de segurança na água.
- Nunca deixar baldes, bacias ou tanques com água ao acesso das crianças.

3. Queimaduras:

- Não fumar na cama.
- A temperatura da água do banho deve ser tépida, e os cuidadores devem testar a mesma com o cotovelo.
- Sempre verificar a temperatura de mamadeiras e outros alimentos quentes.
- Não manusear líquidos ou alimentos quentes próximo à criança.
- Não permitir a proximidade da criança com o fogão aceso ou chamas de fogareiros, fogueiras e lareiras.
- Manter os cabos de panelas voltados para dentro do fogão.
- Fósforos, velas e isqueiros não devem ser manuseados por crianças.

- Não permitir que álcool e outros produtos químicos inflamáveis fiquem próximos de chamas.
- Não deixar o ferro de passar e outros aparelhos elétricos próximos às crianças.
- Evitar o uso de roupas de tecidos sintéticos que sejam facilmente inflamáveis.
- Nunca deixar cigarros acesos pela casa.
- Banhos de sol somente antes das 10 ou depois das 16 horas.
- Usar protetores nas tomadas.
- Substituir fios elétricos descascados.
- Não deixar fios pendentes de aparelhos eletrodomésticos.
- Não ligar vários aparelhos em uma mesma tomada.
- Não deixar soquete sem lâmpada.

4. Intoxicações:

- Manter medicamentos e produtos de limpeza fora do alcance das crianças; guardá-los imediatamente após o uso.
- Guardar medicamentos e produtos de limpeza em local seguro.
- Preferir produtos químicos que tenham embalagens com tampa de segurança para crianças.
- Manter os produtos em sua embalagem original e nunca reutilizar frascos.
- Seguir as orientações do fabricante para o uso adequado dos produtos.
- Evitar o uso indiscriminado de inseticidas.
- Não utilizar medicamentos sem orientação médica.
- Nunca utilizar produtos clandestinos.
- Ter o telefone facilmente acessível das centrais de intoxicação da sua cidade ou do Pronto-socorro Infantil mais próximo.
- Conhecer bem as plantas ornamentais da casa e dos jardins, não manter dentro de casa as plantas que são consideradas tóxicas, como comigo-ninguém-pode, costela-de-adão, saia branca, espada-de-são-jorge, chapéu de Napoleão e outras.

5. Asfixia/sufocação/engasgos:

- Dormir de "costas".
- Remover cobertas, cobertores, protetores de berço, travesseiros e bichos de pelúcia do berço.
- Usar lençóis, mantas e cobertores bem presos ao colchão.
- Evitar nozes, cenouras, tomate-cereja, pipoca, grãos de cereais, caroços de frutas, chiclete, balas duras e pedaços de cachorro-quente.

- Conservar moedas, botões, baterias, brinquedos pequenos e pedaços pequenos dos mesmos e magnetos longe das crianças menores de 4 anos de idade.
- Alimentar a criança sentada à mesa ou no cadeirão, não permitir brincar ou correr durante as refeições.
- Cortar os alimentos em pedaços pequenos.
- Brinquedos devem ser apropriados para cada idade e não devem destacar partes pequenas.
- Não deixar a embalagem de talco ao alcance da criança.
- Não usar cordão ou presilha de chupeta ao redor do pescoço.
- Não deixar sacos plásticos ao alcance das crianças.

6. Quedas:

- Supervisionar as crianças atentamente.
- Não usar tênis com patins ou rodinhas nas crianças.
- Usar cinto de segurança nas cadeiras de alimentação e nos carrinhos de *shopping centers*.
- Deixar as cadeirinhas de carro e bebês-conforto ao nível do piso da casa.

7. Recreação:

- Supervisionar atentamente as crianças.
- Usar capacetes e equipamentos adequados para usos de bicicletas e triciclos.
- Conservar as crianças menores de 10 anos fora das ruas.
- Retirar lenços, cordões, broches e colares das vestimentas infantis nos *playgrounds*.
- Assegurar que o terreno ao redor dos *playgrounds* seja de superfície macia e que absorva impacto (grama, areia, etc.).

22 Prevenção do álcool, do tabaco e da drogadição

Renata Dejtiar Waksman
Claudio Schvartsman
Tânia Maria Russo Zamataro
Raquel Quiles

> Após ler este capítulo, você estará apto a:
> 1. Discutir sobre a importância da prevenção do uso e do abuso das substâncias psicoativas entre crianças e adolescentes.
> 2. Reconhecer os principais fatores de risco e de proteção.
> 3. Relatar a epidemiologia e a classificação do uso de álcool, tabaco e drogas.
> 4. Discutir sobre as principais drogas psicoativas.
> 5. Utilizar a triagem clínica e laboratorial na avaliação de adolescentes em uso de álcool, tabaco ou drogas.
> 6. Reconhecer o papel do pediatra na prevenção, no acompanhamento e no tratamento.

INTRODUÇÃO

Segundo a Organização Mundial da Saúde (OMS)[1], drogas são produtos lícitos ou ilícitos que afetam o funcionamento mental ou corporal do indivíduo e que podem causar intoxicação ou dependência. Classificam-se em:

- Depressores do sistema nervoso central (SNC): barbitúricos, ansiolíticos e opioides naturais (morfina, ópio e codeína), sintéticos e semissintéticos (heroína e metadona).
- Estimulantes do SNC: anfetaminas, cocaína e cafeína.
- Alucinógenos vegetais: mescalina, maconha, psilocibina, trombeteira; e sintéticos: dietilamida do ácido lisérgico (LSD), *ecstasy* e anticolinérgicos.
- Outros: álcool e tabaco.

O padrão conhecido para o uso de substâncias lícitas e ilícitas entre adolescentes passou por mudanças significativas nas últimas décadas; o consumo, que se restringia predominantemente a adultos, espalhou-se entre adolescentes a partir dos anos 1970. Álcool, tabaco, cocaína, anfetaminas, barbitúricos, alucinógenos, esteroides, medicamentos de prescrição controlada e inalantes (substâncias voláteis) têm sido utilizados por um número crescente de adolescentes e pré-adolescentes[2]. O consumo de tabaco e álcool nesses grupos representa uma ameaça, pois está associado a um aumento na probabilidade de uso futuro de maconha e outras drogas ilícitas.

A Academia Americana de Pediatria, em publicação de 2005, estimou que 1 em cada 5 crianças cresce em um lar no qual existe uma pessoa que abusa de álcool ou de outras drogas[3]. Essa história familiar é especialmente importante, porque o abuso de substâncias entre os membros da família também está associado com problemas de comportamento, problemas na escola e múltiplas queixas somáticas.

POR QUE O ADOLESCENTE ABUSA DE ÁLCOOL, TABACO E DROGAS?

Segundo Zaitter[4], são quatro os fatores de risco para o abuso: fatores emocionais (65%), curiosidade (20%), exibicionismo ou autoafirmação (10%) e problemas mentais (5%).

Os principais fatores relacionados ao consumo de álcool, tabaco e drogas por adolescentes[3,5-11] são multifatoriais, incluindo predisposição genética combinada a fatores ambientais e de história familiar.

Entre esses fatores[3,5-11], os pessoais, relacionados à situação familiar, são a classe social média-baixa, a defasagem escolar, a presença somente da mãe no domicílio, a situação familiar desestruturada, a separação dos pais, brigas e agressões, a falta de suporte parental, o uso de drogas pelos próprios pais (risco três vezes maior de consumo de álcool ou drogas em adolescentes quando um genitor o faz[9]) ou atitudes permissivas desses pais perante o uso de drogas, incapacidade de controle dos filhos, indisciplina e uso de drogas pelos irmãos.

Dessa forma, as atitudes dos pais também podem determinar um risco maior de abuso, por exemplo, quando estes acreditam que é normal o adolescente experimentar álcool ou drogas, o adolescente pode interpretar como aprovação desse tipo de comportamento. Assim, falta de envolvimento consistente e supervisão adequada dos pais, além de punições inconsistentes, mal avaliadas e permissividade, também são fatores associados.

Outros fatores que levam muitos adolescentes ao consumo de álcool, tabaco e drogas são suas expectativas de que, ao consumi-los, serão como seus pais ou pares. Outros fatores associados são o consumo de álcool relacionado ao lazer e à atitude de enfrentar situações apenas sob efeito etílico (tomar iniciativas em experiências afetivas e sexuais), isto é, de desenvolver habilidades somente com o uso de álcool e, quando este não se encontra disponível, sentir-se incapaz de desempenhar essas atividades; essas atitudes evidenciam outra forma de dependência[5-7].

Quanto ao temperamento e à personalidade, os fatores relacionados são a baixa autoestima, a rebeldia, a resistência à autoridade, a insegurança e a falha nos relacionamentos. E, nessa fase da vida, a influência dos pares costuma contribuir muito na escolha do jovem, já que o consumo pode resultar do desejo de ser aceito em um grupo. Quanto à idade de início, quanto mais precoce o consumo de álcool ou de outras drogas, maior o risco de desenvolver o abuso (início de consumo de bebidas alcoólicas aos 14 anos ou menos representa chance 4 a 5 vezes maior de desenvolver problemas de abuso[8]). Uma possível explicação do porquê esses jovens evoluem mais rapidamente do abuso para a dependência seria a falta de "freios sociais" presentes entre os adultos (problemas familiares, perda de emprego e prejuízo financeiro), que, muitas vezes, servem de alerta para a diminuição do consumo.

O uso também pode estar relacionado a doenças e transtornos associados: transtorno do déficit de atenção e hiperatividade não tratado, depressão, estresse pós-traumático e ansiedade, bem como adolescentes de famílias que estão em conflito frequente, com presença de violência física ou sexual e estresse psicológico em casa[5-7].

Em relação aos fatores da comunidade relacionados ao consumo de álcool, tabaco e drogas por adolescentes, destacam-se:

- Acesso fácil à compra de cigarros, álcool e drogas.
- Os exemplos e modelos de abuso ou uso aceitos e tolerados pela comunidade.
- A promoção pela mídia do consumo de álcool, de cigarro e de drogas, retratado como hábito "legal" para ganhar popularidade, sucesso e aparência *sexy*.
- As músicas e filmes promovendo o seu uso como "glamouroso".
- As mensagens cativantes na mídia eletrônica e na imprensa de anúncios que "glorificam" o tabaco e o álcool.

Todos esses fatores efetivamente influenciam o consumo dessas substâncias, contribuindo para a precocidade da exposição de jovens a elas e ao seu consumo abusivo. Associa-se a isso a venda de medicamentos sem a exigência de prescrição médica, que contribui para a ideia de que "melhoram a vida" de quem os usa[10]. Ainda nesse sentido, a falta de percepção de risco e a falta de modelos e programas de prevenção propiciam o uso[11].

Os pediatras devem estar sempre atentos e alertar pais, cuidadores e educadores sobre alguns indicadores do uso de drogas na adolescência. No Quadro 22.1, estão descritos os principais indicadores[12].

Quadro 22.1 – Indicadores do uso de drogas na adolescência[12]

- Físicos: episódios amnésicos, sintomas de abstinência, "acidentes" frequentes, reações tóxicas agudas (vômitos, estados confusionais, convulsões e dores abdominais), perdas de peso inexplicáveis, hipertensão, olhos vermelhos, irritação nasal e tosse crônica, dor torácica e lesões frequentes e inexplicáveis
- Escolares: queda do rendimento escolar, aumento do número de faltas, perdas de memória e concentração e problemas disciplinares
- Legais: acidentes, amigos com história criminal e atividades criminais
- Familiares: conflitos entre pais e filhos, afastamento das atividades da família e desaparecimento de dinheiro ou de objetos da casa
- Psicológicos e comportamentais: depressão, irritabilidade, reações de pânico, paranoia, promiscuidade, má higiene e insônia

ÁLCOOL

Nos países desenvolvidos, 66% dos adolescentes e 90% dos adultos consomem álcool e, destes, 10% são álcool-dependentes[13]. Nos Estados Unidos, cerca de 10,4 milhões de americanos entre as idades de 12 a 20 anos relatam consumo atual de álcool, o que representa quase 27% dessa faixa etária, para quem o consumo de álcool é ilegal. Ainda nessa faixa etária, cerca de 6,9 milhões (18%) relatam episódio em que ficaram bêbados e 2,1 milhões (6%), consumo pesado[14]. Entre esses jovens, a taxa de consumo atual de álcool aumenta conforme o aumento da idade, variando de 2% aos 12 anos para 9% aos 14 anos, 17% aos 15, 30% aos 17, 42% aos 18, 51% aos 19 e 57% aos 20 anos[15,16].

Família e amigos são a principal fonte de álcool para a juventude de hoje e, apesar de serem identificados pelos jovens como uma de suas principais fontes de álcool, os pais são as pessoas mais influentes na tomada de decisão de uma criança de beber ou não, segundo 68% de jovens entrevistados[17].

Em 2010, nos Estados Unidos, 58 e 71%, respectivamente, dos alunos do primeiro e do terceiro ano do ensino médio relataram que experimentaram bebida alcoólica pelo menos uma vez na vida, sendo que 15 e 27% relataram ter ficado bêbados nos últimos 30 dias, níveis considerados historicamente mais baixos. A falta de supervisão dos pais parece ser fator determinante dos locais em que os adolescentes bebem. Quando questionados, 7 de 10 adolescentes citaram festas em que os pais não estão em casa e 61% disseram que bebem nas casas de seus amigos quando os pais não estão em casa. Outros locais citados foram festas em locais distantes (48%), festas quando os pais estão em casa (43%) e em eventos (34%)[16].

No Brasil, 12,3% das pessoas com idade entre 12 e 65 anos são dependentes de álcool, de acordo com o II Levantamento Domiciliar sobre Uso de Drogas Psicotrópicas, promovido pela Secretaria Nacional Antidrogas (Senad), em 2005[18].

Dados fornecidos pelo V Levantamento Nacional sobre o Consumo de Drogas Psicotrópicas entre Estudantes de Ensino Fundamental e Médio da Rede Pública de Ensino nas 27 Capitais Brasileiras[19] indicam características regionais quanto ao uso de álcool entre os adolescentes: seu uso frequente foi de 11,7% no conjunto das 27 capitais, sendo Porto Alegre a capital que apresentou a maior porcentagem (14,8%). O uso pesado (20 vezes ou mais no mês que precedeu a pesquisa) de álcool aconteceu em 6,7% dos estudantes.

Esses resultados são importantes para a elaboração de estratégias de prevenção, que devem começar ao redor dos 10 anos de idade.

A sociedade como um todo adota atitudes paradoxais diante do tema: por um lado, condena o abuso de álcool pelos jovens e, por outro, é tipicamente permissiva ao estimular o consumo por meio da propaganda[5].

Consequências do Abuso

O uso de álcool por menores de idade está mais associado à morte do que todas as outras substâncias psicoativas ilícitas em conjunto. Seu abuso pode aumentar a frequência de comportamentos de risco, além da diminuição de inibições, com consequências sérias e variadas, como acidentes automobilísticos, suicídio, violência, acidentes por submersão, risco aumentado de gravidez e doenças sexualmente transmissíveis (herpes, clamídia e aids) causado por atividade sexual sem proteção[5], e pode aumentar a chance de violência sexual, tanto para o agressor quanto para a vítima[20].

Efeitos do Álcool

Efeitos cerebrais consequentes do consumo de álcool em adolescentes ocorrem em áreas ainda em desenvolvimento e associadas a habilidades cognitivo-comportamentais que deveriam iniciar ou se firmar na adolescência.

O uso de álcool pode interferir na neuroquímica cerebral, podendo causar modificações no sistema dopaminérgico, nas vias do córtex pré-frontal e do sistema límbico, provocando alterações comportamentais e emocionais[5,21].

Alterações de aprendizado e memória podem se dar em razão de modificações no hipocampo[22], que também levam à ação depressora, a alteração do nível de consciência, ao bloqueio de informações e a alterações das emoções, da percepção, dos movimentos, da visão e da audição.

Os efeitos do álcool dependem de uma série de fatores, como peso, altura, idade, sexo e quantidades consumidas de alimento e de álcool[23]. Em pequenas quantidades, pode ajudar a pessoa a se sentir mais relaxada, mais desinibida ou menos ansiosa; quantidades moderadas podem causar tontura e inquietação. Quantidades maiores podem levar a grandes mudanças, resultadas da intoxicação, como resposta imediata de fala incontrolada, distúrbios do sono, náuseas e vômitos. Reações lentificadas, comprometimento de julgamento, tontura, perda de coordenação, confusão mental e desorientação podem ocorrer mesmo após a ingestão de pequenas quantidades.

Doses pequenas e moderadas podem levar a um comportamento amigável e falante ou agressivo e raivoso, além de provocar ressaca (cefaleia, náuseas, sede, tontura e fadiga).

Grandes quantidades consumidas em um curto período levam à intoxicação pelo álcool, com episódios violentos de vômito como primeiro sintoma, seguidos de sonolência excessiva, inconsciência, dificuldade respiratória, queda importante da glicemia, convulsões e até morte[23].

TABACO

O tabaco é obtido da planta do gênero *Nicotiana*, da família das solanáceas, que compreende mais de 50 espécies diferentes. Sua área de dispersão se estende da metade da América do Norte ao longo da Central e vai quase ao extremo-sul da América do Sul. Suas duas principais espécies, *N. rustica* e *N. tabacum*, produzem grandes quantidades do principal alcaloide do tabaco, a nicotina[24]. É consumido especialmente na forma de produtos que exalam fumaça com sua combustão, que é inalada pelo fumante, incluindo cigarro, cigarrilha, charuto e cachimbo. Mais recentemente, vem se disseminando o uso de narguilé ou cachimbo de água, em que a fumaça do tabaco queimado com energia proveniente de carvão ou da madeira é inalada após passar por uma câmara com água.

Todo o conhecimento acumulado a respeito dos efeitos do tabaco sobre a saúde humana, associado às campanhas de divulgação e restrições legais progressivas para o fumante, vem provocando uma queda significativa na prevalência do tabagismo. Nos Estados Unidos, entre pessoas maiores de 18 anos, ocorreu diminuição de 24,7% em 1997 para 19,9% em 2010[25,26]. Entre os anos de 2000 e 2009, ocorreu diminuição na prevalência do uso habitual – uso habitual foi definido como uso em pelo menos 1 dia, nos últimos 30 dias – de cigarro entre estudantes do ensino fundamental de 11% (2000) para 5,2% (2009) e em estudantes do ensino médio de 28% para 17,2%. Também a experimentação de fumo – experimentação de cigarros foi definida como ter fumado 1 cigarro (ou pelo menos 1 ou 2 tragadas) e menos de 100 cigarros – declinou de 29,8% para 15% em 2009[27].

Apesar dessas quedas significativas, nenhuma mudança na suscetibilidade da fase de início do tabagismo (chance de iniciar o tabagismo foi definida como a suscetibilidade daqueles que nunca fumaram, que relataram estar abertos a experimentar o fumo de cigarros) foi observada nos estudantes de ensino fundamental nesse período; isso é particularmente importante se for levado em conta que mais de 80% dos tabagistas adultos começam a fumar antes dos 18 anos de idade[27].

A importância econômica, agrícola e industrial do tabaco no Brasil é um fator complicador. Na safra de 2008/09, o Brasil foi o segundo maior produtor mundial, superado apenas pela China[28]. Participaram dessa produção cerca de 144 mil propriedades agrícolas, dando emprego a mais de 876 mil agricultores, basicamente nos estados do Sul (correspondendo a 96% da produção nacional do tabaco). Sua produção em 2009 foi de 772.030 toneladas, 11,3% do total mundial[26], sendo o Brasil o maior exportador de tabaco há 15 anos, exportando cerca de 85% da produção; em 2009, isso representou aproximadamente 3 bilhões de dólares[29]. Ao somarem-se as pessoas envolvidas no cultivo da planta e nas atividades comerciais, como transporte, *marketing* e vendas, chega-se a um número estimado de 2,5 milhões de pessoas beneficiadas direta ou indiretamente pela indústria do cigarro[30].

Apesar desse contexto, também no Brasil, a prevalência do tabagismo caiu de 35% em 1989 para 16% em 2006. Em 2011, aproximadamente 20% dos homens e 13% das mulheres fumavam, acompanhando a tendência mundial de declínio. Entretanto, o mesmo estudo revelou que existe uma prevalência de 1,5 a 2 vezes maior de tabagismo entre os que possuem pouca ou nenhuma educação[31].

Dados norte-americanos revelam fatos mais preocupantes de que, entre os adolescentes, a prevalência de tabagismo é alta e, além disso, fumam com maior frequência que o adulto outros produtos do tabaco, como charutos e cigarrilhas[32].

No Brasil, as frequências variaram de 3 a 15,8%, com ampla diversidade na definição de fumante e de concentração por faixa etária. Mas outro dado importante revela, em conformidade com os dados americanos, que cerca de 90% dos adultos tabagistas iniciaram o hábito na adolescência, o que atesta a importância dessa faixa etária no contexto desse tema[33].

Entre os fatores de risco, a presença de pais tabagistas é considerada significativa, embora haja certa variação entre os estudos, e a suscetibilidade pode ser determinada por variações genéticas em receptores de dopamina e na metabolização hepática de nicotina. Também é observada a influência significativa da existência de irmãos e amigos fumantes[34]. O baixo nível socioeconômico não tem associação firme com o hábito de fumar entre os adolescentes, pois estudos multivariados não conseguem demonstrar consistentemente essa tendência[33]. Existe uma associação negativa entre o rendimento escolar e o tabagismo, bem como entre a escolaridade e o tabagismo, além de este estar mais relacionado aos adolescentes com trabalho remunerado.

A fumaça do cigarro constitui-se em um aerossol complexo, formado pela queima do tabaco, composto de mais de 4 mil substâncias químicas individuais já detectadas[35], 2.550 delas oriundas do tabaco e o restante de aditivos, pesticidas e outros compostos orgânicos e metálicos[36]. Entre estas últimas, encontram-se carcinógenos bem conhecidos, como hidrocarbonetos policíclicos, betanaftilamina e nitrosaminas, toxinas e irritantes celulares, como amônia, formaldeído e óxidos de nitrogênio, além de monóxido de carbono e nicotina, que apresenta uma série de efeitos sobre o sistema simpático, a pressão arterial e a frequência cardíaca[37].

A fumaça da corrente principal é produzida quando o fumante traga o cigarro aceso (a queima provoca altas temperaturas de 950°C), sendo a principal fonte de exposição individual. A fumaça da corrente lateral é a produzida pela queima da ponta do cigarro a baixas temperaturas (350°C) no intervalo entre as tragadas, sendo a principal fonte de contaminação ambiental pelo cigarro e a principal fonte de exposição para o não fumante, correspondendo a cerca de 85% da fumaça gerada em um ambiente na presença de fumantes[38]. Embora tenham diferenças quantitativas e qualitativas, a composição de ambas as fontes é essencialmente semelhante[39].

O consumo de cachimbo de água ou narguilé vem crescendo entre adolescentes e adultos jovens sob a falsa alegação de que o filtro da câmara de água diminui as concentrações dos poluentes. O que ocorre, no entanto, é o inverso, pois as sessões duram até 60 minutos e as concentrações desses poluentes passam a ser maiores do que as atingidas com o consumo habitual de cigarros. Além disso, somam-se aos poluentes do tabaco aqueles provenientes da queima do carvão, que é a fonte de energia para esse sistema, e o efeito final pode ser mais deletério do que o consumo de cigarros[34].

Efeitos do Tabagismo Sobre a Saúde Humana

Câncer

A associação entre tabagismo e câncer foi demonstrada conclusivamente por inúmeros estudos, tanto retrospectivos quanto prospectivos[35]. A associação mais firme é com o câncer de pulmão, de todos os tipos histológicos e em ambos os sexos. Foram demonstradas relações de dose-efeito com o número de cigarros consumidos por dia, a intensidade de inalação, a idade de início do hábito e o tempo de tabagismo[35].

Existem ainda evidências epidemiológicas que associam tabagismo e doenças neoplásicas em outros locais, como cavidade oral, laringe, esôfago, estômago, pâncreas, rins, bexiga e útero. Algumas decorrem de exposição direta à fumaça, como na cavidade oral, ao passo que, em outras, como na bexiga, há absorção e transporte dos agentes carcinógenos[35].

Doença cardiovascular

Os efeitos cardiovasculares agudos do tabagismo incluem taquicardia, aumento da pressão arterial, diminuição da tolerância ao exercício, vasoconstrição coronariana e tendência a trombose[40]. O aumento da carboxi-hemoglobinemia provoca a redução no transporte sistêmico de oxigênio, o que faz com que os adultos fumantes tenham níveis aumentados de hemoglobina, provavelmente como mecanismo compensatório[41].

O tabagismo provoca alterações consistentes no perfil lipídico, com aumento de triglicérides, aumento das frações de lipoproteína de baixa e muito baixa densidade do colesterol (LDL e VLDL) e diminuição na fração de alta densidade (HDL). Determina ainda o aumento da agregação plaquetária e causa lesões endoteliais – age, portanto, como grande fator de risco para a doença arterioesclerótica[39]. Estudos prospectivos em diversos países demonstraram que fumantes têm 2 a 4 vezes mais chances de desenvolver doença coronariana e correm risco maior de morte súbita do que não fumantes. Tem sido demonstrada relação dose-efeito, incluindo número de cigarros fumados por dia, intensidade de inalação e números de anos de fumo[42].

Os fumantes apresentam incidência de acidente vascular cerebral quase 2 vezes maior do que os não fumantes. Esse risco é dose-dependente e maior nos grupos mais jovens. O sinergismo nas mulheres entre o tabagismo e o uso de anticoncepcionais orais aumenta a incidência de hemorragia subaracnóidea. Atualmente, a associação entre tabagismo e doença vascular cerebral é maior do que em estudos passados, revelando provável efeito cumulativo[40,42].

Doença arterosclerótica periférica e aneurisma de aorta

Os dois principais riscos para a doença arterosclerótica periférica são tabagismo e diabetes, havendo ainda sinergismo entre ambas. O tabagismo facilita ainda o desenvolvimento de aterosclerose da aorta e aumenta a mortalidade por aneurisma aórtico de 2 a 8 vezes[42].

Doença pulmonar obstrutiva crônica

O tabagismo constitui-se como principal fator de risco para a doença pulmonar obstrutiva crônica. Seus efeitos manifestam-se precocemente por irritação provocada por amônia, acroleína e óxidos de nitrogênio e incluem broncoconstrição e tosse, além de aumento da permeabilidade das vias aéreas[39].

Há ainda um desequilíbrio entre as forças proteolíticas e antiproteolíticas no pulmão, provocado pela inativação oxidativa dos inibidores de proteases pelos oxidantes presentes na fumaça do cigarro[43]. Esse desequilíbrio a longo prazo provoca destruição das paredes alveolares e desenvolvimento de enfisema[39].

Estudos sobre os efeitos do tabagismo na função pulmonar revelam diminuição do volume expiratório forçado no primeiro segundo (VFE_1) em pesquisas transversais e aceleração do declínio de VFE_1 em estudos longitudinais, sempre havendo uma relação de dose-resposta[39].

Doença péptica

Vários estudos demonstraram que fumantes apresentam risco maior de desenvolvimento de doença péptica, bem como maior índice de recorrência e pior resposta ao tratamento[43].

Efeitos do Tabagismo Passivo sobre a Saúde

A intensidade da exposição passiva ao tabaco depende do número de fumantes ativos, do tamanho e da taxa de ventilação do local.

Várias pesquisas realizadas a partir da década de 1980 confirmaram aumento de taxas de mortalidade e morbidade entre fumantes passivos[43]. A associação entre câncer de pulmão e tabagismo passivo vem sendo relatada desde o início da década de 1980, a partir dos trabalhos de Hirayama[44] com casais japoneses, nos quais um dos cônjuges era fumante ativo e o outro não. A maioria das pesquisas apontou um grande risco para o tabagista passivo, o que fez com que o informe do Diretor Nacional de Saúde (*Surgeon General*) dos Estados Unidos de 1986[45] e a OMS[46] incluíssem o tabagismo passivo como causa de câncer de pulmão.

Na criança, a exposição passiva aos componentes químicos do tabaco tem inúmeras consequências, indo desde baixo peso ao nascer, passando por alterações comportamentais, até aumento significativo do risco de várias afecções respiratórias, incluindo asma, otites, amigdalites e sinusopatias[45,46].

Necessidade de Ação e Prevenção do Tabagismo no Adolescente

Fica evidente à luz do conhecimento atual a importância do adolescente para a indústria do tabaco, visto que ele é mais suscetível à aquisição do hábito por inúmeros fatores, conforme já visto, incluindo pais fumantes e pressão de grupo, com irmãos e amigos tabagistas, baixa escolaridade e trabalho precoce, bem como o surgimento contínuo de novos hábitos, como o uso do narguilé ou cachimbo de água. Conforme dados também já relatados, cerca de 90% dos adultos fumantes adquiriram o hábito na adolescência. Dessa maneira, apesar do sucesso na queda do hábito tabágico nas últimas décadas, é imprescindível intensificar e fortalecer as medidas públicas, educativas, sociais e familiares para a prevenção do tabagismo nessa faixa etária.

O Centro de Controle e Prevenção de Doenças (CDC) dos Estados Unidos destaca os seguintes pontos básicos[47]:

- Proibir o consumo de tabaco por estudantes, professores, funcionários, pais e visitantes na escola ou em eventos escolares.
- Banir a propaganda de tabaco nas escolas, nos eventos e nas publicações escolares.
- Oferecer ampla informação sobre a prevenção do tabagismo.
- Dar acesso aos estudantes e aos funcionários escolares a programas de cessação do tabagismo.

DROGAS

Estima-se que no mundo morrem anualmente 160 a 210 mil pessoas em consequência direta ou indireta de uso de drogas[3].

Segundo o Programa do Escritório das Nações Unidas contra a Droga e o Crime (UNODC) – Brasil, de 2006 a 2009[48], o fato de o Brasil ter se tornado uma das mais importantes rotas do tráfico ilegal de drogas contribuiu para o aumento do consumo interno, especialmente entre jovens, de cocaína e derivados, a partir do ano 2000. Com base nos dados do levantamento domiciliar de 2002 sobre a prevalência do uso de maconha, cocaína e anfetaminas, encomendado pela Secretaria Nacional Antidrogas, o Brasil pode ser considerado um país de consumo médio, estimando que 9% dos adolescentes já fizeram uso de maconha (sendo considerado uso aqueles que experimentaram um ou mais tipos de drogas pelo menos uma vez) e 5% afirmaram ter usado cocaína. Quanto ao uso de opiáceos e *ecstasy*, a prevalência é baixa (menor que 1%)[49].

De acordo com o II Levantamento do Uso Domiciliar de Drogas Psicotrópicas no Brasil, feito em 2005, na faixa etária de 12 a 17 anos, já existem relatos de uso das mais variadas drogas, bem como facilidade de acesso a elas, e de vivência de consumo próximo, e 7,8% dos jovens relataram ter sido abordados por traficantes.

O consumo de drogas por adolescentes revelou ser superior nas classes A e B, quando comparado às outras classes sociais[49].

Principais Drogas

As principais drogas usadas estão descritas nas Tabelas 22.1 a 22.3.

É importante lembrar que, associado ao uso injetável de qualquer uma dessas drogas, existe o risco de aids, hepatite B, doença de Chagas, entre outras doenças.

Outras drogas também utilizadas estão descritas na Tabela 22.4.

Tabela 22.1 – Alucinógenos vegetais[50,51]

Droga (outros nomes) Características	Metabólito ativo/ uso	Mecanismo de ação/ dependência	Efeitos desejados	Efeitos colaterais	Outros efeitos colaterais e a longo prazo
Maconha (*erva, haxixe, beck, baseado, marijuana e bagulho*) Preparado de folhas secas (marijuana e maconha) Resina da planta (haxixe), mais tóxica e resina + solvente (óleo de *cannabis* ou óleo de haxixe)	THC (delta 9-tetra--hidro cannabinol) / Inalada ou ingerida	Liga-se a receptores de adrenalina, dopamina e opioides – produz alterações neurofarma-cológicas no hipocampo (memória), no cerebelo e na substância nigra (distúrbios motores) e nas vias mesolímbicas (sensação de gratificação) / Psicológica	Euforia, prazer, maior sensibilidade aos estímulos externos, relaxamento, sonolência, relaxamento muscular, analgésico, alteração na memória imediata, aceleração do tempo subjetivo e confusão entre passado, presente e futuro	Hiperemia conjuntival, taquicardia, hipotensão postural, desejo de comer doces, boca seca, fotofobia, tosse, broncodilatação e diminuição do lacrimejamento e da pressão intraocular	Ansiedade, ataques de pânico, alucinações e paranoia, caracterizando a psicose tóxica (má viagem), diminuição da capacidade de concentração e memorização, diminuição da testosterona, ginecomastia, inibição da espermatogênese (reversível) e supressão do hormônio luteinizante (LH) com ciclos anovulatórios em mulheres e síndrome amotivacional (apatia, isolamento social e perda do interesse em novas atitudes)
Ecstasy (*êxtase, droga do amor*) MDMA EVE MDA (produto da degradação do *ecstasy* pelo fígado)	3,4-metilenodioxi--metanfetamina (MDMA) N-etil-3,4--metilenodioxianfe-tamina (EVE ou MDE) 3,4-metileno--dioxianfetamina (MDA) / Ingerido (mais comum), inalado ou injetado	Primeiros efeitos surgem 20 a 70 minutos após o uso e duram 2 horas / Psicológica (tolerância ou dependência física?)	Aumento do estado de alerta, maior interesse sexual, sensação de bem-estar com grande capacidade física e mental, euforia, aguçamento sensorio-perceptivo e aumento da sociabilização, da extroversão, da sensação de estar próximo às pessoas (no sentido de intimidade), de tolerabilidade e de autoconfiança	Trismo, hipertensão, taquicardia, cãibras, náuseas, dilatação das pupilas, tremores e transpiração, boca seca, cefaleia, perda de apetite, visão borrada, insônia, hiperatividade e fuga de ideias, aumento da tensão muscular e da atividade motora e da temperatura do corpo, enrijecimento e dores nos músculos de membros inferiores e coluna lombar	Outros efeitos colaterais: alucinações já foram relatadas, ansiedade, despersonalização, agitação, comportamento bizarro e pânico (os efeitos geralmente desaparecem de 4 a 6 horas após o consumo, mas podem persistir por até 40 horas) A longo prazo: pode provocar esgotamento físico e mental, sonolência, despersonalização, psicose, depressão, irritabilidade, insônia, acidente vascular cerebral, hipertermia, arritmias, hepatotoxicidade e insuficiência renal aguda

(*continua*)

Tabela 22.1 – Alucinógenos vegetais[50,51] (continuação)

Droga (outros nomes) Características	Metabólito ativo/ uso	Mecanismo de ação/ dependência	Efeitos desejados	Efeitos colaterais	Outros efeitos colaterais e a longo prazo
LSD (ácido) Barras, cápsulas, tiras de gelatina, líquido, micropontos ou folhas de papel secante (como selos ou autocolantes) feito a partir de um fungo do centeio	Dietilamida do ácido lisérgico (LSD) / Via oral, sublingual, injetado ou inalado	Age sobre os sistemas neurotransmissores serotoninérgicos e dopaminérgicos e, além disso, inibe a atividade dos neurônios da rafe (importantes no nível visual e sensorial). Efeitos surgem 30 a 90 minutos após a ingestão e duram aproximadamente 6 horas Tolerância Não dependência	Fenômenos alucinatórios: "viagem boa", visão de formas coloridas, euforia, experiências místicas e sinestesia Sensações "reais" de dor, prazer, medo, ansiedade, entre outras Também provoca modificação na percepção de tempo, da sensação de espaço e despersonalização	"Viagem ruim" com crises depressivas, ansiedade, midríase, hipertensão, taquicardia, piloereção, agitação, pânico, hipertermia e fenômenos de flashback que ocorrem semanas ou meses após o uso	Esquizofrenia, psicose e depressão profunda

Tabela 22.2 – Estimulantes do sistema nervoso central[50,51]

Droga (outros nomes) Características	Metabólito ativo/uso	Mecanismo de ação/ dependência	Efeitos desejados	Efeitos colaterais	Outros efeitos colaterais e a longo prazo
Cocaína (coca, pó, branquinha, farinha e neve) Pó branco, inodoro, de sabor amargo e solúvel em água	*Benzoylmethil egonine* / Inalada (nasal), absorvida (esfregando-se o pó em gengiva) ou injetável	Inibe a recaptação de neurotransmissores (noradrenalina, dopamina e serotonina) pelos receptores sinápticos, tornando os estímulos contínuos e exagerados. Efeito da inalação ("pó"): após 10 a 15 minutos e duram 20 minutos. Efeito da injeção: após 3 a 5 minutos e duram 45 minutos	Provoca sensações de euforia, intenso bem-estar, segurança, hiperatividade, insônia, perda da sensação de cansaço e falta de apetite	Ansiedade, ira, diminuição da capacidade de julgamento, insônia, labilidade emocional, desânimo, depressão, alucinações e psicose. Quando ingerida com álcool, o metabólito (*cocaethylene*) aumenta o risco de morte súbita	Uso crônico ocasiona sangramento nasal, ulcerações gengivais, perda do septo nasal, sinusites, pneumonias, cardite e hiperprolactinemia
Crack e merla (pedra e rock) Base pouco solúvel em água	Fumado em "cachimbos"	Efeito do crack e da merla: 10 a 15 minutos após serem fumados, porém têm duração de apenas 5 minutos (maior fissura) / Dependência física e psíquica Tolerância			
Anfetaminas (bola, rebite)	Anfetamina, benzidina e bifetamina	Intensificação da noradrenalina, agem sobre os centros de controle do hipotálamo, reduzem atividade gastrointestinal e inibem o apetite, efeito que pode durar de 4 a 14 horas / Dependência física e psicológica Tolerância	Estado de grande excitação e sensação de poder, aumento do estado de alerta, redução da fadiga, aumento da competitividade, estímulo do humor e aumento da potência sexual	Nervosismo, irritação, vertigens, tremores, loquacidade, manias, alucinações, delírios, excitações psicomotoras, insônia, anorexia, midríase, analgesia, agitações, hiperatividade e confusões	Hemorragia cerebral, autoescoriações, convulsões (raras), coma e morte
Metanfetamina (*ice*) e dextroanfetamina são os dois tipos: Comprimido, pó branco, tabletes e líquido	Dexedrina, dexamil, *methedrine* e *desoxyn* desbutal e obedrin, coquetel metanfetamina e dextroanfetamina / Oral (gomas ou bebidas), intranasal, fumadas (*ice*), endovenosa, através da pele, via retal e intravaginal				

Tabela 22.3 – Depressores do sistema nervoso central[50,51]

Droga (outros nomes) Características	Metabólito ativo/uso	Mecanismo de ação/ dependência	Efeitos desejados	Efeitos colaterais	Outros efeitos colaterais e a longo prazo
Gama-hidrobutirato (GHB) (ecstasy líquido, Gib líquido, bodily harm, liquid E, G ou Gina, liquid X, cherry meth, água de fogo, zen ou liquid death, "droga do estupro", "boa noite Cinderela") Líquido incolor, sabor levemente salgado Pó branco: incomum (cápsulas ou pó) Produzido a partir do precursor, gama-butirolactona ou GBL, solvente encontrado em produtos de limpeza, esmalte de unhas, etc.	Ácido gama-hidroxibutírico Ingerido ou injetado	Mecanismo de ação ainda não bem conhecido. Tem similaridade estrutural com neurotransmissor inibitório – GABA (ácido gama-aminobutírico) responsável também pelo estímulo e pelo acúmulo de dopamina / Dependência física e psicológica Tolerância	Efeitos de euforia, bem-estar, grande energia e socialização, e também aumenta a produção do hormônio de crescimento (usado para aumentar massa muscular) Por bandidos (em uma distração da vítima): adicionado a bebidas (até em refrigerantes), facilitando assaltos, acompanhados ou não de violência sexual	Náuseas, vômitos, sedação, desmaios, hipotonia, convulsões, perda do controle dos esfíncteres, cefaleia, espasmos musculares, alucinações, enxaqueca, sonolência e inconsciência, confusão mental, agitação, fraqueza, diminuição do ritmo respiratório e cardíaco, coma e morte súbita	Ansiedade, insônia, tremores, taquicardia, delírios e agitação Droga de violação sexual (a partir de 1997), pelos efeitos de desorientação, perda de controle e relaxamento muscular, dado pelo efeito anestésico que paralisa mental e fisicamente a vítima
Heroína (cavalo, açúcar mascavo e dopa) Pó branco facilmente solúvel em água	Opioide (derivada da morfina, que é derivada do ópio) / Injetada (EV com maior intensidade de efeitos e início de ação mais rápido, de 7 a 8 segundos ou IM: 5 a 8 minutos), inalada ou fumada (pico do efeito: em 10 a 15 minutos)	Depressora do SNC, capaz de alterar as sensações de prazer e dor / Dependências física e psicológica rápidas Tolerância (também rápida)	Sensação de intenso prazer, de bem-estar e de euforia Obs: logo após injetar a droga, o usuário fica em um estado sonolento, fora da realidade, conhecido como "cabeceio" ou "cabecear". As pupilas ficam muito contraídas e as primeiras sensações são de euforia, de conforto e de diminuição de sensações, como dor, fome e desejo sexual	Depressão profunda, após a sensação inicial, o que leva o usuário a buscar novas e maiores doses para conseguir repetir o efeito	Surdez, cegueira, delírios, inflamação das válvulas cardíacas, coma e até morte. No consumo injetável pode haver necrose local Com uso crônico: emagrecimento extremo, infecções intestinais, amenorreia, anorgasmia, impotência, apatia, letargia e depressão

(continua)

Tabela 22.3 – Depressores do sistema nervoso central[50,51] (continuação)

Droga (outros nomes) Características	Metabólito ativo/uso	Mecanismo de ação/ dependência	Efeitos desejados	Efeitos colaterais	Outros efeitos colaterais e a longo prazo
Ketamina (especial K, vitamina K) Fenciclidina (PCP) (pó de anjo, ozônio, combustível de foguete, pílula da paz e tranquilizador de elefantes) Cápsulas, comprimidos, pó branco, líquido amarelado ou tablete	(2-clorofenil)-2- -(metilamina) ciclo- -hexanona Fenciclidina, (1-feniciclo- -hexi) piperidina / Injetada (EV ou IM: leva de 1 a 5 minutos para início dos efeitos e duram de 30 a 45 minutos), inalada (leva de 5 a 15 minutos para início e duram de 45 a 60 minutos) ou ingerida (os efeitos duram entre 1 e 2 horas)	É antagonista do receptor do N-metil-D-aspartato (NMDAR), inibindo-o, de baixa afinidade e de- pendente da quantidade, também altera o funcio- namento de receptores dopaminérgicos, seroto- ninérgicos, colinérgicos e opioides e dos canais de sódio / Tolerância Dependência psicológica	Poderosos anestésicos dissociativos Sensações de não pertencer ao corpo, de entorpecimento e de alucinações profundas, distorção do sentido de tempo e identidade, exagerada sensação de força Também há sensação de intensificação das cores e dos sons, delírio e excitação, situação conhecida como "k-land" e sensação de invulnerabilidade	Dormência, perda de coordenação motora, rigidez muscular, desorientação, nistagmo, hipertensão, hipersalivação, taquicardia, agressividade, fala arrastada e olhar fixo ao vazio, impede o usuário de sentir dor (fazendo com que o indivíduo cause danos físicos a si próprio), dificuldade de controlar movimentos e sentimentos, depressão respiratória e, raramente, depressão cardiovascular e prejudica a memória de curto prazo Um grama da droga pode causar a morte	Baixas dosagens: efeitos psicodélicos rapidamente Altas doses: vômitos e convulsões, por privar o cérebro e os músculos de oxigênio Uso crônico: meses são necessários para sua eliminação do corpo. *Flashbacks* (retorno às sensações vivenciadas com a droga) podem ocorrer até 1 ano após a sua utilização, ainda podem ocorrer comportamentos violentos e bizarros, alucinações ("k-hole"), agitação, rigidez catatônica e uma hiperpirexia, com rabdomiólise provocando insuficiência renal

SNC: sistema nervoso central; EV: endovenoso; IM: intramuscular.

Tabela 22.4 – Outras drogas[50]

Droga	Outros nomes	Via	Efeitos negativos
Benzodiazepínicos	Ansiolíticos, tranquilizantes e remédios para dormir	Oral, em pílulas ou dissolvidos em bebidas	Dependência física e tolerância, depressão respiratória, amnésia, desorientação e coma
Sextasy	Ecstasy-T	Oral, mistura de ecstasy com viagra	Os mesmos do ecstasy + cefaleia, vasodilatação e priapismo
Chá de chumbo (preparado com materiais extraídos de pilha ou fitas de vídeo)	Chá de fita	Oral	Manganês: alterações neurológicas e pneumonia Mercúrio: lesão renal, tremores e paralisia Chumbo: perda de memória, anemia, convulsões e dores ósseas e abdominais
Herbal/efedrina	Presentes em antigripais e descongestionantes	Oral	Hipertensão, taquicardia, apoplexia, convulsões e morte
Cogumelos	Psilocibina	Oral, mastigados ou dissolvidos em chá	Alucinações, náuseas, desidratação e hipertensão. Não causam dependência
Solventes e inalantes	Cola de sapateiro, cheirinho de loló, lança-perfume, removedores, isqueiro, B-25-cloreto de metileno	Por aspiração	Dependência psicológica e física, estimulação seguida de depressão, tontura, alterações auditivas e visuais, alucinações A longo prazo: perda de coordenação motora, distorção do tempo e das cores, delírios, paralisia dos nervos cranianos e periféricos, lesões cardíacas e hepáticas, convulsões e coma

DIAGNÓSTICO E CLASSIFICAÇÃO

Ao se analisar algumas características da adolescência, como a curiosidade e a necessidade de experimentação, o uso de substâncias psicoativas, dentro de certos padrões, pode ser considerado uma conduta frequente nessa fase. O que seria então o uso normal? O tema gera controvérsias e não se pode simplesmente transferir os dados obtidos de estudos em adultos para crianças e adolescentes.

O sistema *Diagnostic and Statistical Manual of Mental Disorders* (DSM-IV – 1994)[52] fornece grande parte dos instrumentos de avaliação do uso de substâncias psicoativas, mas sua utilização requer cautela, uma vez que não há critérios para crianças e adolescentes distintos dos para adultos. Os critérios para o uso de substâncias ser considerado abusivo, segundo o DSM-IV, são listados a seguir.

Critério A

Constatação de um padrão mal-adaptativo de uso de substância, levando a prejuízo ou sofrimento clinicamente significativo, manifestado por um (ou mais) dos seguintes aspectos, ocorrendo dentro de um período de 12 meses:

- Uso recorrente da substância resultando em fracasso em cumprir obrigações importantes relativas a seu papel na escola ou em casa (p.ex., repetidas ausências ou fraco desempenho relacionado ao uso de substância; suspensões ou expulsões da escola relacionadas à substância).
- Uso recorrente da substância em situações nas quais isso representa perigo físico (p.ex., comportamentos recreativos arriscados, como nadar ou praticar montanhismo).
- Problemas legais recorrentes relacionados à substância (p.ex., detenções por conduta desordeira).
- Uso continuado da substância, apesar de problemas sociais ou interpessoais, persistentes ou recorrentes, causados ou exacerbados pelos efeitos da substância (p.ex., lutas corporais ou verbais).

Critério B

Segundo a Academia Americana de Pediatria[53], os estágios de envolvimento do adolescente são seis: abstinência, uso experimental/recreativo (em geral, limitado a álcool), abuso inicial, abuso, dependência e recuperação. Essa classificação permite diagnosticar o abuso inicial quando pequenos prejuízos começam a emergir (como um pior desempenho escolar por estar sofrendo dos efeitos posteriores ao abuso de álcool), mas para uma doença de desenvolvimento lento, como o alcoolismo, é improvável que os sintomas de abstinência já se encontrem evidentes com poucos anos de uso na adolescência[5].

AVALIAÇÃO CLÍNICA E LABORATORIAL

A investigação deve se iniciar a partir da história clínica, realizada de preferência em particular com o adolescente; constarão dados do uso de substâncias, tipos, tempo, quantidade e efeitos, que confirmarão ou não a necessidade de testes laboratoriais. Em geral, os testes devem ser realizados com o consentimento do paciente, com exceção das situações de razão legal ou médica, estado mental alterado, julgamento comprometido ou quando os exames de rotina são necessários para controle de tratamento e manutenção no caso de abstinência[3].

Os testes podem ser de *screening* (técnica utilizada para avaliar grandes populações, como atletas que pretendem integrar uma equipe) ou específicos para detecção de drogas (avaliação baseada na suspeita clínica).

A investigação laboratorial de sangue, urina ou cabelo pode ser empregada, quando necessário, para determinar a causa de uma alteração de comportamento ou de mudanças no estado mental ou quando há suspeita, na vigência dos achados clínicos.

Alguns fluxogramas, como o da Academia Americana de Pediatria[53,54], assim como os termos de consentimento e confidencialidade, devem ser seguidos quando se decide utilizar os exames de triagem para uso de álcool e drogas para o diagnóstico e o tratamento do abuso de substâncias. Deve ser levada em consideração a capacidade do laboratório em testar determinadas substâncias, assim como eventuais contaminações, diluições acidentais da amostra ou troca da mesma. Os procedimentos laboratoriais, quando solicitados, devem ser feitos com acurácia e especificidade.

Algumas doenças psiquiátricas podem ser comuns em adolescentes que abusam de substâncias, tornando seu tratamento mais difícil, como déficit de atenção e hiperatividade, depressão, desordem distímica, ansiedade e estresse pós-traumático; elas devem ser avaliadas e tratadas em conjunto.

TRATAMENTO

Segundo o CDC de 2003[55], o tratamento necessário depende do tipo, do tempo de uso e do nível da substância, podendo variar desde incentivo à abertura de canais de comunicação entre a criança ou o adolescente, o médico e sua família, terapia psicológica e medicamentosa, até tratamento intra-hospitalar de desintoxicação, no caso de abuso severo.

Os pais devem prover suporte e encorajamento antes, durante e depois do tratamento, pois o uso de substâncias psicoativas afeta todos os membros da família. Grupos de apoio e aconselhamento para todos da família são úteis para prevenir que o adolescente retorne ao uso da substância após o tratamento.

É importante lembrar que se trata de um processo difícil e demorado, que a recaída ou reincidência do uso da substância é comum após o tratamento e que não pode ser considerada como falha do adolescente ou do programa de tratamento.

NÍVEL APROPRIADO DE TRATAMENTO

Se o uso de álcool, cigarros, inalantes ou drogas foi iniciado recentemente, um programa educativo com suporte de terapia sobre os efeitos deletérios de tais substâncias pode resolver o problema. Outras atitudes, como maior participação e presença da família e o envolvimento da criança ou adolescente em atividades saudáveis (esportes, *hobbies* e igreja), com estímulo para que sejam praticadas com seus pares, podem ajudá-lo a desenvolver habilidades para evitar o uso de substâncias[54].

Se o abuso está acontecendo de forma regular (pelo menos semanalmente), outras formas de tratamento serão necessárias, como acompanhamento psiquiátrico, terapia focada para os problemas emocionais e de autoestima e aconselhamento familiar. É importante que o adolescente passe a ter atividades que o mantenham ocupado e longe do álcool ou das drogas e que ganhe habilidades e recursos internos para recusar a droga no futuro[54].

No caso de dependência de álcool ou drogas, o adolescente necessitará de tratamento institucional, que o integre a um programa estruturado, com atenção multiprofissional médica para sintomas de abstinência; acompanhamento psicológico, para aprender a lidar com os sentimentos de raiva, frustração, tristeza e desapontamento, frequentemente associados com o abuso de substâncias; e recuperação e terapia ocupacional. O envolvimento da família é fundamental para apoiar o jovem durante o tratamento e na fase de manutenção longe do álcool e das drogas[54].

O PAPEL DO PEDIATRA NAS ESTRATÉGIAS DE PREVENÇÃO

A Academia Americana de Pediatria recomenda as seguintes ações para promover o papel do pediatra na prevenção e no manejo do uso e abuso de álcool, do tabaco e das drogas[54]:

1. O pediatra deve:
   - Conhecer a natureza e a extensão do uso de álcool, tabaco e drogas em sua comunidade, assim como as consequências do uso para a saúde.
   - Incluir nas consultas, de forma antecipada, discussões sobre essas substâncias, iniciando na consulta pré-natal. Consultas de rotina ou para tratamento de injúrias não intencionais e doenças devem ser aproveitadas para a abordagem desse assunto[56,57].
   - Estar atento a sinais e sintomas de abuso de substâncias e estar apto a identificar comportamentos de alto risco entre crianças e adolescentes para o uso de álcool, tabaco e drogas.
   - Estar apto a avaliar a natureza e a extensão do uso de tais substâncias entre os pacientes e suas famílias e aconselhar sobre os riscos do uso, além de encaminhar para a melhor forma de tratamento especializado, quando necessário.
   - Não se pode entrevistar o adolescente sozinho quando este representar perigo para si mesmo ou para outros ou por determinação legal.
   - Ter uma lista dos recursos disponíveis em sua comunidade, para poder encaminhar os pacientes para avaliação e tratamento adequados.
   - Advogar sobre assuntos relacionados a prevenção e tratamento do abuso de substâncias, em âmbito local, estadual e nacional, especialmente relacionados a propaganda, venda e promoção do álcool, além de estar atento às mudanças propostas quanto ao consumo de maconha.
   - Participar de organizações profissionais, escolas, serviços de saúde e da comunidade, como consultor, para incrementar os programas destinados a prevenir o abuso de substâncias entre crianças, adolescentes e suas famílias.

2. Crianças, adolescentes e suas famílias devem ser informados de que mesmo o uso recreativo de álcool e tabaco, apesar de lícito para os adultos, independentemente da quantidade e da frequência, para as crianças e os adolescentes, além de ilegal, traz consequências deletérias para a saúde e é a principal "porta de entrada" a outras drogas.
3. O consentimento do paciente geralmente deve ser obtido para a realização dos testes para a detecção de abuso de substâncias psicoativas, a menos que esteja com o nível de consciência ou de julgamento comprometido.

CONCLUSÕES

O uso de álcool, tabaco e drogas tem aumentado entre jovens adolescentes nas últimas décadas. É da competência do pediatra estar atento para diagnosticar e orientar os pacientes e os familiares. Para isso, deve ter conhecimento dos sinais e dos sintomas do abuso dessas substâncias e saber identificar comportamentos de alto risco entre crianças e adolescentes.

REFERÊNCIAS BIBLIOGRÁFICAS

1. Organização Mundial da Saúde. Comité d'éxperts de la pharmacodependance. Séries de rapport techniques, 407. Genebra: OMS; 1969.
2. Johnston LD, Bachman JG, O'Malley PM. Drug survey. University of Michigan News and Information Services. Ann Arbor, MI: University of Michigan; 1996. p.11-2.
3. American Academy of Pediatrics. Tobacco, alcohol, and other drugs: the role of the pediatrician in prevention and management of substance abuse. Committee on Substance Abuse. Pediatrics. 2005;115:816-21.
4. Zaitter MB. Drogas e consequências. In: Drogadição. 3ª ed. São Paulo: São Paulo; 1994.
5. Pechansky F, Szobot CM, Scivoletto S. Uso de álcool entre adolescentes: conceitos, características epidemiológicas e fatores etiopatogênicos. Rev Bras Psiquiatr. 2004;26(supp l):1.
6. Brook JS, Brook DW. Risk and protective factors for drug use. In: Mcoy C, Metsch LK, Inciardi JA (eds.). Intervening with drug-involved youth. Sage Publications; 1996. p.23-43.
7. Hogan MJ. Diagnosis and treatment of teen drug use. Med Clin North Am. 2000;84(4):927-66.
8. DeWit DJ, Adlaf EM, Offord DR, Ogborne AC. Age at first alcohol use: a risk factor for the development of alcohol disorders. Am J Psychiatry. 2000;157(5):745-50.
9. Biederman J, Faraone SV, Monuteaux MC, Feighner JA. Patterns of alcohol and drug use in adolescents can be predicted by parental substance use disorders. Pediatrics. 2000;106(4):792-7.
10. Saffer H. Alcohol advertising and youth. J Stud Alcohol Suppl. 2002;(14):173- 81.
11. Johnston LD, Bachman JG, O'Malley PM. Drug survey. University of Michigan News and Information Services. Ann Arbor, MI: University of Michigan; December 19, 1996:11-12 e National Center on Addiction and Substance Abuse at Columbia University. National survey of American attitudes on substance abuse II: teens and their parents. Conducted by Lunz Research Companies; 1996.
12. Medeiros EHGR, Chung SS. Um pouco sobre as drogas e sua relação com a adolescência. Brazilian Pediatric News. 1999;1(4). Disponível em: http://www.brazilpednews.org.br/dezem99/ar9904.htm (acesso 31 jan 2008).
13. Cohen P, Cohen J, Kasen S, Velez CN, Hartmark C, Johnson J, et al. An epidemiologic study of disorders in late childhood and adolescence, I: age- and gender-specific prevalence. J Child Psychol Psychiatry. 1993;34(6):851-67.

14. Moritsugu KP. Underage drinking: a call to action. J Am Diet Assoc. 2007;107(9):1464.
15. Substance Abuse and Mental Health Services Administration. (2010). Results from the 2009 National Survey on Drug Use and Health: Volume I. Summary of National Findings (Office of Applied Studies, NSDUH Series H-38A, HHS Publication No. SMA 10-4586 Findings). Rockville, MD. Available: http://www.oas.samhsa.gov/NSDUH/2k9NSDUH/2k9ResultsP.pdf.
16. The Century Council. Available: http://www.centurycouncil.org/learn-the-facts/underage--drinking-research (acesso 26 abr 2011).
17. Source: The Century Council, TRU, Omnibuzz May 2003 and Roper Youth Report, 2009. Available: http://www.centurycouncil.org/learn-the-facts/underage-drinking-research (acesso 26 abr 2011).
18. II Levantamento Domiciliar sobre Uso de Drogas Psicotrópicas, Secretaria Nacional Antidrogas-Senad. Disponível em: http://www.ippad.com.br/ippad/site/principal/material.asp?var_chave-reg=164 (acesso 10 out 2007).
19. V Levantamento Nacional sobre o consumo de Drogas Psicotrópicas entre estudantes de Ensino Fundamental e Médio da Rede Pública de Ensino nas 27 capitais Brasileiras, 2004. Centro Brasileiro de Informações sobre Drogas Psicotrópicas – CEBRID – Universidade Federal de São Paulo. Escola Paulista de Medicina. Departamento de Psicobiologia José Carlos F. Galduróz, Ana Regina Noto, Arilton Martins Fonseca e. A. Carlini. Disponível em: http://www.unifesp.br/dpsicobio/cebrid/levantamento_brasil2/index.htm (acesso 10 out 2007).
20. Abbey A. Alcohol-related sexual assault: a common problem among college students. J Stud Alcohol Suppl. 2002;(14):118-28.
21. Spear LP. The adolescent brain and age-related behavioral manifestations. Neurosci Biobehav Rev. 2000;24(4):417-63.
22. Brown SA, Tapert SF, Granholm E, Delis DC. Neurocognitive functioning of adolescents: effects of protracted alcohol use. Alcohol Clin Exp Res. 2000;24(2):164-71.
23. National Institute on Alcohol Abuse and Alcoholism (NIAAA). Available: http://www.niaaa.nih.gov/AboutNIAAA/NIAAASponsoredPrograms/underage.htm (acesso 20 out 2007).
24. Hoehne FC. Plantas e substâncias vegetais tóxicas e medicinais. São Paulo: Graphicars; 1939.
25. United States Department of Health and Human Services (USDHHS). National Health Interview Survey 2007. Centers for Disease Control, Office on Smoking and Health, Atlanta; 2007. Available: http://www.cdc.gov/nchs/data/nhis/earlyrelease/200712_08.pdf (acesso 1 nov 2010).
26. Early Release of Selected Estimates Based on Data From the January-September 2010 National Health Interview Survey – Part 8 - Current smoking (page 52) Centers for Disease Control, Office on Smoking and Health, Atlanta. Available: http://www.cdc.gov/nchs/data/nhis/earlyrelease/201012_08.pdf (acesso 1 nov 2010).
27. Centers for Disease Control and Prevention - Morbidity and Mortality Weekly Report (MMWR): MMWR. 2010;59(33):1063-8.
28. Organización Panamericana de la Salud (OPAS). Tabaco o salud: situación en las Américas. Un informe de la Organización Panamericana de la Salud. Organización Panamericana de la Salud, publicación científica 536. Washington: OPS; 1992.
29. Associação dos Fumicultores do Brasil. Disponível em: http://www.afubra.com.br/principal.php?acao=conteudo&u_id=1&i_id=1&menus_site_id=300 (acesso 26 abr 2011).
30. Associação Brasileira das Indústrias do Fumo (ABIFUMO). Perfil da indústria do fumo no Brasil. 1990. Disponível em: http://actbr.org.br/uploads/conteudo/44_Industria-de-Tabaco-vs-Organizacao--Mundial-de-Saude.pdf (acesso 15 jan 2008).
31. Iglesias R, Jha P, Pinto M, Costa e Silva VL, Godinho J. Controle do tabagismo no Brasil. Departamento de Desenvolvimento Humano do Banco Mundial, Região da América Latina e do Caribe, 2007. Disponível em: http://portal.saude.gov.br/portal/arquivos/pdf/Controle%20do%20Tabagismo%20no%20Brasil.pdf (acesso 1 nov 2010).
32. Ziedonis D, Haberstroh S, Zimmermann MH, Miceli M, Foulds J. Adolescent tobacco use and dependence assessment and treatment strategies. Adolesc Med Clin. 2006;17(2):381-410.

33. Malcon MC, Menezes AM, Maia MF, Chatkin M, Victora CG. Prevalência e fatores de risco para tabagismo em adolescentes na América do Sul: uma revisão sistemática da literatura. Rev Panam Salud Publica. 2003;13(4):222-8.
34. WHO study group on tobacco product regulation. Waterpipe tobacco smoking. Health effects, research needs and recommended actions by regulators. World Health Organization; 2005. Available: http://www.who.int/tobacco/global_interaction/tobreg/Waterpipe%20recommendation_Final.pdf (acesso 1 nov 2010).
35. United States Department of Health and Human Services (USDHHS). The health consequences of smoking: 25 years of progress. Centers for Disease Control, Office on Smoking and Health, Atlanta, DHHS publication nº(CDC) 89-8411; 1989.
36. Dube MF, Green CR. Methods of collection of smoke for analytical purposes. Recent Adv Tobacco Sci. 1982;8:42-102.
37. Robbins SL. Environmental and nutritional diseases. In: Cotran RS, Kumar V, Robbins SL, Schoen FJ. Robbins pathologic basis of disease. 5th ed. Philadelphia: W. B. Saunders; 1994. p.379-430.
38. Fielding JE, Phenow KJ. Health effects of involuntary smoking. N Engl J Med. 1988;319(22):1452-60.
39. Burns DM. Cigarettes and cigarette smoking. Clin Chest Med. 1991;12(4):631-42.
40. Gidding SS, Morgan W, Perry C, Isabel-Jones J, Bricker JT. Active and passive tobacco exposure: a serious pediatric problem. A statement from the Committee on Atherosclerosis and Hypertension in Children, American Heart Association. Circulation. 1994;90(5):2581-90.
41. Wasserman LR. Cigarrette smoking and secondary polycythemia. JAMA. 1973;224:1654-7.
42. United States Department of Health and Human Services (USDHHS). The health benefits of smoking cessation. Centers for Disease Control, Office on Smoking and Health, Atlanta, DHHS publication nº(CDC) 90-8416; 1990.
43. Sherman CB. Health effects of cigarette smoking. Clin Chest Med. 1991;12(4):643-58.
44. Hirayama T. Nonsmoking wives of heavy smokers have a higher risk of lung cancer. A study from Japan. Br Med J. 1981;282(6259):183-5.
45. United States Department of Health and Human Services (USDHHS). The health consequences of involuntary smoking: a report of the surgeon general. Centers for Disease Control, Office on Smoking and Health, Atlanta, DHHS publication nº(CDC) 87-8398; 1986.
46. International Agency for Research on Cancer (IARC). Tobacco smoking: IARC monographs on the evaluation of the carcinogenic risk of chemicals to humans. Lyon, International Agency for Research on Cancer, Vl. 38, 1986.
47. Milton M, Maule CO, Yee SL, et al. Youth tobacco cessation: a guide for making informed decisions Atlanta (GA). US Department of Health and Human Services, Centers for Disease Control and Prevention; 2004.
48. O UNDOC e a resposta às drogas. Disponível em: http://www.unodc.org/southerncone/pt/crime/index.html (acesso 18 jan 2008).
49. A voz dos adolescentes – UNICEF. Brasília; 2002. Disponível em: http://www.unicef.org/brazil/pt/vozdosadolescentes02.pdf (acesso 20 dez 2007).
50. Associação Parceria contra Drogas. Disponível em: http://www.contradrogas.org.br/v3/paginas/as_drogas (acesso 20 dez 2007).
51. Laranjeira R, et al. (coords.). Usuários de substâncias psicoativas: abordagem, diagnóstico e tratamento. 2ª ed. São Paulo: Conselho Regional de Medicina do Estado de São Paulo/Associação Médica Brasileira; 2003.
52. DSM-IV. Diagnostic and statistical manual of mental disorders. Available: http://virtualpsy.locaweb.com.br/dsm.php (acesso 12 nov 2007).
53. American Academy of Pediatrics. The classification of child and adolescent mental diagnosis in primary care: diagnostic and statistical manual for primary care (DSM-PC) child and adolescent version. Elk Grove Village, IL; American Academy of Pediatrics; 1996.

54. American Academy of Pediatrics, Committee on Substance Abuse Testing for drugs of abuse in children and adolescents. Pediatrics. 1996;98(2 Pt 1):305-7.
55. Centers for Disease Control and Prevention. Youth risk behavior surveillance: United States, 2003. MMWR Surveillance Summary. 2003;53(2):1-96.
56. Kulig JW. Tobacco, alcohol, and other drugs: the role of the pediatrician in prevention, identification, and management of substance abuse. Pediatrics. 2005;115(3):816-2.
57. Preventing drug use among children and adolescents: a research-based guide. National Institute on Drug Abuse; 1997. Washington, DC: US Department of Health and Human Services publication NIH 97-4212.

23 Triagem do comportamento violento

Renata Dejtiar Waksman
Mário Roberto Hirschheimer

> Após ler este capítulo, você estará apto a:
> 1. Abordar de forma geral e específica as apresentações da violência doméstica.
> 2. Reconhecer as vítimas e encaminhar adequadamente a uma rede de atendimento e proteção.
> 3. Desenvolver trabalho interdisciplinar envolvendo a avaliação do risco e do agressor com o acompanhamento familiar.
> 4. Estimular a formação de redes de prevenção e assistência às vítimas da violência e fazer levantamento dos programas existentes em seus locais de atuação.

INTRODUÇÃO

A Organização Mundial da Saúde (OMS) define a violência como o uso da força física ou poder, em ameaça ou na prática, contra si próprio, outra pessoa, grupo ou comunidade, que resulte ou possa resultar em sofrimento, dano psicológico, desenvolvimento prejudicado ou morte[1,2].

Embora a violência doméstica exista desde os primórdios da humanidade, não se pode aceitá-la como aspecto inevitável da condição humana. Sempre existiram sistemas religiosos, filosóficos, legais e comunitários que foram desenvolvidos a fim de preveni-la ou limitá-la – apesar de nenhum deles ter sido completamente eficaz[2]. Há várias décadas, um grande número de pesquisadores tem se dedicado à tarefa de compreender as raízes da violência e a sua prevenção, mas só recentemente esse problema vem sendo reconhecido como da área da saúde, com abordagem ainda inadequada, que gera sua subnotificação, dificultando ações abrangentes para lidar com essa doença.

Por isso, o setor da saúde não pode se manter alheio à situação da violência contra crianças e adolescentes, sendo imprescindível sua participação ativa no desenvolvimento de estratégias de atuação coletiva.

Sempre que um caso de violência doméstica é suspeitado ou detectado, deve ser absorvido por uma instituição, seja pública ou privada (hospital, ambulatório, posto de saúde, consultório médico, serviço de atendimento psicológico ou social e escola). Além das instituições de atenção à saúde e à educação, a rede de proteção e prevenção da violência contra crianças e adolescentes compreende também conselhos tutelares, delegacias de polícia (de preferência especializadas, como as da mulher), varas da infância e da juventude e até o Instituto Médico Legal ou o Serviço de Verificação de Óbitos. Tal rede de atenção deve incluir assistência às vítimas e a toda sua família. Além disso, é importante a parceria de ONGs com atuação nesse setor e também da mídia.

FORMAS DE VIOLÊNCIA

A violência praticada contra a criança e o adolescente não é um fenômeno raro, tem comportamento endêmico e é "democrática", por ocorrer em famílias "acima de qualquer suspeita", em todas as classes sociais, etnias, credos religiosos e convicções políticas[3-5]. De forma isolada, a violência doméstica é a mais poderosa de todas, porque desestrutura a formação da criança, destrói valores morais positivos e não permite que ela aprenda o respeito a si próprio e ao outro[6].

A violência doméstica se caracteriza pela ação ou pela omissão, por parte de alguém com mais idade, na qualidade de responsável permanente ou temporário, que possa resultar em prejuízo ao desenvolvimento físico ou psíquico e social da criança e do adolescente[5-7].

Didaticamente, a violência doméstica divide-se em quatro categorias: física, sexual, psicológica e negligência. Na maioria dos casos, há coexistência de mais de uma categoria.

Violência Física

A agressão física tem maior probabilidade de se desenvolver em comunidades nas quais há condições habitacionais precárias, apoio social inadequado, baixo nível de educação (particularmente dos genitores), desemprego, perda de poder aquisitivo e marginalidade[3,6].

Para os profissionais da área da saúde, o diagnóstico de violência contra crianças e adolescentes, na maioria das vezes, necessita de experiência e atenção. Eles precisam, antes de tudo, estar atentos aos principais sinais de alerta de intencionalidade.

Já na fase de obtenção de coleta de dados da anamnese, podem-se ter indícios, conforme mostra o Quadro 23.1, para o diagnóstico[3,6,7].

Quadro 23.1 – Trauma intencional ou acidental?[3,6,7]

- Incompatibilidade entre dados da história e do exame físico
- Omissão de toda a história de trauma ou de parte dela
- Mudança da história toda vez que questionada
- Histórias diferentes quando contadas por pessoas diferentes
- Crianças maiores que não querem relatar o que aconteceu (com medo de represálias)
- Demora inexplicável na procura de recursos médicos

A pergunta sobre o que aconteceu com a criança é o passo inicial e crucial na diferenciação entre trauma intencional e acidental. É importante saber sobre o ambiente em que a criança vive e estar atento para uma história discrepante, com incompatibilidade entre os dados e os achados clínicos.

Deve-se estar atento para suspeitar de desvinculação familiar afetiva e da possibilidade de maus-tratos até em consultas de puericultura ou para tratamento de outras enfermidades, e não só em serviços de emergência. Dificilmente o médico será procurado com a queixa de agressões contra o paciente. A suspeita pode ser embasada na história da criança ou do adolescente, desde a gestação, nos dados de história clínica, nos seus antecedentes de desenvolvimento e aprendizagem, no exame físico e nos exames complementares[8,9].

O acompanhamento pediátrico também permite observar sinais indicativos de possível vitimização. O comportamento dos pais ou responsáveis pode levantar a suspeita, como as que se encontram no Quadro 23.2[3,6,10].

Quadro 23.2 – Comportamento dos responsáveis – sinais de alerta[3,6,10] (ver, também, Quadro 23.9)

- Menosprezo e desatenção com a criança
- Responsabilização da criança/adolescente por problemas familiares
- Rigidez ou permissividade
- Excesso de zelo ou indiferença
- Atitudes sedutoras
- Privilégio inapropriado para a criança ("compra" do silêncio)
- Acusações à vítima de práticas que considera inadequadas, inclusive promiscuidade e sedução
- Ameaça, chantagem e cerceamento de contatos sociais
- Explicações inconsistentes sobre as lesões que a vítima apresenta
- Expectativas irreais em relação à criança ou ao adolescente
- Uso de álcool e drogas (lícitas ou ilícitas)
- Defesa do castigo físico como prática pedagógica ou educacional
- Nível de exigência muito grande em relação aos filhos

Em seus primeiros estágios, as características dos maus-tratos nem sempre são fáceis de reconhecer, mas a necessidade de manter o controle e mostrar seu poder faz com que o agressor desencadeie um episódio agudo, geralmente de agressão física. Isso pode ser interpretado, de forma errônea, como perda de controle, nervosismo, abuso de bebida alcoólica e, para engano dos envolvidos, como algo que não se repetirá[6].

A agressão física, de maneira geral, tem maior probabilidade de ocorrer nas famílias cujos pais apresentam algumas das características citadas no Quadro 23.3[3,6,10].

Quadro 23.3 – Principais características de pais agressores – sinais de alerta[3,6,10]

- Imaturos emocionalmente ou muito jovens (adolescentes)
- Sofreram maus-tratos na infância
- Distúrbios mentais (depressão, ansiedade e/ou baixa autoestima)
- Solteiros e/ou gestação indesejada
- Separados
- Modelos familiares de imposição de disciplina
- História familiar de conflitos constantes
- Tentam manter o domínio de toda a família, limitando o convívio social e qualquer contato mais próximo com outras pessoas
- Desconhecimento ou baixa tolerância às atitudes próprias da infância e da adolescência
- Dificuldades de relacionamento e de socialização
- Desprezo pelo sexo oposto ou pelos filhos
- Necessidade de manter e demonstrar o controle sobre o outro

A violência torna-se cada vez mais abrangente, e a família, dependente do agressor (principalmente se for o pai ou a mãe), fica incapacitada de reagir, de procurar ajuda ou até de defender a vítima, transformando-se, assim, em coparticipante e não só em testemunha[6].

Características das crianças e dos adolescentes em risco para maus-tratos

Podem ser identificadas algumas características comuns a crianças e adolescentes em situação de risco para a violência, que devem ser investigadas durante a consulta pediátrica, embora a ausência delas não exclua o diagnóstico (Quadro 23.4)[3,6,10].

Quadro 23.4 – Características de crianças e adolescentes em risco – sinais de alerta[3,6,10]

- Separados da família de modo compulsivo (o que dificulta a formação de vínculos), como nascimento prematuro, crianças com baixo peso ou pequenas para a idade gestacional, doenças agudas de evolução e consequente internação prolongada sem acompanhante familiar
- Malformações congênitas, cromossomopatias, deficiência mental, problema psiquiátrico ou enfermidade crônica
- Fase "difícil" de desenvolvimento (com cólicas, choro noturno, fase de treinamento dos esfíncteres e distúrbios de alimentação ou do sono)

(continua)

Quadro 23.4 – Características de crianças e adolescentes em risco – sinais de alerta[3,6,10] (continuação)

- Hiperativos, transtorno de conduta e fracasso escolar
- Não foram planejados/desejados
- Adotados ou sob guarda
- Filho de outro relacionamento ou criado por outra pessoa
- Capacidade intelectual ou perspectivas de vida contrastantes com as expectativas dos pais

E, como modalidade de violência física, destaca-se a síndrome do bebê sacudido (*shaken baby syndrome*), com lesão de sistema nervoso central e hemorragias oculares, causadas pelo chacoalhamento de crianças pequenas (menores de 1 ano).

Violência Sexual

Definida como uma situação na qual crianças ou adolescentes são usados para gratificação sexual de uma pessoa em estágio de desenvolvimento psíquico mais adiantado. Inclui desde a prática de carícias até o ato sexual com penetração. Juridicamente, essa forma de violência sempre é presumida em menores de 14 anos (art. 217-A do Código Penal – Estupro de vulnerável)[5,11-13].

A maioria das situações de violência sexual é praticada por pessoas próximas, que contam com a confiança da criança, e ocorre de maneira gradual e progressiva, por longos períodos. Quando praticado por pessoa estranha à criança, caracteriza-se como agressão sexual.

Alguns sinais são indicativos de violência sexual em crianças, como mostra o Quadro 23.5[5,6,10,12,13].

Quadro 23.5 – Indicadores na conduta ou no comportamento de crianças e adolescentes vítimas de violência sexual[5,6,10,12,13]

- Desconfiam do contato ou têm medo exagerado de adultos
- Sempre alertas, esperam que algo ruim aconteça; receiam ir para casa
- A menina assume papel maternal na família, quer a mãe esteja presente ou não
- Fugas de casa (prefere ficar na escola, por exemplo)
- Comportamento antissocial
- Tristeza constante
- Distúrbios do sono, como sonolência diurna, agitação noturna, pesadelos ou terror noturno
- Prostração e falta de motivação
- Mudanças de comportamento alimentar, como perda de apetite ou apetite exagerado (podendo levar à obesidade)
- Comportamento regressivo, como reaparecimento de enurese
- Comportamento sexual precoce ou inadequado (gravidez precoce)

(continua)

Quadro 23.5 – Indicadores na conduta ou no comportamento de crianças e adolescentes vítimas de violência sexual[5,6,10,12,13] (continuação)

- Súbitas mudanças de humor, depressão e apatia
- Abuso/dependência de álcool ou drogas
- Automutilação, autoagressão e, até, suicídio

Algumas atitudes dos agressores devem chamar a atenção quanto ao abuso sexual da criança ou do adolescente (Quadro 23.6).

Quadro 23.6 – Indicadores na conduta dos agressores, tanto para vitimização física como sexual[5,6,10,12,13]

- Respondem com menos simpatia e mais aborrecimento e raiva a uma criança chorando
- Veem a criança como má, preguiçosa, causadora de problemas e "um demônio", culpando-a por problemas no lar ou na escola
- Manifestam que a criança deve satisfazer às necessidades emocionais de atenção e afeto dos pais, invertendo os papéis na família
- Tratam a vítima com privilégios, "comprando" seu silêncio
- Acusam a vítima de promiscuidade e sedução
- História pregressa de violência doméstica física ou sexual
- Cresceram emocionalmente perturbados e com pouco ou nenhum apoio emocional ou ajuda
- Agem de modo dissimulado e colocam-se à disposição, mas são resistentes e tentam controlar o atendimento

Mesmo não sendo a agressora, algumas atitudes das mães de menores vítimas de violência sexual podem chamar a atenção, como as citadas no Quadro 23.7[10].

Quadro 23.7 – Indicadores na conduta das mães das vítimas de abuso sexual[10]

- Unem-se ao primeiro homem que lhes aparece, geralmente agressivo
- Engravidam rapidamente, despreparadas para cuidar de uma criança
- Trocam um companheiro abusivo por outro
- Escolhem companheiros também vitimizados na infância
- São passivas em relação à falta de proteção dada pelos pais
- Desviam o ódio para a comunidade masculina, por não suportarem a perda do "bom pai", afirmando que "os homens são todos iguais"
- Evitam tomar conhecimento da agressão do companheiro para manter uma precária sensação de segurança com ele
- Experimentam isolamento social
- Esperam que a criança possa cuidar delas (confusão de papéis)
- São frias, passivas, retraídas e dependentes do marido
- Não admitem que o companheiro abusou da filha ou do filho (como autoproteção, porque, se souberem, terão de reestruturar a vida da família)
- Sentem frustração, impotência e raiva contra a filha ou o filho, principalmente se tiver que escolher entre manter a família unida e protegê-la
- Não têm experiência de maternagem para oferecer amor e proteção aos filhos; são ambivalentes, ora pedem "socorro" e providências (querem o acolhimento dos filhos), ora os recusam

Violência Psicológica

Essa modalidade de violência é predominante nos grupos de maior poder econômico. Consiste em toda ação ou omissão que causa ou visa causar dano à autoestima, à identidade ou ao desenvolvimento da pessoa. É a forma de abuso mais difícil de ser diagnosticada, uma vez que não causa lesões físicas aparentes. Atos como rejeitar, depreciar, discriminar, desrespeitar, submeter a punições humilhantes e fazer cobranças exageradas são alguns exemplos de violência psicológica[3,5-7,14-16].

Muitas vezes, essas atitudes são resultado do despreparo dos pais, que acabam usando ameaças, humilhações e desrespeito como forma de educar. Vale ressaltar que crianças e adolescentes que estão em situação de risco para violência psicológica apresentam também problemas na escola e no grupo social ao qual pertencem. Alguns indícios de distúrbio do desenvolvimento da personalidade podem ser observados em idade precoce (Quadro 23.8)[6,10].

Quadro 23.8 – Indicadores na conduta e no comportamento de crianças e adolescentes vítimas de violência psicológica[6,10]

- Dificuldade para se alimentar, dormir ou se concentrar
- Distúrbios alimentares (obesidade, anorexia ou bulimia)
- Depressão, introspecção, timidez e passividade exagerada
- Isolamento e dificuldade de relacionamento com os outros (não participam de brincadeiras ou mostram pouca ou nenhuma atenção, brincam sozinhas, isolando-se em um mundo de fantasia)
- Ansiedade ou medo constante
- Comportamento autodestrutivo e idealização suicida
- Uso de álcool ou drogas
- Baixa autoestima e autoconfiança (identidade prejudicada)
- Súbitas mudanças de humor
- Agressividade, rebeldia, comportamento delinquente (destrutivo) ou passividade
- Dificuldades na fala ou gagueira
- Tiques ou manias
- Irritabilidade ou choro frequente, sem causa aparente
- Enurese ou encoprese
- Alterações no rendimento escolar ou dificuldades de concentração e aprendizagem sem razão aparente
- Distúrbios da sexualidade
- Promiscuidade/prostituição
- Abuso de crianças menores
- Vigorexia*

* Vigorexia, síndrome de Adônis ou *overtraining*[16] (em inglês) é um transtorno em que as pessoas realizam práticas esportivas de forma contínua, com valorização excessiva, de modo a exigir constantemente muito esforço do seu corpo, sem se importar com suas consequências ou contraindicações. É catalogada como doença específica (CID.10 – X50).

Negligência

Um conceito amplo de negligência ou omissão do cuidar é a falta de atendimento às necessidades básicas da criança, em níveis variados de gravidade. A negligência caracteriza-se pela submissão da criança, por parte dos pais ou responsáveis, a atos ou atitudes de omissão, de forma crônica, intencional ou não, com prejuízos da afetividade, da educação, do estímulo ao desenvolvimento, da higiene, da nutrição, da proteção ou da saúde. É a forma mais frequentes de maus-tratos, mas apenas recentemente vem sendo reconhecida como tal. O abandono é considerado o grau máximo de negligência[6,11].

A negligência pode ser física, educacional ou emocional e tem maior potencial ofensivo que a violência física, pois faltam possibilidades de demonstração, localização e compreensão da "dor"[6,7]. Ela pode ser intencional ou inconsciente, por meio da pouca valorização e da falta de tempo e de atenção.

A negligência sociocultural, proveniente da falta de recursos para o sustento da família, tem de ser diferenciada da negligência inconsciente. Ela é diferente da negligência como forma de violência, que é intencional no descuido, na falta de proteção ou no desafeto, que pode ocorrer em todas as classes socioculturais. Na negligência sociocultural, as crianças e os adolescentes não conseguem obter dos pais o mínimo de atenção ou afeto, são deixados aos cuidados de terceiros, sem que tenham interesse em saber de suas necessidades, ansiedades ou desejos; passam seus dias acompanhados de pessoas que os pais desconhecem, fazendo escolhas sem orientação, argumentação ou contraposição; não recebem acompanhamento adequado à saúde nem incentivo e supervisão do desempenho escolar[6,7,17-19].

O atendimento de crianças vítimas de negligência pode não evidenciar qualquer comportamento específico que possa ser considerado padrão. As manifestações são inespecíficas, como ansiedade, angústia, medos e transtornos de comportamento ou de involução afetiva, psicomotora, moral ou social. No entanto, algumas situações podem servir de indicadores para auxiliar nessa hipótese diagnóstica. Os mais evidentes estão descritos no Quadro 23.9[6,7,19].

Quadro 23.9 – Indicadores na conduta e no comportamento de crianças e adolescentes vítimas de negligência[6,7,19]

- Negligência física
- Doenças parasitárias ou infecciosas frequentes
- Prejuízo à saúde por irregularidade no acompanhamento às normas de prevenção, como calendário vacinal
- Descaso com as doenças, como demora inexplicável na procura de recursos médicos, tratamentos inadequados, desobediência às recomendações e acompanhamento irregular de portador de doença crônica
- Distúrbios nutricionais (inclui obesidade) por descuido ou imposição alimentar

(continua)

Quadro 23.9 – Indicadores na conduta e no comportamento de crianças e adolescentes vítimas de negligência[6,7,19] (continuação)

- Lesões de pele ou dermatite de fraldas de repetição (sem tentativas de tratamento)
- Cáries dentárias (sem tentativas de tratamento)
- Deficiência de crescimento e desenvolvimento sem problema de saúde que os justifique
- Desnutrição sem doença básica aparente
- Descuido na guarda, no preparo ou na oferta dos alimentos
- Descuido com a higiene corporal e ambiental
- Falta de proteção (criança exposta a situações de risco) e violência praticada por outros
- Falta de proteção contra intempéries climáticas
- Uso de vestimentas muito inferiores ou contrastantes com o padrão apresentado pelos pais ou oferecido aos outros irmãos
- Negligência educacional
- Falta de acompanhamento à escolaridade
- Permissão ou estímulo ao absenteísmo escolar ou omissão frente a ele
- Não matrícula da criança na escola na idade oportuna
- Negligência emocional
- Desatenção às necessidades de afeto, amor e proteção
- Violência doméstica contra outros membros da família
- Permissão, estímulo ou omissão frente ao uso de álcool ou outras drogas por filhos menores de idade
- Indução ao sedentarismo e à inatividade
- Impedimentos à socialização ou ao lazer
- Crianças ou adolescentes deixados sob guarda ou cuidados de terceiros, sem acompanhamento ou supervisão dos responsáveis
- Recusa ou expulsão de moradia (lar), sem interesse em saber onde o menor foragido está, e recusa em acolhê-lo em seu retorno
- Responsabilização excessiva para a idade relativa a cuidados de irmãos menores, por longos períodos
- Desenvolvimento do autocuidado médico precoce em doenças crônicas
- Superproteção, não permitindo independência afetiva

No cotidiano dos serviços de saúde, como prontos-socorros, hospitais, ambulatórios e postos de saúde, os profissionais devem ficar atentos aos sinais apresentados no Quadro 23.10[6,7,19].

Quadro 23.10 – Sinais de alerta nos serviços de saúde[6,7,19]

- Internações frequentes
- Absenteísmo no acompanhamento ambulatorial
- Traumas e lesões repetitivas (com frequência acima da esperada)
- Enfermidades passíveis de prevenção
- Pais se recusam a aceitar conduta claramente benéfica para seus filhos (p.ex., vacinas)

Síndrome de Münchausen por Transferência ou Procuração

É caracterizada pela produção ou criação de sinais ou sintomas, pelos pais ou responsáveis (na maioria das vezes, pela mãe), na criança[20,21] e pode se manifestar por meio de mentiras (relato de febre alta, vômitos ou convulsão que não ocorreram), simulação (termômetro aquecido para mostrar febre, vômito provocado ou sangue misturado na urina) ou indução (administração de insulina, sedativos, anticoagulantes, com sintomas consequentes ao uso desses medicamentos ou sufocação para simular cianose).

O distúrbio não tem nenhum objetivo lógico, parecendo ser uma necessidade intrínseca e compulsiva de assumir o papel de doente para si mesmo (chamada de *by self*) ou da pessoa que cuida (na forma por transferência). O comportamento é compulsivo, ou seja, a pessoa é incapaz de abster-se desse comportamento mesmo sabendo de seus riscos, devendo ser considerada uma grave perturbação da personalidade, de tratamento difícil e prognóstico reservado. Esses atos são descritos nos tratados de psiquiatria como transtorno factício e classificados no CID-10 como F68.1 – produção deliberada ou simulação de sintomas ou de incapacidades físicas ou psicológicas[22].

É importante não confundir com situações, que podem ser chamadas de "por conveniência", nas quais a doença é simulada de modo fraudulento para obter vantagens, como afastamento do trabalho, receber o valor de um seguro ou não se engajar no serviço militar.

Além da violência física para provocar os sintomas, há a violência psíquica pelas internações desnecessárias e repetidas que privam a criança de um cotidiano normal, além de submetê-la à sensação contínua de fragilidade e vulnerabilidade por ser portador de uma doença crônica ou cíclica que sequer existe e a submete a múltiplos procedimentos, às vezes invasivos e dolorosos.

Nem sempre os sintomas são "fabricados". Podem ocorrer acréscimos de sintomas às manifestações de uma doença real ou o aumento da frequência de um evento que ocorre espontaneamente. A criança pode apresentar convulsões ou epistaxes esporádicas e verdadeiras, mas a responsável inventa uma série de outras crises, dando a impressão de que a doença é mais grave ou que não responde ao tratamento e exige maior intervenção.

À medida que a criança se torna maior, há uma tendência de que ela passe a participar da fraude, associando-se à mãe como cúmplice e, a partir da adolescência, a se tornar portadora da síndrome de Münchausen *by self*, em que os sintomas passam a ser inventados, simulados ou produzidos por ela mesma. Uma teoria que tenta explicar esse fenômeno é que a criança ficaria condicionada a um relacionamento em que o amor e o afeto é vinculado a estar doente. Só se sente amada e cuidada quando está doente; quando fica sadia, sente-se negligenciada (e, às vezes, é mesmo)[22].

Ao contrário das outras formas de abuso ou violência contra crianças, as mães portadoras da síndrome de Münchausen por transferência não são agressivas nem negligentes com os filhos.

Alguns indicadores de sinais e sintomas podem chamar a atenção para essa síndrome, conforme mostra o Quadro 23.11[3,6,20].

Quadro 23.11 – Indicadores para síndrome de Münchausen[3,6,20,22]

- Queixas de doença recidivante, de diagnóstico obscuro, que não responde aos tratamentos habituais
- Não concordância entre os achados de exame físico e as queixas dos responsáveis
- Não coerência entre os sinais e os sintomas relatados com os exames laboratoriais
- Sinais e sintomas percebidos sempre pela mesma pessoa, que demonstra preocupação exagerada frente à gravidade dos possíveis sintomas
- Relato feito por pessoa (mais frequentemente a mãe) com atuação atual ou anterior em serviço de saúde ou no cuidado com crianças
- Insatisfação quanto aos tratamentos oferecidos, com insistência quanto à gravidade do caso e à necessidade de novas investigações
- Limitação de várias atividades de lazer da criança ou do adolescente, com a desculpa de protegê-los do agravamento da "doença"
- Geralmente, a responsável (quase sempre a mãe) é inteligente, articulada, simpática, comunicativa, parecendo ser muito dedicada e cuidadosa com a criança. Não se afasta da cabeceira do leito e tem grande aptidão teatral
- Utiliza vocabulário médico adequado e faz perguntas a todos sobre as causas, evolução provável, planos de investigação e de tratamento. De forma aberta ou dissimulada, sugere condutas, manifestando entusiasmo com novos exames diagnósticos e esquemas terapêuticos
- Comporta-se como uma cuidadora experiente, assume funções e tende a ultrapassar os limites impostos pelas normas e regulamentos do serviço, criando confusões para conseguir atenção
- Apesar de não se afastar da criança e parecer esmerada em cuidar dela, não parece tão preocupada com a gravidade da doença quanto os profissionais da saúde e parece contente e confortável com a função de mãe de doente. Mesmo quando as consequências do evento são graves, nunca parecem sentir culpa
- É particularmente cordial com o pessoal médico e de enfermagem que identifica como chefes, mas evita o contato com os profissionais que manifestam dúvidas, suspeitas ou questionam os sintomas e sua falta de consistência. Quando confrontadas abertamente com a hipótese, tornam-se agressivas e arrogantes
- Há casos em que, na história familiar, são relatadas várias doenças graves em outros membros da família, inclusive com mortes súbitas e inexplicáveis
- O pai geralmente é omisso ou ausente e acredita que a mãe é cuidadosa e incapaz de fazer qualquer mal à criança
- As visitas de outros parentes ao hospital são raras. Geralmente, a família é mantida afastada pela mãe sob diversas desculpas

PREVENÇÃO

Qualquer profissional que tenha contato com um caso de violência doméstica contra criança ou adolescente deve estar ciente de que está diante de uma situação complexa, com risco de morte, que frequentemente deixa sequelas físicas e psíquicas e que afeta todos os membros de um núcleo familiar de formas e intensidades diferentes, com potencial de afetar também gerações futuras dessa mesma família[6,23-25].

É de responsabilidade de todos interromper o ciclo da violência contra a criança e o adolescente, objetivando oferecer mudanças para uma vida melhor.

A prática da pediatria vai muito além do diagnóstico e do tratamento de doenças. Ela é legitimada e reconhecida no âmbito social por causa da responsabilidade ética que o pediatra deve ter pela população que atende, pois os familiares das crianças confiam e seguem suas orientações e indicações[26].

Na situação que envolve a suspeita de maus-tratos, o papel do pediatra é fundamental tanto para sua prevenção quanto para a indicação de medidas de proteção aos familiares[6].

Apesar de todo o progresso atingido pela humanidade, muitas famílias ainda não oferecem a proteção e a segurança necessárias ao crescimento e ao desenvolvimento adequados de seus filhos. É necessário, portanto, que se descubram as situações, mesmo que aparentemente de baixo risco, de maus-tratos e que se adotem medidas de forma precoce, na tentativa de sua reversão[7].

A prevenção deve ocorrer em três níveis de intervenção[2,6,7,10,22-25]: prevenção primária, dirigida ao conjunto da população; secundária, que pretende evitar a eclosão do fenômeno; e terciária, aplicável às situações de violência já instalada.

Prevenção Primária

A prevenção primária tem caráter abrangente e pretende prevenir a violência antes que ela ocorra.

Envolve toda a produção legislativa, como prevista na Constituição da República Federativa do Brasil:

- Art. 227: "É dever da família, da sociedade e do Estado assegurar à criança e ao adolescente, [...] o direito à vida, [...] além de colocá-los a salvo de toda forma de negligência, discriminação, exploração, violência, crueldade e opressão".
- Art. 229 § 8: "O Estado assegurará a assistência à família, [...] criando mecanismos para coibir a violência [...]".

A proteção à criança e ao adolescente ganhou impulso a partir da elaboração do Estatuto da Criança e do Adolescente[27], em 1990, no qual a violência é contemplada nos seguintes artigos:

- Art. 5º: "Nenhuma criança ou adolescente será objeto de qualquer forma de negligência, discriminação, exploração, violência, crueldade e opressão [...]".
- Art. 13º: "Os casos de suspeita ou confirmação de maus-tratos contra a criança ou o adolescente serão obrigatoriamente comunicados ao conselho tutelar da respectiva localidade [...]".

- Art. 18º: "É dever de todos velar pela dignidade da criança e do adolescente, pondo-os a salvo de qualquer tratamento desumano, violento, aterrorizador, vexatório ou constrangedor".
- Art. 245º: "Deixar o médico, professor ou responsável por estabelecimento de atenção à saúde e de ensino fundamental, pré-escola ou creche de comunicar à autoridade competente os casos de que tenha conhecimento, envolvendo suspeita ou confirmação de maus-tratos contra criança ou adolescente".

A prevenção primária caracteriza-se, ainda, pela implementação de programas assistenciais e pela normatização de ações efetivas que possam evitar a eclosão de focos de violência. As estratégias incluem a orientação eficiente sobre o planejamento familiar e a assistência adequada no pré-natal; programas de informação, orientação e apoio às famílias; campanhas de divulgação de informações pelos meios de comunicação; e quaisquer outras ações que subsidiem a sociedade, a comunidade e as famílias, visando uma evolução cultural em relação ao fenômeno. Envolve ações de comunicação, culturais e econômicas capazes de gerar uma consciência coletiva com o compromisso frente a discriminação e desigualdades, intolerância com qualquer das manifestações de violência, inclusive a "pedagógica" e a negligência, mesmo a social, atribuída à pobreza. Enfim, envolve programas de inclusão social, dos quais destacam-se:

- Melhorar o bem estar econômico das famílias, especialmente as numerosas, por meio da profissionalização dos adultos e dos adolescentes e da sua capacitação para funções mais bem remuneradas.
- Melhorar as condições da moradia, possibilitando hábitos saudáveis.
- Reduzir o encargo do cuidado das crianças, por meio de creches e escolas que as abriguem enquanto os pais trabalham, nas quais também são desenvolvidos programas de treinamento nos cuidados às crianças para os genitores.
- Orientar precocemente todos os responsáveis sobre as características das fases do desenvolvimento infantil, suas necessidades e a importância de seu papel no desenvolvimento físico e emocional da criança e do adolescente.
- Reduzir o isolamento social e aumentar a disponibilidade de recursos e serviços da comunidade, especialmente para as famílias nas quais há crianças com necessidades especiais.
- Prevenir a gravidez indesejada, por meio de orientações e disponibilização de meios de planejamento familiar e contraceptivos.

Para isso, é necessário implementar redes de proteção com serviços bem integrados na comunidade local e programas de sustentação, aconselhamento e treinamento no cuidado às crianças para famílias de risco social, antes que seus problemas alcancem um estágio crítico.

Prevenção Secundária

Evitar a eclosão da violência doméstica requer o exercício de muita paciência, perseverança e colaboração dos profissionais de diferentes áreas e da comunidade. Para tanto, são necessários programas de integração e treinamento dos agentes públicos em geral, em especial da saúde, da educação, da justiça e da segurança, sendo de grande importância as equipes de programa de saúde da família (PSF), unidades básicas de saúde (UBS), conselhos tutelares, delegacias de polícia, varas da infância e da juventude, creches, pré-escolas e escolas, tanto na identificação do abuso em potencial quanto fazendo parte integrante de uma rede de proteção na comunidade.

A prevenção secundária deve objetivar a detecção das famílias nas quais há possíveis vítimas de violência doméstica nos atendimentos pré-natal, perinatal (alojamento conjunto), pediátrico e social, como os mostrados nos Quadros 23.12 a 23.15[5,6,10].

Quadro 23.12 – Indicadores de risco no atendimento pré-natal
- Gravidez indesejada
- Ocultação de gravidez
- Tentativa de aborto
- Desejo de dar o filho
- Responsável único, sem suporte emocional ou financeiro mínimo
- Desajustes sérios entre os genitores e os conflitos familiares
- História de doença mental ou distúrbios emocionais
- Uso de drogas lícitas (inclui álcool) e ilícitas
- Antecedentes de comportamentos violentos
- História pessoal de vitimização

Quadro 23.13 – Indicadores de risco no atendimento perinatal e puerperal
- Depressão, raiva e apatia
- Comentários depreciativos do bebê
- Frieza e distanciamento do bebê
- Recusa em segurar, alimentar ou acariciar o bebê
- Repulsa pelas secreções e pelos excrementos
- Aleitamento com indiferença ou recusa no amamentar
- Desinteresse pelas orientações
- Falta de visitas ao recém-nascido hospitalizado
- Criança que não evolui bem

Quadro 23.14 – Indicadores de risco no atendimento pediátrico
- Criança e pais raramente se tocam
- Comportamentos extremos (agressivos e destrutivos ou tímidos, passivos, submissos e retraídos)
- Choro excessivo
- Apreensão e desconfiança
- Tentativa de suicídio
- Terror noturno

Quadro 23.15 – Indicadores de risco no atendimento social
- Famílias desestruturadas, como as uniparentais sem apoio de outros familiares
- Fatores econômicos que afetam o bem-estar emocional e o relacionamento parental
- Maior número de filhos
- Baixo nível educacional de um ou ambos os genitores
- Crianças com necessidades especiais
- Crianças com "comportamento difícil" para os pais controlarem
- Crianças que foram expostas a drogas na vida intrauterina

Os profissionais de saúde precisam estar dispostos a orientar os pais desde o período da gestação, ajudando-os a desenvolver uma percepção real da criança e do adolescente e ensinando-os sobre as possibilidades e as necessidades dos filhos. Discussões sobre violência devem ser estimuladas entre os diferentes profissionais e entre estes e a comunidade em geral. Nesses espaços, podem ser apresentadas as formas de violência, suas causas e consequências e deve-se discutir sobre o que pode ser feito para evitá-la.

Prevenção Terciária

A prevenção terciária é a intervenção em situações de violência já instalada, visando à cessação imediata da agressão e a redução das sequelas do processo de vitimização. Fazem parte da estratégia programas de reabilitação física e social, reintegração e esforços para diminuir o trauma e a deficiência prolongada, consequentes à violência.

O profissional responsável deve ter em mente que há sempre duas vítimas no abuso perpetrado contra a criança: a própria criança e a pessoa que praticou o ato. É necessário verificar qual a forma de abordagem que melhor se adapta a cada situação, a fim de elaborar o plano de trabalho da equipe que participará da intervenção.

Ações de prevenção primária e secundária precisam ser aplicadas paralelamente às de atendimento às vítimas de maus-tratos, para que se consiga, no futuro, reduzir a incidência da violência contra crianças e adolescentes.

No âmbito federal, o Ministério da Saúde criou a Política Nacional de Redução de Morbidade e Mortalidade por Acidentes e Violência, tornando a notificação de todos os casos, suspeitos ou confirmados, de maus-tratos contra crianças e adolescentes compulsória para todas as instituições de Saúde Pública ou conveniadas ao Sistema Único de Saúde (SUS), em todo o território nacional[23,28-30]. Na cidade de São Paulo, há também um sistema de notificação regulamentado pelo Programa de Informação para Vítimas de Violência (PIVV)[31].

O sistema de notificação constitui uma ferramenta importante para romper o silêncio e a invisibilidade, em especial nos casos de violência doméstica. Associar a identificação da violência contra a criança e o adolescente segundo o tipo de violência e de vulnerabilidade, como gênero, etnia, escolaridade e deficiência, é imprescindível para o estabelecimento de critérios de intervenção que contemplem essa diversidade. Nessa avaliação, o preenchimento correto desses quesitos constitui-se em um dos passos que será fundamental para compreender a complexidade do fenômeno da violência nesse grupo populacional[25,26,30-35].

É importante ressaltar a importância da proteção e da preservação física de quem notifica. Por isso, a notificação deve ser realizada pela instituição em que a suspeita de maus-tratos foi feita. Porém, convém evitar envolvimento pessoal. Quando a notificação institucional não for possível, pode-se recorrer à denúncia anônima (p.ex., por telefone)[26].

O relatório da Assembleia Geral das Nações Unidas de 2006[36,37] sobre a violência contra a criança e o adolescente pontua recomendações que merecem ser destacadas, compreendidas, divulgadas e aplicadas para que as crianças e os adolescentes vítimas de maus-tratos tenham um futuro diferente:

- Os compromissos e as medidas nacionais, locais e internacionais contra a violência devem ser fortalecidos.
- Todas as formas de violência contra crianças devem ser proibidas.
- A prevenção deve ser priorizada.
- Valores pacíficos e conscientização da população devem ser promovidos.
- A capacitação de todas as pessoas que trabalham com crianças deve ser estimulada.
- Serviços de reabilitação e reintegração social devem ser prestados.
- A participação das crianças e dos adolescentes deve ser garantida.
- Sistemas e serviços de denúncias devem ser criados.
- A imputabilidade (responsabilização) deve ser garantida e a impunidade eliminada.
- A dimensão de gênero da violência contra crianças deve ser abordada.
- Mecanismos nacionais sistemáticos de coleta de dados e pesquisas devem ser desenvolvidos e implementados.

CONCLUSÕES

A violência praticada contra a criança e o adolescente não é um fenômeno raro e pode ocorrer em qualquer família. Cabe ao médico saber identificar precocemente os sinais que indicam qualquer tipo de violência contra crianças e adolescentes e tomar as medidas cabíveis – médicas, éticas e legais –, objetivando preservar a vida e o psicossocial das crianças e dos adolescentes vítimas de atos brutais.

Cabe, por fim, fazer algumas recomendações a respeito do atendimento:

- Proteger a criança, não ignorando que sua expectativa é de transformação da dinâmica familiar e não que ela seja afastada de sua família.
- Ouvir e compreender o que se passa com aquele grupo familiar, evitando o confronto.
- Não contaminar o atendimento com as próprias cognições e emoções.
- Não competir com a família, agindo como "pais melhores" para a criança – o objetivo é ajudar e proteger a criança e não tornar os pais mais fracassados, acentuando a ferida.
- Identificar o papel profissional de cada um, evitando a onipotência.
- Lembrar que a remoção pura e simples da criança do seio familiar dá margem para que os pais encubram e neguem seus próprios problemas emocionais e conjugais – as crianças ficam duplamente vitimizadas, e a confusão e o conflito não se esclarecem no contexto familiar.

REFERÊNCIAS BIBLIOGRÁFICAS

1. World Health Organization. Global consultation on violence and health. Violence: a public health priority. Geneva: WHO; 1996.
2. Dahlberg LL, Krug EG. Violência: um problema global de saúde pública. Ciênc Saúde Coletiva. 2006;11(Supl):1163-78.
3. Cardoso ACA. Maus-tratos infantis: estudos clínico, social e psicológico de um grupo de crianças internadas no Instituto da Criança do Hospital das Clínicas da FMUSP. [Tese]. São Paulo: Faculdade de Medicina da Universidade de São Paulo; 2002.
4. Azevedo MA, Guerra VA. A violência doméstica na infância e na adolescência. São Paulo: Robe; 1995.
5. Cardoso ACA, Coelho HMM, Harada MJCS, Hirschheimer MR, Gikas RC, Waksman RD, et al. Recomendações para o atendimento de crianças e adolescentes vítimas de violência física (maus-tratos). Pediatr Mod. 2003;39(9):354-62.
6. Pfeiffer L, Waksman RD. Violência na infância e adolescência. In: Campos JA, Paes CAN, Blank D, Costa DM, Pfeiffer L, Waksman RD. Segurança da criança e do adolescente. Sociedade Brasileira de Pediatria. São Paulo: Nestlé Nutrição; 2004. p.195-278.
7. Assis SG, Minayo MCS, Santoro Junior M. Violência e maus-tratos contra crianças e adolescentes: velho problema com novas faces. In. Waksman RD, Gikas RMC. Segurança na infância e adolescência. 1ª ed. São Paulo: Atheneu; 2003. p.137-56.
8. Lima CR. Vínculo mãe-filho e a prevenção de acidentes. In: Waksman RD, Gikas RMC. Segurança na infância e adolescência. 1ª ed. São Paulo: Atheneu; 2003. p.33-8.

9. Pfeiffer L, Cardon L. Vinculação pais e filhos. In: Waksman RD, Gikas RMC, Maciel W. Crianças e adolescentes seguros. Departamento Científico de Segurança da Criança e do Adoelescente da Sociedade Brasileira de Pediatria. São Paulo: Publifolha; 2006. p.35-41.
10. Lutti CTO, Mendes MUF. Violência doméstica e a experiência profissional – Ações das Varas da Infância e Juventude. Palestra proferida em reunião do Núcleo de Estudos da Violência contra a Criança e o Adolescente da Sociedade de Pediatria de São Paulo; 2005.
11. ABRAPIA. Guia de orientação para profissionais de saúde. Rio de Janeiro: Autores & Agentes Associados; 1997.
12. Vasconcelos MGOM, Mallak LS, Leonardi FR. Compreendendo a violência sexual infanto-juvenil numa perspectiva multidisciplinar. CRAMI ABCD, Visão Mundial, CONDECA; 2001.
13. Drezett J. Aspectos médicos do abuso sexual contra adolescentes. In: Mallak LS, Vasconcelos MGOM. Compreendendo a violência sexual contra crianças e adolescentes. Carapicuíba: Fundação Orsa Criança e Vida; 2002.
14. Azevedo MA, Guerra VA. Crianças vitimizadas: a síndrome do pequeno poder. São Paulo: Iglu; 1989.
15. Assis MM. Psicologia judiciária: da prática forense à instituição acadêmica. In: Brito LMT. Temas de psicologia jurídica. Rio de Janeiro: Relume Dumará; 1999. p.73-85.
16. Mangweth B, Hudson JI, Pope HG, Hausmann A, De Col C, Laird NM, et al. Family study of the aggregation of eating disorders and mood disorders. Psychol Med. 2003;33(7):1319-23.
17. Pfeiffer L, Cardon L. Violência contra crianças e adolescentes – do direito à vida. Os vários olhares do direito da criança e do adolescente. Paraná: Coleção Comissões – Ordem dos Advogados do Brasil. 2006;6:105-13.
18. Pfeiffer L, Cardon L. Visão atual da violência contra crianças e adolescentes. Paraná: Revista OAB; 2006. p.12.
19. Pfeiffer L, Pires JMA. Violência contra crianças e adolescentes. In: Waksman RD, Gikas RMC, Maciel W. Crianças e adolescentes seguros. Departamento Científico de Segurança da Criança e do Adolescente da Sociedade Brasileira de Pediatria. São Paulo: Publifolha; 2006. p.248-68.
20. Meadow R. Münchausen syndrome by Proxy, the hinterland of child abuse. Lancet. 1977;2(8033):343-5.
21. Zitelli BJ, Seltman MF, Shannon RM. Munchausen's syndrome by proxy and its professional participants. Am J Dis Child. 1987;141(10):1099-12.
22. Oliveira RG. Síndrome de Münchhausen [cited 2011 Sep]. Disponível em: http://Münchhausen.com.br/asindrome.html (acesso em 01 jul 2010).
23. Brasil. Ministério da Saúde. Política nacional de redução da morbimortalidade por acidentes e violências. Portaria MS/GM nº 737 de 16/5/01 publicada no DOU de 18/5/01. Brasília: Ministério da Saúde; 2001.
24. Minayo MCS. O significado social e para a saúde da violência contra crianças e adolescentes. In: Westphal MF. Violência e criança. São Paulo: Edusp; 2002. p.95-114.
25. Deslandes SF. Prevenir a violência: um desafio para profissionais de saúde. Rio de Janeiro: FIOCRUZ/ENSP/CLAVES; 1994. p.40.
26. Hirschheimer MR. Fundamentos éticos e legais do atendimento a vítimas de acidentes e violência. In: Campos JA, Paes CAN, Blank D, Costa DM, Pfeiffer L, Waksman RD. Segurança da criança e do adolescente. Sociedade Brasileira de Pediatria. São Paulo: Nestlé Nutrição; 2004. p.299-311.
27. Brasil. Ministério da Saúde. Estatuto da Criança e do Adolescente. Lei nº 8.069, de 13 de julho de 1990, DOU de 16/07/90.
28. Brasil. Ministério da Saúde. Notificação dos casos de maus-tratos contra crianças e adolescentes. Portaria MS/GM nº 1968 de 25/10/01. Brasília: Ministério da Saúde; 2001.
29. Ministério da Saúde. Notificação de maus-tratos contra crianças e adolescentes pelos profissionais de saúde: um passo a mais na cidadania em saúde. Brasília: Ministério da Saúde; 2002. Disponível em: http://bvsms.saude.gov.br/bvs/publicacoes/notificacao_maustratos_criancas_adolescentes.pdf. (acesso 02 set 2011).

30. Brasil. Ministério da Saúde. Portaria nº 104, de 25 de janeiro de 2011. Define as terminologias adotadas em legislação nacional, conforme o disposto no Regulamento Sanitário Internacional 2005 (RSI 2005), a relação de doenças, agravos e eventos em saúde pública de notificação compulsória em todo o território nacional e estabelece fluxo, critérios, responsabilidades e atribuições aos profissionais e serviços de saúde. Publicada no Diário Oficial da União nº 18, em 26 de janeiro de 2011, p. 37.
31. Prefeitura do Município de São Paulo. Decreto 48.421, de 06 de junho de 2007. Regulamenta a Lei nº 13.671, de 26 de novembro de 2003, que dispõe sobre a criação do Programa de Informações sobre Vítimas de Violência no Município de São Paulo. [cited 2011 Sep]. Disponível em: http://www.prefeitura.sp.gov.br/cidade/secretarias/saude/vigilancia_em_saude/doencas_e_agravos/index.php?p=6082 (acesso em 10 set 2011).
32. Prefeitura do Município de São Paulo. Secretaria Municipal da Saúde. Manual de Preenchimento Ficha de Notificação de Casos Suspeitos ou Confirmados. [cited 2011 Sep]. Disponível em: http://www.prefeitura.sp.gov.br/cidade/secretarias/upload/08_09_10_manual_sivva_1254424639.pdf (acesso em 10 set 2011).
33. Ferreira AL. Acompanhamento de crianças vítimas de violência: desafios para o pediatra. J Pediatr (Rio J). 2005;81(Suppl5):S173-80.
34. Oselka G, Constantino CF, Hirschheimer MR. Aspectos éticos do relacionamento entre profissional de saúde e o paciente pediátrico. In: Segre M. A questão ética e a saúde humana. São Paulo: Atheneu; 2006. p.101-4.
35. Sociedade Brasileira de Pediatria. Guia de atuação frente a maus-tratos na infância e na adolescência: orientações para pediatras e demais profissionais da saúde. Rio de Janeiro; 2001.
36. Pinheiro PS. Word report on against children. United Nations Children's Fund (UNICEF), World Health Organization (WHO). 2006. Available: http://www.violencestudy.org/IMG/pdf/ I.World Report on Violence against Children.pdf. (acesso 21 fev 2007).
37. Pinheiro PS. Violência contra crianças: informe mundial. Ciênc Saúde Coletiva. 2007;11(Supl):1343-50.

Doenças sexualmente transmissíveis 24

Marta Miranda Leal
Talita Poli Biason

Após ler este capítulo, você estará apto a:
1. Reconhecer a importância das doenças sexualmente transmissíveis na saúde reprodutiva atual e futura do adolescente.
2. Compreender a maior vulnerabilidade biopsicossocial do adolescente às doenças sexualmente transmissíveis.
3. Reconhecer a importância da prevenção e a necessidade da educação sexual como parte integrante da consulta do adolescente.
4. Reconhecer as principais síndromes clínicas e seus agentes causadores.
5. Suspeitar, diagnosticar e tratar as doenças sexualmente transmissíveis mais comuns.

INTRODUÇÃO

Dentro do contexto de saúde do adolescente, as doenças sexualmente transmissíveis (DST) assumem grande importância devido à sua alta incidência nessa faixa etária, à grande proporção de casos assintomáticos e às possíveis consequências dessas enfermidades[1], como:

- Infertilidade: 10 a 40% das mulheres com infecções por gonorreia ou clamídia não tratadas evoluem para doença inflamatória pélvica (DIP), e 1/4 destas se tornarão inférteis. Infecções por clamídia podem ser causa de infertilidade no sexo masculino.
- Transmissão intrauterina da doença, levando a perdas gestacionais ou doenças congênitas.

- Aumento do risco de gravidez ectópica: mulheres que desenvolveram DIP parecem apresentar probabilidade 6 a 10 vezes maior de desenvolver gravidez ectópica.
- Carcinomas de colo uterino, pênis e ânus relacionados à infecção genital por papilomavírus humano (HPV).
- Aumento do risco de infecção pelo vírus da imunodeficiência humana (HIV): presença de DST não ulcerativa eleva o risco de infecção pelo HIV em 3 a 10 vezes, e em 18 vezes se a doença cursar com úlceras genitais.
- Aumento do risco de transmissão do HIV, no caso de o portador também ter outra DST: a concentração média de HIV é 8 vezes maior no sêmen de homens com uretrite, 2 vezes maior na secreção cervicovaginal de mulheres com gonorreia, 3 vezes maior na presença de clamídia e 4 vezes maior no caso de ulceração no colo uterino ou na vagina. Vaginose bacteriana dobra o risco de transmissão do HIV.

Deve-se lembrar que os adolescentes, além de terem maior dificuldade de acesso aos serviços de saúde, apresentam maior risco de contrair DST por peculiaridades biopsicossociais próprias dessa faixa etária, como:

- Necessidade de experimentar o novo, somada à impulsividade e ao senso de invulnerabilidade.
- Modo de vivência temporal: o tempo é o presente, há dificuldades de envolvimento em atividades preventivas vislumbrando o futuro.
- Dificuldade em realizar escolhas.
- Envolvimento em atividade sexual desprotegida e/ou associada a consumo de álcool ou outras drogas.
- Relacionamentos de menor duração, com consequente mudança de parceiros.
- Maior vulnerabilidade biológica à infecção: principalmente no sexo feminino, pois a ectopia cervical das adolescentes parece ser um facilitador das infecções; além disso, a mucosa vaginal, quando comparada à glande, apresenta maior área de contato e maior tempo de exposição ao material infectante[2].

As DST de notificação compulsória são sífilis gestacional, sífilis congênita, aids e infecção pelo HIV na gestante e na criança exposta[1]. O fato de as demais doenças não o serem dificulta a realização de diagnóstico preciso da extensão do problema. Além disso, a infecção assintomática é mais um fator que contribui para a alta prevalência de DST nessa faixa etária[3].

ABORDAGEM DOS PACIENTES COM DOENÇAS SEXUALMENTE TRANSMISSÍVEIS

Sabe-se que as estratégias de prevenção primária (educação em saúde, campanhas veiculadas em mídia privilegiando o uso do preservativo, etc.) e secundária (disseminação de informações para reconhecimento de sinais e sintomas das doenças, busca precoce por assistência, diagnóstico e tratamento, convocação de parceiros, etc.) podem permitir o controle das DST e de suas consequências[1,4].

O profissional de saúde tem um papel importante nesse processo. É fundamental que ele considere as características psicossociais próprias da adolescência (desenvolvimento da sexualidade, busca do novo, vivência temporal singular, separação progressiva dos pais, tendência grupal, etc.), que muito influenciam o exercício de sexualidade nessa fase da vida.

Uma prática sexual responsável é o resultado de um processo de amadurecimento que envolve, primeiramente, a percepção dos riscos, que deve gerar preocupação e levar à busca de informação e, finalmente, à mudança de comportamento visando a proteção. Esse percurso pode ser mais rápido ou mais lento, dependendo das características individuais e do contexto sociocultural a que o jovem está submetido.

Assim, a educação sexual, parte integrante da consulta do adolescente, é laboriosa, pois se expande muito além do fornecimento de informações e conhecimentos sobre saúde reprodutiva, envolvendo o resgate do indivíduo, a promoção da autoestima e a conscientização dos riscos vivenciados[5]. Para tanto, são pré-requisitos:

- Criação de um espaço na consulta no qual o adolescente possa, por meio de um processo reflexivo, perceber-se como um indivíduo responsável pelo seu corpo e por sua vontade, capaz de identificar, e só assim minimizar, as situações de risco às quais se expõe.
- Criação de uma relação de confiança, na qual o adolescente possa expor sua intimidade, falando sobre práticas sexuais, dinâmica dos relacionamentos, fidelidade própria e do parceiro, expectativas e sonhos, dúvidas, medos e tabus, etc., e na qual o profissional, com empatia, possa escutar, isento de julgamentos de valor e preconceitos.
- Fornecimento de informações que propiciem o autoconhecimento corporal e conhecimentos sobre a anatomia e a fisiologia do aparelho reprodutor feminino e masculino.
- Fornecimento de informações sobre as DST e os métodos preventivos existentes, procurando capacitar o adolescente, de preferência em conjunto com seu parceiro, a realizar escolhas adequadas.

- Inclusão do conceito de dupla proteção, pois uma proposta que vise à saúde reprodutiva dos adolescentes deve necessariamente trazer consigo o objetivo de proteção contra DST e contra gravidez.
- Disponibilização, na rede pública de saúde, de preservativos masculinos ou femininos como parte da rotina do atendimento do adolescente sexualmente ativo.

O estabelecimento de um bom vínculo entre médico e adolescente é fundamental no processo de aconselhamento e na adesão ao tratamento e ao serviço de saúde[6]. Para tanto, é necessário assegurar um ambiente de privacidade para a consulta, com tempo e disponibilidade do profissional para o diálogo e confidencialidade das informações, dentro dos limites do Código de Ética Médica, principalmente no que diz respeito ao adolescente incapaz de conduzir-se por seus próprios meios e àquele vítima de violência sexual[5]. Além disso, é importante que os serviços de saúde estejam capacitados para manejar essas doenças e que destinem espaço para atender a demanda espontânea da população, reconhecendo a DST sintomática como uma emergência e permitindo seu diagnóstico precoce, tratamento eficaz e seguimento clínico. Ao garantir o atendimento imediato, almeja-se não somente o tratamento da DST, mas também a interrupção da cadeia de transmissão e a prevenção de suas possíveis complicações[1]. Com a postergação da consulta, corre-se o risco de que o paciente procure por meios menos eficazes de tratamento ou de que os sintomas desapareçam e ele não retorne ao serviço, com cronificação da doença e manutenção da transmissão.

Os esquemas de tratamento com doses únicas são os preferidos, em razão de sua melhor adesão.

É desejável que os parceiros sejam levados para aconselhamento, diagnóstico e tratamento, a fim de que se rompa a cadeia de transmissão das DST. O parceiro deve ser considerado um portador da mesma síndrome ou doença que acometeu o paciente-índice (mesmo que não apresente nenhum sintoma ou sinal) e receber o mesmo tratamento recomendado para a sua condição clínica[7].

Ainda, diante de uma adolescente sexualmente ativa com DST que demanda tratamento, deve-se estar atento à possibilidade de gravidez, pelo risco de teratogenicidade de algumas das drogas indicadas.

Finalmente, frente ao diagnóstico de DST em criança ou adolescente psicologicamente imaturo ou incapaz, deve-se suspeitar de abuso sexual e realizar os encaminhamentos médico-legais pertinentes[8-10].

O Quadro 24.1 resume o conjunto de ações essenciais complementares que devem ser realizadas em qualquer atendimento de casos de DST[1].

Quadro 24.1 – Conjunto de ações essenciais complementares na abordagem do paciente portador de doenças sexualmente transmissíveis[1]

- Oferecer sorologias anti-HIV, VDRL e anti-hepatites B e C, se disponíveis
- Vacinar contra hepatite B, se o paciente ainda não for vacinado
- Vacinar contra HPV, quando possível
- Enfatizar a adesão e a continuidade do tratamento, mesmo após o desaparecimento de sinais ou sintomas
- Recomendar abstenção sexual até a conclusão do tratamento e desaparecimento dos sintomas
- Após a cura, recomendar o uso de preservativo em todas as relações sexuais, independentemente do uso de outros anticoncepcionais (dupla proteção)
- Oferecer preservativos, orientando sobre as técnicas de uso
- Encorajar o paciente a contatar todos os seus parceiros sexuais dos últimos 30 a 90 dias, para que possam ser atendidos e tratados
- Agendar retorno para conhecimento dos resultados dos exames solicitados e para controle de cura

HPV: infecção genital por papilomavírus humano; VDRL: *venereal disease research laboratory*; HIV: vírus da imunodeficiência humana.

DOENÇAS SEXUALMENTE TRANSMISSÍVEIS: PRINCIPAIS SÍNDROMES

Como os vários organismos causadores das DST determinam, na realidade, um número limitado de síndromes, é possível classificá-los de acordo com a sintomatologia que apresentam. A Tabela 24.1 lista as principais síndromes em DST, os sinais e os sintomas de cada uma delas, assim como os agentes etiológicos mais comuns[1].

Tabela 24.1 – Principais síndromes em doenças sexualmente transmissíveis[1]

Síndrome	Sintomas mais comuns	Sinais mais comuns	Etiologias mais comuns
Úlcera genital	Úlcera genital	Úlcera genital Aumento de linfonodos inguinais	Sífilis Cancro mole Herpes genital Donovanose
Corrimento uretral	Corrimento uretral Prurido Estrangúria Polaciúria Odor fétido	Corrimento uretral (se necessário, pedir para o paciente ordenhar a uretra)	Gonorreia Infecção por clamídia Tricomoníase Micoplasma Ureaplasma
Corrimento vaginal	Corrimento vaginal Prurido Odor fétido Dor à micção Dor durante relação sexual	Corrimento vaginal e/ou cervical Hiperemia de vulva Edema de vulva	Vulvovaginites infecciosas: tricomoníase, vaginose bacteriana e candidíase Cervicite: gonorreia e infecção por clamídia

ÚLCERAS GENITAIS

Sífilis

Sífilis, cancro duro ou *lues* é uma doença causada pelo *Treponema pallidum*. É transmitida essencialmente por via sexual ou transplacentária (sífilis congênita), embora outras formas de transmissão, como por meio de sangue e instrumental contaminado, possam ocorrer. Apresenta distribuição universal, sendo mais comum em centros urbanos e entre a população jovem. O risco de infecção é de 60% em uma única relação sexual com parceiro apresentando lesões de cancro duro ou condiloma plano.

Quadro clínico

Com períodos de atividade e latência, evolui por fases características (primária, secundária e terciária), de acordo com o tempo de evolução da doença sem tratamento[4,11]:

- Sífilis primária: após um período de incubação de 2 a 4 semanas, há o aparecimento de lesão (no local da inoculação), em geral única, indolor e ulcerada, com bordas duras e fundo limpo recoberto por material seroso (cancro duro), altamente infectante, usualmente acompanhada de adenopatia regional não supurativa, móvel, indolor e múltipla. No homem, desenvolve-se com maior frequência na glande e no sulco bálano-prepucial e na mulher (geralmente não percebida), no colo uterino, na vulva e no períneo. O cancro duro desaparece em 2 a 6 semanas, mesmo sem tratamento.
- Sífilis secundária: cerca de 2 meses depois do cancro, desenvolvem-se lesões cutaneomucosas, na maioria das vezes não pruriginosas, inicialmente com aspecto maculoso (roséolas sifilíticas) e que depois evoluem para lesões papuloescamosas (sifílides papulosas). A região palmoplantar é comumente acometida. Nas mucosas, podem surgir erosões planas, acinzentadas, recobertas por uma membrana úmida e com halo eritematoso (placas mucosas). Nas regiões de dobra ou de atrito (p.ex., sulco interglúteo e região perineal) podem aparecer pápulas de aspecto vegetante e úmido (condiloma plano). O secundarismo é acompanhado de poliadenomegalia generalizada. As lesões, também ricas em treponemas, regridem espontaneamente em 2 a 8 semanas. Alopecia, madarose e paroníquia podem ocorrer nessa fase, bem como sintomas sistêmicos, como anorexia, febre, cefaleia, artralgias e mialgias.
- Sífilis terciária: após um período de latência que varia de 2 a 30 anos, durante o qual não se observam sinais ou sintomas clínicos (sífilis latente), aproximadamente um terço dos pacientes evolui com desenvolvimento de gomas, sífilis cardiovascular ou neurossífilis.

A sífilis adquirida pode, ainda, ser classificada quanto ao tempo de evolução em:

- Sífilis recente (menos de um ano do contágio): sífilis primária, secundária e latente recente.
- Sífilis tardia (mais de um ano do contágio): sífilis latente tardia e terciária.

Diagnóstico

A confirmação diagnóstica se faz por diferentes técnicas, de acordo com a fase evolutiva da doença.

Na sífilis primária e nas lesões da sífilis secundária, o diagnóstico pode ser feito por meio da pesquisa direta do *T. pallidum* no material colhido da lesão, por exames de microscopia em campo escuro, impregnação pela prata ou imunofluorescência direta.

As reações sorológicas, que podem ser solicitadas a partir da 2ª ou 3ª semana após aparecimento do cancro, são de extrema importância no diagnóstico da sífilis secundária e terciária e dividem-se em treponêmicas e não treponêmicas[12,13]:

- VDRL (*venerial disease research laboratory*): reação não treponêmica mais utilizada. A reação sorológica começa a ser detectável de 1 a 4 semanas após o aparecimento do cancro duro e eleva-se progressivamente, atingindo o pico na sífilis secundária. Quase todos os pacientes com sífilis secundária apresentam títulos acima de 1/16. Após o primeiro ano, os títulos tendem a cair, negativando-se ou mantendo-se menores ou iguais a 1/8 (cicatriz sorológica), mesmo sem tratamento. Assim, valores muito baixos podem significar infecção muito recente ou muito antiga. Como podem ser titulados, a importância dos testes não treponêmicos no controle da cura é grande, já que os títulos tendem a cair rapidamente com o tratamento e aumentar com a reinfecção. Por se tratar de um teste inespecífico, VDRL reagente pode estar associado a outras condições médicas, como doenças autoimunes, uso de drogas injetáveis, etc. Assim, pessoas com resultado de VDRL positivo devem realizar testes treponêmicos para a confirmação do diagnóstico de sífilis.
- FTA-Abs (*fluorescente treponemal antibody-absorption*): é o teste treponêmico mais utilizado, possui alta especificidade e sensibilidade e serve para confirmar a reatividade dos testes não treponêmicos. A reação sorológica aumenta precocemente e tende a permanecer positiva mesmo após a cura. O FTA-Abs-IgM aparece ao redor de 15 a 20 dias após a infecção e negativa-se espontaneamente, sem depender do tratamento. Já o FTA-Abs-IgG torna-se positivo após 30 a 40 dias e permanece por toda a vida, não sendo, portanto, útil para seguimento pós-terapêutico.

O diagnóstico nas fases secundária e terciária deve, portanto, combinar necessariamente o VDRL e o FTA-Abs com anamnese e exame físico, a fim de evitar novos tratamentos em indivíduos com cicatriz sorológica e o escape dos casos de falha do tratamento ou reinfecção.

Tratamento

A droga de escolha para o tratamento de todas as formas de sífilis é a penicilina, mas o esquema terapêutico depende do tempo de evolução da doença (Tabela 24.2)[11,12]. Quando não for possível classificá-la como recente ou tardia, a abordagem deve sempre ser feita como a usada na sífilis tardia. No caso de manifestações neurológicas e cardiovasculares, os pacientes devem ser internados e receber esquemas especiais de penicilinoterapia endovenosa.

Tabela 24.2 – Esquema de tratamento para sífilis[11,12]

Sífilis recente*	Sífilis primária, secundária e latente recente*	Penicilina G benzatina 2.400.000 UI, IM, dose única (1,2 milhão UI em cada glúteo)
Sífilis tardia	Sífilis latente tardia e terciária	Penicilina G benzatina 2.400.000 UI, IM, 1 ×/semana, por 3 semanas (dose total = 7,2 milhões UI)

*Trabalhos existentes demonstram que doses adicionais de penicilina G benzatina ou outros antibióticos na sífilis recente (primária, secundária e latente recente) não aumentam a eficácia do tratamento (exceto nos casos com HIV).

Os parceiros, sintomáticos ou não, devem ser avaliados, considerando como parceiros sexuais os indivíduos com quem o paciente se relacionou nos últimos 90 dias (sífilis primária), nos últimos 6 meses (sífilis secundária) ou no último ano (sífilis latente)[1].

Os pacientes com história comprovada de alergia à penicilina podem ser dessensibilizados ou tratados com esquemas alternativos[12]:

- Sífilis recente: doxiciclina (100 mg, VO, a cada 12 horas, por 14 dias) ou tetraciclina (500 mg, VO, a cada 6 horas, por 14 dias).
- Sífilis tardia: doxiciclina (100 mg, VO, a cada 12 horas, por 28 dias) ou tetraciclina (500 mg, VO, a cada 6 horas, por 28 dias).

Todos os pacientes tratados com esquemas antibióticos alternativos devem ter seguimento mais rigoroso, dada a menor eficácia dessas opções.

É fundamental o seguimento clínico e laboratorial pós-tratamento. Recomenda-se a realização de VDRL a cada 3 meses no primeiro ano e a cada 6 meses no segundo.

Cancro Mole

O cancro mole ou cancroide, doença de transmissão essencialmente sexual causada pelo *Haemophilus ducrey*, é mais prevalente no sexo masculino, em uma proporção de 20:1, e apresenta risco de infecção de 80% em um intercurso sexual[1].

Quadro clínico

Após um período de incubação de 3 a 5 dias (que pode se estender até 2 semanas), há o aparecimento de lesão ulcerada, dolorosa e de base amolecida no local da inoculação (lesão única ou múltipla, devido à autoinoculação). Com borda irregular, apresenta fundo recoberto por exsudato necrótico de odor fétido, que, ao ser removido, revela tecido de granulação que sangra com facilidade. Os linfonodos regionais podem ser acometidos em 30 a 50% dos casos; os pacientes apresentam dor intensa e sinais inflamatórios com evolução para fistulização em orifício único (50% dos casos)[1,4,14].

Diagnóstico

O diagnóstico baseia-se, principalmente, no exame clínico. A investigação laboratorial envolve exame bacterioscópico direto com coloração pelo gram e cultura do material obtido das lesões. A pesquisa de *T. pallidum* é mandatória pela possibilidade de cancro misto (cancro misto de Rollet: cancro mole e cancro duro da sífilis primária)[1,4,14].

Tratamento

As opções antibióticas para tratamento do cancro mole são[1,11,12]:

- Azitromicina 1 g, VO, dose única.
- Ceftriaxona 250 mg, IM, dose única.
- Ciprofloxacina 500 mg, a cada 12 horas, por 3 dias (ainda não liberada para uso em menores de 18 anos).
- Eritromicina 500 mg, a cada 6 horas, por 7 dias.

A melhora dos sintomas geralmente ocorre de 3 a 7 dias após o tratamento, embora a completa cicatrização da úlcera possa demorar até mais de 2 semanas (o seguimento deve ser feito até a involução total das lesões). No caso de falha terapêutica, deve ser cogitada resistência ao antimicrobiano prescrito ou coinfecção com outras DST, principalmente pelo HIV[1,4,12,14].

Deve-se considerar para avaliação e tratamento os indivíduos (sintomáticos ou não) com quem o paciente se relacionou sexualmente nos 10 dias que precederam o início dos sintomas[1,12].

Herpes Genital

Acreditava-se que somente o herpes vírus 2 (HSV-2) era responsável pelo herpes genital, mas atualmente se sabe que 15 a 30% dessas infecções são causadas pelo herpes vírus 1 (HSV-1). A transmissão, na maioria das vezes, é sexual e ocorre pelo contato com secreção ou mucosa contaminada, principalmente quando há lesão ativa, embora possa haver contágio na ausência de lesões (ou seja, indivíduos assintomáticos podem ser transmissores). O número de parceiros sexuais durante a vida é o maior fator de risco para herpes genital[4,12,15].

Quadro clínico

A primoinfecção é definida pela presença de herpes genital na ausência de anticorpos contra HSV-1 e HSV-2 e ocorre após um período de incubação de 1 a 4 semanas. Além da lesão genital dolorida (com sensação de queimação), caracterizada por pápulas e vesículas sobre base eritematosa que evoluem para ulceração, a primoinfecção pode, em alguns casos, cursar com sintomas sistêmicos, como febre, cefaleia e mal-estar[4,15]. Após a multiplicação do vírus dentro das células epiteliais, ele ascende ao longo dos nervos sensórios até a raiz nervosa, na qual pode permanecer latente. Diante de uma queda de imunidade, pode-se ter reativação viral com recorrência da lesão. O HSV-2 tem maior poder de recorrência em relação ao HSV-1[4,12,15]. Com resolução espontânea em indivíduos com imunidade preservada, a média da duração da lesão, tanto na primoinfecção quanto na recorrente, é de cerca de 3 semanas.

Diagnóstico

O quadro clínico é de extrema importância para o diagnóstico do herpes genital devido à dificuldade de acesso aos métodos laboratoriais. Quando disponível, a cultura viral pode ser feita. O exame de reação em cadeia de polimerase (PCR) realizado no material da lesão tem sido utilizado e é o exame de escolha para pesquisa do HSV no liquor (nos casos de complicações como encefalite herpética)[4,12].

Tratamento

O tratamento em indivíduos imunocompetentes tem como objetivo controlar os sinais e os sintomas, não sendo capaz de erradicar o vírus. A primoinfecção deve ser tratada, em média, por 7 a 10 dias, enquanto nas recorrências o tratamento é de 5 dias (Tabela 24.3)[12]. O uso de medicação endovenosa deve ser feito por indivíduos com doença herpética grave ou na presença de complicações que necessitem de internação, como infecção disseminada, pneumonite, hepatite ou meningoencefalite[12].

Os parceiros sexuais, sintomáticos ou não, devem ser avaliados.

Tabela 24.3 – Tratamento do herpes genital[12]

	Primoinfecção	Recorrência
Aciclovir ou	400 mg, VO, 3 ×/dia, por 7 a 10 dias ou 200 mg, VO, 5 ×/dia, por 7 a 10 dias	400 mg, VO, 3 ×/dia, por 5 dias ou 800 mg, VO, 2 ×/dia, por 5 dias ou 800 mg, VO, 3 ×/dia, por 2 dias
Famciclovir ou	250 mg, VO, 3 ×/dia, por 7 a 10 dias	125 mg, VO, 2 ×/dia, por 5 dias
Valaciclovir	1 g, VO, 2 ×/dia, por 7 a 10 dias	500 mg, VO, 2 ×/dia, por 3 dias ou 1 g, VO, 1 ×/dia, por 5 dias

Linfogranuloma Venéreo

O linfogranuloma venéreo (LGV), também conhecido como linfogranuloma inguinal, é uma doença cuja transmissão é praticamente apenas sexual, sendo excepcional o contágio não venéreo. É causado por três sorotipos (L1, L2 e L3) da

Chlamydia trachomatis e possui maior prevalência em populações de menor nível socioeconômico e de maior promiscuidade sexual.

Quadro clínico

O período de incubação pode variar de 4 dias a 4 semanas, e a primeira manifestação é uma pequena lesão erosiva ou papovesicular no sítio da inoculação. Em geral, essa lesão inicial não é percebida e desaparece espontaneamente em alguns dias. Cerca de 1 a 3 semanas depois, ocorre o acometimento dos linfonodos regionais com fusão de gânglios e formação de uma massa volumosa, conhecida como plastão ou bubão. A massa formada pelos linfonodos apresenta necrose em vários locais e fistulização por múltiplos orifícios. Em decorrência das diferenças anatômicas na drenagem linfática, no sexo masculino, o acometimento ocorre nos linfonodos inguinais e, no feminino, nos gânglios ilíacos profundos e pararretais[4].

Diagnóstico

O diagnóstico é feito pelo quadro clínico e, quando disponível, podem ser utilizados os exame de cultura, reação de fixação do complemento, imunofluorescência direta ou PCR[4,14].

Tratamento

O tratamento deve ser instituído no momento da suspeita clínica, mesmo antes da confirmação laboratorial. A droga de escolha, para adultos e adolescentes, é a doxicilina (Tabela 24.4)[12].

Tabela 24.4 – Tratamento do linfogranuloma venéreo[12]

Tratamento recomendado	Doxicilina 100 mg, VO, a cada 12 h, por 21 dias
Tratamento alternativo	Eritromicina 500 mg, VO, a cada 6 h, por 21 dias

Os indivíduos (sintomáticos ou não) com quem o paciente se relacionou sexualmente nos 60 dias que precederam o início dos sintomas devem ser avaliados[12].

Donovanose

A donovanose, ou granuloma inguinal, é uma doença causada pela bactéria gram-negativa intracelular *Klebsiella granulomatis* (primeiramente conhecida como *Calymmatobacterium granulomatis*)[12]. A transmissão ocorre principalmente pelo ato sexual, mas existe a possibilidade de transmissão não venérea. Possui prevalência maior no sexo masculino, em uma proporção de 3:1, e, entre eles, os homossexuais são os mais acometidos. Baixo nível socioeconômico, condições precárias de higiene e promiscuidade sexual são importantes fatores de risco.

Quadro clínico

Após um período de incubação de 1 semana a 3 meses, ocorre o aparecimento de uma lesão úlcero-vegetante indolor, muito vascularizada e friável, em região genital ou perineal. Por meio da autoinoculação surgem outras lesões que crescem e podem confluir, assumindo grande extensão. Os linfonodos regionais não são acometidos, mas, como é frequente que haja infecção bacteriana sobreposta à lesão, pode ocorrer adenopatia satélite em resposta à infecção secundária[4].

Diagnóstico

A pesquisa da bactéria por meio do exame direto do material obtido das lesões é o melhor método para confirmação diagnóstica. Após coloração, a bactéria assume aspecto avermelhado com núcleo azulado dentro da célula, o chamado corpúsculo de Donovan, que pode ser encontrado em 90 a 95% dos casos. Se houver suspeita de malignização ou falha do exame direto, deve ser realizada biópsia. A cultura não é um bom método para o diagnóstico da donovanose[4,12,14].

Tratamento

O tratamento da donovanose é prolongado, devendo ser realizado por no mínimo 3 semanas, até o completo fechamento das lesões, qualquer que seja a droga utilizada (Tabela 24.5). Se não houver resposta à medicação nos primeiros dias, principalmente em pacientes HIV positivo, alguns autores recomendam a associação de um aminoglicosídeo endovenoso[1,12].

Tabela 24.5 – Drogas utilizadas no tratamento da donovanose (por no mínimo 3 semanas)[12]	
Tratamento recomendado	Doxicilina 100 mg, VO, a cada 12 h
Tratamento alternativo	Eritromicina 500 mg, VO, a cada 6 h ou
	Azitromicina 1 g, VO, 1×/semana ou
	Ciprofloxacina* 750 mg, VO, a cada 12 h ou
	Sulfametoxazol + trimetropin (800 mg/160 mg) 1 cp, VO, a cada 12 h

*A droga ciprofloxacina ainda não está liberada para uso em menores de 18 anos.

Considera-se como parceiro, para fim de avaliação, o indivíduo (sintomático ou não) com quem o paciente se relacionou sexualmente nos 60 dias que precederam o início dos sintomas[12].

CORRIMENTO URETRAL

As uretrites, quando sintomáticas, caracterizam-se por corrimento mucopurulento ou purulento, disúria ou prurido uretral, e podem ser decorrentes de infecção por vários micro-organismos, como *Neisseria gonorrhoeae, Chlamydia trachomatis* ou *Mycoplasma genitalium*[12].

As uretrites são diagnosticadas com base em quaisquer dos seguintes sinais ou testes laboratoriais:

- Corrimento uretral.
- Bacterioscopia da secreção uretral, com coloração de gram (teste diagnóstico altamente sensível e específico) mostrando presença de cinco ou mais leucócitos por campo.
- Exame microscópico do sedimento do primeiro jato urinário denotando presença de dez ou mais leucócitos por campo, em grande aumento.

A presença da *N. gonorrhoeae* (diplococo gram-negativo intracelular) no esfregaço uretral indica infecção gonocócica – uretrite gonocócica. São denominadas uretrites não gonocócicas aquelas cuja bacterioscopia pela coloração de gram e/ou cultura são negativas para o gonococo[1,12].

Uretrite Gonocócica

Doença transmitida sexualmente, caracterizada por processo infeccioso e inflamatório da mucosa uretral, cujo agente é a *N. gonorrhoeae*. A maioria dos casos de uretrite masculina é do tipo gonocócica. Com um período de incubação curto, de 2 a 5 dias, apresenta risco de transmissão de 50% a cada relação sexual[4].

Quadro clínico

Os sintomas caracterizam-se por disúria e corrimento uretral purulento de início abrupto, em grande quantidade e com odor fétido. O meato uretral encontra-se eritematoso e edemaciado. Na ausência de tratamento adequado, o processo pode se disseminar de forma ascendente pelo trato geniturinário. Entre os homens, pode evoluir para balanopostite, prostatite, epididimite e estenose uretral (rara). Nas mulheres, como a maioria dos quadros é assintomática, muitas vezes o diagnóstico só é realizado quando ocorrem complicações, em geral, processos inflamatórios pélvicos[4,12].

Há risco de doença sistêmica com quadros de artrite, meningite, peri-hepatite, pielonefrite, miocardite, pericardite e septicemia. Pode ocorrer conjuntivite por autoinoculação.

Diagnóstico

O exame bacterioscópico com coloração gram de amostras da secreção uretral é um método diagnóstico sensível e específico. A cultura em meio específico de Thayer-Martin está indicada nos casos suspeitos, quando não for possível obter material para coloração[12].

Tratamento

Dada a frequência com que ocorre coinfecção pela clamídia, orienta-se o tratamento dirigido contra os dois agentes etiológicos – *N. gonorrhoeae* e *C. trachomatis* –, conforme apresentado na Tabela 24.6.

Os indivíduos, sintomáticos ou não, com quem o paciente se relacionou sexualmente nos 60 dias que precederam o início dos sintomas devem ser considerados para avaliação e tratamento[12].

Tabela 24.6 – Tratamento das uretrites gonocócicas[1,11,12,16]

	Neisseria gonorrhoeae	+	*Chlamydia trachomatis*
Tratamento* recomendado	Ceftriaxone: 250 mg, IM, dose única ou Cefixime: 400 mg, VO, dose única	+	Azitromicina: 1 g, VO, dose única ou Doxiciclina: 100 mg, VO, a cada 12 h, por 7 dias
Tratamento alternativo	Espectinomicina: 2 g, IM, dose única		Eritromicina: 500 mg, VO, a cada 6 h, por 7 dias ou Ofloxacina**: 300 mg, VO, a cada 12 h, por 7 dias ou Levofloxacina**: 500 mg, VO, 1 ×/dia, por 7 dias

* Até abril de 2007, o Centers for Disease Control and Prevention (CDC) recomendava como uma das primeiras opções de tratamento para *N. gonorrheae* as quinolonas, mas a partir dessa data, pela prevalência crescente de resistência bacteriana a essa classe de antibióticos, o CDC deixa de recomendar o uso de ofloxacina ou levofloxacina no controle dessa infecção[16].

** As drogas ofloxacina e levofloxacina ainda não estão liberadas para uso em menores de 18 anos.

Uretrite não Gonocócica

A *C. trachomatis* é o agente etiológico determinante mais comum dos quadros de uretrite não gonocócica (UNG)[12]. Transmitida pelo contato sexual (20% de risco de transmissão a cada relação) e com um período de incubação de 14 a 21 dias, a clamídia é ainda a responsável pelo tracoma, pela conjuntivite por inclusão no recém-nascido e pelo linfogranuloma venéreo.

Outros agentes são *Trichomonas vaginalis*, herpes vírus tipos 1 e 2 e adenovírus, entre outros[12].

Quadro clínico

O quadro clínico, quando comparado à uretrite gonocócica, é mais brando. No homem, caracteriza-se por um corrimento mucoide, de início gradual, e disúria discreta e intermitente. A secreção pode estar presente somente pela manhã, antes da primeira micção, e, às vezes, só se percebe o corrimento após ordenha manual da uretra. Alguns casos, no entanto, podem apresentar sintomatologia mais exuberante, semelhante à uretrite gonocócica[4].

No sexo feminino, o quadro é, na maioria das vezes, silencioso. Quando sintomático, apresenta-se com disúria discreta e esporádica, dispaurenia e, muito raramente, corrimento uretral. As mulheres portadoras assintomáticas da clamídia apresentam risco de reinfectar seu parceiro sexual e vir a desenvolver doença inflamatória pélvica, caso não se tratem[4].

As uretrites causadas por *C. trachomatis* podem evoluir para prostatite, epididimite, balanites, conjuntivites (por autoinoculação) e síndrome uretro-conjuntivo-sinovial (ou síndrome de Fiessinger-Leroy-Reiter)[4].

Diagnóstico

Na prática, o diagnóstico definitivo é difícil de ser realizado, uma vez que requer técnicas laboratoriais avançadas (imunofluorescência direta, PCR e cultura de células), pouco acessíveis na atenção primária do sistema público de saúde.

No entanto, o achado em esfregaço da secreção uretral corada por gram de 5 ou mais leucócitos por campo na ausência de gonococos ou de 10 ou mais leucócitos por campo em grande aumento no sedimento do primeiro jato urinário, somado aos sinais clínicos, sugere o diagnóstico e justifica o tratamento da UNG[4,12].

Tratamento

A Tabela 24.7 apresenta o tratamento recomendado e o alternativo na abordagem da UNG[1,12].

Tabela 24.7 – Tratamento das uretrites não gonocócicas[1,11,12]

Tratamento* recomendado	Azitromicina: 1 g, VO, dose única ou Doxiciclina: 100 mg, VO, a cada 12 h, por 7 dias
Tratamento alternativo	Eritromicina: 500 mg, VO, a cada 6 h, por 7 dias ou Ofloxacina*: 300 mg, VO, a cada 12 h, por 7 dias ou Levofloxacina*: 500 mg, VO, 1 x/dia, por 7 dias

*As drogas ofloxacina e levofloxacina ainda não estão liberadas para uso em menores de 18 anos.

No caso de persistência do corrimento, apesar do tratamento adequado do paciente e de seus parceiros, deve-se pensar na possibilidade de agentes menos frequentes, como a *Trichomonas vaginalis*[12].

Estão indicadas avaliação e tratamento dos indivíduos, sintomáticos ou não, com quem o paciente se relacionou sexualmente nos 60 dias que precederam o início dos sintomas[12].

CORRIMENTO VAGINAL

Candidíase Vaginal

É um tipo frequente de vulvovaginite, causada pela *Candida albicans* em 80 a 90% dos casos e por outras espécies não *albicans* em 10 a 20%. Não é uma doença de transmissão exclusivamente sexual e muitos fatores favorecem seu desenvolvimento:

- Uso de antibióticos de amplo espectro, de corticosteroides ou imunossupressores, de contraceptivos hormonais ou de outros esteroides.
- Gravidez.
- Obesidade.
- Diabetes melito.
- Imunodeficiências.
- Eczema vulvar ou intertrigo (períneo úmido e com escoriações).
- Hábitos de higiene e vestes inadequados (com aumento do calor e da umidade).
- Presença de substâncias alergênicas ou irritativas (talcos, perfumes e desodorantes).

Quadro clínico
Os achados no exame físico incluem[17]:

- Prurido genital.
- Corrimento branco, inodoro e com grumos (aspecto de leite coalhado).
- Mucosa vulvar edemaciada, hiperemiada e brilhante, com pH abaixo de 4,5.
- Ardor ou dor à micção.
- Placas brancas ou branco-acinzentadas aderidas à mucosa vaginal.
- Dispareunia.

Os sinais e os sintomas podem tornar-se mais intensos no período pré-menstrual.

Diagnóstico
É feito com base no quadro clínico e quando forem encontrados fungos em lâmina a fresco com adição de KOH a 10% ou em esfregaço corado pelo método de gram. A realização de cultura está indicada nos casos em que a sintomatologia é sugestiva, mas os exames anteriores são negativos, ou em casos recorrentes, para identificação da espécie[17,18].

Tratamento

As opções de tratamento são apresentadas na Tabela 24.8[1,12]. O quadro clínico pode direcionar a seleção do antifúngico, assim como a duração do tratamento:

- Casos não complicados (sintomatologia de leve a moderada, não recorrente, em adolescentes sem fatores predisponentes): tratamento tópico com qualquer dos derivados imidazólicos em esquema de curta duração, incluindo aqueles com dose única. Nos casos com sintomatologia mais exuberante, os regimes com 3 a 7 dias de tratamento são preferíveis. A nistatina mostra-se menos eficaz que os derivados imidazólicos. A administração oral de fluconazol em dose única mostrou eficácia comparável ao tratamento tópico.
- Casos complicados (sintomatologia grave ou candidíase recorrente em adolescentes com fatores predisponentes): tratamento tópico de longa duração ou uso de imidazólicos orais em doses sequenciais.

Como a vulvovaginite por C. albicans geralmente não é adquirida pelo ato sexual, o tratamento do parceiro assintomático não é recomendado, exceto nos casos de recorrência da infecção.

Tabela 24.8 – Tratamento da candidíase vaginal[1,11,12]

Tratamento tópico*	Tratamento sistêmico
Miconazol – Creme a 2%, por via vaginal, 1 aplicação à noite ao deitar-se, por 7 dias; ou – Óvulos de 200 mg, 1 óvulo por via vaginal, à noite ao deitar-se, por 3 dias; ou – Óvulos de 100 mg, 1 óvulo por via vaginal, à noite ao deitar-se, por 7 dias; ou Tioconazol – Creme a 6,5%, aplicação única, por via vaginal ao deitar-se; ou – Óvulos de 300 mg, aplicação única, por via vaginal ao deitar-se; ou Terconazol – Creme vaginal a 0,8%, 1 aplicação por via vaginal, à noite ao deitar-se, por 3 dias; ou Clotrimazol – Creme vaginal a 1%, 1 aplicação por via vaginal, à noite ao deitar-se, durante 7 a 14 dias; ou – Óvulos de 100 mg, 1 aplicação por via vaginal, à noite ao deitar-se, por 7 dias; ou Nistatina – 100.000 UI, 1 aplicação por via vaginal, à noite ao deitar-se, por 14 dias	Fluconazol 150 mg, VO, dose única

*As adolescentes sexualmente ativas devem saber que os cremes e os supositórios vaginais imidazólicos são oleosos e podem interagir com o látex do diafragma e dos preservativos masculinos, enfraquecendo-os.

Define-se candidíase vaginal recorrente pela ocorrência de quatro ou mais episódios de vulvovaginite por *Candida* no período de um ano. A abordagem dessas pacientes envolve[12]:

- Tratamento tópico mais prolongado com derivado imidazólico por 7 a 14 dias ou tratamento oral com 150 mg de fluconazol a cada 3 dias, em um total de 3 doses (1º, 4º e 7º dia).
- Se sexualmente ativa, descontinuar práticas sexuais do tipo oral-genital.
- Examinar e tratar o parceiro sexual, caso seja sintomático.

Tricomoníase Vaginal

A vulvovaginite causada pelo protozoário *T. vaginalis* tem como principal forma de transmissão a via sexual, mas pode, muito raramente, estar presente em adolescente não sexualmente ativa, devido à sua capacidade de sobreviver, por cerca de várias horas, em superfícies úmidas.

Quadro clínico

Grande parte das adolescentes apresenta-se sintomática, com corrimento abundante, amarelado ou esverdeado, fétido e bolhoso, mais intenso logo após a menstruação, acompanhado de prurido em 60 a 75% dos casos. A vulva encontra-se hiperemiada e o pH vaginal mantém-se entre 5 e 7[17,19].

Diagnóstico

É confirmado pelo encontro do parasita no exame microscópico a fresco da secreção vaginal. O simples achado do parasita, mesmo nas mulheres assintomáticas, faz o diagnóstico e impõe tratamento[17,19]. Vale lembrar que o *T. vaginalis* pode estar associado a outras DST e parece aumentar o risco de aquisição do HIV.

Tratamento

A Tabela 24.9 apresenta as opções de tratamento nos casos de tricomoníase[1,12]. A reinfecção é um problema comum, sendo mais frequente nos casos em que o tratamento do parceiro sexual ou do foco familiar não foi realizado. É, portanto, fundamental o tratamento do parceiro sexual atual – mesmo medicamento na mesma dose –, lembrando-se que o homem geralmente se apresenta assintomático (uma minoria desenvolve uretrite). O casal deve evitar relações sexuais até que ambos tenham terminado o tratamento e estejam assintomáticos.

Vaginose Bacteriana

Caracteriza-se pelo crescimento excessivo de bactérias anaeróbias (*Prevotella sp.* e *Mobiluncus sp.*), *G. vaginalis* e *M. hominis*. É causa importante de corrimento vaginal em adolescentes sexualmente ativas; aquelas que nunca tiveram relação sexual raramente são afetadas[17].

Tabela 24.9 – Tratamento da vulvovaginite por *Trichomonas vaginalis**[1,11,12]

Tratamento recomendado	Metronidazol 2 g, VO, dose única; ou Tinidazol 2 g, VO, dose única
Tratamento alternativo	Metronidazol 500 mg, VO, a cada 12 horas, por 7 dias; ou Secnidazol 2 g, VO, dose única

* Deve-se evitar a ingestão de bebidas alcoólicas durante o tratamento e até 48 horas após, pelo efeito antabuse (quadro resultante da interação de derivados imidazólicos com álcool, caracterizado por mal-estar, náuseas, tonturas e gosto metálico na boca).

Quadro clínico

A sintomatologia varia dependendo do grau de associação com os agentes anaeróbios vaginais. Geralmente, apresenta-se com corrimento de odor fétido (cheiro de peixe) que frequentemente piora após a relação sexual, sem irritação da vulva ou da vagina.

Diagnóstico

Os critérios clínicos para o diagnóstico da vaginose bacteriana envolvem o achado de três dos seguintes sinais ou sintomas[20]:

- Presença de leucorreia homogênea, esbranquiçada, sem características inflamatórias, revestindo a parede da vagina.
- Presença de *clue cells* (células descamadas do epitélio vaginal recobertas pelas bactérias) ao exame microscópico.
- pH do fluido vaginal superior a 4,5.
- Secreção vaginal com odor de peixe antes e depois da adição de KOH a 10%.

Tratamento

O tratamento preconizado é apresentado na Tabela 24.10[1,12,21]. Rotineiramente, o tratamento do parceiro sexual não é necessário. Deve-se orientar abstinência sexual durante o tratamento até o estabelecimento da cura, levando-se em conta ainda que os cremes vaginais interferem na integridade do preservativo e do diafragma, facilitando seu rompimento.

Cervicite por *Chlamydia trachomatis*

A *C. trachomatis* está sendo reconhecida nas últimas décadas como importante agente etiológico de infecções de trato geniturinário no adulto e no adolescente.

Tabela 24.10 – Tratamento da vulvovaginite por vaginose bacteriana*[1,11,12]

Tratamento recomendado	Metronidazol 500 mg, VO, a cada 12 h, por 7 dias*; ou
	Metronidazol gel a 0,75%, 1 aplicador vaginal (5 g), 1 vez ao deitar, por 5 noites; ou
	Clindamicina creme vaginal 2%, 1 aplicador (5 g) intravaginal ao deitar, por 7 noites**
Tratamento alternativo	Tinidazol 2 g, VO, 1 x/dia, por 2 dias*; ou
	Tinidazol 1 g, VO, 1 x/dia, por 5 dias*; ou
	Clindamicina 300 mg, VO, 2 x/dia, por 7 dias; ou
	Clindamicina óvulos vaginais 100 mg, 1 aplicação vaginal, ao deitar, por 3 dias

* Deve-se evitar a ingestão de bebidas alcoólicas durante o tratamento e até 48 horas após, pelo efeito antabuse (quadro resultante da interação de derivados imidazólicos com álcool, caracterizado por mal-estar, náuseas, tonturas e gosto metálico na boca).

** A clindamicina creme vaginal é à base de óleo e pode interagir com o látex do preservativo e do diafragma, enfraquecendo-os por até 5 dias após seu uso.

Quadro clínico

A presença da *C. trachomatis* no colo uterino ou na uretra pode causar pouco ou nenhum sintoma (70 a 80% dos casos), facilitando sua disseminação entre a população. A sintomatologia, quando presente, envolve endocervicite mucopurulenta com corrimento vaginal, dispareunia e uretrite com disúria e urgência miccional; também pode ocorrer infecção das glândulas de Bartholin e Skene. Se não tratada, mesmo os casos assintomáticos podem evoluir para DIP, com sequelas, como gravidez ectópica, esterilidade e dor pélvica crônica[12,17].

Diagnóstico

A sorologia e a citologia são de pouca utilidade clínica. A cultura, de realização difícil e de alto custo, é a forma mais tradicional na identificação da *Chlamydia*. Atualmente, métodos modernos, como PCR e LCR (*polymerase and ligase chain reactions*), estão disponíveis em alguns centros diagnósticos[12].

Tratamento

A Tabela 24.6[1,12] já apresentou as opções terapêuticas para a infecção por *C. trachomatis*. Deve-se lembrar da importância da abordagem dos parceiros sexuais.

Cervicite por *Neisseria gonorrhoeae*

Quadro clínico

Nos casos mais característicos de infecção gonocócica, existe história de possível contágio 3 a 5 dias antes da instalação dos sintomas; a paciente pode referir disúria importante e corrimento mucopurulento, e é frequente o comprometimento da uretra e das glândulas vestibulares. Grande parte dos casos apresenta sintomas inespecíficos, e um terço é totalmente assintomático. Durante o período menstrual, criam-se condições favoráveis à disseminação do germe, que pode provocar complicações, como salpingite, infertilidade, gravidez ectópica, peritonite, artrite ou endocardite. A cervicite gonocócica não tratada evolui para a cronicidade[12,17].

Diagnóstico

O encontro de diplococos gram-negativos intracelulares no exame bacterioscópico da secreção vaginal sugere o diagnóstico, que é confirmado pela cultura da secreção em meio específico, de Thayer-Martin. A ausência de diplococos gram-negativos no exame bacterioscópico não afasta o diagnóstico e é comum na fase crônica da doença[12,17].

Tratamento

Como as pacientes infectadas por *N. gonorrhoeae* frequentemente são também infectadas por *C. trachomatis*, é prudente que, como rotina, empregue-se um regime de tratamento que seja efetivo contra ambas as infecções. O tratamento recomendado para a infecção gonocócica já foi apresentado na Tabela 24.6 e deve envolver o(s) parceiro(s) sexuais[1,12].

INFECÇÃO GENITAL POR PAPILOMAVÍRUS HUMANO

O HPV é um DNA-vírus capaz de infectar as células epiteliais do trato genital provocando desde lesões evidentes, como o condiloma, até situações completamente assintomáticas, como a displasia cervical subclínica. Apresenta alta taxa de transmissão e período de incubação que pode variar de semanas a anos, dependendo da imunidade do hospedeiro[22].

Entre os mais de 100 tipos de HPV já descritos, pelo menos 30 são capazes de infectar o trato anogenital. Estão divididos em 2 grupos, de acordo com sua capacidade oncogênica e consequente associação com o câncer cervical[22,23]:

- Baixo risco: pouco oncogênicos, presentes na maioria das infecções clinicamente aparentes (verrugas), são os que estão envolvidos nas infecções benignas do trato genital, como o condiloma acuminado ou plano e as neoplasias intraepiteliais de baixo grau. Os sorotipos 6 e 11 são os que geralmente se associam ao condiloma acuminado.
- Alto risco: possuem uma alta correlação com as neoplasias intraepiteliais de alto grau e carcinomas do colo uterino, da vulva, do ânus e do pênis (raro) e cursam, geralmente, com processos assintomáticos. Os tipos 16, 18, 31, 33 e 45 são os mais frequentemente associados ao câncer cervical.

Após a infecção por HPV, a maioria das mulheres evolui, em 7 a 12 meses, para a resolução das lesões. Porém, algumas apresentarão infecção persistente com chance de desenvolvimento de displasia e câncer cervical. Os fatores de risco de progressão para malignidade são o tipo do HPV, a persistência da infecção e o tabagismo.

Quadro Clínico

Lesão de consistência amolecida, úmida, rosada ou cor de pele, única ou múltipla, pequena ou extensa, algumas vezes com aspecto de couve-flor, sugere o diagnóstico de condiloma acuminado. Este, geralmente, localiza-se na glande, no sulco balanoprepucial ou na região perianal do homem e na vulva, no períneo, na região perianal, na vagina ou no colo uterino da mulher; menos frequentemente, pode estar presente em áreas extragenitais, como conjuntivas e mucosas nasal, oral e laríngea[22,23].

Diagnóstico

Como a displasia cervical é, na maioria das vezes, assintomática, o seu diagnóstico depende das visitas da adolescente ao consultório médico. Não há método único para o diagnóstico do HPV cervical; utiliza-se conjuntamente a citologia oncótica (papanicolau) ou, mais recentemente, a citologia em base-líquida (técnica de maior sensibilidade), o teste de HPV-DNA, a colposcopia e a histologia[22,23].

A confirmação diagnóstica é feita pela histologia, embora o tratamento, na prática, seja geralmente realizado sem biópsia prévia. A histologia é imperativa quando o diagnóstico é incerto, as lesões não respondem ao tratamento, o paciente é imunodeprimido ou quando as lesões forem pigmentadas, endurecidas, fixas e ulceradas, levando à suspeita de neoplasia.

Tratamento

O tratamento depende do local, do tamanho, do número e do tipo de lesão e deve ser feito por especialista. As opções disponíveis são[22,23]:

- Ácido tricloroacético (ATA).
- Crioterapia.
- Eletrocoagulação.
- Podofilina.
- Podofilotoxina.
- Imiquimod.
- Interferon intralesional.
- Vaporização a *laser*.
- Exérese cirúrgica.

Imunização

No Brasil, existem duas vacinas contra o HPV: a vacina bivalente Cervarix® e a tetravalente Gardasil®.

A Gardasil® protege contra os sorotipos responsáveis pelo maior número de casos de câncer de colo de útero (16 e 18) e de verrugas genitais (6 e 11). Inicialmente indicada para a população feminina de 9 a 26 anos, a partir de 2011 foi liberada, pela ANVISA, para a população masculina da mesma faixa etária. Beneficia totalmente os indivíduos que ainda não iniciaram a vida sexual e parcialmente os sexualmente ativos que já tenham se contaminado com algum dos sorotipos do HPV[24,25]. A Cervarix® protege contra os sorotipos 16 e 18.

CONCLUSÕES

As doenças sexualmente transmissíveis têm alta incidência entre os adolescentes. Esse tema deve fazer parte da consulta de rotina do adolescente. Os aspectos preventivos das doenças sexualmente transmissíveis devem ser enfatizados em todas as consultas. O médico deve estar atento aos sinais e aos sintomas das doenças, que nem sempre são referidas pelos adolescentes, e saber diagnosticá-las e tratá-las adequadamente.

REFERÊNCIAS BIBLIOGRÁFICAS

1. Coordenação Nacional de DST e Aids. Secretaria de Vigilância em Saúde. Ministério da Saúde – Brasil. Controle das doenças sexualmente transmissíveis (DST)- Manual de bolso. 2ª ed. 2006.
2. Leal MM, Saito MI. Síndrome da adolescência normal. In: Saito MI, Silva LEV, Leal MM. Adolescência: prevenção e risco. 2ª ed. São Paulo: Atheneu, 2008. p.81-92.
3. Benvenutti E. Doenças sexualmente transmissíveis/AIDS. In: Françoso LA, Gejer D, Reato LFN. Sexualidade e saúde reprodutiva na adolescência. (Atualizações Pediátricas: SPSP). São Paulo: Atheneu; 2007. p.211-22.
4. Saito FJA. Doenças sexualmente transmissíveis e saúde reprodutiva na adolescência. In: Saito MI, Silva LEV, Leal MM. Adolescência: prevenção e risco. 2ª ed. São Paulo: Atheneu; 2008. p.451-76.
5. Saito MI. Sexualidade, adolescência e orientação sexual: reflexões e desafios. Rev Med – FMUSP 1996;75(1):26-30.
6. Rietmeijer CA. Risk reduction counseling for prevention of sexually transmitted infections: how it works and how to make it work. Sex Transm Infect. 2007;83(1):2-9.
7. World Health Organization. Sexually transmited and other reproductive tract infections. A guide to essential practice. Genebra: WHO; 2005.
8. Saito MI, Leal MM. O exercício da sexualidade na adolescência: a contracepção em questão. Pediatria (São Paulo) 2003;25(1/2):36-42.
9. Sociedade Brasileira de Pediatria, Federação Brasileira das Sociedades de Ginecologia e Obstetrícia. Adolescência, anticoncepção e ética – diretrizes. J Pediatr. 2004;80(1).
10. Society for Adolescent Medicine. Confidential health care for adolescents: position paper of the Society for Adolescent Medicine. J Adolesc Health. 2004;35(2):160-7.

11. Organización Panamericana de la Salud. IMAN Servicios: Normas de atención de salud sexual y reproductiva de adolescentes. Washington, D.C. OPS, ©.
12. Centers of Disease Control and Prevention. Sexually transmitted diseases treatment guidelines, 2010. MMWR. 2010;59(RR12):1-110.
13. Goh BT. Syphilis in adults. Sex Transm Infect. 2005;81(6);448-52.
14. Chacko MR, Staat MA, Woods CR. Genital infections in childhood and adolescence. In: Feigin RD, Cherry JD, Demmler GJ, Kaplan SL. Textbook of pediatric infectious diseases. 5th ed. Philadelphia: Saunders; 2004.
15. Ruiz MFMA, Petri V, Oyafuso LKM. Doenças sexualmente transmissíveis na infânica e na adolescência. In: Farhat CK, Carvalho LHFR, Succi RCM. Infectologia pediátrica. 3ª ed. São Paulo: Atheneu; 2007. p.983-1002.
16. CDC. Division of STD prevention. National Center for HIV/AIDS, Viral Hepatitis, STD, and TB prevention. Update to CDC´s sexually transmitted diseases treatment guidelines, 2006: fluoroquinolones no longer recommended for treatment of gonocococcal infections. MMWR. 2007:56(14);332-6.
17. Françoso LA. Vulvovaginites e cervicites. In: Françoso LA, Gejer D, Reato LFN. Sexualidade e saúde reprodutiva na adolescência. (Atualizações Pediátricas: SPSP). São Paulo: Atheneu; 2007. p.155-72.
18. Boatto HF, Moraes MS, Machado AP, Girão MJBC, Fischman O. Correlação dos resultados laboratoriais com sinais e sintomas clínicos das pacientes com candidíase vulvovaginal e relevância dos parceiros sexuais na manutenção da infecção em São Paulo, Brasil. Rev Bras Ginecol Obstet. 2007;29(2):80-4
19. Swygard H, Seña AC, Hobbs MM, Cohen MS. Trichomoniasis: clinical manifestations, diagnosis and management. Sex Transm Infect. 2004;80(2);91-5.
20. Wanderley MS, Magalhães EMS, Trindade ER. Avaliação clínica e laboratorial de crianças e adolescentes com queixas vulvovaginais. Rev Bras Ginecol Obstet. 2000;22(3):147-52.
21. Wilson J. Managing recurrent bacterial vaginosis. Sex Transm Infect. 2004;80(1);8-11.
22. Krejci EJ, Sanchez ML. Genital human papillomavirus infection. Sexually Trans Dis. 2005;7:79.
23. Kahn JA, Hillard PA. Human papillomaviros and cervical cytology in adolescents. Adolesc Med Clin. 2004;15(2):301-21.
24. Villa LL, Costa RLR, Petta CA, Andrade RP, Paavonen J, Iversen O-E, et al. High sustained efficacy of a prophylatic quadrivalent homan papillomavirus types L1 virus like vaccine through 5 years of follow up. Br J Cancer. 2006;95(11):1459-66.
25. Giuliano AR, Palefsky JM, Goldstone S, Moreira Jr ED, Penny ME, Aranda C, et al. Efficacy of quadrivalent HPV vaccine against HPV infection and disease in males. N Engl J Med. 2011;364:401-11.

Contracepção na adolescência 25

Benito Lourenço
Marta Miranda Leal

> Após ler este capítulo, você estará apto a:
> 1. Compreender a maior vulnerabilidade biopsicossocial do adolescente frente às vivências relacionadas ao exercício da sexualidade.
> 2. Reconhecer a importância da prevenção e a necessidade da educação sexual como parte integrante da consulta do adolescente.
> 3. Selecionar os aspectos a serem considerados na escolha do método anticoncepcional.
> 4. Reconhecer os métodos anticoncepcionais utilizados na adolescência.

INTRODUÇÃO

A adolescência representa uma etapa crucial e bem definida do processo de crescimento e desenvolvimento, cuja marca registrada é a transformação ligada aos aspectos físicos e psíquicos do ser humano inserido nas mais diferentes culturas. Por conter grande variedade de eventos modificadores de ordem biológica, psicológica e social, sua vivência, pessoal e única, constitui-se em uma fase de vulnerabilidade e risco.

Embora a evolução e o exercício da sexualidade na adolescência possam, por vezes, caracterizar-se por uma vivência saudável, responsável e segura, constitui--se em risco de grau variável para o comprometimento do projeto de vida e até da própria vida, bastando para isso lembrar suas consequências, como gravidez não planejada, aborto, aids e outras doenças sexualmente transmissíveis (DST), com seus custos não apenas biológicos, como também psíquicos e sociais significativos.

Considerando a especificidade do adolescente em seus aspectos do desenvolvimento psicossocial, em especial relacionados ao desenvolvimento da sexualidade, com suas particularidades decorrentes da carga afetiva hiperdimensionada, das inseguranças, bem como de expectativas pouco realistas e imaturas sobre o amor e o sexo, a abordagem preventiva e a promoção da saúde reprodutiva dos adolescentes configuram-se algumas das tarefas mais importantes do médico. Para os profissionais que atendem adolescentes, esse é um período no qual se concentram significativas discussões e propostas na busca dos melhores caminhos para seu bom e proveitoso transcurso. Na condução das orientações preventivas para os adolescentes, é importante considerar:

- A busca da identidade com questionamentos dos padrões familiares e, portanto, da autoridade dos pais, unida à ideia de indestrutibilidade que faz com que os jovens se arrisquem em desafios inconsequentes[1].
- O vínculo marcante com o grupo que proporciona a noção de força que vem dos pares; para serem aceitos, os adolescentes assumem atitudes para as quais, muitas vezes, não estão preparados[1].
- A vivência temporal singular à essa faixa etária, na qual se misturam ansiedade e desejo de viver tudo rápido e intensamente, não havendo lugar para a espera ou julgamentos[1].
- A evolução da sexualidade que traz o exercício da genitalidade e coloca os adolescentes frente a frente com seus impulsos sexuais[1].

O profissional deve estar preparado, portanto, para o desafio de orientar um ser ávido por experimentar o novo, destemido por se julgar invulnerável e imaturo ou amador para lidar com o impulso sexual, marcado pela genitalidade, em um corpo a todo momento renovado por mudanças marcantes.

Embora somente a abstinência garanta a ausência de qualquer tipo de risco relacionado à atividade sexual, a orientação que se baseia apenas na abstinência mostra-se falha, considerando o início precoce da atividade sexual de muitos jovens. Ainda assim, é papel do médico que atende adolescentes discutir com seu jovem paciente, em bases éticas e destituídas de julgamentos preconcebidos, o melhor momento para o início da atividade sexual[2]. Surpreendentemente, para alguns adolescentes, a postergação do início da atividade sexual pode ser claramente entendida e realizada, dentro da discussão sobre o exercício saudável da sexualidade. Para aqueles que optam por iniciar a vida sexual, deve-se prover orientação preventiva pertinente, com a apresentação e a oferta de métodos contraceptivos efetivos para a proteção dos adolescentes, tanto contra gravidez quanto contra DST.

É importante se atentar para os princípios éticos que regem a Medicina do Adolescente, particularmente para o artigo 74 do Capítulo IX (sigilo profissional) do Código de Ética Médica[3] : "É vedado ao médico: revelar sigilo profissional relacionado a paciente menor de idade, inclusive a seus pais ou representantes legais, desde que o menor tenha capacidade de discernimento, salvo quando a não revelação possa acarretar dano ao paciente". Assim, embora o diálogo entre pais e filhos deva sempre ser estimulado, a orientação anticoncepcional deverá permanecer em sigilo, se o adolescente assim o desejar, mostrar-se capaz e se seu exercício da sexualidade não caracterizar risco de vida[4,5].

ORIENTAÇÃO ANTICONCEPCIONAL NA ADOLESCÊNCIA

O anticoncepcional ideal seria aquele de ação reversível, 100% eficaz, totalmente isento de contraindicações e efeitos colaterais, de fácil utilização, que pudesse ser utilizado a qualquer hora e sem necessidade de supervisão médica, que fosse independente da atividade sexual e da motivação para seu uso, de baixo custo e fácil acesso e que também protegesse contra as infecções transmitidas sexualmente. Na ausência deste, frente à indicação de prescrição de um anticoncepcional, vários aspectos devem ser considerados na escolha do método contraceptivo mais adequado ao paciente adolescente[2,6,7]:

- Maturidade psicológica: a adesão a um método depende da capacidade do adolescente de aceitar e/ou assumir a própria sexualidade, assim como da capacidade de planejar a atividade sexual (um aspecto importante é a destemporalização característica do adolescente que vive o "aqui e agora").
- Grau de escolaridade e capacidade de compreensão.
- Capacidade do adolescente de identificar as situações de risco vivenciadas e possíveis consequências, como gravidez e DST.
- Existência de parceiro estável e participante da escolha anticoncepcional.
- Frequência das relações sexuais (a atividade sexual na adolescência geralmente é esporádica e não programada, dificultando a introdução de um método na rotina de vida).
- Grau de motivação para a prática contraceptiva, tanto da adolescente quanto do parceiro.
- Significado pessoal e familiar de uma eventual gravidez (não raramente está presente, consciente ou inconscientemente, o desejo de engravidar).
- Avaliação inadequada da experiência sexual anterior. A adolescente que inicia sua atividade sexual muito precocemente, próximo à menarca (quando os ciclos menstruais são, na sua maioria, anovulatórios), tem a falsa impressão de que realmente não engravida. Dessa forma, sente-se tranquila por acreditar-se estéril ou tenta engravidar para ter certeza de que não o é.
- Experiências anteriores com métodos anticoncepcionais.

- Existência de gestação e/ou aborto prévios.
- Conhecimento e opinião da adolescente (e do parceiro) sobre os métodos anticoncepcionais (conceitos, preconceitos, preceitos religiosos, etc.).
- Opinião dos pais ou responsáveis a respeito do uso de anticoncepcionais por adolescentes.
- Conhecimento dos pais ou responsáveis acerca das práticas sexuais em questão (geralmente eles desconhecem a atividade sexual dos seus filhos).
- Barreiras para a utilização de métodos anticoncepcionais na família.
- Opinião do grupo a respeito dos métodos anticoncepcionais.
- Crenças religiosas.
- Orientação contraceptiva prévia ou posterior ao início da atividade sexual.
- Avaliação clínica do adolescente: existência de contraindicações absolutas e relativas ao uso de determinado método; presença de doença crônica que pode tornar a escolha do método mais complexa.
- Capacidade do adolescente de tolerar efeitos colaterais.
- Disponibilidade, custo e facilidade de aquisição do método de proteção escolhido.
- Acessibilidade aos serviços de saúde.
- Taxa de eficácia de cada método (Tabela 25.1)[8]: quanto mais a utilização do método depende do indivíduo, mais sua taxa de eficácia prática se afasta da teórica. Nesse sentido, os adolescentes comportam-se como usuários típicos de um método e não como usuários "ideais". Não se deve esquecer, no entanto, que qualquer método anticoncepcional é mais eficaz do que a ausência de um método.

Tabela 25.1 – Métodos anticoncepcionais: taxas de eficácia[8]

Método	Eficácia teórica* (%)	Eficácia prática** (%)
Anticoncepcional oral combinado e minipílula	0,3	8
Adesivo transdérmico	0,3	8
Anel vaginal	0,3	8
Anticoncepcional combinado injetável (mensal)	0,05	3
Anticoncepcional injetável apenas com progestágeno (trimestral)	0,3	3
Implante subdérmico (progestágeno)	0,05	0,05
Dispositivo intrauterino de cobre	0,6	0,8
Dispositivo intrauterino com levonorgestrel	0,1	0,1
Diafragma com espermicida	6	16
Coito interrompido	4	27

(continua)

Tabela 25.1 – Métodos anticoncepcionais: taxas de eficácia[8] (continuação)

Método	Eficácia teórica* (%)	Eficácia prática** (%)
Preservativo masculino	2	15
Preservativo feminino	5	21
Espermicida	18	29
Abstinência periódica (calendário)	9	25
Ausência de método	85	85

* Taxa de eficácia teórica: o mais baixo número de gravidezes encontrado entre 100 mulheres que por um ano utilizaram correta e consistentemente um método.

** Taxa de eficácia prática: o número de gravidezes tipicamente observado entre 100 mulheres durante um ano, usuárias de um método.

Tantas são as questões a serem discutidas e avaliadas na seleção de um método contraceptivo que não é surpresa que essa orientação preventiva na adolescência seja tarefa complexa, particularmente quando se consideram as características psicossociais próprias desse grupo etário que muito influenciam na prática sexual e contraceptiva[6].

De forma geral, o adolescente sexualmente ativo estará mais propenso a procurar e se envolver com uma proposta preventiva se:

- Demonstrar perspectivas e projetos de vida futuros.
- Perceber a gravidez como um risco com consequências negativas.
- Tiver apoio familiar, de amigos ou de profissional médico que apresente e sancione o uso de um método preventivo.
- Encontrar-se nas fases da adolescência média e final, com maior maturidade psicossocial.

A escolha da estratégia contraceptiva, atualmente muito alicerçada no conceito da dupla proteção (gravidez e infecções sexualmente transmissíveis), deve ser uma decisão conjunta do médico e de seu paciente adolescente, na qual as orientações e advertências sejam fornecidas de forma clara e objetiva. Inúmeras vezes, o médico optará pela orientação de uma estratégia que combine dois métodos de proteção, por exemplo, a utilização de um método de barreira e um anticoncepcional oral ou a utilização de um método de barreira com a anticoncepção de emergência para os acidentes contraceptivos.

O Quadro 25.1[2,6,9-15] apresenta, de maneira resumida, as vantagens e as desvantagens dos métodos anticoncepcionais que poderiam ser indicados na faixa etária adolescente.

Quadro 25.1 – Métodos anticoncepcionais: vantagens e desvantagens[2,6,9-15]

Método	Vantagens	Desvantagens
Anticoncepcional combinado oral (ACO)	■ Alta eficácia se usado corretamente ■ Utilização independente da atividade sexual ■ Diminuição de desordens menstruais, dismenorreia e cistos foliculares ■ Proteção contra anemia (diminuição do fluxo menstrual), tumores benignos de mama e ovário, câncer ovariano, de endométrio e colorretal ■ Efeitos positivos sobre a densidade óssea ■ Possibilidade de aumentar o prazer sexual por diminuir o temor de gravidez ■ Permite períodos de amenorreia (se forem tomadas pílulas ativas ininterruptamente) ■ Retorno imediato da fertilidade após parada do uso ■ Pode ser usada desde a adolescência até a menopausa, sem necessidade de pausas para "descanso" ■ Algumas apresentações estão disponíveis na rede pública	■ Não protege contra DST, necessitando de uso concomitante de preservativo (masculino ou feminino) para cumprir o critério de dupla proteção ■ Necessidade de avaliação médica prévia e seguimento posterior ■ Existência de contraindicações absolutas e relativas ■ Não é rara a ocorrência de efeitos colaterais menores ■ Baixo risco de complicações sérias, mas que aumenta com a idade (> 35 anos) e na presença de tabagismo (> 15 cigarros/dia) ■ Necessidade de motivação para uso ■ Tomada diária ■ Custo elevado das apresentações com baixíssima dosagem de etinilestradiol
Anticoncepcional combinado vaginal (anel vaginal)	■ Alta eficácia, pois não demanda uso diário (manipulação do anel apenas 2 vezes por mês) ■ Diminuição da incidência de efeitos gastrointestinais, como náuseas e vômitos ■ Fácil inserção e retirada ■ Privacidade e discrição	■ Não protege contra DST, necessitando de uso concomitante de preservativo (masculino ou feminino) para cumprir o critério de dupla proteção ■ Necessidade de avaliação médica prévia e seguimento posterior ■ Existência de contraindicações absolutas e relativas (as mesmas dos ACO) ■ Não é rara a ocorrência de efeitos colaterais menores ■ Raramente, há problemas relacionados ao anel: expulsão espontânea, sensação de corpo estranho, desconforto vaginal e vaginites ■ Baixo risco de complicações sérias (semelhantes ao ACO) ■ Preço superior ao da maioria dos ACO ■ Difícil utilização por adolescentes com tabus relacionados à manipulação dos genitais

(continua)

Quadro 25.1 – Métodos anticoncepcionais: vantagens e desvantagens[2,6,9-15] (continuação)

Método	Vantagens	Desvantagens
Anticoncepcional combinado transdérmico (adesivo)	▪ Alta eficácia, pois não demanda uso diário (troca do adesivo 3 vezes no ciclo) ▪ Diminuição da incidência de efeitos gastrointestinais, como náuseas e vômitos	▪ Não protege contra DST ▪ Necessidade de avaliação médica prévia e seguimento posterior ▪ Existência de contraindicações absolutas e relativas (mesmas dos ACO) ▪ Não é rara a ocorrência de efeitos colaterais menores ▪ Raramente, há reação de pele local que desaparece rapidamente após a retirada do adesivo, minimizada por meio da rotação dos locais de colocação ▪ Baixo risco de complicações sérias, mas o adesivo expõe as usuárias a um nível constante mais elevado de estrógeno que o proporcionado pela maioria dos ACO ▪ Menor eficácia em mulheres obesas, com peso superior a 90 kg (absorção transdérmica diminuída) ▪ Pouca discrição ▪ Preço superior ao da maioria dos ACO
Anticoncepção injetável mensal (estrógeno + progestágeno)	▪ Alta eficácia ▪ Aplicação mensal ▪ Privacidade ▪ Diminuição da incidência de efeitos gastrointestinais, como náuseas e vômitos ▪ Disponível na rede pública	▪ Não protege contra DST ▪ Necessidade de avaliação médica prévia e seguimento posterior ▪ Existência de contraindicações ▪ Não é rara a ocorrência de efeitos colaterais menores ▪ Baixo risco de complicações sérias, mas que aumenta com a idade (> 35 anos) e na presença de tabagismo (> 15 cigarros/dia)
Pílula somente com progestágeno	▪ Não afeta lactação ▪ Não causa os efeitos colaterais dependentes de estrógeno ▪ Algumas apresentações estão disponíveis na rede pública ▪ Eficácia teórica comparável à pílula combinada, no caso das apresentações com dosagem média de progestágeno (75 mg de desogestrel)	▪ Não protege contra DST ▪ Necessidade de avaliação médica prévia e seguimento posterior ▪ Existência de contraindicações ▪ Frequentes irregularidades do ciclo menstrual (sangramento irregular e amenorreia) ▪ Tomada diária, exige maior precisão no horário da ingestão do contraceptivo, quando comparado ao ACO

(continua)

Quadro 25.1 – Métodos anticoncepcionais: vantagens e desvantagens[2,6,9-15] (continuação)

Método	Vantagens	Desvantagens
Anticoncepção injetável trimestral (progestágeno de depósito)	<ul><li>Alta eficácia</li><li>Aplicação trimestral</li><li>Baixo custo</li><li>Disponível na rede pública</li><li>Privacidade</li><li>Não causa os efeitos colaterais dependentes de estrógeno</li></ul>	<ul><li>Não protege contra DST</li><li>Necessidade de avaliação médica prévia e seguimento posterior</li><li>Existência de contraindicações</li><li>Ocorrência de efeitos indesejáveis, como sangramento irregular, amenorreia e ganho de peso</li><li>Efeitos negativos sobre a densidade óssea</li><li>Demora do retorno da fertilidade</li></ul>
Implantes	<ul><li>Alta eficácia</li><li>Anticoncepcional de longa duração (3 anos), podendo ser retirado a qualquer momento que se deseje</li><li>Privacidade</li><li>Não causa os efeitos colaterais dependentes de estrógeno</li></ul>	<ul><li>Não protege contra DST</li><li>Necessidade de avaliação médica prévia e seguimento posterior</li><li>Existência de contraindicações</li><li>Necessidade de profissional treinado para sua inserção e retirada</li><li>Alto custo</li></ul>
Dispositivo intrauterino (DIU)	<ul><li>Necessidade de motivação apenas inicial para seu uso</li><li>Não interfere na relação sexual</li><li>Troca somente a cada 1 a 5 anos</li><li>Após inserção, reavaliações médicas anuais</li></ul>	<ul><li>Não protege contra DST</li><li>Necessidade de avaliação médica prévia e seguimento posterior</li><li>Associação com o aumento na incidência de infecções do trato genital feminino nas 3 semanas pós-inserção, gravidezes ectópicas e anormalidades do ciclo menstrual</li><li>Contraindicações relativas: nuliparidade, múltiplos parceiros e infecções do trato genital inferior</li><li>Custo alto do DIU com levonorgestrel</li></ul>
Preservativo masculino	<ul><li>Proteção contra DST</li><li>Fácil obtenção e uso (disponível na rede pública)</li><li>Eficaz, se utilizado corretamente</li><li>Sem necessidade de prescrição médica</li><li>Responsabilidade partilhada pelo casal, com o envolvimento do parceiro na contracepção</li><li>Sem efeitos colaterais e contraindicações (exceto reação alérgica ao látex)</li></ul>	<ul><li>Deterioração com o tempo e a exposição ao sol, ao calor e/ou à umidade</li><li>Possibilidade de furar ou romper</li><li>Interrupção do ato sexual</li><li>Tabus relacionados à diminuição do prazer sexual</li><li>Textura, cheiro e sabor considerados desagradáveis por alguns</li><li>Possibilidade de reações alérgicas ao látex ou aos lubrificantes</li><li>A adolescente depende do parceiro para sua utilização</li></ul>

(continua)

Quadro 25.1 – Métodos anticoncepcionais: vantagens e desvantagens[2,6,9-15] (continuação)

Método	Vantagens	Desvantagens
Preservativo feminino	■ Proteção contra DST ■ Eficaz, se utilizado corretamente ■ Seguro ■ Independente da vontade do parceiro ■ Possibilidade de inserção prévia à relação sexual (até 8 horas antes), não interrompendo o ato sexual ■ Disponível na rede pública	■ Custo (mais caro que o preservativo masculino, quando não disponível na rede pública) ■ Tabus culturais relacionados à manipulação dos genitais inibem sua utilização
Anticoncepção de emergência	■ Eficaz quando utilizada logo após o ato sexual desprotegido, até no máximo 120 horas ■ Sem contraindicações para ser utilizada nas situações de emergência ■ Disponível na rede pública	■ Não protege contra DST ■ Baixa eficácia e com efeitos colaterais quando utilizada como método anticoncepcional rotineiro e frequente
Coito interrompido	■ Nenhum custo e nenhum dispositivo contraceptivo é utilizado ■ Sem necessidade de prescrição médica ■ Responsabilidade da contracepção partilhada com o parceiro	■ Baixa eficácia mesmo quando praticado corretamente ■ Não protege contra DST ■ Risco de desenvolvimento de disfunção sexual
Abstinência periódica	■ Não requer drogas ■ Promoção do diálogo do casal ■ Seu uso aumenta os conhecimentos sobre a fisiologia da reprodução	■ Não protege contra DST ■ Baixa eficácia ■ Ineficaz quando os ciclos são irregulares ■ Requer registro e conhecimento dos ciclos menstruais ■ Requer planejamento da atividade sexual ■ Abstinência de 1/3 a 1/2 do ciclo ■ Desejo e oportunidade não estão relacionados com o ciclo menstrual

DST: doença sexualmente transmissível; ACO: anticoncepcional combinado oral.

Embora de um modo geral, com exceção da esterilização, todos os métodos contraceptivos poderiam potencialmente ser utilizados por adolescentes[2,16], alguns métodos não são utilizados na rotina da clínica de adolescentes:

- Coito interrompido[9]: é uma prática bastante popular entre adolescentes. Entretanto, é um método conhecidamente falho pela possibilidade da existência de espermatozoides viáveis no líquido pré-ejaculatório. Sua ineficácia aumenta entre adolescentes ainda sem controle e sem conhecimento adequados da dinâmica sexual.
- Abstinência sexual periódica ("tabelinha")[2,9]: método também falho quando utilizado isoladamente pela população adolescente, uma vez que não é possível predizer, com precisão, quando ocorrerá a ovulação. Os ciclos menstruais das adolescentes são, com frequência, irregulares e é comum que elas não registrem suas datas de ocorrência. A vivência temporal adolescente ("aqui e agora"), assim como várias outras características da dinâmica sexual dos jovens, inviabilizam a utilização da "tabelinha" como método anticoncepcional. De qualquer forma, o conhecimento sobre a fisiologia da reprodução pode ser utilizado para aumentar a eficácia da anticoncepção quando da utilização do preservativo como único método, caso a adolescente opte por abster-se das relações sexuais nos dias possivelmente férteis.
- Dispositivos intrauterinos (DIU)[2,9]: o DIU de cobre e o sistema intrauterino de levonorgestrel, embora eficazes, não protegem contra DST. As contraindicações relativas (nuliparidade e presença de múltiplos parceiros) e o aumento do risco de infecções do trato genital inferior (durante a inserção do dispositivo e nas três semanas que se seguem a esta) fazem com que esses contraceptivos sejam métodos pouco utilizados pela população adolescente.
- Implantes subdérmicos[2,9]: são cápsulas de material plástico contendo progestágeno que são implantadas sob a pele e que liberam o hormônio continuamente para a corrente sanguínea, proporcionando efeito contraceptivo. Devem ser usados unicamente para anticoncepção prolongada. Têm alta eficácia e são uma ótima opção para adolescentes que apresentam contraindicações ao estrógeno, mas seu alto custo é um fator limitante para o uso.

Na prática, os métodos disponíveis e mais orientados para os adolescentes são os preservativos (método de barreira) e os contraceptivos hormonais, incluindo o anticoncepcional de emergência, os quais são descritos a seguir.

MÉTODOS DE BARREIRA – PRESERVATIVOS

Quando usado corretamente em todas as relações sexuais, o preservativo reduz significativamente o risco de gravidez e de DST, incluindo o vírus da imunodeficiência humana (HIV)⁹. Sua eficácia está diretamente relacionada a motivação, habilidade e aderência. A falha do método está, na maioria das vezes, relacionada ao não uso em todas as relações sexuais, à colocação inadequada ou à colocação em um momento tardio da relação sexual (após contato genital).

Na prática clínica, mesmo quando o adolescente diz já saber "tudo sobre camisinha", fato bastante comum pela grande disseminação de informações na escola e na mídia, deve-se ressaltar e discutir as informações sobre o momento do ato sexual para a sua colocação, importância da verificação da data de validade, do transporte, da disponibilidade e das orientações técnicas quanto ao uso.

Outro aspecto importante é discutir com o adolescente que, embora o preservativo modifique a sensibilidade, não a diminui nem interfere no prazer sexual. O preservativo masculino pode, ainda, prolongar o tempo até a ejaculação, o que muitas vezes pode ser visto como uma vantagem para o casal. Os mitos referentes à interferência no desempenho sexual são importantes causas da não adesão ao método.

O medo, frequentemente relatado pela adolescente, de que o preservativo masculino possa romper e que disso resulte uma gravidez pode ser minimizado pela adequada orientação, prescrição ou até fornecimento prévio do anticoncepcional de emergência para um eventual caso de acidente contraceptivo.

O grande destaque para a orientação do preservativo para os adolescentes é sua evidente proteção contra as DST, visto que a proteção contraceptiva pode ser realizada com vários outros métodos disponíveis. Existe um consenso geral de que o uso do preservativo tem um papel central em qualquer programa de prevenção contra HIV/DST.

O preservativo feminino constitui-se em um dispositivo de poliuretano que traz dois anéis flexíveis em suas extremidades (o anel interno fixa-se sobre o colo do útero e o externo sobre a vulva). É eficaz contra DST e cumpre os critérios de dupla proteção⁹; faltam, no entanto, trabalhos que estudem sua aceitação por parte das adolescentes brasileiras. Além do custo elevado (5 a 7 vezes superior ao do preservativo masculino), a aparência e a necessidade de manuseio genital para sua colocação são fatores limitantes à sua popularidade nessa faixa etária⁹.

ANTICONCEPÇÃO HORMONAL

Anticoncepcional Combinado Oral

O anticoncepcional combinado oral (ACO – ou pílula, como comumente é chamado) é o método mais conhecido e talvez, por isso, seja a solicitação inicial da maioria das adolescentes. Altamente eficaz, de ação reversível e com opções de baixo custo, não previne, entretanto, contra as DST, nem é totalmente isento de efeitos colaterais. Quanto à prevenção de DST, esse problema é resolvido pelo uso concomitante de preservativo. Quanto aos efeitos colaterais, o grande número de estudos e os anos de utilização fornecem certeza sobre a segurança do uso de ACO nessa faixa etária, desde que utilizados adequadamente e respeitadas suas contraindicações[9]:

a. Contraindicações absolutas ao uso de ACO[16]:
   – Fenômenos tromboembólicos, acidente vascular cerebral e oclusão coronariana (atuais ou pregressos).
   – Certeza ou suspeita de câncer de mama ou de outras neoplasias hormônio-dependentes.
   – Hepatopatia aguda ou crônica.
   – Tumores de fígado malignos ou benignos.
   – Icterícia colestática relacionada à gravidez ou secundária ao uso de ACO.
   – Hipertensão arterial.
   – Cardiopatia isquêmica ou doença cardíaca valvular complicada (hipertensão pulmonar, fibrilação atrial ou história de endocardite bacteriana).
   – Enxaqueca com sintomas neurológicos focais.
   – Diabetes com evidência de nefropatia, retinopatia, neuropatia, doença vascular ou com mais de 20 anos de evolução.
   – Lúpus eritematoso sistêmico juvenil.
   – Idade maior ou igual a 35 anos e fumante (15 ou mais cigarros/dia).
   – Menos de 21 dias pós-parto (a coagulação sanguínea e a fibrinólise normalizam-se em torno de 3 semanas pós-parto).
   – Cirurgia de grande porte com imobilização prolongada.
   – Sangramento vaginal anormal de etiologia não diagnosticada.
   – Gravidez.
b. Situações em que se deve considerar a relação risco/benefício do ACO:
   – Presença de fatores de risco para tromboembolismo.
   – Existência de outras doenças crônicas.
   – Uso de medicamentos que interagem com a pílula, diminuindo sua eficácia, como é o caso das drogas metabolizadas pelo sistema de enzimas do citocromo hepático P-450 (rifampicina; alguns anticonvulsivantes, como hidantoína, fenobarbital, carbamazepina e primidona; topiramato; oxcarbazepina; griseofulvina; drogas anti-HIV inibidoras das proteases; e produtos fitoterápicos à base de *hypericum perforatum* – erva de São João)[9].

Os ACO disponíveis para utilização na adolescência são os de baixa dosagem, ou seja, com a concentração do componente estrogênico variando entre 15 e 35 μg[9]. Os progestágenos utilizados são vários e deles dependem muitas das características dos ACO. Na adolescência, de modo geral, opta-se pelas apresentações monofásicas (mesma dosagem de esteroides em todas as pílulas), por não se perceber vantagens nos bifásicos e nos trifásicos, que podem ter sua eficácia diminuída caso as pílulas sejam ingeridas na sequência errada. Algumas apresentações comerciais de anticoncepcionais combinados, do tipo monofásico, existentes no mercado estão apresentadas na Tabela 25.2.

Tabela 25.2 – Anticoncepcionais orais utilizados na adolescência

Estrogênio/Dose	Progestágeno/Dose
Etinilestradiol 35 µg	Acetato de ciproterona 2 mg
Etinilestradiol 30 µg (0,3 mg)	Levonorgestrel 0,15 mg
	Desogestrel 0,15 mg
	Gestodene 0,075 mg
	Drospirenona 3 mg
Etinilestradiol 20 µg	Desogestrel 0,15 mg
	Gestodene 0,075 mg
	Drospirenona 3 mg
Etinilestradiol 15 µg	Gestodene 0,060 mg

A apresentação disponibilizada na rede pública contém 30 µg de etinilestradiol e 0,15 mg de levonorgestrel, associação bastante segura para a utilização por essa faixa etária; estudos sugerem risco discretamente menor do levonorgestrel quando comparado ao desogestrel e ao gestodene[2,15,17,18], progestágenos de menor androgenicidade, igualmente seguros para uso na adolescência[2], mas de maior custo. Trabalhos recentes têm demonstrado maior risco de fenômeno tromboembólico entre os anticoncepcionais com drospirenona, quando comparados àqueles com levonorgestrel, risco este que não pode ser desprezado ao ser indicado para essa faixa etária[19,20].

Para a prescrição do ACO, é pré-requisito a realização de uma anamnese cuidadosa e um exame físico completo, com atenção especial para a aferição da pressão arterial e do peso corporal e a detecção de contraindicações à prescrição do método[7,9].

Exame pélvico (especular e toque bimanual), triagem para câncer de colo uterino e para infecções sexualmente transmissíveis (IST – por testes laboratoriais) em mulheres assintomáticas, embora sejam procedimentos apropriados para uma boa atenção preventiva, não têm relação com o uso seguro do método anticoncepcional hormonal[9,21]. Assim, avaliação ginecológica não é pré-requisito para o início do uso do ACO, sendo aconselhável que ela seja realizada dentro do primeiro ano de atividade sexual.

É necessário que se faça uma orientação detalhada, a qual deve ser reforçada nos retornos que se seguem, até que se certifique de que a adolescente está utilizando o ACO adequadamente. Não se deve esquecer que o uso de um anticoncepcional é muito mais que simplesmente a ingestão de uma pílula, pois envolve questões morais, éticas, religiosas, tabus, preconceitos e segredo.

Devem ser discutidos com a adolescente (e parceiro, se possível) os riscos e os benefícios dos ACO, os efeitos colaterais (p.ex., náuseas) e a possibilidade de *spottings* nos primeiros ciclos (importantes causas de abandono), assim como aspectos práticos da utilização do método, como a maneira que vai adquirir, onde vai guardar (principalmente em caso de não conhecimento dos pais), a que horas tomar, o que fazer se esquecer, o que fazer em caso de vômitos ou diarreia, etc.[9].

A baixa dosagem hormonal das pílulas atuais, que garante a segurança do seu uso, também exige que sejam tomadas regularmente a cada 24 horas. Não raramente, as adolescentes esquecem de tomar a pílula, observando-se, na prática, melhor adesão quando elas têm o apoio do seu parceiro ou dos seus pais.

Embora o tromboembolismo seja uma complicação muito rara dos ACO de baixa dosagem, orienta-se quanto às situações clínicas que sugiram tal problema, como dor abdominal grave, dor torácica grave com tosse e dificuldade respiratória, cefaleia intensa, dor intensa na perna e perda ou borramento de visão. Nesses casos, a adolescente deverá procurar imediatamente um atendimento médico.

Deve-se reforçar o conceito de dupla proteção (contra gravidez e DST) e discutir a necessidade do uso concomitante de preservativo.

Anticoncepcional Combinado Injetável

Os anticoncepcionais combinados injetáveis, de uso mensal intramuscular, possuem as mesmas contraindicações da pílula combinada de uso oral e são opções interessantes para as jovens que apresentam dificuldade para aderir ao uso diário da pílula. Encontram-se no mercado as apresentações com enantato de noretisterona 50 mg + valerato de estradiol 5 mg e acetato de medroxiprogesterona 25 mg + cipionato de estradiol 5 mg. O anticoncepcional combinado injetável também está disponível na rede pública[2].

Anticoncepcional Combinado Transdérmico (Adesivo)

Com custo mais elevado e não disponível na rede pública, esse anticoncepcional apresenta-se como um adesivo que libera, via transdérmica, diariamente, 20 µg de etinilestradiol e 150 µg de norelgestromim, com indicações e contraindicações semelhantes às apresentações combinadas. Foi demonstrado que as usuárias desse método são expostas a um nível constante mais elevado de estrógeno que o proporcionado pela maioria dos ACO (cerca de 60% a mais que o nível alcançado com apresentações de 35 µg), mas não se sabe, ainda, se isso aumenta o risco de tromboembolismo[2,11,14].

Anticoncepcional Combinado Vaginal (Anel Vaginal)

Constitui-se em um anel de plástico, flexível, que libera diariamente 15 μg de etinilestradiol e 120 μg de etonogestrel. Também tem custo superior aos ACO e não está disponível na rede pública. Apresenta indicações, contraindicações e efeitos colaterais semelhantes às apresentações combinadas orais[2,11].

Anticoncepcionais apenas com Progestágeno

A minipílula, ou pílula progestínica, é um anticoncepcional oral de baixa dosagem (metade a um décimo da quantidade de progestagênio contido nos ACO); exige maior precisão no horário da ingestão do contraceptivo e causa, com frequência, sangramento irregular, o que limita sua aceitação por parte das adolescentes. É menos eficaz que a pílula combinada, mas é uma ótima opção para as adolescentes que estão amamentando. Ao contrário do ACO, a minipílula é tomada ininterruptamente, sem pausa entre as cartelas[2,9].

O anticoncepcional oral com média dosagem de progestágeno, contendo 75 μg de desogestrel em cada comprimido, também de uso ininterrupto, é uma outra opção para as mulheres com contraindicações ao componente estrogênico. Com uma quantidade maior de progestágeno, apresenta, teoricamente, uma eficácia superior à minipílula e mantém a desvantagem dos sangramentos irregulares frequentes.

O anticoncepcional injetável trimestral[9,12], com 150 mg de acetato de medroxiprogesterona (DMPA) intramuscular, é uma opção eficaz e interessante para mulheres que apresentam contraindicações ao uso de estrógeno. Está contraindicado nos casos de suspeita de gravidez e nas pacientes portadoras de tumores dependentes de hormônios sexuais ou com doença hepática ativa. Deve-se ter cautela na utilização do DMPA por adolescentes mais jovens devido ao efeito do uso prolongado desse progestágeno sobre a densidade óssea, diminuindo-a[13]; essa perda de densidade é maior quanto mais prolongado for o uso do anticoncepcional e pode não ser completamente revertida após descontinuidade do mesmo. Como a adolescência é um momento crucial para o desenvolvimento ósseo, essa opção somente está indicada como método contraceptivo de longa duração, por mais de dois anos, no caso de nenhum outro ser factível. Os efeitos colaterais mais frequentes são irregularidade menstrual, amenorreia e ganho de peso[9].

ANTICONCEPÇÃO DE EMERGÊNCIA

Considerando que, no Brasil, existe um número significante de mulheres expostas à gravidez não planejada, em vista do uso inadequado ou inexistente de métodos anticoncepcionais e que as faixas etárias mais atingidas são as adolescentes e adultas jovens, que, por vezes, iniciam a atividade sexual antes da adoção de estratégias protetoras da gravidez, justifica-se a reflexão sobre a anticoncepção de emergência (AE). Esta é uma estratégia legítima, bem compreendida ética e tecnicamente, para inibir os problemas decorrentes da gravidez não planejada e do aborto provocado entre adolescentes e jovens.

A AE[22] é definida como a utilização de uma droga ou dispositivo para evitar a gravidez após uma atividade sexual desprotegida. As estratégias aprovadas pelo Ministério da Saúde e disponíveis no Brasil envolvem a administração oral de pílula combinada (método de Yuzpe: 0,02 mg de etinilestradiol + 0,10 mg de levonorgestrel, administrados em duas doses, com intervalo de 12 horas) ou, mais atualmente, somente de progestágeno, em dose única de 1,5 mg de levonorgestrel.

A Tabela 25.3 apresenta como, na prática, a AE pode ser recomendada[22].

Tabela 25.3 – Anticoncepção de emergência[22]

Tipo de contracepção de emergência	Apresentação	Administração via oral	Taxa de gravidez* (nº de gravidezes/100 mulheres por ano) segundo o tempo decorrido entre a atividade sexual desprotegida e a tomada do anticoncepcional de emergência
Pílula anticoncepcional combinada (método de Yuzpe)	Comprimido com 50 µg de etinilestradiol + 0,025 mg de levonorgestrel	2 comprimidos a cada 12 h (2 doses; total: 4 comprimidos)	< 24 h: 2 25 a 48 h: 4,1 49 a 72 h: 4,7
	Comprimido com 30 mcg de etinilestradiol + 0,015 mg de levonorgestrel	4 comprimidos a cada 12 h (2 doses; total: 8 comprimidos)	
Pílula contendo apenas progestágeno	Comprimido com 0,75 mg de levonorgestrel	2 comprimidos (dose única)	< 24 h: 0,4 25 a 48 h: 1,2 49 a 72 h: 2,7
	Comprimido com 1,5 mg de levonorgestrel	1 comprimido (dose única)	

* O risco de engravidar em uma única relação sexual desprotegida é de 8 gravidezes por 100 mulheres por ano.

Bem menos eficaz que os demais métodos contraceptivos quando utilizada de rotina, a AE, como implícito em sua denominação, está indicada em situações excepcionais, de emergência[22]:

- Em casos de violência sexual, na ausência de um método anticoncepcional confiável.
- Quando nenhum método foi utilizado.
- Quando houve um acidente contraceptivo ou o uso errado do anticoncepcional.

Pode ser oferecida independentemente do dia do ciclo em que a mulher esteja.

A ação contraceptiva é garantida se a droga for administrada até 120 horas após a relação sexual desprotegida; entretanto, quanto mais precoce for a ingestão da medicação maior a eficácia (o ideal é que ela seja ingerida nas primeiras 12 a 24 horas após o "acidente contraceptivo")[22].

Os efeitos colaterais são leves e transitórios, presentes nos primeiros dois dias da tomada da AE: náuseas, vômitos, fadiga, aumento de sensibilidade mamária, sangramento irregular, retenção líquida e cefaleia. É importante orientar a adolescente que, se ela apresentar vômitos dentro de 1 a 2 horas após a ingestão do contraceptivo de emergência, deve repetir a dose[22].

As pílulas contendo apenas progestágeno apresentam menos efeitos colaterais e são mais eficazes que o método de Yuzpe (conforme Tabela 25.3). Além disso, possuem uma formulação específica a esse fim e são passíveis de serem tomadas em dose única, o que facilita a adesão e o uso correto. Esses aspectos fazem das pílulas contendo apenas progestágeno (levonorgestrel 1,5 mg) a primeira opção diante de uma emergência contraceptiva[22].

Embora os Critérios de Elegibilidade para a Prescrição de Métodos Contraceptivos da Organização Mundial de Saúde[16] apontem contraindicações para o uso de pílulas combinadas para algumas condições clínicas, essas não se aplicam para a AE. A única contraindicação ao seu uso é a gravidez, por não apresentar efeito[22]. Não é teratogênica, não sendo necessária a realização prévia de teste de gravidez, a menos que a gestação seja suspeitada pela história, pelos sintomas ou pela data da última menstruação.

Seu mecanismo de ação depende da época do ciclo menstrual em que a droga foi ingerida. Assim, pode inibir a ovulação (principal mecanismo de ação) e interferir no transporte e/ou na capacitação de espermatozoides, agindo previamente à fertilização do óvulo. Não é, portanto, método abortivo, pois não atua após a nidação, nem interfere em uma gestação já estabelecida[23].

O Conselho Federal de Medicina, considerando que a AE não provoca danos nem interrompe a evolução de uma gravidez, por meio da Resolução CFM nº 1.811/2006, estabeleceu normas éticas para a utilização da AE, deliberando que cabe ao médico a responsabilidade pela indicação e pela prescrição da mesma como medida de prevenção de gravidez não planejada em todas as etapas da vida[24,25]. A Sociedade Brasileira de Pediatria e a Federação Brasileira de Ginecologia e Obstetrícia corroboram essa indicação[26].

Na condução técnica e na orientação para contracepção de emergência, alguns aspectos devem ser abordados[22]:

- A AE não protege contra as DST.
- A AE não protege contra outra gravidez no ciclo.

- O próximo ciclo pode ser antecipado ou retardado, e o próximo fluxo menstrual pode ser mais intenso ou com volume inferior ao habitual.
- Possibilidade de gravidez caso a menstruação não ocorra dentro de três semanas após a administração da AE.

A orientação sobre AE deve constituir parte da orientação anticoncepcional como um todo, tendo-se o cuidado para que o acesso a essa informação não venha a encorajar a prática de sexo inseguro e desencorajar o uso de um anticoncepcional mais eficaz de forma regular. O uso reiterado da AE deve levar o médico a rediscutir com sua paciente a estratégia primária de proteção[27].

O momento de prescrever a AE pode ser uma oportunidade excelente para abrir caminhos e dar início à orientação daqueles adolescentes que, sabidamente, começam suas experiências sexuais cada vez mais precocemente. Diante de uma situação de perigo iminente de gravidez não planejada, pela qual a prescrição da AE é procurada (e entendida pelos adolescentes envolvidos como medida "salvadora"), é razoável supor que possa também existir maior abertura por novas informações e orientações que proporcionem vivências sexuais futuras com menor grau de risco. Esse contexto favorece sobremaneira a abordagem profissional educativa.

CONCLUSÕES

A orientação sexual deve envolver noções de liberdade de escolha, responsabilidade, direitos e deveres e incluir reflexão sobre as singularidades de cada indivíduo e sobre os fatores protetores e de risco aos quais ele está submetido. São premissas que se destacam[6]:

- Não imaginar o outro como conteúdo vazio a ser preenchido com os valores do orientador.
- Abandonar critérios morais de julgamento, substituindo-os por outros de proteção ao indivíduo e à sua saúde e de construção de projetos de vida.
- Não basear a orientação sexual no uso de preservativo ou método anticoncepcional, mas no resgate do indivíduo enquanto sujeito de suas ações, o que favorece o desenvolvimento da cidadania e o compromisso consigo mesmo e com o outro.

O trabalho educativo não se limita ao fornecimento de informações sobre a fisiologia e a saúde reprodutiva. É um processo que tem como base o resgate do indivíduo e a promoção da autoestima; somente dessa maneira se consegue uma mudança efetiva de atitude diante da vida sexual (sexo responsável), objetivo maior da educação sexual[6]. Dessa forma, é importante[2,6,28]:

- Criar um espaço na consulta no qual o adolescente possa, por meio de um processo reflexivo, perceber-se como um indivíduo responsável pelo seu corpo e pela sua vontade, capaz de identificar e só assim minimizar as situações de risco às quais se expõe.
- Fornecer informações que propiciem o autoconhecimento do seu corpo e conhecimentos sobre a anatomia e a fisiologia do aparelho reprodutor feminino e masculino.
- Fornecer informações sobre os métodos existentes discutindo vantagens e desvantagens e procurando capacitar o adolescente, de preferência em conjunto com seu parceiro, a escolher o método mais adequado ao seu contexto de vida.
- Explorar a capacidade do adolescente de tomar decisões e sustentá-las.
- Discutir questões polêmicas, como interrupção da gravidez.
- Encaminhar para acompanhamento conjunto com ginecologista todas as adolescentes que já iniciaram sua atividade sexual.

REFERÊNCIAS BIBLIOGRÁFICAS

1. Leal MM, Saito MI. Síndrome da adolescência normal. In: Saito MI, Silva LEV, Leal MM. Adolescência: prevenção e risco. 2ª ed. São Paulo: Atheneu; 2008. p.81-92.
2. World Health Organization. Department of Child and Adolescent Health and Development. Department of Reproductive Health and Research. Contraception – Issues in Adolescent Health and Development. Geneva: WHO publications; 2004
3. Conselho Federal de Medicina. Código de Ética Médica. Resolução CFM nº 1931/2009. Disponível em: http://www.cremers.org.br/pdf/codigodeetica/codigo_etica.pdf (acesso em 20 abr 2011).
4. Saito MI, Leal MM. O exercício da sexualidade na adolescência: a contracepção em questão. Pediatria (São Paulo). 2003;25(1/2):36-42.
5. Françoso LA, Saito MI, Coates V, Oselka GW. Sigilo profissional e a adolescência. In: Constantino CF, Barros JCR, Hirschheimer. Cuidando de crianças e adolescentes sob o olhar da ética e bioética. São Paulo: Atheneu; 2009. p.277-83.
6. Saito MI. Leal MM. Sexualidade e educação sexual. In: Sucupira ACSL, Kobinger MEBA, Saito MI, Bourroul MLM, Zuccolotto SMC. Pediatria em consultório. 4ª ed. São Paulo: Sarvier; 2000. p.720-30.
7. Organización Panamericana de la Salud. IMAN Servicios: Normas de atención de salud sexual y reproductiva de adolescentes. Washington, D.C.: OPS; 2005.
8. Trussel J, Wynn LL. Reducing unintended pregnancy in the United States (editorial). Contraception. 2008;77:1-5.
9. Committee on Adolescence American Academy of Pediatrics Contraception and Adolescents Pediatrics. 2007;120(5):1135-48. Disponível em: http://pediatrics.aappublications.org/content/120/5/1135.full.pdf (acesso em 20 abr 2011).
10. Hatcher RA, Rinehart W, Blackburn R, Geller JS, Shelton JD. Pontos essenciais da tecnologia de anticoncepção. Baltimore: Escola de Saúde Pública Johns Hopkins, Programa de Informação de População; 2001.
11. Gallo MF, Grimes DA, Schulz KF. Skin patch and vaginal ring versus combined oral contraceptives for contraception [Review]. The Cochrane Database of Systematic Reviews; 2004. Vol 3.
12. Kaunitz AM. Injectable long-acting contraceptives. Clin Obstet Gynecol. 2001;44(1):73-91.

13. US Food and Drug Administration. Depo-Provera Contraceptive injection (medroxyprogesterone acetate) Prescribing Information October 2010. Disponível em: http://www.accessdata.fda.gov/drugsatfda_docs/label/2010/020246s036lbl.pdf (acesso em 20 abr 2011).
14. US Food and Drug Administration. Ortho Evra (norelgestromin/ethinyl estradiol transdermal system). Disponível em: http://www.accessdata.fda.gov/drugsatfda_docs/label/2008/021180s026lbl.pdf (acesso em 20 abr 2011).
15. Royal College of Obstetricians & Gynaecologists. Faculty of Sexual & Reproductive Healthcare – Clinical Guidance. Contraceptive choices for young people. Clinical Effectiveness Unit. March 2010. Disponível em: http://www.fsrh.org/pdfs/ceuGuidanceYoungPeople2010.pdf (acesso em 20 abr 2011).
16. World Health Organization. Medical eligibility criteria for contraceptive use – 4th ed. 2009. Available: http://whqlibdoc.who.int/publications/2010/9789241563888_eng.pdf (acesso em 20 abr 2011).
17. Lidegaard O, Lokkegaard E, Svendsen AL, Agger C. Hormonal contraception and risk of venous thromboembolism: national follow-up study. BMJ. 2009;339:b2890.
18. van Hylckama Vlieg A, Helmerhorst FM, Vandenbroucke JP, Doggen CJ, Rosendaal FR. The venous thrombotic risk of oralcontraceptives, effects of oestrogen dose and progestogen type: results of the MEGA case-control study. BMJ. 2009;339:b2921.
19. Parkin L, Sharples K, Hernandez RK, Jick SS. Risk of venous thromboembolism in users of oral contraceptives containing drospirenone or levonorgestrel: nested case-control study based on UK General Practice Research Database. BMJ. 2011;340:d2139.
20. Jick SS, Hernandez RK. Risk of non-fatal venous thromboembolism in women using oral contraceptives containing drospirenone compared with women using oral contraceptives containing levonorgestrel: case-control study using United States claims data. BMJ. 2011;340:d2151.
21. Scott A, Glasier AF. Are routine breast and pelvic examinations necessary for women starting combined oral contraception? Human Reproduction Update. 2004;10(5):449-52.
22. Ministério da Saúde do Brasil. Anticoncepção de emergência. Perguntas e respostas para profissionais de saúde. Série Direitos Sexuais e Direitos Reprodutivos. Caderno no 3. Brasília; 2005. Available: http://www.redece.org/manualce2005.pdf (acesso em 20 abr 2011).
23. Gemzell-Danielsson K. Mechanism of action of emergency contracepcion. Contraception. 2010;82(5):404-9.
24. Conselho Federal de Medicina. Resolução CFM nº 1.811/2006. D.O.U. de 17 jan. 2007, Seção I, p. 72. Disponível em: http://www.portalmedico.org.br/resolucoes/cfm/2006/1811_2006.htm (acesso em 20 abr 2011).
25. Constantino CF. Contracepção de emergência e adolescência: responsabilidade e ética. Revista Bioética. 2010;18(2):347-61.
26. Sociedade Brasileira de Pediatria (SBP) & Federação Brasileira das Sociedades de Ginecologia e Obstetrícia (Febrasgo). Adolescência, anticoncepção e ética – Diretrizes. Jornal de Pediatria. 2004;80(1).
27. Meyer JL, Gold MA, Haggerty CL. Advance provision of emergency contraception among adolescent and young adult women: a systematic review of literature. J Pediatr Adolesc Gynecol. 2011;24(1):2-9.
28. Saito MI. Sexualidade, adolescência e orientação sexual: reflexões e desafios. Rev Med – FMUSP. 1996;75(1):26-30.

A família contemporânea   26

Leide Irislayne Macena da Costa e Silva
Maria Eugênia Pesaro
Raquel Diaz Degenszajn
Reneide Rodrigues Ramos

> Após ler este capítulo, você estará apto a:
> 1. Descrever a família como um fato de cultura e suas transformações ao longo da história.
> 2. Reconhecer as principais características da família contemporânea brasileira, apropriando-se de suas novas configurações, arranjos e problemáticas.
> 3. Utilizar estratégias, como o genograma e o ecomapa, para avaliação e acompanhamento.
> 4. Refletir sobre a importância do conhecimento mais aprofundado das particularidades de cada família e incorporá-las no seguimento e nas orientações de saúde das crianças e adolescentes.

INTRODUÇÃO

A partir de estudos antropológicos consagrados e apoiados em pesquisas envolvendo entre 4 e 5 mil sociedades no mundo, desde os primeiros estudos de Heródoto[1], a família conjugal encontra-se presente em todas elas.

> Não se conhece praticamente nenhuma sociedade na história do gênero humano em que a família elementar (nuclear) não tenha desempenhado um papel importante, na imensa maioria dos casos, como grupo residente no mesmo domicílio[2].

Na medida em que a família se sustenta sobre a união estável, relativamente duradoura e socialmente aprovada de um homem, uma mulher e seus filhos, verifica-se um fenômeno universal e presente em todos os tipos de sociedade.

De acordo com Lévi-Strauss[3], que fundamenta seus estudos tomando como ponto de partida a análise estrutural, inspirada na Linguística, há o delineamento de uma nova perspectiva e entendimento sobre a família. Segundo ele:

A recorrência em regiões afastadas do mundo e em sociedades profundamente diferentes, de formas de parentesco, regras de casamento, atitudes identicamente prescritas entre certos tipos de parentes etc, faz crer que os fenômenos observáveis resultam do jogo de leis gerais, mas ocultas[3].

Diante das diferentes modalidades de organização familiar que encontrou em suas pesquisas (patrilinear ou matrilinear), Lévi-Strauss observou que havia encontrado um elemento simples e comum em todas elas, que denominou elemento de parentesco. Afirma:

> Para que uma estrutura de parentesco exista, é necessário que se encontrem presentes nela os três tipos de relações familiais sempre dados na sociedade humana, isto é, uma relação de consanguinidade, uma relação de aliança e uma relação de filiação[3].

Ou seja, uma relação de irmãos, uma relação de esposo com esposa e uma relação de pai (ou mãe) com filho(a).

É importante ressaltar que uma condição necessária à criação de uma família é a existência de duas outras famílias, de onde provém um homem, por uma parte, e uma mulher, por outra, que a partir do casamento originarão uma terceira e assim por diante. Tem-se, assim, duas abordagens possíveis para esse fenômeno: o estudo vertical das filiações e das gerações, em que pesem a continuidade entre pais e filhos e a transmissão de saberes e atitudes herdados de uma geração a outra, definida como sociológica, histórica ou psicanalítica; e a descrição horizontal, estrutural ou comparativa das alianças, entendida como de caráter antropológico. Cumpre notar o fato de que cada família se origina do estilhaçamento de duas outras famílias. Propõe-se, portanto, o termo família para o primeiro caso e parentesco para o segundo[4].

Dessa forma, visualiza-se o surgimento de um elemento fundamental para se acompanhar a originalidade da elaboração teórica desse autor ao deslocar o fenômeno da família do campo da natureza e inscrevê-lo como um fato de cultura. Uma família não poderia ser fundada sem a existência de outras famílias, isto é, o processo social de aliança se sustenta por meio de outros laços afora os da consaguinidade. Para garantir o estabelecimento dos laços matrimoniais entre os grupos sociais (circulação das mulheres), depreende-se o caráter primitivo e irredutível do elemento de parentesco como resultado da existência universal da proibição do incesto, "isto equivale a dizer que, na sociedade humana, um homem só pode obter uma mulher de um outro homem, que lhe cede sob forma de filha ou irmã"[3]. Ou, ainda, as famílias só podem se aliar umas às outras e não cada uma consigo mesma.

Tem-se a união de um macho com uma fêmea tão necessária quanto a proibição do incesto para a criação de uma família. Vale dizer que essa proibição está ligada a uma função simbólica e, portanto, trata-se de um fato de cultura construído pela sociedade, que se articula a um fato de natureza, que se inscreve nas leis de reprodução biológica.

É lícito afirmar que, se a proibição do incesto (entre mãe e filho e pai e filha) se apresenta como uma invariante da dupla lei da aliança e da filiação, ela nem sempre foi interpretada da mesma maneira, considerando-se as diferentes sociedades e seus correlatos históricos, por exemplo, a aceitação de casamentos entre parentes próximos até o século XII; entretanto, com o advento da regulamentação definitiva do matrimônio cristão na Europa, a Igreja passa a vê-los como incestuosos[2].

De acordo com Goudy[2], é possível discernir três grandes períodos históricos no que tange a evolução da família. A primeira e duradoura fase da família tradicional apoiava-se no princípio de garantir a transmissão de um patrimônio, cuja autoridade centrada na figura do pai representava um correlato do poder divino. Os casamentos eram acertados entre as famílias, desconsiderando questões afetivas e pessoais, ensejando a questão da imutabilidade da ordem do mundo.

No final do século XIX e meados do XX, situa-se a família propriamente moderna, na qual entra em jogo o modelo afetivo baseado no amor romântico que consagra a reciprocidade dos sentimentos e o exercício da sexualidade por meio do casamento[1]. Um ponto de virada importante que merece destaque é a valorização da divisão do trabalho entre o casal e a padronização da educação, que, ao se tornar obrigatória, responsabiliza o Estado de assegurá-la. A autoridade passa a se situar, a partir de então, entre os pais e o Estado, de um lado, e entre os pais e as mães, de outro.

Utilizando como referência os anos de 1960, surge na cena social a família contemporânea ou pós-moderna, caracterizada pela união de dois indivíduos em busca de relações íntimas ou realização sexual com uma duração de tempo cada vez mais relativa. Cresce, vertiginosamente, o número de divórcios e separações, bem como as recomposições conjugais, ampliando de forma inédita as possibilidades de organização familiar[1].

Tendo como ponto de partida a importância do conhecimento para o profissional de saúde da atual problemática que atinge o seu objeto de atenção, a criança e o adolescente, parece necessário um levantamento mais pormenorizado dos efeitos que tais transformações provocaram nos modos de relação entre os sujeitos. Para tanto, este capítulo se deterá na caracterização da família brasileira, na busca de elementos que orientem melhor a localização de impasses, conflitos e dificuldades no cotidiano dos pacientes. Esse esforço visa, tão somente, um posicionamento mais claro quanto aos limites e aos alcances das intervenções que sustentam o acompanhamento em saúde.

A ATUALIDADE E OS NOVOS ARRANJOS FAMILIARES

Um primeiro ponto que merece destaque refere-se ao entendimento do cenário atual, denominado pós-modernidade, de acordo com Dufour[5], momento da fabricação de um "homem novo", cuja subjetividade apresenta elementos inéditos pelo atravessamento dos discursos do mundo contemporâneo. O cenário atual seria constituído basicamente pelo mercado e pelos imperativos do consumo, mas também por princípios e ideais do homem livre que tem como maior desafio a necessidade de encontrar referências como ponto de apoio para suas condutas[5,6]. As transformações sociais estão marcadas, dessa forma, pelo desenvolvimento do individualismo, pela diminuição do papel do Estado, pela supremacia progressiva da mercadoria, pela sucessiva transformação da cultura, pela massificação dos modos de vida combinados com a industrialização e, sobretudo, pela exibição das aparências[5].

É lícito afirmar, portanto, que a ordem simbólica familiar vem sofrendo um processo de transformação: da tradicional "família hierárquica", ocorre a emergência da "família igualitária". No modelo da família hierárquica, existe uma relativa organização na qual homem e mulher percebem-se como intrinsecamente diferentes, agindo de acordo com o que é tido como adequado a cada sexo. Pais e filhos também se relacionam orientados pela ideia da existência de "diferenças intrínsecas". Instituições tradicionais (como o Estado e a família), assim como padrões e configurações institucionalizados, adquirem agora um caráter fluido, instável, volúvel, com forte tendência à mutabilidade, tendo o igualitarismo como a ideologia reguladora das novas relações familiares[7]. Aparentemente, apesar de lenta, as mudanças apontam para o fato de que o pai e a mãe mesclam seus papéis, sendo igualmente responsáveis pelos cuidados e bem-estar aos seus filhos[8]. A família atual pode ser, portanto, nuclear, monoparental, homoparental, recomposta, desconstruída, gerada artificialmente, adotiva, concubinária, temporária, de produção independente, entre tantas outras possibilidades[9,10].

Em razão do predomínio do individualismo, cujos valores enfatizam mais a autonomia e a satisfação de cada cônjuge que a dependência entre eles, o ingresso das mulheres no mercado de trabalho, a necessidade de formação contínua da mão-de--obra economicamente ativa e fatores que dificultam a conciliação entre trabalho e família, tem-se, por um lado, o tamanho da família contemporânea reduzido em função do menor número de filhos e, por outro, no caso de casamentos sucessivos, a ampliação da família que envolve os filhos de casamentos diferentes[11,12], ou seja, fenômenos heterogêneos e aparentemente contraditórios.

Destaca-se nessa transição de um modelo tradicional de maternidade – com a mulher determinada essencial e exclusivamente como mãe – para um modelo moderno de maternidade – com a mulher definida também como mãe, entre outras possibilidades – a consolidação da sociedade industrial. O advento das conquistas tecnológicas, especialmente no campo da contracepção e, mais recentemente, da concepção, trouxe às mulheres uma maior possibilidade na escolha da maternidade e abriu espaço para a criação do dilema de ser ou não ser mãe[13]. Ainda no contexto que envolve o avanço médico-tecnológico, métodos de reprodução que afetam diretamente as condições de procriação, como "barriga de aluguel", embriões congelados e procriação artificial com doador de esperma anônimo, também trazem repercussões nos arranjos familiares contemporâneos[10].

Em países desenvolvidos, como Áustria e Alemanha, a redução no tamanho da família tem um efeito no ideal das próximas gerações, com uma expectativa de 1,5 filhos por mulher[14]. Constatou-se, no Brasil, essa mesma tendência, com menor número de casais com filhos e o crescimento do tipo de família formado por casais sem filhos, resultados dos processos de declínio da fecundidade e do aumento da expectativa de vida (Figura 26.1)[15].

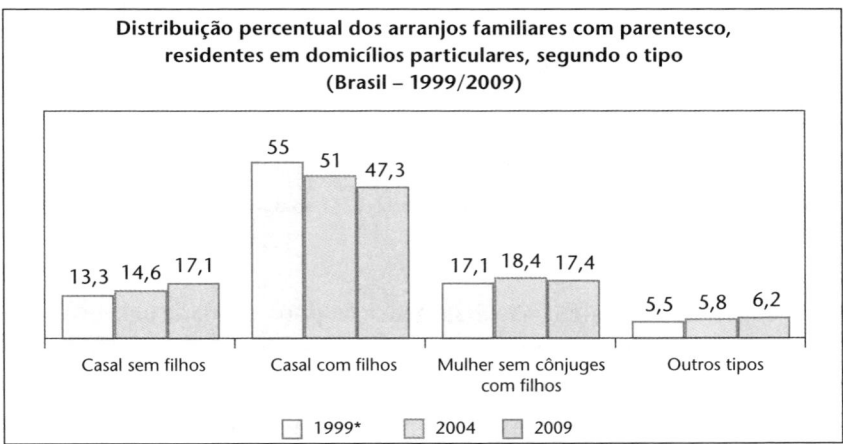

Figura 26.1 Arranjos familiares no Brasil entre 1999 e 2009[15].
*Exclusive a população rural de Rondônia, Acre, Amazonas, Roraima, Pará e Amapá.

Nos últimos 60 anos, as famílias diminuíram os seus componentes e foram recompostas em formas cada vez mais diferentes, por exemplo, o aumento da família monoparental, composta em sua maioria pela mãe e seus filhos. As novas formas de enlaçamento social com as multiplicidades de configurações familiares na contemporaneidade não acabam com a noção de família, mas a transformam[16]. A redução do tamanho da família levou a um impacto direto no significado da criança para os pais e nas suas habilidades para oferecer suporte aos filhos[17].

Novos Arranjos, Velhos Problemas

Apesar do aumento da taxa de atividade extradomiciliar das mulheres, dedicando-se a sua carreira e contribuindo com a maior parte da renda, elas ainda permanecem como principais responsáveis pelas atividades domésticas e pelos cuidados com os filhos e demais familiares, o que representa uma inegável sobrecarga. Em 2009, enquanto as mulheres ocupadas gastaram, em média, 22 horas semanais em afazeres domésticos, a média entre os homens foi de 9,5 horas (Figura 26.2)[15].

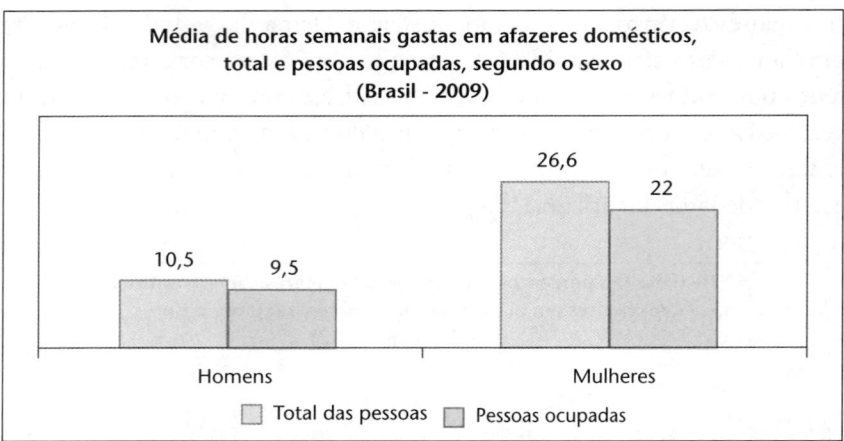

Figura 26.2 Horas semanais em atividades domésticas no Brasil em 2009[15].

Nesse contexto, os homens não assumem a responsabilidade pela esfera doméstica da mesma forma que as mulheres passaram a assumir a condição de principal provedora do sustento. Os esposos, além de não auxiliarem nas tarefas relacionadas ao lar com a mesma responsabilidade feminina, ainda permitem-se buscar um espaço individual, não abdicando de seus momentos de lazer[18]. Portanto, a divisão das tarefas domésticas e a criação e a educação dos filhos não acompanham proporcionalmente as mudanças da participação da mulher no mercado de trabalho e do sustento econômico do lar[19].

Além de as mudanças culturais e os valores relativos ao papel social da mulher determinarem influências importantes na construção da identidade feminina, a mulher passou a ingressar nas universidades e, portanto, tornou viável o acesso a novas oportunidades de trabalho. Esses fatores explicam não apenas o crescimento da atividade feminina, mas também as transformações no perfil da força de trabalho. Até o final dos anos 1970, a maioria das trabalhadoras que eram jovens, solteiras e sem filhos passaram a ser mais velhas, casadas e mães. Em 2005, a mais alta taxa de atividade feminina, 74%, era encontrada entre mulheres de 30 a 39 anos; 69% das mulheres de 40 a 49 anos e 54% das de 50 a 59 anos também eram ativas[20].

A precarização do trabalho para ambos os sexos ainda se reflete nas horas dispensadas durante as atividades informais e também permite à mulher compatibilizar atividades laborais e domésticas e os cuidados com crianças e idosos. Tanto para as mulheres quanto para os homens, a média de horas trabalhadas nas ocupações formais é maior que as 40 horas semanais regulamentadas na maioria dos trabalhos[15].

Conciliar o mundo do trabalho, as atividades do lar, a família e a esfera pessoal constitui um grande desafio na vida contemporânea. Os pais que dedicam maior parte do tempo ao trabalho, principalmente nos casos de ausência de ambos no cotidiano doméstico, têm menor disponibilidade para desempenhar a tarefa educativa de seus filhos e acabam por delegá-la a outras instâncias, como a escola, a televisão, a rua e a *internet*. A escola vem sendo sobrecarregada com a atribuição de desempenhar a ação socializadora que originalmente competia à família[21].

A partir da década de 1980, vem sendo apontada a participação mais efetiva da figura paterna no cotidiano familiar. O novo pai passou a ser representado pelos meios de comunicação como mais envolvido emocionalmente, mais participativo, comprometido com seus filhos e tão capaz quanto as mulheres na educação das crianças. Essa nova consciência dos pais ainda encontra muitos entraves na prática cotidiana masculina, revelando que a transformação dos valores não segue o ritmo das mudanças sociais[22].

Divórcios e Recasamentos

A análise sobre os arranjos familiares atuais não poderia deixar de contemplar a questão do fracasso conjugal e a subsequente separação do casal. Os estudos mais recentes apontam para aspectos bastante instigantes a esse respeito, e esse tema merece destaque, já que afeta uma parcela extremamente significativa da população.

Pode-se afirmar que a capacidade da criança e do adolescente de lidar com a crise da separação do casal depende do modo de relação que se estabelece entre os pais e da capacidade destes de distinguir a função conjugal da função parental, podendo transmitir aos filhos a confiança de que as funções parentais de amor e de cuidado serão sempre mantidas. Geralmente, os filhos enfrentam melhor a separação dos pais do que estes podem imaginar; pois os pais tendem, de uma maneira geral, a fragilizar a condição dos filhos e confundir com suas próprias vivências, dolorosas e frustradas quanto a um ideal[12].

Entre as atribulações enfrentadas por crianças e adolescentes pós-divórcio, destacam-se o tempo de separação, as características da personalidade das crianças e dos adolescentes, sua idade na ocasião da separação, o gênero, o nível de conflito entre os pais e a qualidade da parentalidade. Diferentemente do século XX, os adolescentes enfrentam hoje não só suas próprias crises, mas também as mudanças constantes no cenário sociocultural e na estrutura da família[23].

Ao contrário do que se pode pensar, apoiados no senso comum, o aumento dos divórcios na sociedade contemporânea não significa o desprezo ao casamento, mas a sua valorização. O casamento ainda é uma instituição fundamental para a maioria das pessoas, que se divorciam quando o matrimônio não corresponde às expectativas do casal. Portanto, as pessoas se divorciam porque esperam mais de seus casamentos e começam a buscar novas relações, até mesmo, se possível, outro casamento[24].

Desse modo, pode-se considerar que o divórcio e o recasamento são elementos que alteram diretamente a estrutura e a dinâmica familiar, modificando padrões sociais e proporcionando outras configurações familiares à sociedade. A família recasada encontra outros desafios que envolvem os sistemas familiares, nos quais não é incomum encontrar casais em que a esposa nunca foi mãe ou passou por um ajustamento conjugal, mas já esteja desempenhando o "papel" de madrasta, tendo que conciliar as obrigações que envolvem desde a administração do lar até o cuidado com os filhos do cônjuge[25].

De acordo com dados do IBGE[15], observa-se um crescimento de 2,3% nas famílias monoparentais femininas no período de 1996 a 2006, em que a figura paterna está ausente da constituição familiar. Existem também situações em que se observam famílias monoparentais, chefiadas por mulheres com filhos de diferentes relacionamentos.

Na família recasada, as características e os limites dos subsistemas familiares são ainda mais críticos, em que a autoridade paterna e materna é dividida com outros membros da família, assim como os encargos financeiros. Com uma junção de oito avós, irmãos, meio-irmãos, filhos da mulher do pai e filhos do marido da mãe, é necessária muita flexibilidade e originalidade[12].

Os casamentos entre cônjuges solteiros permanecem como maior conjunto, mesmo com declínio em sua proporção. Segundo dados do IBGE[15], no período de 1999 a 2008, houve um aumento no número de recasamentos com uniões formalizadas em cartório, de 10,6% para 17,1% (Figura 26.3)[15].

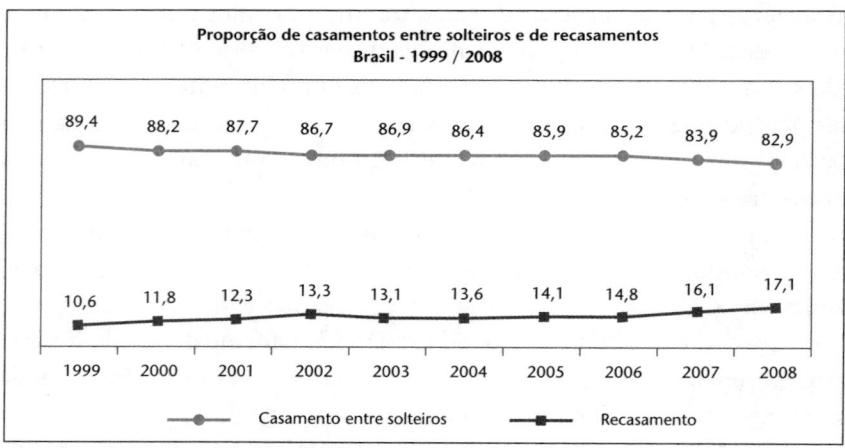

Figura 26.3 Casamentos e recasamentos no Brasil entre 1999 e 2008[15].

Outro dilema sobre o recasamento é a redução do convívio dos pais com os filhos biológicos de casamentos anteriores, possibilitando que a criança crie laços afetivos com outras figuras masculinas ou femininas: o namorado ou novo marido da mãe ou algum parente próximo que exerça a função materna, caso a criança esteja morando com o pai. Por outro lado, a separação pode trazer satisfação e felicidade para os pais, que poderão servir de exemplo aos seus filhos para que eles também possam buscar relacionamentos felizes e satisfatórios[8].

A Questão dos Idosos no Contexto Familiar

Um último aspecto que deve ser considerado sobre os arranjos familiares atuais refere-se ao aumento da distância de idade entre gerações, pelo fato de os indivíduos terem filhos com idade mais avançada do que em gerações anteriores. Apesar disso, o convívio entre gerações se apresenta modificado, principalmente com a intensificação da convivência entre avós e netos, muitas vezes maior do que entre pais e filhos[11].

A geração dos pais dos adolescentes atuais (uma geração que viveu sua própria adolescência no período do final da década de 1960 e década de 1970) vivenciou um processo de mudanças sociais marcado pelo questionamento intenso das instituições tradicionais e o subsequente rompimento progressivo da ordem, das regras e das referências estabelecidas. A vivência, por parte dos pais dos adolescentes de hoje, desse momento crítico da história da sociedade ocidental provocou nessas futuras figuras parentais um processo interno e externo de desorientação, com importantes implicações no seu papel de pai[7]. Essa geração intermediária ou pivô tem sido foco de investigação nos processos sociais do mundo capitalista e denominada na atualidade como "idosos jovens". Filhos dos mais velhos e pais de adultos e/ou adolescentes sofrem influência de seus pais centenários para o exercício de papéis tradicionais – como os homens provedores e as mulheres essencialmente cuidadoras – e são divididos entre os cuidados aos pais muito idosos, aos filhos que muitas vezes retornam após casamentos desfeitos e, consequentemente, netos e até bisnetos, em uma relação geralmente desgastada pelo cotidiano. Ao mesmo tempo, esse grupo geracional enfrenta a dificuldade de inserção no mercado de trabalho, usufruindo algumas vezes da aposentadoria de seus pais[26].

O grupo de idosos que compõe a família tem tido um aumento significativo nos últimos anos, em virtude do aumento da expectativa de vida e do acelerado envelhecimento populacional do país nas últimas décadas[15]. Vale lembrar que são considerados idosos os indivíduos com 60 anos ou mais, de acordo com o critério utilizado pela Política Nacional do Idoso. Contudo, esse corte resulta em um intervalo etário bastante amplo e heterogêneo. Assim, tem-se um contingente populacional extremamente complexo, composto por pessoas que experimentaram trajetórias de vida diferenciadas, decorrentes das diferenciações na dinâmica demográfica e das variadas condições socioeconômicas às quais o idoso de hoje foi exposto ao longo de sua vida[27]. Nesse contexto é que surgem os termos "idosos jovens", idosos dependentes ou idosos independentes.

Com a falência do sistema previdenciário, a família vem progressivamente se tornando a única fonte de recursos disponível para o cuidado do idoso dependente. O desempenho cotidiano familiar, seja no domicílio ou no trabalho extradomiciliar, vê-se acrescido da tarefa de cuidar do idoso, com a pequena extensão dos orçamentos sendo mais comprimida pelas inesperadas despesas com hospitais, transporte, medicação e equipamentos. A dependência de um familiar idoso gera impacto na dinâmica, na economia familiar e na saúde dos membros da família que se ocupam dos cuidados[28].

Em relação ao idoso independente, Camarano e Pasinato[29] apontam um aumento das famílias chefiadas por mulheres idosas, as quais representam aproximadamente 7,5% do total de famílias brasileiras. Dessa forma, há a composição das famílias de idosas, nas quais a idosa é a cônjuge e chefe de família, e as composições familiares com idosas, nas quais ela é mãe ou sogra do chefe de domicílio. No entanto, não se pode falar de uma estrutura domiciliar composta basicamente de idosos nas famílias de idosos, nas quais em 76% delas encontram-se filhos residindo.

Em alguns países como a Indonésia, os idosos frequentemente mantêm toda a responsabilidade pelos netos, mesmo após o crescimento deles, com suporte financeiro e nas atividades cotidianas também para outros parentes mais jovens, principalmente em momentos de crise[30]. No Brasil, a situação é similar, pois, além de receberem os filhos adultos e os netos em casa, há evidências de que as mulheres idosas contribuam para que os netos frequentem mais a escola do que o restante da população nas idades correspondentes[29]. Também é importante destacar a contribuição da renda do benefício previdenciário da idosa no orçamento familiar, de 34,3% nas famílias de idosas e 15,8% nas com idosas. Em muitos casos, o benefício social constitui-se na única fonte de renda nesse tipo de constituição familiar.

O PROFISSIONAL DA SAÚDE E A FAMÍLIA CONTEMPORÂNEA

A prática clínica no nível de atenção primária demanda um posicionamento do profissional que, ao sustentar suas ações articuladas aos princípios de promoção e prevenção em saúde, deve considerar, necessariamente, as peculiaridades do contexto sociocultural da comunidade com a qual trabalha para a elaboração de estratégias efetivas. Nesse sentido, o conhecimento das características intrínsecas aos modos de vida do paciente transforma-se em um instrumento valioso para a compreensão dos fenômenos relacionados ao campo da saúde, como a expressão das doenças, a busca e a adesão ao tratamento.

No que se refere à saúde da criança, é importante destacar dois pontos. O primeiro refere-se ao fato de que o campo da saúde não pode ser reduzido a uma única disciplina. Portanto, ocorre a necessidade de um enfrentamento quanto ao seu objeto de natureza biológica, social e psicológica, que, "em função de sua diversidade, abre amplas perspectivas para a presença de várias disciplinas e tendências na análise dos problemas que apresenta"[31]. Isso significa que é fundamental a incorporação de outros saberes que ampliem o entendimento sobre as práticas em saúde. A outra questão fundamental refere-se à particularidade de a criança encontrar-se, via de regra, submetida a seus cuidadores. Estes têm um papel intermediário na relação com o profissional, na medida em que falam sobre ela e, muitas vezes, por ela. Nessa medida, é imprescindível que se investigue esse mundo de relações afetivas que a cercam e seu modo de funcionamento para que possam ser incluídos nas propostas de intervenção.

A partir do reconhecimento da vulnerabilidade da família, é possível planejar as intervenções que ajudarão no enfrentamento das dificuldades, favorecendo mudanças que o profissional considera fundamentais para o alcance do fortalecimento dos vínculos e a organização dos sujeitos[32]. Nesse sentido, o profissional de saúde auxilia a família na percepção dos conflitos e da sua parcela de responsabilidade nos problemas dos quais, inevitavelmente, queixa-se, sendo esse o primeiro e decisivo passo na busca de alternativas[33].

Entre as estratégias para levantamento de dados na família, o genograma e o ecomapa têm sido instrumentos importantes, em diversas áreas, para a compreensão de processos familiares e das relações com a comunidade.

O genograma é um diagrama que auxilia a família na identificação de cada um de seus membros como parte integrante de um grupo de indivíduos unidos por um comprometimento mútuo, no qual é possível verificar a interdependência entre os componentes e sugerir que eventos ocorridos em um membro afetem, direta ou indiretamente, outros membros[34]. Por meio do genograma, o profissional toma conhecimento da família atual da criança, separação ou divórcio dos pais, ocorrência de adoção, aborto, natimorto, neomorto, nascimento de gêmeos, motivos dos falecimentos, além das condições de saúde e fatores de risco para a doença, como alcoolismo, obesidade, uso de drogas e encarceramento[35].

O ecomapa é uma representação gráfica das ligações de uma família às pessoas e às estruturas sociais do meio em que habita[36]. Nesse instrumento, é possível visualizar quais os recursos sociais, culturais e econômicos de que a família dispõe. A renda adquirida pela família é, basicamente, o que define suas possibilidades de aquisição de alguns bens e serviços. Portanto, a renda familiar *per capita* é um indicador bastante importante na caracterização do perfil familiar[15].

CONCLUSÕES

É importante considerar os aspectos históricos que têm organizado as funções familiares ao longo do tempo no momento de avaliar e intervir na otimização dos recursos que cada família apresenta para enfrentar suas crises. Não se pode pressupor um modelo ideal, igualitário e equilibrado. Entretanto, é fundamental conhecer o contexto de cada família e a força que suas crenças, valores e atitudes têm na definição e na distribuição das tarefas e dos papéis familiares[19].

Pode-se afirmar que a família ocidental assentou suas bases na soberania divina do pai, durante séculos, até se transformar radicalmente, a partir do século XVIII, pela irrupção do feminino com o advento da burguesia, a consolidação da vida privada e os cuidados dedicados à sobrevivência e à proteção da criança capitaneados pela mulher.

É importante destacar os desdobramentos que marcaram o mundo moderno apoiados sobre essa mudança radical que foi o fim da grande família patriarcal – a perda do pai, no sentido de este não ocupar mais o lugar de referência para o sujeito. Vale dizer que a sustentação dessa função do pai da família patriarcal tinha como alicerce a figura de Deus e seus preceitos. A família conjugal reflete o novo entendimento sobre uma visão de mundo centrada no homem e no uso da razão, desencadeando um processo de construção de códigos, normas e regras pautadas no exercício da liberdade individual, de possibilidades de escolhas, de igualdade entre os gêneros. Portanto, desse momento em diante, o homem passa a ser responsável pelo seu próprio destino, ele deve "inventá-lo".

É possível levantar a questão de uma nova condição para o sujeito, na medida em que o pai não o protege mais, lançando-o a uma situação irreparável de desamparo[37], "o tipo de gestão das relações dos laços se desloca de um plano vertical ou espiritual para um campo de horizontalidade no nível dos laços sociais"[38].

Outro deslocamento fundamental dessas transformações pode ser localizado na questão do exercício da autoridade, na medida em que

> [...] o desenvolvimento da ciência moderna abala o lugar da autoridade religiosa, produzindo um novo laço social no qual o motor que comanda a cena é um conjunto acéfalo de enunciados, isto é, pronunciados a partir da terceira pessoa do singular, numa forma estritamente impessoal[39].

Portanto, essas mudanças de valores na formação da família culminaram por desalojar o princípio de autoridade parental nas novas configurações. Pais angustiados que não se autorizam na relação com seus filhos não se sentem no direito de vir a errar com a criança, uma situação que implica em uma renúncia do adulto em assumir a responsabilidade de introduzir a criança no mundo e garantir sua continuidade[40].

A contemporaneidade traz questionamentos às tradições, entre as quais se evidencia o declínio da função paterna e uma mudança nos papéis sociais dos homens e das mulheres que, por sua vez, afetaram o exercício das funções paterna e materna. Mas ainda há um apoio em alguns princípios orientadores da psicanálise para relembrar que o que é chamado de família ainda é a responsável pela transmissão que embasa a constituição subjetiva das crianças. As relações iniciais dos adultos cuidadores com o bebê são essenciais, e a sociedade como um todo, sendo os profissionais de saúde parte dessa representação, devem garantir que, apesar dessa pluralidade contemporânea de arranjos, possa ser preservado o que há de mais humano nessa relação: a presença singular do desejo do adulto de cuidar do bebê que o faz ser tomado como sujeito também desejante.

O estudo da família contemporânea trata, portanto, de um tema que descortina uma enorme complexidade e que instiga o profissional de saúde ao exercício da reflexão e do senso crítico no uso de suas habilidades, atento à importância de não tomar posições moralizantes ou nostálgicas, mas sobretudo para servir de referência – e não modelo – para que os próprios sujeitos "inventem" e explorem as potencialidades de convívio, socialização e construção dos laços que os une às suas famílias, sejam elas quais forem.

REFERÊNCIAS BIBLIOGRÁFICAS

1. Roudinesco E. A família em desordem. Rio de Janeiro: Jorge Zahar Editor; 2003.
2. Goody J. La famille em Europe, Paris: Seuil, 2001, apud Roudinesco E. A família em desordem. Rio de Janeiro: Jorge Zahar Editor; 2003.
3. Lévi-Strauss C. Antropologia Estrutural. Rio de Janeiro: Edições Tempo Brasileiro; 1975.
4. Lévi-Strauss C. "Préface", in Histoire de la famille, Burguière et al, vol 1, Paris, GLF, 1986, apud Roudinesco E. A família em desordem. Rio de Janeiro: Jorge Zahar Editor; 2003.
5. Dufour D. A arte de reduzir as cabeças – sobre a nova servidão na sociedade ultraliberal. Rio de Janeiro: Companhia de Freud; 2005.
6. Melman C. O homem sem gravidade – gozar a qualquer preço. Rio de Janeiro: Companhia de Freud; 2008.
7. Savietto BB, Cardoso MR. A drogadição na adolescência contemporânea. Psicologia em Estudo. 2009;14(1):11-9.
8. Dantas et al. Paternidade: considerações sobre a relação pais-filhos após a separação conjugal. Paidéia. 2004;14(29):347-57.
9. Rios MG, Gomes IC. Casamento contemporâneo: revisão de literatura acerca da opção por não ter filhos. Estud psicol (Campinas). 2009;26(2):215-25.
10. Ceccarelli PR. Novas configurações familiares: mitos e verdades. J Psicanál. 2007;40(72):89-102.
11. Machado HV. Reflexões sobre concepções de família e empresas familiares. Psicol estud. 2005;10(2):317-23.
12. Féres-Carneiro T. Casamento contemporâneo: o difícil convívio da individualidade com a conjugalidade. Psicol Reflex Crit. 1998;11(2):379-94.
13. Scavone L. Maternidade: transformações na família e nas relações de gênero. Interface - Comunic, Saúde, Educ. 2001;5(8):47-60.
14. Goldstein et al. The emergence of sub-replacement family size ideals in Europe. Population Research and Policy Review. 2003;22(5-6):479-96.
15. Brasil. Ministério do Planejamento, Orçamento e Gestão. Instituto Brasileiro de Geografia e Estatística. Síntese de Indicadores sociais: uma análise das condições de vida da população brasileira.

Estudos e Pesquisas - Informação Demográfica e Socioeconômica: IBGE; 2010. Disponível em: http://www.ibge.gov.br/home/estatistica/populacao/condicaodevida/indicadoresminimos/sinteseindicsociais2009/indic_sociais2009.pdf (acesso 24 out 2010).
16. Pimenta-Filho JA. O lugar da criança e do adolescente nas novas configurações familiares. In: Martins, et al. Semiologia da criança e do adolescente. Rio de Janeiro: MedBook; 2010. p.29-33.
17. Marteleto L. Family size, demographic change, and educational attainment: the case of Brasil. Population Studies Center. Institute for Social Research: University of Michigan; 2005.
18. Fleck AC, Wagner A. A mulher como a principal provedora do sustento econômico familiar. Psicol estud. 2003;8(spe):31-8.
19. Wagner, et al. Compartilhar tarefas? Papéis e funções de pai e mãe na família contemporânea. Psic.: Teor. e Pesq. 2005;21(2):181-6.
20. Bruschini MCA. Trabalho e gênero no Brasil nos últimos dez anos. Cadernos de Pesquisa. 2007;37(132):537-72.
21. Levy L, Jonathan EG. Minha família é legal? A família no imaginário infantil. Estudos de Psicologia. 2010;27(1):49-56.
22. Souza CLC, Benetti SPC. Paternidade contemporânea: levantamento da produção acadêmica no período de 2000 a 2007. Paidéia. 2009;19(42):97-106.
23. Hack SMPK, Ramires VRR. Adolescência e divórcio parental: continuidades e rupturas dos relacionamentos. Psic Clin. 2010;22(1):85-97.
24. Féres-Carneiro T. Separação: o doloroso processo de dissolução da conjugalidade. Estudos de Psicologia. 2003;8(3):367-74.
25. Cano DS, Gabarra LM, Moré Co, Crepaldi MA. As transições familiares do divórcio ao recasamento no contexto brasileiro. Psicologia: reflexão e crítica. 2009;22:214-22.
26. Motta AB. A família multigeracional e seus personagens. Educ Soc. 2010;31(111):435-58.
27. Camarano AA. Mulher idosa: suporte familiar ou agente de mudança? Estudos Avançados. 2003;17(49):35-63.
28. Caldas CP. Envelhecimento com dependência: responsabilidades e demandas da família. Cad Saúde Pública. 2003;19(3):773-81.
29. Camarano AA, Pasinato MT. Envelhecimento, condições de vida e política previdenciária: como ficam as mulheres? Texto para Discussão nº 883. Rio de Janeiro: Ipea; 2002.
30. Schröder-Butterfill E. Inter-generational family support provided by older people in Indonesia. Ageing & Society. 2004;24:497-530.
31. Alvarenga AT. A Saúde Pública como campo de investigação interdisciplinar e a questão metodológica. Saúde e Sociedade. 1994;3(2):23-41.
32. Pettengill MAM, Angelo M. Identificação da vulnerabilidade da família na prática clínica. Rev Esc Enferm USP. 2006;40(2):280-5.
33. Camelo,et al. Acolhimento à clientela: estudo em unidades básicas de saúde no município de Ribeirão Preto. Rev. latino-am. Enfermagem. 2000;8(4):30-7.
34. Nascimento, et al. Contribuições do genograma e do ecomapa para o estudo de famílias em enfermagem pediátrica. Texto Contexto Enferm. 2005;14(2):280-6.
35. Astoldi, et al. O genograma como instrumento de pesquisa do impacto de eventos estressores na transição família-escola. Psicologia: Reflexão e Crítica. 2006;19(2):292-300.
36. Agostinho M. Ecomapa. Rev Port Clin Geral. 2007;23:327-30.
37. Freud S. El malestar en la cultura. In: Obras Completas. Madrid: Editorial Biblioteca Nueva; 1981.
38. Birman J. A modernidade e a função paterna. II Colóquio do Laboratório de Estudos e Pesquisas Psicanalíticas e Educacionais sobre a Infância – IP/FE – USP; 2000.
39. Fleig M. A tese do declínio da imago social do pai e o deslocamento da autoridade. II Colóquio do Laboratório de Estudos e Pesquisas Psicanalíticas e Educacionais sobre a Infância – IP/FE – USP; 2000.
40. Zanetti SAS, Gomes IC. A ausência do princípio de autoridade na família contemporânea brasileira. Psico. 2009;40(2):194-201.

Índice remissivo

3-Metilcrotonilglicinúria 86

A

Abordagem
 biopsicossocial 51
 de risco na saúde 53
 individual 298
Absorção de cálcio no trato gastrointestinal 201
Acantose *nigricans* 285
Aceitação alimentar 181
Acidemia
 glutárica tipo I 86
 isovalérica (iva) 86, 89
 malônica 87
 metilmalônica 86
 propiônica 86
Acidentes
 com objetos perfurocortantes 386
 dentro de casa 383
Acidúria
 argininosuccínica 86
 isobutírica 87

Aconselhamento genético 110
Adiponectina 276
Adiposidade *rebound* precoce 138
Adiposidade tardia 134
Adolescência 465
Adolescentes 217
Advisory committee on smoking and health 287
Afogamentos 385
Agenesia 229
Agressão física 423
Agressividade 52
Álcool 401
Álcool utilizado pela mãe no período periconcepcional 97
Aleitamento materno 38, 67, 144, 182, 184
 boa "pega" 73
 contraindicações 78
 desenvolvimento cognitivo da criança 65
 exclusivo 65
 fadiga materna 76

 importância 65
 iniciativa hospital amigo da criança 68
 legislação brasileira 77
 predominante 65
 síndrome da morte súbita de lactentes 98
 situações especiais 77
 unidades básicas de saúde 69
Alimentação 182
 a partir dos 6 meses de idade 187
 com leite materno 195
 complementar 188
 da criança que não se encontra em aleitamento materno 188
 do escolar e do adolescente 190
 do pré-escolar 190
 dos lactentes 182
 entre 1 e 2 anos de idade 189
 no pré-escolar 190
 nos lactentes 186

saudável da criança 181
Alimentos *in natura* 296
Alta hospitalar 40
  da díade mãe-criança 39
Alucinógenos vegetais 398
Amamentação 41, 66
Amamentação no Brasil 70
Ambiente intrauterino 136
Ameaças à saúde 53
Amenorreia lactacional 78
Amor materno 42
Análise do risco 55
Anemia 20, 217
  diagnóstico 219
  exames complementares 219
  manifestações clínicas 218
  prevenção 222
  tratamento 222
Anemia carencial 215
  ferropriva 219
Anemia da prematuridade 25
Anemia falciforme 85
Anemia ferropênica 213, 221, 223
  fatores de risco 216
Anemia nutricional 216
Anfetaminas 411
Angústia do bebê 148
Animais domésticos 387
Anomalias cardíacas 7
  congênitas 103
Anomalias congênitas 7
Anomalias congênitas uterinas 4
Anomalias de desenvolvimento dentário 229

Ansiedade 52
Antecedentes obstétricos 4
Antecedentes psiquiátricos 44
Anticoncepção e amamentação 78
Anticoncepção hormonal 475
Anticonvulsivantes 6
Antropometria de crianças e adolescentes 270
Anúria 324
Aparelhos ortodônticos 245
Apneia 15, 20
Apoptose celular 254
Apoptose de condrócitos hipertróficos 209
Argininemia 86
Arranjos familiares 487
Articulação atlantoaxial
Asfixia 33
  perinatal 20
Assistência integrada ao ciclo reprodutivo da mulher 35
Atenção à criança sob risco biopsicossocial 48
Atenção ao recém-nascido na primeira semana de vida 31
Atenção pré-concepcional 3
Atenção primária à saúde 39
Aterosclerose 266, 272
  na infância e na adolescência 267
  precoce na infância 267
Atividade do recém-nascido 41

Atividade física 193, 363
Atresia duodenal 110
Avaliação
  clinicoginecológica 45
  desenvolvimento psíquico da criança 156
  do risco cardiovascular e condutas 298
  multidisciplinar completa 25
  pré-concepcional 4
  pré-concepcional de mulheres em idade reprodutiva 7

B

Bacilo de Koch 307
Bactéria inativa 165
Baixo peso ao nascer 33
  de uma criança de termo 135
Bebê
  primeiro exame 39
Bem-estar psicológico 52
Berço 98
Bexiga neurogênica 125
Binômio mãe/filho 66
Biopsicossocial 51
Bogalusa Heart Study 268, 269
Brainstem Evoked Response Audiometry 23
Bronzeamento
  artificial 255, 261
  da pele 251
  tardio 253
Bruxismo 245

C

Calcificação do osteoide 203
Cálcio da dieta 198
Cálculos urinários 324
Calendário Básico de Vacinação do Ministério da Saúde do Brasil 168
Câncer de pele 254
Cancro mole 448
Candida albicans 74
Carcinogênese 254
Carcinoma basocelular 255
Cardiomegalia 12
Cardiopatias congênitas 124
Caretas 24
Cárie 231
  deficiências nutricionais 233
  diagnóstico 235
  em dentes decíduos 226
  epidemiologia 227
  fisiopatologia 232
  na primeira infância 227
  triagem das crianças 236
Carnitina livre 89
Cartão de saúde da criança 39
Casais com consanguinidade 7
Catch-up 136
  de crescimento na infância 138
Catecolaminas 339
Caxumba 165
  vacinação 172

Centros de referência para imunobiológicos especiais 170
Cervicite por *Chlamydia trachomatis* 459
Cervicite por *Neisseria gonorrhoeae* 460
Choro 76
Chupetas 99, 245
Ciclo gravídico puerperal 5
Citrulinemia 86
Classificação Internacional de Doenças 148
Cobertura vacinal do Brasil 164
Cocaína 411
Cólera 165
Colesterol High Density Lipoproteins (HDL-c) 279
Colesterol Low Density Lipoproteins (LDL-c) 279
Colesterol total 279
Compartilhamento do quarto de dormir 105
Complexo de Édipo 153
Comportamentos de risco 52
Comportamentos relacionados à saúde 299
Condicionamentos aeróbio e neuromuscular 363
Condições
  intrauterinas 133
  psicossociais da mãe 43
Conduta odontológica no trauma oral e dentário 243
Conexão do bebê com o mundo 154
Consumo
  alimentar 296

  de álcool 265
Continência urinária
  distúrbios 325
Contracepção 44
Coqueluche 165
Coroa do dente 230
Corrimento
  uretral 445, 453
  vaginal 445, 456
Crack 411
Craniotabes 204
Crescimento 133
  cerebral 181
  da criança e do adolescente 136
  fetal 134, 278
  fetal intraútero 133
  ideal do lactente 65
  infantil 141
  intrauterino 182
  intrauterino restrito 12
Criança
  com baixo peso ao nascer 134
  não aleitada 188
  que chora muito 76
  que não ganha peso 76
  que não "pega" o peito 75
Critérios diagnósticos de Hall 109
Cuidados
  básicos com a criança 43
  com a pele após o sol 261
  com o recém-nascido dentro da maternidade 37
  maternos 42
Cultura humana 153
Curva de crescimento

fetal de Alexander 11
intrauterino de Ramos 11

D

Defeitos de
  fechamento do tubo neural 7
  septo atrioventricular 110
Deficiências de
  acetoacetil-coa tiolase mitocondrial 87
  biotinidase 85
  cálcio 198
  coordenação 24
  ferro 213
  G6PD 85
  micronutrientes 195
  vitamina D 196, 200
Dentes
  decíduos 229
  natal 229
  no recém-nascido 229
  supranumerário 229
Dentições 229
  decíduas 230, 233
Dependências de drogas 44
Depressão 52
Depressores do sistema nervoso central 398
Descolamento prematuro de placenta 13
Desenvolvimento
  cognitivo 25
  fetal 136
  harmônico bucofacial 246
  infantil 147
  neuropsicomotor 17, 57

psíquico 149
Desnutrição 134
  intrauterina 278
Desvios da curva de crescimento fetal 13
Dez passos para uma alimentação saudável 184
Diabetes
  gestacional 12
  melito tipo 2 134, 285
Dieta 297
  aterogênica 295
Difteria 165
Dinâmica miccional 325
Diretriz de Prevenção da Aterosclerose na Infância e Adolescência 277
Diretrizes para Dieta, Atividade Física e Tabagismo 297
Disfunção endotelial 266, 267
Dislipidemias 144, 270, 280
  aterogênicas 284
  em crianças e adolescentes 282
  multifatoriais 279
Displasia
  broncopulmonar 15, 18, 19
  do desenvolvimento do quadril 44
Distúrbios
  afetivos 52
  da oxidação dos ácidos graxos 87
  dos ácidos orgânicos 86, 87
  globais de desenvolvimento 155

Divórcios e recasamentos 491
Doença
  aterosclerótica 267
  autoimune 13
  cardiovascular 275
  cardiovascular aterosclerótica 264
  cardiovascular aterosclerótica precoce
  celíaca
  crônica não transmissível 133, 141, 265
  da urina de xarope de bordo ou leucinose 86
  de Alzheimer 114
  de Hirschsprung 110
  gênicas e hereditárias 7
  isquêmica cardíaca 272
  metabólicas 103, 134
  metabólicas hereditárias 82
  metabólicas ósseas 25
  orais e dentais 226
  periodontal 241
  preexistentes 4
  renais e urológicas 322
  sexualmente transmissíveis 441
Donovanose 451
Dor ao amamentar 73
Drogas 97, 398, 408
Ducto arterioso patente 110

E

Eclâmpsia 32
Ecstasy 409

Emissões otoacústicas evocadas transientes 23, 123
Envelhecimento da pele 254
Eritema 252
Erosão dentária 244
Erros inatos do metabolismo 82
  diagnóstico 84
  exames complementares 84
  manifestações clínicas 84
  tratamento 89
Erupção dentária decídua e permanente 230
Erupção dos dentes 231
Espectro eletromagnético da luz solar 251
Espectrometria de massas em tandem 82
Esplenomegalia 219
Esporte 363
Estado nutricional do feto 134
Estatuto da Criança e do Adolescente 60
Estimulantes do SNC 398
Estratégia global para a promoção da alimentação saudável, atividade física e saúde da OMS 296
Estresse 274
  nutricional 135
Estruturação da família 59
Estudo
  cromossômico 110
  de Helsinki 142
Eventos
  com risco aparente de vida 102
  do tipo *apparent life-threatening* 102
Evolução da altura para a idade 139
Exame de
  desenvolvimento neuropsicomotor 24
  fundo de olho 23
Excesso de peso 235
Exercício
  aeróbio 364
  de força 364
  físico 362
Expectativas dos pais 153
Exposição dos mamilos ao sol 74
Extração dentária 227
Extremos de idade reprodutiva 34

F

Fadiga materna 75
Fala 154
Família 58, 485
Fast-food 296
Fatores de
  crescimento insulina-like 134
  crescimento insulina-*like* 1 113
  proteção 57, 58
  proteção solar 256
  risco na infância 269
Febre amarela 165
  Brasil 164
  vacinação 163
Fendas
  palatinas 229
  labiopalatinas 7
Fenilcetonúria 86
Fenótipo do
  adulto 143
  poupador de Barker 134
Ferro
  heme 222
  no organismo 217
  no organismo da criança 215
  suplementação medicamentosa 222
Ferropenia 219, 221
Feto 135
Fibrose cística 85
Filtros solares 256, 258
  e repelentes de insetos 261
Flexibilidade 363
Flúor 233
Fluorose 244
Fluxo uteroplacentário 12
Fosfatase alcalina 213
Fotoalergia 253
Fotodermatoses 250
Fotoproteção 256, 259
Fotossensibilidade química 253
Fototoxicidade 253
Framingham Heart Study 271
Framingham Risk Score 271
Fraturas da coroa 243
Funções
  neuropsicomotoras 154
  paterna 150, 154

G

Galactosemia 85
Ganho de peso
  materno na gestação 134
  na infância 138
Genética 84
Gengiva 230
Gengivo-estomatite herpética 241
Gestação na idade materna avançada 4
Gestantes 7
Glicemia de jejum 286
Granuloma 307
Gravidez 5
  planejada 3
Gripe 165
Guia alimentar para crianças menores de 2 anos 184

H

Hábitos
  bucais deletérios 245
  de roer unhas 246
Haemophilus influenzae B 165
Hemorragia intracraniana 15
Hemorragia intraventricular 15
Hepatite B 165
Hepatoesplenomegalia 219
Hepatomegalia 12
Herança ligada ao cromossomo X 84
Hérnia de Morgagni 110
Hérnia inguinal 21
Heroína 412
Higiene bucal 240
Hiperbilirrubinemia 15
Hipercalcemia 213
Hipercolesterolemia 265, 270
Hiperglicemia 285
  fetal 12
  materna 12
Hiperinsulinemia 285
Hipermotilidade articular 109
Hipernatremia 326
Hiperplasia adrenal congênita 85
Hipertensão arterial 265, 285
  sistêmica 271
Hipertonia 24
  extensora cervical 24
Hipertrofia
  do ventrículo esquerdo 286
  gengival 242
Hipoacusia 39
Hipocalcemia 15, 203, 204, 205
  subclínica 203
Hipocromia 218
Hipoglicemia 15
  neonatal grave 12
Hipotireoidismo 122
Hipotireoidismo congênito 85
Hipotonia 24, 109, 113
Histonas 134
História pregressa do indivíduo 278
HIV 247
Homeostasis Model Assessment 286
Homocistinúria 86
Hormônio
  da paratireoide 202
  estimulante da tireoide

I

Icterícia 219
Idade
  corrigida 23
  gestacional 9
  materna 4
Imaturidade
  da rede de capilares sanguíneos da matriz germinal 16
  pulmonar 14
IMC 301
Importância do núcleo familiar 58
Imunização universal 164
Imunizações 163
Imunoglobulina humana anti-hepatite B 170
Inatividade física e lazer sedentário 294
Inconsciente 148
Incoordenação entre sucção e deglutição 24
Indicadores clínicos de risco para o desenvolvimento infantil 156, 158
Índice
  cintura-quadril 283

de risco 54
Indivíduo vulnerável 56
Infanticídio 103
Infarto do miocárdio 271
Infecções 104, 162
  genital por papilomavírus humano 461
  pelo vírus da influenza 7
Influências fetais 133
Ingurgitamento mamário 74
Insuficiência
  cardíaca 219
  de vitamina D 200
  renal 125
Intervalo interpartal curto 34
Intervenções relacionadas à redução do risco cardiovascular 300
Introdução de alimentação sólida 238

J

Joelho valgo 204

L

Laços afetivos no sistema familiar 58
Lactentes 65, 181
  choro 76
  necessidades nutricionais 188
  posição ao ser aleitado 72
Lazer sedentário 295

Legislação Brasileira referente à proteção do aleitamento materno 77
Leite
  fórmulas lácteas infantis 183
  integral em pó 188
  materno 66, 183, 195
  materno exclusivo 237
Leptina 275
Lesões
  hemorrágicas
  não cavitárias 227
  por causas externas 379
Leucomalácia periventricular 15
Leucoses 247
Linfadenopatia 219
Linfogranuloma venéreo 450
Linguagem 25
Lipoproteínas aterogênicas 266
Low Density Lipoproteins Colesterol 266
LSD 410
Lúpus Eritematoso Sistêmico 13

M

Maconha 409
Macrodontia 229
Macroglossia 12, 247
Macrossomia fetal 12
Macrossomia ou obesidade fetal 279
Mães não diabéticas 12

Mães obesas ou com sobrepeso 12
Malformações obstrutivas do coração 103
Mamadeira 73
  uso prolongado 237
Mamas ingurgitadas 74
Mamilos
  doloridos ou fissurados 73
  planos ou invertidos 75
Manejo clínico da síndrome de Down 112
Manejo da amamentação 71
Manifestações bucais de doenças sistêmicas 246
Manifestações de medo 153
Manobras de Ortolani e Barlow 44
Mastigação 237, 238
Mastite 75
Maternidade
  cuidados na 37
Medidas antropométricas 23
Medidas de fotoproteção exógena 256
Melanoma maligno 255
Meningocócica C 165
Menstruação 9
Metabolismo
  da vitamina D 196
  do cálcio 196
  dos carboidratos 285
  fetal 136
Metilação 134
Microcitose 218

Microdontia 229
Micronutrientes 195
Miocardite 104
Modelo biomédico 52
Mordedura de cão 387
Mortalidade
  materno-infantil 32
  nos lactentes 94
Morte repentina de lactentes 92
Morte súbita
  da criança 103
  do lactente 95
Movimentos involuntários 24
Mulher que trabalha fora do lar 77
Muscatine Study 269
Mycobacterium tuberculosis 307

N

National High Blood Pressure Education Program Working Group on High Blood Pressure in Children and Adolescents (NHBPEP) 287
National Institute of Child Health and Human Development 93
Necessidades nutricionais 181
Neoplasias cutâneas 250
Nitisinona 90
Nível de hemoglobina normal 221
Núcleo familiar 58

Nutrição 19, 64
  alimentação 193
  na infância 214

O

Obesidade 65, 133, 134, 142, 265, 273, 282
  infantil 269
  prevenção 133
Oclusão dentária 237
Odontopediatra 227, 246
Oligúria 324
Onicofagia 246
Opsonização 165
Ordenha do leite materno 78
Orientação anticoncepcional na adolescência 467
Ossificação endocondral 202
Osso 201
Osteomalacia 196, 203
Osteopenia 203

P

Pacifier 245
Padrões de crescimento na infância da OMS 138
Paimanhês 154
Palavizumab 21
Palidez 218
Pâncreas anular 110
Pele
  descamação 252
  efeitos da luz ultravioleta 252

  tipos 253
Perfusão da substância branca periventricular 16
Perímetro abdominal 284
Período neonatal 10
Período preconcepcional 33
Persistência de canal arterial 15, 20
Persistent pigment darkening 257
Pertussis 170
Pervasive developmental disorders 155
Peso
  de nascimento 21, 278
  materno antes da concepção 134
Pigmentação imediata 252
Placa aterosclerótica plenamente desenvolvida 266
Placenta prévia 13
Plasticidade do desenvolvimento 143, 278
Pólio (sabin) 165
Polissonografia 127
Poliúria 324
Posição para dormir 97
Postura 24
Potencial evocado auditivo de tronco encefálico 23, 123
Práticas alimentares 64
Práticas e o ambiente de sono da criança 97
Pré-eclâmpsia 32
Pregas
  cutâneas 283
  simiesca 109
Prematuridade 13

Presença-ausência 150
Pressão arterial diastólica 287
Pressão arterial elevada
  tratamento 301
  prevenção da mortalidade materno-infantil 34
Primeira
  consulta do binômio mãe-criança 42
  dentição 229
  semana de saúde integral 36, 45
Princípios gerais do desenvolvimento 149
Privação nutricional materna e fetal 134
Problemas e doenças bucais e dentárias 241
Programação
  fetal 278
  intrauterina 135
  metabólica intrauterina 136
Programa
  de imunização 166
  de incentivo ao aleitamento materno 67
  nacional de educação em colesterol 270
  nacional de imunizações 163
Promoção da saúde 34
  cardiovascular 297
  oral e dentária na infância 234
Propionil carnitina 89
Proteção dos olhos e dos cabelos 260

Proteção solar e vitamina D 260
Prova tuberculínica 311
Psicanálise 148, 149
Psicoeducação 349
Psiquismo 149
  da criança 151

Q

Queimaduras 252, 254, 386
Questionário de frequência alimentar 296

R

Radiação ultravioleta 250
  e vidros 252
Raiva 165
Raquitismo 196, 198
  achados laboratoriais 205
  achados radiológicos 207
  deficiência de vitamina D 206
  quadro clínico 203
Raquitismo nutricional 200, 210
Recém-nascidos 9, 40
  com baixo peso de nascimento 142
  de baixo peso 12
  de muito baixo peso 13
  de termo e pequenos para a idade gestacional 12
  pequeno para a idade gestacional 57, 142
  prematuro 57
Recessão gengival 247

Red cell distribuition width 220
Reflexos 24
Refluxo gastroesofágico 21
Regime de nutrição parenteral 88
Relações
  com os cuidadores 156
  entre a mãe e o bebê 148
  entre fatores de risco e morbidades 54
Resiliência 60
  à insulina 285
Resultado perinatal 3
Retardo de crescimento intrauterino 57, 134, 279
Retinopatia da prematuridade 15, 20
Retração dos ombros 24
Risco
  à saúde 52
  cardiovascular 298, 301
  de abortamento 6
  para cárie 235
Ritmo de filtração glomerular 333
Rosário raquítico 204
Rotavírus 164, 165
Rubéola 6, 165

S

Sangramento gengival 241
Sarampo 55, 165
Saúde
  bucal do Sistema Único de Saúde 228
  bucal e dentária 226

do recém-nascido 32
geral e bucal 226
integral 36
oral e alimentação 237
oral e dental 238
Secretaria de Vigilância em Saúde do Ministério da Saúde 163
Sedentarismo 363
Seguimento ambulatorial 22
Segurança
  na escola 392
  no meio rural 392
Sequelas neurológicas 22
Sífilis 445
Síndrome da morte súbita de lactentes 92
  alimentação 98
  compartilhamento da cama da criança 98
  epidemiologia 94
  fatores de risco 95
  fatores de risco genéticos 99
  fatores maternos e antenatais 96
  fatores sociodemográficos 95
  genética e os fatores de risco ambientais 101
  irmãos de vítimas 99
  patologia e patogenia 100
  predominância sazonal 96
  prematuridade 99
  recomendações para redução dos riscos 104
  superaquecimento 98

Síndrome da resistência à insulina 285
Síndrome da rubéola congênita 6
Síndrome de Beckwith-Wiedemann 12
Síndrome de Down 247
  abordagem 114
  abordagem genético-clínica 108
  anomalias gastrointestinais 112
  anomalias imunológicas 125
  apatia 114
  audição 123
  avaliação laboratorial para imunodeficiências 126
  avaliação oftalmológica 123
  características faciais 109
  coluna cervical 124
  comportamento e desenvolvimento 113
  crescimento e alimentação 112
  curva de estatura 119
  curva de peso 115
  depressão 114
  doença de Hirschsprung 112, 113
  fisioterapia 122
  hipotireoidismo 122
  idade materna 109
  instabilidade da articulação atlantoaxial 124
  manejo clínico 111
  neoplasias e tumores 126

  persistência do canal arterial 123
  radiografia cervical 124
  risco de recorrência 111
  septo atrioventricular 123
  sistema cardiovascular 123
  sistema odontológico 127
  sono 127
  ultrassonografia 125
  vacinação 127
Síndrome de Fanconi 326
Síndrome de *prune belly* 332
Síndrome do desconforto respiratório 14
Síndrome dos ovários policísticos 285
Síndrome do supertreinamento 372
Síndrome metabólica 273
Síndromes hipertensivas 12
Staphyloccocus aureus 75
Subjetividade da criança 148, 151, 160
Sucção de chupeta 245
Sudden Infant Death Syndrome 92
Sufocação acidental 103
Sulco de Harrison 204
Suplementação de
  vitamina D 211
  de vitaminas e minerais 6, 189
Suporte social 58
Suposição de um sujeito 150

T

Tabaco 294, 398, 403
Tabagismo 265, 287, 297
 passivo 407
Tártaro 247
Taxas de amamentação no Brasil 69
Tempo de amamentação 65
Teoria do fenótipo poupador 278
Terapia com hormônio de crescimento 113
Teste do pezinho 82
Tétano 164, 165, 170
The pathobiological determinants of atherosclerosis in youth 268
Tirosinemia 86
Tônus muscular das extremidades 24
Toxoplasmose congênita 85
Transfusões de sangue 20
Transição nutricional 141
Translocação
 cromossômica 111
 de novo 111
 entre os cromossomos 21 e 14 110
Transtorno do déficit de atenção e hiperatividade 336
 tipos 348
Transtornos invasivos do desenvolvimento 155
Transtornos mentais 52, 149
Transtornos psíquicos graves 154

Traqueostomia 24
Trauma dentário 243
Traumatismo dentário 242
Treinamento físico 363
Triagem metabólica neonatal 82
Triagem neonatal 82, 84, 88
 principais doenças detectadas 85
Tricomoníase vaginal 458
Trissomias
 autossômicas 7
 livre do cromossomo 21 110
Trombofilias hereditárias 5
Tuberculoma 307
Tuberculose 165, 306
 extrapulmonar 313
 pulmonar 309

U

Úlcera genital 445
Ultrassonografia 294
 de crânio 23
Unidade Básica Amiga da Amamentação 69
Unidade Básica de Saúde 36, 435
Uretrite
 gonocócica 453
 não gonocócica 454
Urina 323
Uso de substâncias com potencial teratogênico 5
Uso de substâncias tóxicas de abuso pela mãe 96

V

Vacina 165
 adsorvida difteria 170
Vacinação 163, 175
 BCG 169
 calendário básico 163
 calendário oficial 167
 complementares 174
 contraindicações e precauções 176
 difteria 170
 dupla viral 164
 em crianças e adolescentes 167
 febre amarela 171
 haemophilus influenzae B 170
 hepatite B 165, 170
 meningocócica C 171
 oral rotavírus humano g1p1[8] 171
 orientações importantes 169
 poliomielite 164, 165, 170
 rubéola 6
 sarampo 172
 tetravalente 164
 tríplice bacteriana 164
 tríplice viral 164
 tuberculose 165
 pneumocócica 10-valente (conjugada) 171
Vaginose bacteriana 458
Valores hematimétricos 220
Varicela 165
Ventilação mecânica 20
Verbas para a saúde 166

Violência 422
  doméstica 422
  física 423
  psicológica 428
  sexual 426
Vírus
  da Imunodeficiência Humana 20
  inativo 165
  sincicial respiratório 21
Visita domiciliar da primeira semana 40, 41
Vitamina A 6
Vitamina D 196, 198
  fontes naturais 210

X

Xerostomia 247

Y

Young Finns Study 269